中医类别全科医师岗位培训规划教材（第2版）

U0656592

# 中医养生保健学

主　　编　马烈光（成都中医药大学）

副 主 编　林　辰（广西中医药大学）　　　　赖国祥（成都正元堂中医专科医院）

韦大文（河南中医药大学）　　　　王扶松（广州扶元堂中医医院）

谢毅强（海南医学院）　　　　　　曹　峰（贵州中医药大学）

编　　委（以姓氏笔画为序）

王　凯（广州中医药大学国医堂）　　　邓　沂（安徽中医药高等专科学校）

冯文战（西南医科大学附属中医医院）　传　鹏（成都百杏堂医院管理有限公司）

江　丰（天津中医药大学）　　　　　　杨　磊（杭州师范大学医学院）

张　伟（成都中医药大学）　　　　　　周　青（云南中医药大学）

秦　源（贵州中医药大学）　　　　　　高　鹤（福建安发本草堂）

高　巍（成都第一骨科医院）　　　　　章道宁（北京中医药大学）

阚俊明（长春中医药大学）　　　　　　廖兴富（海南医学院第一附属医院）

学术秘书　传　鹏（成都百杏堂医院管理有限公司）　张　伟（成都中医药大学）

全国百佳图书出版单位

中国中医药出版社

·北　京·

**图书在版编目（CIP）数据**

中医养生保健学 / 马烈光主编. -- 2 版. --北京：
中国中医药出版社，2024.6（2025.9 重印）
中医类别全科医师岗位培训规划教材
ISBN 978-7-5132-8746-3

Ⅰ.①中… Ⅱ.①马… Ⅲ.①养生（中医）—教材
Ⅳ.①R212

中国国家版本馆 CIP 数据核字（2024）第 077452 号

---

**中国中医药出版社出版**

北京经济技术开发区科创十三街 31 号院二区 8 号楼
邮政编码　100176
传真　010-64405721
河北品睿印刷有限公司印刷
各地新华书店经销

开本 787×1092　1/16　印张 26.5　字数 500 千字
2024 年 6 月第 2 版　2025 年 9 月第 2 次印刷
书号　ISBN 978-7-5132-8746-3

定价　96.00 元
网址　www.cptcm.com

服 务 热 线　010-64405510
购 书 热 线　010-89535836
维 权 打 假　010-64405753

微信服务号　zgzyycbs
微商城网址　https://kdt.im/LIdUGr
官 方 微 博　http://e.weibo.com/cptcm
天猫旗舰店网址　https://zgzyycbs.tmall.com

# 编审委员会

# 前　言

社区卫生服务是城市卫生工作的重要组成部分，大力发展社区卫生服务具有重要历史意义和现实意义。2006年，《国务院关于发展城市社区卫生服务的指导意见》（国发〔2006〕10号）中提出"全国地级以上城市和有条件的县级市要建立比较完善的城市社区卫生服务体系"的目标，同年，人事部、卫生部、教育部、财政部、国家中医药管理局联合下发的《关于加强城市社区卫生人才队伍建设的指导意见》（国人部发〔2006〕69号）提出"逐步在社区建立一支以全科医学为主体，包括中医、西医、公共卫生、护理、药学等卫生专业技术人员以及社区卫生管理人员的社区卫生人才队伍"的人才队伍建设目标。为落实国务院关于发展城市社区卫生服务的要求，国家中医药管理局先后颁布了《中医类别全科医师岗位培训管理办法（试行）》和《中医类别全科医师岗位培训大纲（试行）》。

2008年，中国中医药出版社积极落实国家政策，推出了"国家中医药管理局中医类别全科医师岗位培训规划教材"共8种。不仅贯彻了国家政策，而且取得了广泛的社会效益和良好的经济效益。

2019年，《中共中央 国务院关于促进中医药传承创新发展的意见》指出：要"筑牢基层中医药服务阵地……健全全科医生和乡村医生中医药知识与技能培训机制。"2020年，国务院办公厅印发《关于加快医学教育创新发展的指导意见》（国办发〔2020〕34号）又指出："加快培养'小病善治、大病善识、重病善转、慢病善管'的防治结合全科医学人才。系统规划全科医学教学体系……加强面向全体医学生的全科医学教育。"所以实施中医类别全科医师岗位培训，不仅是培养中医类别全科医师的重要环节，也是加强城市社区卫生人才队伍建设的重要举措，更是落实国家"实施健康中国战略"的必要手段。为此，全科医师学会、中国中医药出版社组织对原版教材进行了修订。"中医类别全科医师岗位培训规划教材（第2版）"共

8 种，本教材与时俱进，最大的特点是有需要的教材增加了纸媒融合。本次修订得到了相关中医药院校的大力支持和专家学者的积极配合，在此深表谢意！愿本教材的修订再版早日问世，为全科医师的培训发挥更大的作用。

胡鸿毅　宋春生

2021 年 12 月

# 编写说明

为进一步贯彻《国务院关于发展城市社区卫生服务的指导意见》《关于加强城市社区卫生人才队伍建设的指导意见》等精神，提高全国范围内从事城市社区卫生服务工作的中医类别执业医师的中医养生保健知识和技能水平，从而编写了本教材。

教材第 1 版于 2009 年由中国中医药出版社出版，为中医界拓荒之作。随着社区工作的深入及中医养生学、预防医学等相关学科的发展，领域内出现了许多新的成果和经验，因此，在中国中医药出版社等部门支持下，启动了中医类别全科医师岗位培训规划教材《中医养生保健学》（第 2 版）的编修任务。由于本教材编修工作正值全民抗击新型冠状病毒感染期间，故编写工作在主编的主持下，主要通过网络交流推进，为了适应新形势，编委会组成人员相较第 1 版有了大的变动，教材内容也随之进行了较大幅度的修订。编委会参考近些年中医养生学领域其他教材，尤其对教材上篇和中篇内容进行了增改芟正，如调整增补了第一章概论、第三章基本观念、第四章基本原则内容，使之表述更加准确、完整；较大幅度修订了第五章精神养生保健法、第六章行为养生保健法的部分内容，使之与学界最新认识一致。另外，对下篇各章的章节结构及部分概念进行修订，并调整了第十五章社区养生保健的步骤与策略的章节号及位置，使之更加合理；增加附录内容，将养生保健常用的传统运动、中药、中成药、药膳等具体方法整理列入，以突出知识重点，便于学习使用。

本教材仍沿用第 1 版体例，主要内容分为上、中、下三篇，上篇讲述中医养生保健学基本理论，包括学科概念、基本观念和基本原则等；中篇讲述本学科常用的养生保健方法，内容涉及精神养生、行为养生、针推养生、方药养生等；下篇讲述因人而异的个体化养生保健方法及一些社区常见病的养生保健基本方式，教材最后还根据学科发展的最新形势，修订了亚健康和社区养生保健实施策略章节，增补了中医养生保健科普传播章节等。另增附录，简述了常用运动养生方法和常用保健中药、中成药、药膳方，以方便查阅。为了便于学习，每章后均有复习思考题，供学员掌握、巩固学习之用。

本教材具体分工：主编马烈光负责撰写上篇部分，林辰、赖国祥、韦大文、王扶松、谢毅强、曹峰、王凯、邓沂、冯文战、传鹏、江丰、杨磊、张伟、周青、秦源、高鹤、高巍、章道宁、阚俊明、廖兴富等负责中、下篇相关章节。最后，主编马烈光在学术秘书传鹏、张伟的协助下统审了全书稿件。

受命以来，编写组在主编带领下夙兴夜寐、稿凡屡易，对全书稿件进行了认真细致的审改，但限于认识水平和时间所限，疏漏之处或存，望同道学者及教材使用者不吝赐教，提出宝贵意见，以便再版时进一步修订与提高。

《中医养生保健学》编委会

2024 年 4 月

# 目　录

## 上篇　中医养生保健学基本理论

# 上篇　中医养生保健学基本理论

# 第一章　概论

健康长寿是人类最宝贵的财富和人生最大的幸福之一，是人类自古以来热烈追求和为之奋斗的一项基本目标，是国家繁荣昌盛和社会文明进步的重要标志。在中华民族的历史上，各族各界无不热烈追求健康长寿，努力探索养生保健之道，可谓"君王众庶，尽欲全形"（《素问·宝命全形论》）。这些探索经验与中医学结合，受中医理论指导，发展形成了博大精深的中医养生保健学。可以说，中医养生保健学具有悠久的历史、独特的理论知识、丰富多彩的方法、卓有成效的实践经验、鲜明的中华文化特质和浓郁的民族风格，是中华民族的一大创造，是我国传统文化中的瑰宝；它以中国古代的天、地、生、文、史、哲为深厚底蕴，以中医学为坚实基础，融会了历代养生家、医学家的实践经验和研究成果，形成了内涵丰富、方法多样、特色鲜明的学术体系，是中医学宝库中的一颗璀璨明珠。近年来，顺应社会进步和时代需要，以及生命科学的研究进展和医疗卫生工作重心的前移，中医养生保健学的价值愈加凸显，已成为一门充满生机与活力的中医分支学科，具有重要的现实意义和社会意义。

## 第一节　基本概念

中医养生保健，其核心在"养生"。"保健"是"养生"的"结果"或"目的"

之一。古往今来，"人之情，莫不恶死而乐生"（《灵枢·师传》），前人已认识到，人虽"悬命于天"（《素问·宝命全形论》），但可"导养得理，以尽性命"（嵇康《养生论》），故养生之风，盛行于中华大地。在数千年的发展历程中，养生的理论和知识始终维护着中华民族的繁衍昌盛，更将热爱生命、追求健康长寿的保健意识深深地烙在中华文化和民族血脉之中。在这种文化传统和民族意识的影响下，受中医学的指导，养生的理论和方法得到了不断充实和蓬勃发展，形成了内容丰富、体系完善的健康长寿维护系统。

## 一、学科内涵

养生，又称摄生、道生、卫生、保生等。养生之"养"，含有保养、修养、培养、调养、补养、护养等意；"生"，即指生命；养生，就是保养人的生命。保健，即保护、保持人体健康状态，也可指为了防治疾病、保持健康而采取的综合性身心调理措施，在中医范畴内实归属于养生。综合而言，养生保健是人类为了自身良好的生存与发展，有意识地根据人体生长衰老不可逆的量、质变化规律，以及自然、社会的运行法则，创造和利用一切有利于健康长寿的理论和方法，所进行的涵盖物质和精神，贯穿于出生前、出生后，病前（预防）、病中（防变）、病后（防复）等全生命周期的身心养护活动。

中医养生保健学，即在中医理论的指导下，探索和研究人类生命生长发育和寿夭衰老的成因、机制、规律；阐明如何以中医理法为主，颐养身心、增强体质、防疾避患，从而维护良好的生存状态、延年益寿的实用性学科。

中华民族的却病延年之术，别称较多，而以"养生"谓之，则最早见于《管子》的《幼官》《白心》《立政九败解》三篇中。养生起源于道家，《老子》多称"摄生"，在其后的《文子》《庄子》等典籍中，始以"养生"作称。中医学历史上，被誉为"医家之宗，奉生之始"的《黄帝内经》（简称《内经》，后同）中，即多次出现"养生"，如"以此养生则寿……以此养生则殃"（《素问·灵兰秘典论》）、"智者之养生也"（《灵枢·本神》）等。"保健"一词出现较晚，明代李时珍《本草纲目·木部》中有"芜荑……久服能安神保健"之语，与现代保健一词意义相近。

养生保健不限于医学领域，在我国悠久的历史中，各个阶层和领域的人均追求养生，并根据自身的知识结构，发展出了各自的特色养生保健技术。其中，以中医理论为指导的中医养生保健最具生命力，广泛流传至今，并不断地丰富和发展。

## 二、学科外延

养生保健的外延非常宽泛，可以说，凡与生命和健康长寿相关的领域、理论、方法等，均可纳入范畴，其中，符合中医学认知规律的内容，则为中医养生保健的外延。

养生之说，先秦已有，如《老子》《庄子》等就有专门的论述。创建中医学理论体系的《内经》的问世，更是养生学史上的一块里程碑。它广泛吸取和总结了秦汉以前的养生成就，建立了中医养生学科学的理论体系，奠定了中医养生学理论基础，对养生学的形成和发展起到了承前启后的作用。至此，养生学成为中医学的重要组成部分，其理论、观点和方法归属于中医学术体系之中。一些中医学的基本观念，如整体观、辨证观、正气为主观、杂合以养观等；一些中医学的基本理论，如阴阳五行、藏象、经络、气血、精气神等，都在养生学中有具体的应用。同时，中医养生学对某些中医理论的阐发已经更加深化。例如《内经》从整体观出发，认为人与自然一整体、人与社会一整体、人的自身一整体，认识到人类益寿延年与预防疾病的根本大法存在于自然、存在于社会、存在于人体自身的调养，强调精神情志、饮食起居、导引运动、环境时序、针灸药物等对养生的重要作用。保健一词出现较晚，但因其意义直观易懂，故而现代语境下应用较多，其内容实与养生相同。

《内经》以降，历代都有养生保健专著专篇，中医养生保健学经过不断的经验积累、理论升华和实践验证，逐渐成为一门富有特色的中医分支学科，形成了相对稳定的学科体系，具有相对独立而深厚的学术理论与独特而丰富的实用方法。这些丰富多彩的养生方法不仅对人体无伤害，能养、能防、能治，充分利用自然和社会环境的诸多有利因素，全面调动人体自身的调节能力，使人与环境和谐一体，而且简便易行，卓有成效，是人类却病延年的理想手段。

由于历代养生家各自的实践和体会不同，其养生之道在静神、动形、固精、调气、食养及药饵等方面，各有侧重、各有所长，中医养生保健学又逐渐分化出相应的学术流派。这些不同的流派从多角度发扬了养生学术理论，丰富了中医养生保健学的内容。

由于养生还与诸多领域有密切的交叉关系，加上现代学科名词的涌现及文白语言表达的演变，存在名词概念相近及易混的现象，需加以辨别。

**1. 养生与保健**

从古至今，维护和提升健康水平的学术虽有"摄生、道生、卫生"等不同称谓，但现今均统于"养生"之中。而"保健"一词，出现时间较晚，中医特色不明显。当前，"保健"一词因其字面意思易于理解，故在非专业领域，尤其在科普读物中应用较多。

如果从研究范畴对比而言：中国传统文化孕育出的养生学术，其着眼点在"生"，即生命；保健一词，落脚点在"健"，即健康。衡量生命延续的状态是否良好，要从"质"与"量"两方面考察，生命的"质"即健康，生命的"量"则是寿命。因此，养生重"生"，实际包含了保健和延寿两方面内容，涵盖范围更加广泛。

如果从语言表达的学科归属来对比，则"保健"一词更多是基于现代西医学术分化的概念表征词；"养生"一词则是中医学术自来固有的概念词汇。由此可知，"养生"与"保健"所属的医学体系不同，两种医学体系的范式差异，决定了两者在观念、思维、思想、方法等方面均有所不同。但两者毕竟都是保持健康、维护生命的学术，故相互之间一直在借鉴融合，共同发展。"养生"一词古远而不易明解其意，"保健"一词新近而通俗易懂，故常叠连而谓"养生保健"。从古籍文献来看，中医范畴内所使用的"保健"一词，实即为养生的别称。

**2. 养生与道家**

一般认为，养生来源于道家。诸子百家中，道家崇尚"天人相通"的"法自然"之道，重视生命健康，热烈追求长寿，因此，在养生体系中，道家内容渗透甚多，道家中人也多为养生家。但是，道家所追求的终极目标不仅是健康长寿，更是长生，相比养生追求而言，偏于虚幻。道家理论作为道家养生的基础理论，相对于中医理论而言，具有先天局限性和朴素性，缺乏经过大量实践检验的医学根基的支撑。道教出现后，其养生理论和行为逐渐宗教化、神仙化、神秘化，道派养生的发展和传播受到了局限。但总体来看，如果将宗教、迷信、玄虚的部分剥除，道家几乎可视为一个朴素的养生专派，对其他各类养生流派的影响均十分深远。可以说，道家养生和中医养生，是中华文化特有的、专注于研究健康长寿的并蒂之花。

**3. 养生与亚健康**

从范畴来看，养生历史源远流长，伴随着医学的产生而出现，是中医学乃至中国文化中的固有学术。而亚健康是西医学产物，是随着医学模式的转变而在西医学中新兴的研究方向和疾病分类。亚健康本不属于中医学范畴，但近年来，中医在借鉴现代观念和科技的开放理念下，有中医学者开始从中医角度研究亚健康，逐渐出现了中医亚健康学。

从研究对象来看，养生研究整个生命过程的规律及如何提高生命质量、却病延年的理论及方法；而亚健康着眼于"亚健康状态"，研究如何治疗、改善亚健康状态，使人恢复无病健康态。因此，亚健康研究对象较养生为窄。

从方法技术来看，养生涉及的方法并不局限于医学领域，社会、精神、运动等各种方法，只要有利于健康，均可纳入养生的方法体系；而亚健康主要采取西医学干预、治疗手段，有时会涉及危险因素的防控，因此，养生所采用的方法要比亚健康学更为丰富。

## 第二节　养生保健的目的和意义

目的决定了过程和手段，了解养生保健目的，有助于更好地理解和掌握学科的相关概念，明确学科方向。养生从古至今对维护健康长寿做出了巨大贡献，尤其在当前时代和医学发展背景下，更具有很强的现实意义。因此，了解养生保健的意义，能坚定学习信念，提高、开阔思维和眼界。

### 一、养生保健的目的

唐代著名医学家、养生学家孙思邈提出"人命至重，有贵千金"，维护生命正是养生保健的落脚点和着眼点。养生保健的根本目的就是维护健康、却病延年，从而维护生命。健康与长寿，自古以来就是人类的共同愿望。然而，人生存在世界上，外有六淫之侵，内有七情之感、饮食劳倦之伤，因而常有疾病发生而威胁生命、损身折寿，不能尽终天年，因此，人类始终在不断努力探索通向健康长寿的途径和方法。这里尤其要注意理解中医养生对长寿这一目标的认识，不是无止境的"长生久视"，而是努力追求和贴近人的"天年"寿限。所谓"天年"寿限，古人认为在120岁左右，如《尚书·洪范》"寿，百二十岁也"，嵇康《养生论》"上寿百二十，古今所同"。养生保健应以健康地达到寿命上限为长寿目的。为达到这一目的，要依靠三方面的有机结合：一是依靠社会，努力创造和维持良好的生存环境；二是依靠医学，发挥健康咨询、养生指导和防治疾病的作用；三是依靠每一名社会成员，发挥主观能动性，做合格的自身健康第一责任人，并帮助他人养生。

具体而言，养生保健的目标：孕前、孕中即做好养生，打好生命健康的基础；出生后，常人应以健康为目的，通过各种养生方法强身健体，维护健康状态；当形体稍有不适、精神微有失衡，出现欲病而未病之时，应积极地选择有针对性的养生调摄方法，以防止临床疾病的发生，及时恢复身心健康状态；临床疾病发生后，以祛病康复为目的，应早诊断、早治疗，通过养生调理配合临床诊治康复的综合干预，尽量将疾病对健康的影响降低；若所患疾病属暂不可治愈的，如糖尿病、高血压、慢性阻塞性肺疾病等，以延缓疾病发展、提高生存质量为目的，日常养生结合临床治疗管理，控制疾病的进程，提高生活质量，"带病延年"。

## 二、养生保健的意义

养生保健的意义重大，不可忽视。小而言之，个人要想身心健康、益寿延年，就必须重视养生；大而言之，人类要想与环境协调适应、持续稳定地发展进步而不至消亡，也必须重视养生保健。

养生保健学作为中华文明的重要组成部分，几千年来为中国和世界人民的健康长寿事业做出了巨大贡献，立下了不朽的功绩。历史上，中医养生保健学通过国际间交流，逐步延伸到日本、朝鲜，以后又传到东南亚、欧洲、美洲等地区，成为人类防病的重要手段。在世界医学科学有了飞速发展的今天，在人类"返璞归真，回归自然"的潮流推动下，中医养生保健学更加熠熠生辉，璀璨夺目，显示出强大的生命力和科学价值。总结起来，其意义大致有四点。

### （一）康寿意义

中医养生保健的根本目标在于维护健康、却病延年，因此，其一切理论及方法均服务于这一目标。几千年来，无数先贤通过自身实践，开拓养生理论，丰富养生方法，并验证了养生对健康长寿的有益作用。因此，从古至今，笃行养生者，其寿命大多较长。反之，能得长寿者，多精于养生，或其所行与养生暗合。尤其在医学界，名医由于善于养生，多能得高寿。可见，养生保健对寿命的延长有很大益处。

善养生者健康水平高，疾病少。中医养生，乃至整个中医学，以"治未病"为最高战略。其主要方法不仅是"救其萌芽"的被动干预，也不完全是常检查、早发现的"守株待兔"，更重要的是，提倡为提高生命质量而主动防范身心疾病的发生。在精神、起居、饮食、运动等生活中的细微之处进行养生，并辅以药物、针灸、按摩等中医手段，从而积精全神、培补正气、平调阴阳，使人体达到"形与神俱"的健康状态。人体精充、气足、神旺，阴阳匀平，病痛自然不发或少发。即使到了高龄多病之时，也能保持一定的健康度和自理能力，带病延年。如国医大师邓铁涛（1916—2019），有一整套适合自己的养生方法，且坚持几十年不辍，故能于百岁高龄时，仍精神矍铄、目光清亮、思维敏捷、四肢灵便，最终享寿104岁，成为当代中医界的养生楷模。可见，养生能提升健康水平，减少疾病的发生。

### （二）社会意义

人类社会文明在进步，生活、学习、工作节奏在不断加快，随之而来的是越来越重的浮躁情绪；激烈的社会竞争已成为生活的常态，巨大的社会竞争压力，使很多人处于欲病未病的状态；物质生活不断丰富的背后，是物欲冲击下精神道德世界的空虚和失落。然而，社会和谐持续健康地发展，必须以人为本，人们的健康和高素质是社会向前发展的前提和基础。

养生保健可以为人们提供促进健康、提高素质的方法和途径。中医养生保健学对精神健康的看重，可以帮助现代社会中的人们调节情绪、怡情悦志、延年益寿；中医养生保健学将"道德修养"纳入健康的范畴，可以启发人们树立崇高的人生目标，形成积极的心理暗示和奋发向上的精神道德境界；中医养生保健学倡导"和谐"观，追求天人和谐、身心和谐、人际和谐的思想，可以促进民主法治、公平正义、诚信友爱、充满活力、安定有序、人与自然和谐相处的社会的构建和人民幸福感的提升；中医养生保健学"权衡以平"的核心观念，在指导养生的同时，将对人们的世界观和方法论产生积极影响，有利于人们把握为人处世的恰当尺度，防止太过与不及，让人与人之间多理解、多融合、少对抗，维护人们思想心态和社会状况的和谐稳定。可见，中医养生保健可为社会和谐持续健康发展提供有力保障。

在我国当前的发展状况下，建设"健康中国"已成为国家战略。习近平总书记在2016年的全国卫生与健康大会上强调"没有全民健康，就没有全面小康"，他指出，要把人民健康放在优先发展的战略地位，以普及健康生活、优化健康服务、完善健康保障、建设健康环境、发展健康产业为重点，加快推进健康中国建设，努力全方位、全周期保障人民健康。这种对生命健康负责的态度，是中华民族的历史赋予每一位中国人的血脉烙印，是中华民族长期在各种困难中艰苦求生而形成并传承至今的自觉意识，最终凝结于中医养生保健之中。可以说，中医养生保健承载了中华民族几千年来对健康长寿的理想追求和实践经验，经过千余年检验的"大浪淘沙"，留存至今的大多切实有效，是建设"健康中国"、实现全民健康可资挖掘的中医宝藏，也是实现"人类命运共同体"、让世界人民"共享健康"的中国智慧。

**（三）医学发展意义**

**1. 适应当前疾病谱和医学模式的改变**

随着物质生活水平的不断提高和精神生活的日益丰富，人们的平均寿命逐渐延长，对健康的要求也发生了变化，已不再把寻求高质量的物质生活当作健康的唯一，而是越来越重视身体与心理的和合，强调身心健康与社会良好适应的和谐完美。

人类社会在飞速发展的同时，不利于人类生存和健康的社会环境因素也在增多或凸显，物质丰裕之时，由复杂的生物、社会及心理等综合因素引起的"现代文明病"随之而来。当前疾病谱已从感染性、传染性疾病向非感染性、非传染性疾病演变，身心性、功能性疾病越来越多，慢性病比例越来越大。医疗卫生事业也从防治传染病逐渐转向防治社会及心理疾病。医学模式随着疾病谱的改变也发生了变化，早已由过去单纯的"生物医学"模式转向"生物－心理－社会医学"模式。而中医养生恰与目前疾病谱、医学模式的变化相适应。其四维健康观、和谐观、权衡观等基本观念，为当世提供了正确的健康理念，适应了目前把人类、社会和环境联系起来，去理解和对待人体健康和疾病的现实。

**2. 符合当前医疗卫生服务重心前移的要求**

随着社会的发展，人们越来越关注自身的健康，认识到与其病后治疗不如平时养生防病。同时，人们也认识到，将卫生工作的重点移至临床治疗前，可以大大降低社会卫生经费的支出，节省时间，且能收到更好的防治效果。因此，近年来医卫服务重心不断前移，这与中医养生"正气为本""治未病"的基本原则不谋而合。养生的良好效果已引起世界各国的关注，世界各国人民对养生的需求，也为其提供了巨大的动力，促进了本学科的发展。

然而，我国经济与发达国家相比，还相对落后，同时，我国是世界上人口最多的发展中国家之一，人口老龄化的问题已经凸显，导致我国社会卫生工作和养老工作的负担较重。当前，我国在政府主导下大力发展社区卫生服务，提倡中医养生，提倡"治未病"，正是应对这一现状的切实措施。中医养生能有效促进国民健康，缓解我国社会卫生工作负担，其现实意义十分重大。

**3. 适合社区工作需要和群众需求**

社区是社会性医疗卫生事业的基础单位，是全科医师工作的主要阵地，其直接面对群众，工作内容具有相当的复杂性和特殊性。全科医师所具备的知识及技能体系，较适合在社区中发挥所长。社区卫生工作中，疾病预防、健康监测及健康知识的宣传普及等健康养生服务的重要性，更甚于疾病治疗。另外，从社区群众角度出发，制约他们健康维护水平的主要因素不在于专业的医疗服务，而在于对基本卫生知识缺乏了解和健康素养尚有不足。但从近年来各种调研数据和我国社会现状来看，群众对健康知识的需求日益高涨，健康是幸福生活的基础已成为社会共识。健康素养不足与健康需求高涨之间出现的矛盾，其解决方式，需要依靠全科医师扎根社区基层，将养生保健知识和技能在社区普及，为社区群众随时提供康养服务。因此，中医养生保健服务，适合在社区开展，适应群众的健康需求，是中医全科医师知识体系中十分重要的组成部分。

**（四）中医教育意义**

首先，学习养生保健可以加深中医从业者的文化修养。中医具有非常深厚的中华文化背景和浓厚的文化特质，中医教育无论放眼未来还是着眼当下，都应当加强对从业者的传统文化教育，提高其文化修养。而从文化内涵来看，养生保健可视为传统文化与医学的交叉学科，学习中医养生保健，必然要涉及大量传统文化的知识。因此，从加深文化修养的角度而言，通过养生保健的学习而普及传统文化，无疑是直接和有效的。另外，养生保健关注健康和长寿，是当前社会的热点，因而是传播中华文化、增强我国文化软实力的颇佳载体。

其次，能提升中医从业者的健康形象。受中医发展历史和中国文化特色的影响，大众对中医从业者形象的认识往往是和蔼可亲、健康高寿，甚至"鹤发童颜、仙风道骨"，因而社会对中医人的健康形象要求尤重。作为中医人，应当认识到，医师不仅要做"疾病杀手"，更应该做"健康代言人"和患者的养生楷模。中医学的教育，乃至整个医学教育，除使从业者一入门便接受并牢记"人命至重，有贵千金"的理念外，更应教导其将养生保健贯穿一生，行动上踏踏实实从自身做起，关注和树立自身的健康行为习惯。因此，在中医教育体系中，以多种方式贯彻养生教育，开展养生活动，对中医从业者完善知识结构、提升实践能力、拓宽未来发展十分重要，尤其对中医全科医师具有全方位的提升作用。

# 第三节　中医养生保健学的基本特征

中医养生保健学历经数千年，在漫长的历史发展过程中，主要有三方面的因素决定性地影响了其学术发展特点。首先，中国是一个历史悠久的文化大国，有着丰富的哲学人文思想，在这种环境中产生和成长起来的中医养生保健学，与数千年的中国传统文化密不可分；其次，中医养生保健学隶属于中医学，中医学的基本思想和理论对其学术起着根本性的指导作用；最后，中医养生保健学是从千百年实践经验中总结出来的实用性科学，是历代劳动人民智慧的结晶，它的发展轨迹是总结整理实践经验、升华理论、归纳方法后又在实践中验证，如此循环往复而不断发展。以上三方面，决定了这门学科的基本特征。

## （一）根植传统文化，博集千家妙法

中医养生保健学与中华传统文化的关系十分密切，深深根植于传统文化，广纳博采诸多久经检验、行之有效的养生保健方法，这是中医养生保健学的鲜明特点。

首先，传统文化是中医养生保健学的沃土。从全球医学发展来看，各医学体系均拥有一些关于健康维护的知识和经验；然而，只有中华大地上诞生了理论深厚、经验丰富、卓有成效的成熟养生保健系统及中医养生保健学科体系，这是由中华民族和中华传统文化的特殊性所决定的。与世界其他民族相比，中华民族爱好和平、敬天爱人，由此发展出的传统文化，主要探究的是国家、民族、家庭、个人的长久绵延之法，具有浓厚的人本特色，因而将对生命的热爱和对健康长寿的追求融于民族血脉之中。传统文化中之"养生"，从国家而言，即养"生民"；从个人而言，即"保生长寿"。两者在中医学中实统于一体，即张仲景在《伤寒杂病论·序》中所言："上以疗君亲之疾，下以救贫贱之厄，中以保身长全，以养其生。"因此，中华传统文化是中医养生保健学起源和发展的丰沃土壤。

其次，养生保健理论来源于传统文化，这与中医学的特点一致。举凡中华大地上诞生的本土学科，不论儒学、道学、中医学等，其理论根基均建立于中华传统文化的活水源头之上，可谓"一源多歧"。根植于传统文化，是中华本土学科的共同特点。中医养生保健学作为中医学的分支学科，秉承了中医学的特点，其理论亦来源于传统文化中深邃的哲学思想。根植于传统文化的学科特点，也决定了中医养生保健学未来的发展方向之一，就是要回归文化，在传统文化中不断寻找和发掘养生保健理论知识，充实学科体系。

另外，中医养生保健学涉及的一些养生方法和经验，大多来自传统文化。无论情志、雅趣、起居等养生保健法，中华传统文化中的各家学派都曾加以研究、拓展和验证，有"千家妙法"之称，为中医养生保健学相关养生法的总结和凝练提供了源泉；即使方药、针推养生法等具有中医特色的养生保健方法，也早已为历代养生家所普遍采用，为养生方法的发展提供了医家视角之外的有益探索和验证。可以说，中医养生保健学就是在传统文化及中医学的指导下，融合历代各界各民族关于维护生命长久和健康长寿的实践方法和经验，在此基础上发展而来的。

**（二）关注生命全程，追求健康长寿**

中医养生保健学作为一门医学学科，其关注点已超越疾病本身，而专注于人生命的全过程，以健康长寿为研究和追求的目标，努力探索和完善其维护系统，这是中医养生保健学的一大特点。

首先，中医养生保健学理论立足于生命。养生之生，指的是生命，主体是人类生命；保健之健，指的是健康，首先是人类的健康。中医养生保健学的理论体系，是在对人类生命发展客观规律的研究基础上构建的。学科理论中，无论生命学说、健康学说、寿夭学说等，还是各种养生保健原则，均从人类生命出发，是中医学对人类生命规律认识理论的综合与凝练。同时，中医养生保健学认为，疾病只是人类生命全过程中的一种特殊状态，消除疾病是为了保持生命的正常有序，中医养生保健学并非以消除疾病为学科主要任务。中医养生保健学主要关注生命，具体指生命的质量（即健康）及生命的长度（即长寿）。

其次，中医养生保健学所涉及的各种养生保健方法，均针对生命而提出，具体着眼点在健康和长寿。不论情志、饮食、起居、方药等养生保健法，其目的均在于保持健康和长寿。同时，要求各种养生保健方法必须与生命个体特征相适应，深入个体生命出生前、出生后、病前、病中、病后的全过程，甚至包括临终关怀的内容。对于指导原则，中医养生保健学亦要求以生命为出发点，有利于生命的健康和长寿则取之，不利于康寿则弃去之或避忌之。

**（三）强调"治未病"，重视预防疾病**

健康、疾病、亚健康等，均为生命的一种存在状态，所区别者在于对生命产生的影响不同：不断提高的健康水平，有利于生命存续，可以保证生命长度；疾病和亚健康则会损害健康，从而损害生命、缩短寿命。从这一认识出发，中医养生保健学重视预防，重视在疾病发生之前的"治未病"，从而消灭疾病于未生或萌芽状态，维护生命的正常延续。中医养生保健学认为，一旦人体发生疾病，不论治疗方法多么精妙有效，生命的损伤已经形成，难以挽回。因此，医学维护生命的最高思维和战略，应当为"治未病"，从而预防疾病，维护健康。中医养生保健学的"治未病"，直接承继了传统文化中"思患而豫防之""有备无患"等防微杜渐的思想，并结合医养发展的实践，将其具体化和系统化。从治未病和重预防的特点出发，中医养生保健学还进一步要求，要活看治未病的"病"字，凡是不利于生命健康的因素均可视为"病"的范畴，因此，必须防控伤害生命的潜在危险因素，使生命尽可能不受扰动地长久处于稳定和延续之中。

**（四）贯彻审因施养，方法广泛适用**

中医养生保健学在长期实践中，认识到生命活动是复杂的，影响人体健康的因素在不断变化，人体的功能状态也在不断变化。因此，健康长寿不是一功一法、一个模式所能实现的，而应该从个体特征和其所处环境的具体情况出发，仔细辨别审查其中有利或不利于生命健康的因素，综合采取有针对性的多种调养方法进行调摄。历代养生家都主张养生保健要因人、因时、因地制宜，即"三因制宜""审因施养"。例如，根据年龄因素，分阶段养生；根据职业因素，分人群养生；根据身体特征因素，分体质养生；根据气候因素，分时令养生等。

在强调养生审因的同时，中医养生保健学也清楚地认识到养生保健是一生的工程，健康长寿是一个长期的目标，非一朝一夕可以实现，需要持之以恒地进行综合调摄。因此，中医养生保健学非常重视各种养生方法的适用性，这种适用性包括实效性和可操作性。尤其是可操作性，它是人们能持之以恒的重要基础。例如，中医养生保健学从理论上强调养生贵在生活化，注意从人们日常生活衣、食、住、行等各方面总结养生方法，注重药膳、针灸、按摩、敷贴等各种方法的简、便、效、廉，都是适用性的具体体现。

从学科的广泛性特点出发，中医养生保健学认为，养生不只是老年人的事，而是与每个人一生相伴。人的每一个想法、每一步动作及每一句话都涉及养生保健的问题。不同体质、不同性别、不同地区的人也都有各自适宜的养生保健方法。由此而言，中医养生保健学具有非常广泛的适应范围。

# 第四节　学习要求和方法

中医养生保健学作为一门专业学科，其学科特点决定了学习和掌握本门课程的一些特殊要求。

首先，从纵向来看，中医养生保健学是随着人类科技文明的进步不断发展的。中医养生保健学发展过程中某一时代的内容具有明显的时代特色，其先进性与局限性并存，这要求学者必须以历史唯物观科学地继承精华、弃除糟粕；同时中医养生保健学发展的进程随着其理论和实践的不断深入而不断加快，当代中医养生保健学的内容更是日新月异，这就要求学者必须与时俱进，不断接受新观念、新方法，充实自己的专业知识。

其次，从横向来看，不同文化背景下的养生保健学有着各自的学术特点和实践侧重，这就要求学者必须具备丰富的文化修养才能切实领会、掌握养生保健的理论和方法。

最后，养生保健学是一门实用科学，要求学者必须时刻以求真务实为要，不可只是纸上谈兵，"纸上得来终觉浅，绝知此事要躬行"。总而言之，学习中医养生保健学要以历史辩证唯物主义为指导思想，深入了解、全面掌握本课程的基本理论、基本知识；本着理论联系实际、循序渐进的原则，课堂理论学习与社会实践相结合，熟练掌握各种养生方法的适用范围、具体操作、注意事项，提高自己和指导他人养生实践活动的能力。为达到以上要求，在学习方法上应特别注意以下几点。

（1）以教材为纲，构建学科知识框架：中医养生保健学内容十分丰富，教材将中医养生保健学的发展简史、基本理论、基本原则、常用方法及其运用系统地整理出来，学者应以教材为纲，构建起清晰的学科知识结构框架，为今后不断完善和充实自己的养生知识和技能打下坚实的基础。

（2）前后联系，牢固掌握教材内容：养生理论从养生实践中总结、概括、提炼得来，养生实践又要依靠养生理论进行具体分析再确立养生保健方法，因此养生理论、养生方法和养生实践环环相扣、相互依存、相互促进，是一个有机的整体。本教材前半部分主要阐述养生理论、法则，后半部分主要阐述这些理论、法则在养生保健实践中的具体运用。因此，学者应前后联系，全面理解，牢固掌握教材的内容。

（3）刻苦自学，不断充实学术知识：教材的内容毕竟是有限的，学者在掌握教材内容的同时应刻苦自学，不断充实自己的养生保健知识，努力成为优秀的养生学专业人才。①提高文化修养：中医养生保健学说有着深厚的文化底蕴，宜据教材所涉及的养生流派，学习相应的文化知识，提高自身的文化修养，加深对中医养生保健学说的理解。②勤查古籍：根据中医养生保健学的发展简史，查阅相关古典文献，深入了解古代养生学知识，继承精华、弃除糟粕。③关注学科动态：现代中医养生保健学发展迅速，学者应关注本学科动态，通过学术期刊、网络等搜集资料，不断充实更新养生知识，与时代同步。

（4）学以致用，提高养生实践能力：中医养生保健学是一门实用学科，学者应密切联系实际，从自己做起，将所学理论运用于日常养生实践。充分利用见习、实习的机会，运用所学理论指导他人养生实践。通过实践、认识、再实践、再认识的过程，将中医养生保健学理论和基本知识灵活运用于实践，不断提高自己的实践能力。

# 第二章　历史源流

　　数千年的中医学史，反映出我国劳动人民同疾病斗争的丰富实践经验，记录着无数先辈对养生保健、却病延年的大量探索。中医养生保健学的历史源远流长，凭借历代养生家、医家和广大劳动人民的不断实践、不断补充而逐步完善；经过漫长的由实践上升为理论、归纳总结、又回到实践中去验证的循环往复过程，逐渐形成一门独立的学科。纵观养生保健学术与事业的发展，从起源到丰富完善，乃至复兴和发扬，大致经历了七个时期。

## 第一节　远古起源期

　　原始社会，生产力极为低下，先民过着茹毛饮血的生活，生存作为一种本能需要，促使人们去探求却病延年的方法。《素问·上古天真论》曰："上古之人，其知道者……故能形与神俱，而尽终其天年，度百岁乃去。"上古，即指遥远的古代。经文指出，远古时代的一些先民，因为懂得和掌握许多养生方法，所以能保持形神的健全和谐，寿命可以超过百岁而活到应有的寿限，说明早在远古时代，养生之道就已为人们所重视。在春秋以前，尚无完整的医学体系，没有明确的学术理论指导，人们在为生存而与大自然艰苦搏斗的过程中，养生保健的意识观念、经验方法开始萌芽。

### 一、养生意识萌生

　　早期的养生保健意识，随着原始社会生产和生活的需要而逐步萌生。原始社会时期的先民们，受生存本能的驱使，或生产与生活技能的启发，为了趋利避害，形成了一些朴素的保生强身意识。譬如，为了获得某种生活必需品或食物，采取的行

中医养生保健学

14

走、跳跃、攀登，甚至追赶、快跑等动作或行为，引起生理、心理上的变化，如紧张、激动、兴奋，甚或汗出、喘息、疲惫等；或者为了逃避山火、洪水、猛兽的伤害，因恐惧、害怕、惊慌乃至奔跑、投掷、游水等。这些求生或求食的本能反应下的偶然行为，经过反复多次的体验，发现有助于个人身体素质的提高和族群的发展，从而将其逐渐演变为自觉的养生保健意识。

## 二、经验方法积累

原始人类在漫长的进化过程中，最初完全受自然力的束缚和支配，逐渐学会了适应自然或部分利用自然力，如火的使用、衣着的发明及居住条件的改善等，从而逐步积累生产生活的经验。产生这些经验的出发点和最终效果，都是促进个人生命的延长及族群延续，与养生暗合，养生经验和方法随之起源并累积。

**1. 膳食养生**

原始人类为了生存而寻找食物，在此过程中，偶尔发现采食某些物品后可使体质增强，疾病减少，经过多次重复而形成经验，遂由偶然获得变为主动涉猎，这就是食养的起源。最初，人们只能生食，肠胃疾病颇多，人的寿命也很短，《韩非子·五蠹》曰："上古之世……民食果蓏蚌蛤，腥臊恶臭，而伤害腹胃，民多疾病。有圣人作，钻燧取火，以化腥臊，而民说之，使王天下，号之曰燧人氏。"在旧石器时期，火的发明，改变了先民的食性，熟食缩短了食物的消化过程，能防止一些消化道病的发生。火的发明和利用，成为真正的食养、食治的伊始。

新石器时代的早中期，我国长江流域、黄河流域已经形成了一定水平的原始农业和畜牧业。农业种植技术和畜牧养殖技术的进步，奠定了中华民族以"五谷为养，五果为助，五畜为益，五菜为充"的综合膳食结构。尤其是以五谷为主食、以肉类禽蛋为营养的饮食要求，对于古代先民身体素质和健康水平的提高，无疑具有巨大的促进作用。

酿酒技术的发明，是古代科技文明的一大成就，对于医学保健事业有着重要的贡献。《战国策·魏策二》云："昔者，帝女令仪狄作酒而美，进之禹，禹饮而甘之。"一般认为，至少在铜石并用时代的早期就有了酿酒的活动，大汶口文化出土的高柄杯，当是饮酒的器皿。酒的出现很快与医疗养生紧密结合起来。酒的保健作用也早为古人认识，《诗经》就有"为此春酒，以介眉寿"的赞誉之辞。后世许多养生药也都用酒来炮制，酒剂逐渐成为养生保健方剂的一大类型。

**2. 着装保健**

衣着服饰的发明和广泛应用，是原始先民摆脱赤身裸体、改变生存条件的巨大进步。从最初的冬用兽皮保暖、夏用树叶护身，到石器时代的兽皮缝制，反映了古人衣着智慧的演进。石器、骨器、木器应用发展而产生的缝制、编织等技术，则加快了衣着服饰的演进。衣着服饰的改善，增强了人体防寒抗病、减少外伤的能力，同时，也扩大了人类的生存空间，提高了人类的生存质量。

### 3. 环境养生

原始人改造自然的能力有限，为了生存必须顺应外环境。"观其流泉""度其隰原"（《大雅·公刘》），尽量选择自然生存条件较好的河谷区域群居，因为其水源充足、土壤肥沃、食源丰富，能满足生存的基本需要；由于禽兽威胁生命，而"巢居以避之，昼拾橡栗，暮栖木上"（《庄子·盗跖》）；为适应自然气候变化，而"冬则居营窟，夏则居橧巢"（《礼记·礼运》），这些便是顺应环境以养生的最早起源。随着生产力的发展，古人改造自然的能力得以增强，火的运用使人们可"夏多积薪，冬则炀之"（《庄子·盗跖》）以应寒暑之变；"范金合土，以为台榭宫室牖户"（《礼记·礼运》），如此，改造环境以养生的方法逐渐出现，得到运用。

### 4. 其他养生保健方法

在原始时期，先民长期采集、狩猎于森林之间，听百鸟之鸣，闻山间松涛之声，观飞禽走兽之姿，感于心、动于情，随而模仿之，便是音乐、歌、舞、体育养生的发端。青海省大通县上孙家寨出土的舞蹈彩纹陶证明，早在5000年前人们就有了舞蹈娱乐养生之术。古人在日常作息时发现，当疲劳体乏之时，只要宁神静息片刻、伸展活动一下肢体或捶击捏拿身体局部，就能恢复体力、神清气爽，于是有意识地总结经验而发展为吐纳、导引、按摩之术。旧石器时代，火已被运用于生活之中，古人发现火不但能御寒和烹饪食物，而且能祛除身体诸多不适，进而逐渐总结发明了灸焫、热熨之术。到了新石器时代，先民已能磨制石器、骨器，而有了砭石、石针的应用。

总之，上古时期，多种养生法在先民与大自然的斗争中萌芽，在从被动适应自然到主动改造自然的过程中，已经显现出顺应环境以养生和改造环境以养生两大法门，这一时期养生经验的积累为以后的发展奠定了良好的基础。

## 第二节　先秦奠基期

秦始皇统一中国之前，为先秦时期。从传说中的五帝时代，历经夏商周直至春秋战国，养生方法和实践经验得以进一步积累。在个人卫生方面，夏商时期，人们已经有洗脸、洗手、洗脚等习惯，如甲骨文中既有表示洗脸的"沫"字，也有表示洗澡的"浴"字；到周代，定期洗浴已成了人们的生活习惯，并认识到"头有创则沐，身有疡则浴"（《礼记·曲礼》）。在环境卫生方面，清洁扫除在当时已经成为每个家庭及个人的日常卫生习惯，《礼记·内则》中就有"凡内外，鸡初鸣，咸盥漱，衣服，敛枕簟，洒扫室堂及庭"的记载。在道德行为方面，当时在敬老养老方面有了丰富经验，《礼记·内则》指出"孝子之养老也，乐其心，不违其志；乐其耳目，安其寝处，以其饮食忠养之"；对婚姻生育的问题，也有了一些合理的认识，如《左传·僖公二十三年》指出"男女同姓，其生不蕃"。在食养方面，史载商朝的开国宰相伊尹精于烹调技术，颇谙养生之道，相传其作《汤液论》是一部食疗专著。到周代，对食养已十分重视，《周礼·天官冢宰》记载当时的宫廷中已有专门掌管和指导"六饮、六膳、六馐、百酱、八珍"等的营养医师。考古发掘出的大约前380年的文物《行气玉佩铭》刻有"行气，深则蓄，蓄则伸，伸则下，下则定，定则固，固则萌，萌则长，长则退，退则天。天几春在上，地几春在下。顺则生，逆则死"，生动地描述了气功锻炼的全过程和作用，证明导引行气术在战国初期就已广为流传。《庄子·刻意》曰："吹呴呼吸，吐故纳新，熊经鸟申，为寿而已矣。此导引之士，养形之人，彭祖寿考者之所好也。"证明早在《庄子》之前，导引已成为颇受人们喜爱的养生手段。

春秋战国时期，儒、道、杂家等提出各具特色的养生保健理论并进行了实践探索。例如：管子十分重视精、气、神对人体生命的作用，《管子·内业》提出"正静""平正""守一"和"和成"等思想，主张静心正心，节制"五欲"，调和饮食，以达到养生长寿的目的。《吕氏春秋》是战国末期秦相吕不韦及其门客所编，既兼采各家又自成一家，可谓杂家。在养生方面，《吕氏春秋》主张运动养形以怡神，提出"流水不腐，户枢不蠹""知本""去害"的原则，特别强调"谨养之道，养心为贵"。全书分十二纪，按不同月令提出养生大法，开后世四季养生的先河。先秦诸家之说是中医养生保健学形成的理论源泉，其中，儒家和道家的影响最大。

## 一、儒家思想促进了养生保健学的形成

先秦儒家的丰富养生经验和养生学术思想，促进了养生学的形成，为历代医家所遵循，时至今日仍有实用价值。儒家的鼻祖孔子倡导养生保健且身体力行，因此儒家极大地丰富了养生的实践内容。例如：儒家非常重视修身养性，指出"心以体全，亦以体伤"（《礼记·缁衣》），养心与养形都是养生的重要内容，精神与形体之间，精神起统帅支配作用。在精神调摄方面，孔子强调道德行为修养，认为人必然有欲望，然而只能在社会许可的条件下实现欲望，不可有过分的要求，提出了"非

礼勿视，非礼勿听、非礼勿言、非礼勿动"（《论语·颜渊》）的原则，并根据不同年龄的生理心理特点提出"君子三戒"，即"少之时，血气未定，戒之在色；及其壮也，血气方刚，戒之在斗；及其老也，血气既衰，戒之在得"（《论语·季氏》）；孟子则更重视"养心"，认为"苟得其养，无物不长，苟失其养，无物不消"（《孟子·告子上》），"养心莫善于寡欲，其为人也寡欲，虽有不存焉者，寡矣；其为人也多欲，虽有存焉者，寡矣"（《孟子·尽心下》）。在食养方面，孔子十分重视饮食卫生，提出"食不厌精，脍不厌细""食饐而餲，鱼馁而肉败，不食；色恶，不食；臭恶，不食，失饪，不食；不时，不食"（《论语·乡党》）等饮食保健的具体原则。

## 二、道家思想主导了养生保健学的形成

春秋战国时期的道家以老、庄为代表。道家的宗旨之一就是通过养生、避世、清心、寡欲等方法来却病延年、长生不老。因此，道家思想直接主导了中医养生保健学的形成，甚至有人认为就是道家开创了养生保健学。先秦道家的养生学术成就主要有以下几方面。

首先，从哲学上阐述了养生的意义和根本原则。道家的"道"，是指天地万物的本质及其自然规律，《老子·二十五章》所说的"人法地，地法天，天法道，道法自然"就是关于"道"的具体阐述。道家基于对"道"的认识，从哲学上对养生的意义和根本原则有着精当的阐述。《老子·七十一章》曰："圣人不病，以其病病。夫唯病病，是以不病。"指出只有经常害怕生病，才不会得病。由于害怕生病，而采取措施去防病，这正是养生保健的动力所在。《老子·六十四章》指出"其安易持，其未兆易谋。其脆易泮，其微易散。为之于未有，治之于未乱……慎终如始，则无败事"，正是道家的这种辩证法思想与医疗经验相结合而产生了"不治已病治未病，不治已乱治未乱"（《素问·四气调神大论》）的预防养生的思想。老子还从生活实际中观察到"天下莫柔弱于水，而攻坚强者莫之能胜"（《老子·七十八章》），因而认为经常处在柔弱的地位，就可以避免过早地衰老，所以主张无欲、无知、无为，回复到人生最初的单纯状态，即所谓"返璞归真"。

其次，提出了"精气神"的基本概念。道家认为精气是构成宇宙万物的元素，万物的生成与毁灭是"气"的凝聚或消散的结果，即《庄子·知北游》所云"人之生，气之聚也，聚则为生，散则为死"；指出精气充盛是人体健康长寿的关键所在，"精存自生，其外安荣，内藏以为泉源"（《管子·内业》）；神则与精气紧密联系在一起，"四达并流，无所不极，上际于天，下蟠于地，化育万物"（《庄子·刻意》）。道家所提出的"精气神"概念，为中医养生保健理论的创立奠定了基础，《内经》所提出的人身"三宝论"，即是从道家"精气神"的基础上发展起来的。

最后，倡导了以静为主的养生保健思想。道家崇尚自然，提倡"返璞归真""清静无为"，认为"清静为天下正"（《老子·四十五章》），"夫物芸芸，各复归其根，归根曰静，静曰复命，复命曰常，知常曰明……殁身不殆"（《老子·十六章》）。这种哲学观念反映在养生方向，形成了道家以静为主的养生思想。强调人的思想要安静、清闲，不要有过多的欲望，这样就能使神志健全，精气内守，而致益寿延年，庄子提出"虚静恬惔、寂寞无为"（《庄子·天道》）的主张，认为"静则无为……无为则俞俞，俞俞者忧患不能处，年寿长矣"（《庄子·天道》）；静养的具体方法，就是要"致虚极，守静笃"（《老子·十六章》），"少私寡欲"（《老子·十九章》）。后来《内经》提出的"恬惔虚无，真气从之，精神内守"（《素问·上古天真论》），"圣人为无为之事，乐恬惔之能，从欲快志于虚无之守，故寿命无穷，与天地终"（《素问·阴阳应象大论》）等静养原则都是由此发展而来。道家的静养思想，并不完全否定动以养形的作用，而是以静为主，注重静以养神的同时，动静结合、形神共养。例如：气功导引之术历来为道家所提倡，前述《庄子·刻意》所载"吹呴呼吸，吐故纳新，熊经鸟申，为寿而已矣"足以证明这一点。

总之，先秦时期，随着社会的发展，各种医事、饮食、养老等制度相继建立；在养生经验进一步积累的同时，随着社会生产力的提高，科学文化进步很快。春秋战国出现了诸子百家争鸣的局面，诸子百家的养生论述纷然杂陈，各种学说的激烈交锋，推动了养生保健理论的发展，养生的方法经验日益繁富，从而为养生保健学科的形成奠定了基础。

## 第三节　秦汉魏晋成型丰富期

秦汉时期，国家统一，实行中央集权的封建专制统治，人口增多，经济繁荣，自然科学进步明显，从而促进了医疗卫生事业的发展。上承春秋战国诸子百家学术争鸣之余绪，各种文化思想仍很活跃，道家思想、黄老之学乃至神仙方术对当时的养生保健观念有着非常重要的影响。这一时期，天文、历法、数学等古代自然科学进步明显，科学技术也大为发展，浑天仪、地动仪等一批观测仪器相继发明。科学技术的进步，直接推动了古代医药学的发展。《内经》的成编是中医史上的里程碑。《内经》不仅奠定了中医的基础理论，也对中医的生命观、健康观、养生观展开了深入的讨论，至此中医养生保健学术理论体系初步构建成型。秦始皇、汉武帝对长生不老药的迷信和追寻更自上而下地推动了养生保健风潮，客观上促进了养生的发展，养生之术广泛流行，中医养生保健学发展迅速，涌现出一大批著名的医家和养生家，以及养生专论、专著，养生学术得以丰富。

## 一、《内经》构建了养生保健学理论体系

《内经》以前，养生保健学尚无系统的理论。《内经》对先秦以来的养生保健经验进行了高度概括和总结，不仅形成了比较系统的理论，还记载了一些行之有效的具体方法，最终奠定了中医养生保健学的理论体系。《内经》养生学说的内容，除《素问》的"上古天真论""四气调神大论""生气通天论"及《灵枢》的"本神""天年""五味"等专论外，其余都散见于各篇之中，其主要内容包括以下几方面。

（1）提出了比较完整的生命学说：养生当先知生，了解了生命规律，才能对生命施加干预和调理，因此生命学说是养生保健的基础理论之一。《内经》是中医生命学说的奠基之作。《素问·宝命全形论》指出："人以天地之气生，四时之法成。"《素问·四气调神大论》曰："夫四时阴阳者，万物之根本也。"认识到人类生命是自然界包括天地、四时、阴阳运转的产物，天地自然是生命的根本。《灵枢·决气》还提出："两神相搏，合而成形，常先身生，是谓精。"《灵枢·本脏》曰："人之血气精神者，所以奉生而周于性命者也。"以上对个体生命的来源及生命发生发展的物质基础和规律进行了系统解释。这些理论使养生保健学从一开始就建立在唯物论的基础上。

（2）运用阴阳五行学说解释生命现象：《内经》充分运用阴阳五行学说，概括说明人、自然和人体结构、生理功能、病理变化等的统一性、特殊性，以及辩证关系，强调人要适应自然界的变化，既保持人与外部世界的和谐统一，又保持人体内部的平衡协调，"阴平阳秘，精神乃治"（《素问·生气通天论》）。

（3）提出"天年"的概念，探讨了人的生长盛衰规律：《内经》认为常人的生长规律以10岁为一个阶段，并详细阐述了人体生、长、壮、老、已的生命历程和表现，特别是对人体衰老的变化过程、原因有较为详细的论述，提出了延缓衰老的措施、方法。《内经》还观察到男女生长发育规律的不同特点，以女七男八的节律概括之。

（4）明确提出"治未病"的预防思想：《内经》把人体"正气"作为预防疾病和延缓衰老的关键，强调正气的主导作用，认为"正气存内，邪不可干"（《素问遗篇·刺法论》），"邪之所凑，其气必虚"（《素问·评热病论》）。这种以内因（正气）

为主的养生思想，对养生学的发展有着非常重要的意义，后世的许多养生方法，其出发点就在于健身强体，维护和增强自身的正气，提高防病能力，达到健康长寿的目的。

（5）提出了综合养生范式：在藏象理论的指导下，《内经》提出了以五脏为中心、以精神气血为基础、以阴平阳秘为标准的综合养生范式。《素问·脉要精微论》指出："五脏者，中之守也……得守者生，失守者死。夫五脏者，身之强也……得强则生，失强则死。"把五脏的"得守""得强"作为养生的核心问题，强调五脏在生命过程中的主宰地位，这是中医养生保健学的基本特色。

（6）树立了全方位的养生大原则：《内经》在不同篇章中，为养生的各个方面树立了许多重大原则，尤其"圣人""智者""道者"所立圣贤之语，更是养生的基础性原则。如《素问·上古天真论》的养生五大法则"法于阴阳，和于术数，食饮有节，起居有常，不妄作劳"，圣人之教"上古圣人之教下也，皆谓之虚邪贼风，避之有时，恬惔虚无，真气从之，精神内守，病安从来"，《灵枢·本神》的智者养生"必顺四时而适寒暑，和喜怒而安居处，节阴阳而调刚柔"等。这些原则不仅为后世医家所继承发扬，且一直影响至今，始终贯穿于养生学科发展的全过程。

（7）从反面提出了养生之戒，以警示后人：《内经》不仅从正面论述了养生基本理论、原则和方法，同时也列举了一些反面的伤生之行，谆谆告诫后世当努力避之。如《素问·上古天真论》在列举了圣人养生的五大法则后，即又举出"以酒为浆，以妄为常，醉以入房"等伤生劣习，从而将今时之人"半百而衰"的教训与上古之人"尽终其天年"的成功养生经验相对比，突出强调了养生的必要性和重要性。这些反面教训，即使在今天看来也极具现实性和教育意义。

## 二、养生学术的丰富发展

秦汉魏晋时期的诸多帝王都是养生长寿的热烈追求者，同时，秦至两晋道教盛行，魏晋统治者更将道家学说用作统治服务的思想武器，黄老学说进一步继承发展；汉之际，秦代"焚书坑儒"的高压政策解除，百家思想有了新的发展，汉武"罢黜百家，独尊儒术"使儒家思想得以大力发挥；东汉时期，佛教开始传入中国，并迅速成长起来。在这些社会背景下，道、儒、佛三教思想都对这一时期的养生学术产生了较大的影响。这一时期内，养生理论及实践发展主要有以下几方面。

### （一）方士的涌现与服食丹石药饵风气的兴起

秦汉魏晋时期，一些人为迎合帝王对"长生不老"的需求，将荒诞的神仙之说、奇方异术与道家思想杂糅，大肆宣扬"长生仙道"、广为炼制"不老仙丹"。于是，出现了大批持仙道、炼仙丹的专职人员——"方士"，服食金丹药饵的风气大兴。此时期，我国的冶金工业已经较为发达，因此，当时的丹药中有大量金石矿物类药物组成的方药，服石之风更是盛行。虽然炼制外丹、吞服金石之术流弊颇多，但其对养生保健学发展的正面影响也是不可低估的：首先，保留了大批有效的方药，一些丹药经过后世的筛选逐渐成为具有良效的补虚方药；其次，促进了气功导引的发展和普及，南北朝开始出现的"内丹"学说对后世气功学术影响深远；最后，由于方士多信道，道教崇尚修身养性、吐纳导引，这些对道家养生流派的形成起到了积极的推动作用。另外，当时服饵金石风气盛行，发现总结了大量矿物类药物的药用价值，积累了大量矿石药物的用药经验，其中虽有糟粕，但也不乏宝贵的精华。

道教成立之后，有很多自成特色的炼养法术。仅据《太平经》记载，就有存思、守一、存神、辟谷、胎息等。此外，符咒、斋戒、禁法等道教法术，据称也有某种养生之效。东汉末年，《周易参同契》的问世，表明外丹炼养已经十分发达。魏晋时期三玄之学及道教的龙虎、上清、灵宝诸派，都不同程度地推动了道家、道教的养生理论和养生实践的发展。尤其是道教上清派、灵宝派在道教服食、存思等精神和形体炼养方面的方法经验，被后世养生家广泛接受。

### （二）行气导引学术迅速发展

行气导引起源于远古，在秦汉魏晋时期开始迅速发展，理论和方法上都有所创新。行气又称食气、服气、炼气等，是一种早期的神仙方术，主要以呼吸修炼为主，常与导引兼而行之。马王堆出土的帛书当中，即有《却谷食气》之篇。导引是另一种形体锻炼的方法，由来已久，至汉代更为盛行。《庄子》称彭祖为导引之士；《内经》记载其起源于中原地区；马王堆帛书《导引图》保存有44幅导引图式及题记；张家界医简《引书》，为流传于西汉初年的导引术专著；《汉书·艺文志》中收录的《黄帝杂子步引》《黄帝岐伯按摩》等书，从书名来看，有可能是导引文献。

东汉名医张仲景明确阐发了导引吐纳在养生防病上的作用，《金匮要略·脏腑经络先后病脉证第一》指出"四肢才觉重滞，即导引吐纳，针灸膏摩，勿令九窍闭塞"。华佗创编了内外兼修的五禽戏，现在仍广为流传。至魏晋南北朝时期，嵇康的《养生论》阐发了"导养得理，以尽性命"的道理。葛洪《抱朴子》一书精辟地论述了人与气的关系，指出气功可"宣动营卫""疗未患之疾，通不和之气"；力主导引术应动静结合、不拘形式，对后世导引术多样化发展起到了积极的作用。晋代许逊的《净明宗教录》最早明确记载了"气功"一词。南北朝陶弘景的《养性延命录》则包含了我国第一部导引专辑，收录十二种调气法、六字诀吐纳法、八势动功等，至今仍在广泛运用。

### （三）养生人物和著述的涌现

此时期，涌现出一大批著名的养生人物，如淳于意、公乘阳庆、韩康、费长房、刘安、董仲舒、王充、张仲景、华佗、魏伯阳、嵇康、魏华存、葛洪、张湛、陶弘景等。

与之相伴的是养生保健著述的涌现。刘安、董仲舒、王充、张仲景、魏伯阳、嵇康、魏华存、葛洪、陶弘景都有著作传世，不乏养生论述。根据《汉书·艺文志》的记载，有房中养生著作8家186卷，神仙著作10家250卷，另有经方中的食疗养生书《神农黄帝食禁》7卷。这些著作均已亡佚，现在所能见到的汉代养生文献，除了《内经》和马王堆帛书外，在汉初成书的《淮南子》《春秋繁露》中也有丰富的养生论说。张湛的《养生要集》编集东晋简、孝以前世传的各种养生经验和论述，包括儒、道、医凡数十家，惜书佚而不传，现在仅可从《医心方》《备急千金要方》等书中窥见一斑。现存的此时期养生文献主要有嵇康的《养生论》、葛洪的《抱朴子》、陶弘景的《养性延命录》。而魏夫人所传的《黄庭内景经》及稍后的《黄庭外景经》《黄庭遁甲缘身经》、胡愔的《黄庭内景五脏六腑补泻图》等，被称作"黄庭经"系列，属于道教上清派的内修经典。

## 第四节　隋唐五代充实期

隋的统一，加强了南北经济文化的联系，促进了各民族间的融合和经济文化的发展，至唐代，达到我国封建社会鼎盛阶段。唐王朝非常注意吸取隋代灭亡的教训，重视隋代加强中央集权建设的经验，并轻徭薄赋，休养生息，出现了贞观之治和开元盛世的良好社会局面。其经济文化的繁荣和科学技术的发展，尤其是造纸技术的进步、雕版印刷的推广、国家图书典藏的扩充，都为医学和养生保健学的发展创造了良好条件。佛教自东汉开始传入中国后，迅速发展壮大，6世纪末至9世纪中叶的隋唐时期，是中国佛教的极盛时期，隋代王通提出道、儒、佛"三教可一"的纲领后，受后人重视并推动，三家之说在相互碰撞中慢慢相互渗透融合。社会安定、经济繁荣的社会背景和文化思想的多元化，为养生保健学术的发展创新提供了良好的平台。

## 一、丹石养生的盛衰鼎革

晋唐600年，服石之风盛行，成为一种特殊的文化现象，所谓"帝王服丹、名士服散、庶民服石"，甚至成为一种社会风尚。这种风尚背景，既有医学养生保健、补虚救疾的因素，也有宗教神仙信仰、长生观念的支持，更有当时社会价值、人文旨归的影响。然而，丹石药物多含有重金属元素，毒性较大，服之危害生命，唐代有多位皇帝的死因与服丹有关，韩愈、元稹、杜牧等当时的名流，享寿多在半百上下，白居易《思旧》一诗中认为其原因即在于服丹损命。唐代中后期，人们渐渐认识了服食丹药的危害，服石炼丹之风方逐渐止息。但是，晋唐服石所形成的数以千计的服石方、服石药，创制发明的各种服石法、解散法、制丹法，以及积累的众多服石文献，客观上极大地丰富和发展了药物学、方剂学的内容，为人类认知生命现象积累了经验，为研究古代科技发展史提供了丰富的文献史料。

## 二、佛家养生派异军突起

佛教产生于古印度，经中亚传入我国新疆地区，汉末传入内地。佛学本身所追求的最终目标是"彻悟成佛"，然而没有健康的身体就不能进行修炼，所以佛学中也含有与佛教教义结合在一起的有关养生健身的思想、观点和方法。佛家养生法早期多依附于道家养生法之中，没有大的发展，至隋唐时期，养生家取其养生作用之长纳入中医养生学术之中，异军突起并成为一大养生流派。在中医养生文化的形成、发展史上，佛家的"澄心""顿悟"等认知方式、持戒守律的行为准则等，都不同程度地被养生家所认同或吸收。佛家养生派在养生理论上以"见性"为主，在方法上以"静养"为长；注重"禅定""顿悟"，修禅的形式和基础是调身、调气、息心静坐的方法，养生家将此融入吐纳导引术之中，形成了以静坐为特点的养生功法。尤其是安息国僧人安世高所译的《安般守意经》，东汉末年就已在洛阳地区流传，对当时的调息静坐养生产生了较大影响，后来广为流传的"止观"功夫，不仅成为佛教僧侣普遍遵行的修持方法，也为历代养生家所借鉴。《修真秘诀·释氏修炼正经》把佛教理论与我国的五行学说结合起来，使之更加容易流传；《隋书·经籍志》载有"龙树菩萨养性方一卷"。孙思邈《备急千金要方》收录的"天竺国按摩导引法"，简便易行，几乎包括了全套"八段锦"动作；尚有达摩易筋经、天台宗六妙法门、西藏密宗金刚拳、宝瓶气、九级佛风等养生方法，都是这一时期发展起来的佛家养生方法。

### 三、房中术的兴盛

房中养生也是早期的神仙方术，又称"房中术"，容成公、容成子及彭祖传说为房中养生的代表人物。房中术在先秦时期已基本形成，《汉书·艺文志》载录房中8家，共186卷。马王堆出土的帛书《养生方》《杂疗方》及简书《十问》《合阴阳》《天下至道谈》，是现存最早的房中术著作。到唐代，房中术则达到鼎盛发展。隋唐时期房中术发展的特点：一是对性生理、性心理的研究比较深入，如《素女经》中深刻描述了少女性成熟时的心理、生理，并描述了女性性高潮时有"气上面赤热""乳坚鼻汗""阴滑股湿"等表现；二是强调性和谐，《备急千金要方·房中补益》指出"凡御女之道……必须先徐徐嬉戏，使神和意感"；三是节欲理法更加具体，孙思邈强调"务存节欲，以广养生"，并明确了人不同年龄阶段性生活的正常频率，与现代性医学的认识在许多地方相当接近；四是对"还精补脑"之说，有了新的认识，孙思邈在《备急千金要方·房中补益》指出"还精补脑"之说虽然对节欲有一定作用，但由于它变成了"御女术"的理论根据，反而导致了纵欲，危害颇大。

### 四、道儒佛医思想汇通

隋代"三教归一"的纲领提出后，三家之学影响着整个社会，并相互渗透融合，这自然也影响着中医养生保健学术。这一时期的不少著名医家精研道、儒、佛学，并据自己的理解和认识，从不同角度、不同方面吸收其长处，融入养生理论之中，进一步充实了养生学的内容。这其中较具代表性的就是唐代孙思邈。

孙思邈精通道、佛之学，融道、儒、佛、医诸家学说于一体，不仅是一位伟大的临床医药学家，还是卓有成效的养生学家。孙氏广泛搜集、整理、推广养生功法，自己也孜孜不倦地长期实践，得寿逾百岁，被医药界尊为"药王"。孙思邈在养生学上的成就是多方面的，在养生学的各个领域都有涉猎。《备急千金要方》中既有"道林养性""房中补益""食养"等道家养生之说，也有"天竺国按摩法"等佛家养生功法。孙思邈还著有《摄养枕中方》，其内容丰富、功法众多，不但丰富了养生内容，而且使得诸家传统养生法得以流传于世，在我国养生发展史上，具有承前启后的作用。其在养生保健学方面的贡献，归纳起来有以下四方面：第一，继承和发展了《内经》"治未病"的思想，提出了"养性"之说；第二，在《备急千金要方》一书中创设"食治"专章，按谷、肉、蔬、果收录食物数百种，奠定了我国食养学的基础；第三，强调房中补益，不可纵欲，重视防治因性生活不当而诱发疾病；第四，重视妇幼保健，在《备急千金要方》一书中，首列妇科三卷，次列儿科二卷，对妇幼保健的论述甚详，可谓世界上从社会角度强调妇幼保健的第一人。

## 五、养生著作的充实

《隋书·经籍志》著录的256部医著中，属于一般养生的有32种，神仙服食类34种，服石解散类12种，食疗著作10种，共88种，约占总著录的1/3。《旧唐书·经籍志》所载的110家医书中，养生为16家，食疗为10家，医术本草及杂经方中还有不少养生内容。《新唐书·艺文志》著录的231部医书，养生著作约有38种。以上三种经籍志或艺文志所著录的养生著作多已散佚，在《诸病源候论》《备急千金要方》《千金翼方》《外台秘要》中可见诸多引用的养生论述。

唐代著名道教学者司马承祯先后撰有《元气论》《坐忘论》《服气精义论》《天隐子》等，对道教的存思、气法修炼多有介绍，尤其是关于元气理论的阐释，十分系统和深入。唐代阴长生（佚名氏）及唐末彭晓所注的《周易参同契》，则开始以内丹理论诠释《周易参同契》经文。唐末五代道士施肩吾编集的《钟吕传道集》《西山群仙会真记》、崔希范的《入药镜》等著作的问世，标志着道家内丹的正式兴起。

## 第五节　宋金元发展完善期

宋金元时期是养生学的发展、完善期。宋代重视文士培养的政治特点，使得大量儒医进入医学队伍中，这一结构变化推动了医学理论的发展，对于中医养生学的发展也起到了积极的促进作用。金元时期，由于朝代更迭，战争频发，人们疲于奔命、内外交困，因而劳倦内伤疾病多发，疫病广泛出现，促使中医养生学涌现出大量创新。宋金元时期，一方面，对以往的养生经验、成就进行整理、总结，使其更加系统化；另一方面，又在大量的实践中积累了新经验、新知识，使养生不断地丰富和发展。这一时期的成就主要有以下几方面。

### 一、理学及内丹思想的渗透影响

这一时期，在晋唐积累的基础上，受理学、运气、内丹等的影响，养生更加注重生命实质及改变人体内部环境，从根本上把握生命内在规律，探索增强抵抗力，延年益寿的方法与措施。出现了以张伯端《悟真篇》为代表的内丹胎息气功修炼术。《悟真篇》全面系统地总结了宋代以前道教内丹学说，提出了一套完整的内丹修炼方法，强调内丹术在养生学上的地位和作用，推动了气功养生的发展。北宋真宗时期，进士张君房的《云笈七签》，包括服食、内丹、外丹、方术等养生资料，成为养生延年的重要文献来源。苏轼《苏沈良方》载"观鼻端白"，主张静功练气。《东坡志林·养生说》曰："已饥方食，未饱先止，散步逍遥，务令腹空。"即少食多动，保持健康。在多年的实践中，苏轼在按摩、身体修炼等方面颇有造诣，成为养生典范。朱熹主张"居静""持敬""调息"，以动静互济来养生，主张以宽阔的胸怀和乐观的人生态度，平心和气地对待物欲诱惑，还强调饮食养生，以素食为主，劳逸结合。

## 二、方药养生理法的日趋完善

唐代以后，服饵金石的流弊引起了一些医家的反思，很多医家对服石延年提出了质疑，并提倡服草木之药，于是本草研究迅速发展起来。随着本草学的蓬勃发展，宋元时期，从朝廷到民间都很注重药方的收集和研究，对方药进行了系统整理，药物养生也得到了长足的发展，取得了卓越的成就。金元医家和养生家根据阴阳五行等理论，对于药物的性味功用等多有发明，使其既适用于疾病辨治，又有利于防病保健。992 年，官修《太平圣惠方》百卷，载有许多摄生保健的内容，尤其注重药食结合的养生方法，记述了各种药粥、药酒等。《圣济总录》是在《太平圣惠方》的基础上广泛搜集当时民间验方，并结合内府所藏秘方，由政府召集全国名医加以整理而编成，书中将汉代以后官府所藏和民间流传的延年益寿、强身驻颜的单验方尽数收载。其他还有张锐的《鸡峰普济方》、王衮的《博济方》、严用和的《济生方》、杨倓的《杨氏家藏方》，也大量收载了药物养生内容，反映了宋金元时期药物养生的发展状况和取得的巨大成就。

金元医家学术的争鸣，推动了中医学理论与临床的发展，也促进了养生学的完善与进步。刘完素撰《原道论》，强调气是生命的基本物质，十分重视调气、定气、守气、养气的功夫。李杲对脾胃的重视及有关元气的讨论，使脏腑养生理论和方法日益严谨而周密；朱震亨"阳常有余，阴常不足"的著名命题，使"养阴抑阳，去欲主静"成为主要摄生原则，"滋阴降火"不仅运用于疾病的治疗，同样也成为养生防病的原则。这些都丰富了中医养生思想内容，至今仍具有借鉴和学习意义。

## 三、饮食养生的深化发展

宋代以后，朝廷对卫生事业特别重视，加上活字印刷术的出现，形成了全面开展医学研究和普及的高潮。饮食养生也相应地迅速深化发展起来，在食养食疗的理论和方法上都取得了显著的成就。

陈直是宋代对食养食治贡献最大者。他总结了唐代以来在老年养生方面，特别是食养食治方面的经验，认识到饮食在调节人体阴阳平衡上的重要作用，从理论上阐明了食养的根本机制，并在其专著《养老奉亲书》中介绍了大量食养食治的内容。元代饮膳太医忽思慧撰写的《饮膳正要》，具体阐发了饮食卫生、营养疗法，乃至食物中毒的防治等，是我国现存的第一部完整的饮食卫生食疗专著。特别值得注意的是它突破了以往食养书籍多注重患者的藩篱，从健康人的饮食保健立论，给食养学注入了新的内容，对食养的推广与普及起到了重大促进作用。元代贾铭所著的《饮食须知》也是元代一部食养名著。

## 四、养老学术的兴盛

宋金元时期，养老学术成为养生学研究的重点而兴盛起来，基本形成了以精神调摄、饮食调养、顺时奉养、起居护养、药物补养为主的老年养生学术体系。

宋代陈直撰著的《养老奉亲书》是我国现存最早的一部老年保健学著作，该书对老年人保养、饮食调治、用药宜忌、老人护理等问题均有论述，提出了老年人的"七养"，并继承发扬了《内经》以来的四时顺养思想，提出"四时养老论"，极大地丰富了老年养生学的内容。忽思慧的《饮膳正要》、贾铭的《饮食须知》也都有较丰富的老年饮食调养内容。

邹铉的《寿亲养老新书》还特别强调了老年人的起居护理，指出：老年之人，体力衰弱，动作多有不便，故对其起居作息、行动坐卧，都须合理安排，应当处处为老人提供便利条件，细心护养。在药物调治方面，老年人气色已衰，精神减耗，所以不能像对待年轻人那样，施用峻猛方药。老年人医药调治应采取"扶持"之法，即用温平、顺气、补虚和中、促进食欲之方来调治，切不可峻补猛泻，防止不良后果的发生。

## 五、养生著作更加丰富

此期的养生著作很多，许多医著中都有养生专篇。宋元时期的养生文献呈现出政府重视，民众普及的特点。

两宋时期对医学的重视是前所未有的，不但设立了完善的医疗机构和管理系统，还专门设立了校正医书局，对历代重要的医学典籍进行整理、考证和校对，使得大量典籍得以流传。在政府主持编纂的大型类书、方书中，收入了许多养生内容。如《太平御览》设三卷"养生部"，还在"人事部""饮食部""药部"中收载大量养生资料。《太平圣惠方》《圣济总录》分别设有补益、食治、丹药、神仙服饵等专卷，收载的养生方剂甚多。《圣济经》为宋徽宗赵佶所纂的养生专著；医官赵自化撰《四时养颐录》，宋真宗改名为《调膳摄生图》；宋真宗选定唐代郑景岫《四时摄生论》和宋代陈尧《集验方》两部养生治病著作，并颁布天下。政府的重视，无论对于养生方法的推广，还是养生文献的保护，都具有重要意义。

与此同时，个人编撰刊行、民间传播养生也蔚然成风，如姚称的《摄生月令》、汪汝懋的《山居四要》、周守忠的《养生类纂》及《养生月览》、刘词的《混俗颐生录》、愚谷老人的《延寿第一绅言》、姜蜕的《养生月录》、李鹏飞的《三元参赞延寿书》、王珪的《泰定养生主论》、韦行规的《保生月录》、丘处机的《摄生消息论》、瞿祐的《居家宜忌》和《四时宜忌》等。此外，还有宋代蒲虔贯《保生要录》发掘的"小劳术"、陈抟的"二十四节气坐功"及无名氏的"八段锦"，都是宋元时期著名的养生健身术。这些养生方法简便易行，能够实现推广、传播和大众化的目的。

# 第六节　明清鼎盛推广期

明清时期是中国封建社会的后期。在鸦片战争以前，社会经济稳定，思想文化发展，科学技术进步，为中医养生保健学的繁荣发展提供了有利条件。这一时期，统治阶级提倡孔孟正统的程朱理学，同时利用道、佛两教的思想为政治服务；同时很多士大夫和知识分子弃仕为医、转儒从医，大部分医家非常重视实践、勇于创新，出现了很多著名养生学家，使养生得到更大范围的发展。在这一时期，中医养生保健学已发展成为理论和实践都较系统的、科学的、完整的专门学说，并得以很好地普及推广。此期养生保健学的成就主要体现在以下几方面。

## 一、养生保健学术推广更加普及

明清两代，帝王贵族大多数崇尚养生保健，追求延年长寿，朝野上下形成风尚，尤其是清代康乾之世的乾隆皇帝，十分注重养生，在位61年，寿至89岁，为历史上帝王中最长寿者，对社会养生风气的形成具有重大影响。

明清时期许多文人学士亦儒亦医，或弃儒入医，转而讲求养生保健之道，尤其是王阳明心学一派，罗洪先、王畿、高攀龙、陈献章等人践行心性修持，普遍实施调息静坐之法，对当时读书人影响很大。此外，高濂、袁黄、胡文焕、宋诩、石成金、陈士元、曹庭栋等文人，不仅崇尚养生，而且均有著作传世。许多临床大家，如张介宾、孙一奎、李时珍、龚廷贤、徐春甫、万全、龚居中、徐大椿、尤乘等人，对养生保健也多有著述。

正是由于帝王贵族的重视，文人学士的崇尚，以及医药学家的推广，中医养生才逐渐走向民间，走向大众，成为明清时期社会经久不衰的热点。此外，养生著作的大量流传，养生功法的趋便、趋简化程式改造，使中医养生更为普及。

## 二、养生保健学术更加切合实际

明清时期，随着养生普及程度的提高，养生实践对养生学术的进一步验证又反哺了理论的发展。因此，这一时期的养生保健学术日益切合实际，多具有抵制唯心养生观的特点。在这一时期，以下几方面的理论认识影响较大。

### （一）重视老年颐养

老年颐养在明清时期更加受到重视。此期的养生专著大多述及老年人的养生和长寿问题，还有不少养老专著，如《安老怀幼书》《老老恒言》等。曹庭栋的《老老恒言》，根据自己的长寿经验，参阅三百多家养生著作，针对老人的特点，对老年养生进行了全面的论述，具体而实用，继承和发扬了中医养生保健学，为中医老年医学做出了重要贡献。龚廷贤《寿世保元》和龚居中的《万寿丹书》亦有发挥之处。

### （二）强调动静结合以养生

动静结合的理念在先秦时期就已提出，但具体的养生理论和方法则在明清时期才得以明确。李梴在《医学入门》中阐发了静养精神与动养形体之间的辩证关系。方开的《摩腹运气图考》（又名《延年九转法》）指出：人身之阴需要静，人身之阳需要动，动静适度，则气血和畅，百病不生，尽其天年，从而提出了静以养阴、动以养阳的主张。人体要保持"阴平阳秘"的健康状态，就必须动静适宜，切忌动静失度，否则就会造成阴阳失衡，导致疾病。

## 三、综合调养促进了多种养生方法的发展

明清时期的养生家对于养生理论的认识，虽然在精气神的保养上各有侧重，但都强调杂合以养。在这一观点指导下，创新和发展了多种养生方法。

### （一）调养五脏法

尤乘在总结前人经验的基础上编著《寿世青编》一书，在调神、饮食、保精等方面提出了养心说、养肝说、养脾说、养肺说、养肾说，为五脏调养的完善做出了一定贡献。高濂的《遵生八笺》从气功角度提出了养心坐功法、养肝坐功法、养脾

坐功法、养肺坐功法、养肾坐功法，又对心神调养、四时调摄、起居安乐、饮馔服食及药物保健等方面做了详细论述，极大丰富了调养五脏学说。明末医家汪绮石著《理虚元鉴》，对虚劳的病因病机、论治大法、预防措施等认识都自成体系。书中主张肺、脾、肾三脏俱重，提出了治虚以肺、脾、肾为根本的观点；对虚劳的预防，提出了六节、七防、四护、三候、二守、三禁的原则，对延缓衰老有很大意义。

### （二）药饵饮食保健法

明代开始，药饵学说的发展进入了鼎盛时期，万全、龚廷贤、李时珍、李梴等医家，继承了前人的成就，在理论上和方药的运用原则方法上，都有阐发和提高，对药饵养生体系的形成和完善做出了贡献。如万全的《养生四要》指出：阴阳互根互用互化，凡养生却邪方剂，寒热温凉都不可过偏。

龚廷贤在《寿世保元》中主张老年保健用药应温清结合，以平补为主，不宜过寒过热，并对老年的药饵摄生强调了两个原则：一是调补脾胃；二是提倡运用血肉有情之品，补益气血，填精补髓，从而健身抗老，延年益寿，如用鹿茸、鹿角，配合人参、地黄、枸杞、天冬、麦冬、黄精等制方。选载了如"长春不老丹""扶桑至宝丹""八仙长寿丸"等不少抗衰老方药。

《本草纲目》对于药饵和食养的论述也极为丰富，提供了有关饮食药物养生的丰富资料，书中还搜集了很多食疗方法。李时珍推崇东垣脾胃之说，主张老年人应培补元气，调理脾胃，升发清阳，多用温补之剂，以延年益寿。

曹庭栋针对老人脾胃虚弱的特点，重视以粥养胃益寿，他在《老老恒言》编制老年颐养药粥配方百余首，可谓集食养保健粥之大成。

### （三）导引武术健身法

明清时期，经过许多养生家、医家及人民大众的亲身实践、提炼更新，导引养生更加系统、合理，导引的形式更加丰富。清代乾隆年间，沈金鳌的《杂病源流犀烛》一书中，卷首列有"运动规法"，包括导引、气功和按摩等。这些方法多摘自明代曹士珩的《保生秘要》一书。可见，导引保健具有很高的实用价值。

动静结合的观念与武术相结合，促进了太极拳的发展，使其以独特的风格流传于海内外，深受人们喜爱，在养生保健中发挥了积极的作用。鸦片战争之后，卫国保家和练功强身相统一的思想兴起，专论气功、导引、武术的著作也随之增多，其中比较突出的如敬慎山房主人彩绘二十四幅《导引图》，将气功、导引、按摩熔为一炉，用于养心炼精、补虚、防治疾病和强身益寿，有较高的实用价值。在此时期，由于武术流派的空前发展，不论道、佛寺院，还是山寨水乡，都有练功习武的风气，使武术健身得到了很大范围的普及，发挥了良好的健身作用。这种独特的健身防身术至今仍受到广大群众的喜爱。

## 四、养生专著的大量刊行

明清时期，养生保健成为全社会的关注热点，受到社会各界的重视。广大医家在论述临床各种疾病的同时，均着力从保健预防的角度论述养生学的积极意义。清代考据之学兴起，带动了中医养生文献的整理考证，许多文人学士也都自觉地从事养生学的文献搜集、整理、出版工作，使得明清两代的养生保健学著作数量颇为丰富。此期所出版和刊行的养生类著作比明清以前 2200 多年间所发行的总量还要多，其发展之迅速和传播之广泛，在历史上是空前的，这是养生保健学史上的鼎盛时期，大大促进了养生学术的普及推广。更值得一提的是，从 14 世纪末到 19 世纪上半叶，中外医学交流活动日益频繁，不少专著被译成外文出版发行，中医养生保健学得到了极大弘扬。

明代的养生著作丛书有胡文焕的《寿养丛书》、周履靖的《夷门广牍》等。通论性著作有万全的《养生四要》、高濂的《遵生八笺》、吴正伦的《养生类要》、龚居中的《福寿丹书》、赵台鼎的《脉望》、冷谦的《修龄要旨》、袁黄的《摄生三要》、许乐善的《尊生要旨》、沈仕的《摄生要录》、周宏的《卫生集》、王文禄的《医先》、褚胤昌的《达生录》、陈继儒的《养生肤语》、龚廷贤的《寿世保元》等。

清代的养生著作丛书有汪启贤《济世全书》、石成金《传家宝全集》、叶志诜《颐身集》。通论性著作有祝登元《心医集》、丁其誉《寿世秘典》、汪昂《勿药元诠》、尤乘《寿世青编》、徐文弼《寿世传真》、杨凤庭《修真秘旨》、程得龄《人寿金鉴》、罗福至《延龄纂要》等。

# 第七节　近现代的复兴弘扬

1840 年鸦片战争之后，中国沦为半殖民地半封建社会。受西方文化和西方医学的冲击，中医药学的发展遭遇了严重阻碍，中医养生保健学也沉寂停滞而不彰于世。中华人民共和国成立后，中医学获得了新生，中医养生保健学随之发展。特别是进入 21 世纪以来，随着中医养生学科的蓬勃发展和中医养生学专业的审批建设，中医养生保健学迎来了创新发展的大好机遇。

## 一、养生复兴

鸦片战争以后，国家积贫积弱，民族灾难深重，广大人民陷入水深火热之中，中医养生的衰微不振在所难免。1949 年，中华人民共和国成立，党和政府采取了一系列政策和措施，大力扶持中医药事业发展，积极兴办中医医院，开展中医药高等教育，中医药获得了前所未有的发展，中医养生保健也因之而繁荣兴旺。改革开放以来，国家经济社会发展取得了历史性成就，人民生活水平不断提高，人们对健康问题愈加重视，养生保健意识也日益增强，群众性的养生保健成为时尚热潮。特别是近年来，随着"健康中国"发展战略目标的确立，《"健康中国 2030"规划纲要》的颁布实施，各种以健康为主题的文化活动蓬勃开展，如健康旅游、健康饮食、健康阅读等，成为人民群众的自觉追求。同时，保健食品、健身产品和养生保健服务、健康养老服务，也越来越为人们所接受。

## 二、学科创立

中医养生学科虽然在《内经》时代就已成形，但成为现代学术范式意义上的学科，则到 20 世纪末才正式被提出来。1987 年，国家教育委员会决定开设中医养生康复专业，有关院校开始筹办建设中医养生学科。1989 年，《中医养生学》试用教材出版，部分中医药院校开始正式招收中医养生康复专业本科生。此后几年，北京、上海、湖南、广州、成都等中医药院校相继招收养生康复或康复理疗、中医药膳、中西医结合康复等专业硕士研究生，养生的专业教育范围得以拓展。

随着学科建设的发展和学科研究的分化，2009 年，《国家中医药管理局中医药重点学科建设专家委员会中医药学科建设规划指导目录（暂行）》将"中医养生学"和"中医康复学"分别单列为中医临床医学的二级学科。2012 年，国家中医药管理局在全国遴选 10 个中医养生学学科，列为重点建设学科，自此，中医养生学完全独立，走上了创新发展的道路。

2013 年，南京、江西等中医药院校独立设置中医养生学硕士点，招收培养硕士研究生。2017 年，经教育部批准，南京、成都首批设立中医养生学本科专业。目前，已有成都、南京、江西等十余所中医药院校设置中医养生学本科专业。同时，不少中医药高等院校已建立中医养生学本科、硕士、博士等多层次、全方位的人才培养机制。

在教材体系建设方面，先后编撰了《养生保健学》（1 版）、《中医养生保健研究》（1、2 版，研究生教材）、《中医养生保健学》（创新教材）等。2018 年，中国中医药出版社、人民卫生出版社分别发起组织编写中医养生学专业系列教材，在原有全国中医药行业高等教育"十三五"规划教材《中医养生学》之外，增编《中医养生学导论》《中医养生文献学》等13种教材。

总之，近年来，中医养生学在人才培养、学科建设、教材建设等方面，都逐步走向正规，进入了快速发展期。

### 三、研究日盛

近年来，中医养生保健研究日益繁荣发展。一是研究队伍不断壮大。除中医药院校专门的科研人员外，许多临床工作者、对中医养生保健感兴趣的社会大众，纷纷加入了研究行列。有的地方还专门成立了养生学院、健康养生研究所、养生研究实验室、治未病中心、老年疾病研究所等。二是研究方法多有创新。随着现代科学研究的发展，各种信息技术、计算机技术、数据分析技术、人工智能技术直接应用于中医养生保健研究，使中医养生保健手段、方法大为发展。三是研究内容更为广泛。在养生保健理论研究方面，生命认知、健康认知、体质状态辨识、治未病理论、亚健康理论等研究，成为研究的重点；在文献研究方面，除了传统的养生保健文献校注整理之外，养生保健古籍数字化，大型丛书、类书、工具书的编纂，使中医养生保健文献研究更为活跃；在临床研究方面，针对各种常见病、多发病、慢性疾病、老年性疾病和代谢性疾病的养生调摄研究，正在全国如火如荼展开，甚至成为中医临床工作者的常规研究方向。四是科研水平大为提高。大批养生保健研究课题列入国家自然科学基金、国家社会科学基金、国家科技支撑计划、国家重点基础研究发展计划、国家中医药管理局中医药行业科研专项等。

### 四、面向大众

中华人民共和国成立后，党和政府始终把人民的健康放在第一位，实施的爱国卫生运动、全民健身活动，都是面向大众的国家行动，从而通过体育运动，增强人民健康。改革开放以来，国家经济社会的快速发展和人民生活水平的普遍提高，健康成为人们的第一需求，因而养生保健成为社会时尚，中医养生保健越来越为人们所重视。近年来，随着"中医治未病健康工程"的实施和"健康中国"战略目标的落实，同时，为了应对我国老龄化社会的发展形势，中医养生保健进入前所未有的繁荣发展时期，各种面向大众健康服务的活动蓬勃开展。与此相应，整个大健康服务产业迅猛发展，养生书籍、广播电视，以及微信公众号、微博、短视频、直播等各种新媒体，都成了面向大众传播中医养生保健文化及大众学习了解养生知识、交流养生保健经验的工具和平台，各种文化宣传、旅游出行、饮食起居等活动，都注意加入中医养生保健的元素，我国迎来了全民养生、全民保健的热潮。

# 第八节　民族医药养生保健学术发展概述

我国民族众多，各民族都具有悠久的医药史，中医学是各民族的各种医药理论和实践经验的总和，汉族医学和少数民族医学共同构成了中医学这个伟大的宝库。中医养生保健学，同样具有民族多元化的特点，许多少数民族在中华民族养生保健史上都做出过不可磨灭的贡献。

秦汉统一的大环境，为医药文化的交流和发展创造了良好的条件，汉族与各少数民族开始通过多种渠道，使各地区各民族人们的养生保健经验、方药得到交流。例如，《汉书·严朱吾丘主父徐严终王贾传》记载，东汉初，邓训到武威任太守的同时，也给当地羌胡带去医学知识，帮助人们革除陋俗，传播医药，得到人们的拥戴。《后汉书·邓训传》则记述了闽中人徐登与东阳人赵炳合作防治瘟疫的故事。蒙古族的祖先已经知道为了躲避野兽侵袭在树杈上营造小屋；对环境卫生，当时已知道要保持水井、奶场附近的卫生，严禁在其附近随地大小便。

三国两晋南北朝时期，藏医、彝医、维医、壮医都开始出现。藏族古籍《五部遗教》记载了西藏早期统治者聂赤赞普与从象雄来的贤者拉·戈玛由德有关"毒药"的对话，说明当时藏族人民已经掌握了一些药物方面的知识，已经有了专门的保健太医（《中国医学通史》）。根据彝族医著和传说记载，当时彝人已经知道用熟食保健，用火、针、药、巫术来防治疾病，并有了以四大经络为主的经络穴位认识。高昌王朝墓葬出土物中，有树叶锦丑衣（月经带）文书记述、牙签耳勺等个人卫生用具。城中有陶质下水道及良好给水系统，以及护城河。出土文书中，有痈疮患者不得参与祭祀，以及病情报告、医治不效致死之调查等，可见当时已有医事制度。户口账中记有"2人，医学生"，推测有医学馆的设立。在龟兹佛教塔发现的7部古梵文著作，其中论述了"大蒜长食可长寿"，记载了许多古医家及处方。岭南越人是壮族先民，秦汉至隋，广西地区的大部分居民是越人，他们所掌握的药物知识和医疗技术，对壮族医学的发展具有重要的奠基作用。晋代的《南方草木状》是我国现存最早的地方植物学专著，其中就记载了许多壮医用药食。如：吉利草可解蛊毒，豆蔻花可破气消痰、增进酒量等。

隋唐五代时期，藏医发展较快，出现了藏医学中最重要的古典著作《四部医典》，在养生保健方面也有占巴西拉哈的《太医医典养生经》，马哈金达、赞巴希拉哈、达麻拉扎合作完成的《国王保健紫色经函》。

两宋时期，《福乐智慧》一书中提出生命由火水土气四要素组成，四者的和谐是健康的保证，养生食物选择方面，指出"若是少壮之年，正值生命之春，多食热性食物，血脉方能畅通。若是年过四十，面临生命之秋，多进热性食物，体素调理要周。年足六十，年华恰如冬日，仅可食用热物，凉食应该弃置"。当时的维吾尔族名医伊麻地丁·喀什葛里认为，危害生命的是饱食胀死，因此要"不多食""不要多吃零食""健康时尽量不吃药，要是发现自己有一点小病，就要抓紧治疗，适当服药，使病痊愈"。此外，还论述了营养、饮水、水果、四性等，认为"包括所有的东西，我们都应该保持中间的状态"。壮医在此时已经形成具有民族特色的方剂学体系"岭南方"，《岭南卫生方》《广南摄生方》等方书中都载有不少实用卫生防疫保健方药。

辽、夏、金、元是我国历史上少数民族掌握最高权力的时期，少数民族的医疗养生保健学术得到了很大的发展。至元代，在蒙古族的影响下，人们不仅懂得温浴的卫生价值，而且懂得冷浴对健康的意义。由于统治者提倡佛教，火葬得以推行。当时出现了侍者用面纱或绸巾，遮住鼻子和嘴，防止他们呼出的气息触及食物的做法，这种用来遮住口鼻以防传染的面纱或绸巾，实际上起到现代口罩的作用，可视为口罩的滥觞。蒙古族古代有"病之源，食不消；药之源，百煎水"的谚语。这些都是简便的饮食疗法，与生活习俗密切相关，但最能反映蒙古族饮食疗法精华的，当推元代饮膳太医忽思慧的《饮膳正要》，这也是我国现存的第一部营养学专著。这本书以正常人的膳食为标准，制定了具有营养学价值的食谱，书中强调饮食在保健延寿中的作用，认为"饮食为养生之首务"，并列出饮膳的制作方法和滋补药的形态、性味、功效以及饮食禁忌等。元代，我国傣族聚居的大部分地区，已进入了封建领主经济的社会形态。傣医学在经历了漫长经验医学积累的过程后，至元代已逐渐地向理论医学阶段过渡。出现了有文字记载在贝叶上的，具有系统医学理论的典籍及临床医书。其基础理论著作《嘎牙桑哈雅》认为：世界是由风、火、水、土（傣语为塔、都、档、西）组成的，人体也是由这四种基本元素所组成；健康，即是体内四种元素自身的平衡并与外界四种元素平衡的结果。

明清时期，蒙医学的经典著作《四部甘露》较为详细地阐述了蒙医滋补理论；《认药学水晶鉴》《蒙药正典》《药方》《方海》都载有不少养生保健、病中调理的方药。贾马力丁·马合穆德·阿克萨拉依是清代维医集大成者，他所著的《阿克萨拉依》中，养生保健理法的内容相当丰富。明清时期是古代藏医发展的辉煌时期，学术争鸣，名医辈出，并且形成了不同的派别。出现了《八支集要·如意珠宝》《本论注·议义明灯》《释论注·甘露河流》《后论释·难万想如意》《千万舍利》《贤者喜乐》《药物性味药效表》《祖先口述》等众多藏医著作，其中都有关于健康和养生保健的内容。彝医对人体生理健康的认识和养生保健方面的内容也集中体现在这一时期的《双柏彝医书》《努苦赤》《医病好药书》《元阳彝医书》《洼垤彝医书》《老五斗彝医书》《聂苏诺期》等著作当中。苗族地区的医药，由于经验的积累和认识的提高，在明清时期，巫与医已逐渐分离，形成了朴素的医学理论和经验，苗族用易于变化的气雾来说明世界的物质性，在"雾罩说"思想指导下，苗医以"气、血、水"为理论基础，用这三种物质解释人体的基本物质与外界的关系，认为影响人体健康的因素，外为水毒、气毒、火毒，内有情感、信念妄动、劳累损伤。由于苗族没有本民族的文字，因而也没有自己的文献材料或记录，医药养生保健经验只能散见于其他汉文资料中。

近代，由于战乱连连，民族医药养生发展停滞，中华人民共和国成立以后迎来了民族医药养生的春天。1949年以来，党和政府为发展各少数民族卫生事业，从人力、物力、财力等各方面给予大力支持和帮助，取得了举世瞩目的成就。特别是党的十一届三中全会以后，为了落实党的民族政策和卫生工作方针，国家民族事务委员会、卫生部（现名国家卫生健康委员会）、教育部、劳动人事部（现人力资源和社会保障部）先后联合下发了关于培养少数民族医学人才、继承发扬民族医药学、经济发达省市对口支援边远少数民族地区卫生事业建设的文件，推动民族地区的卫生事业进入新的发展时期。如今，五个自治区和几个少数民族比较集中的省都建立了较大规模的具有民族特色的医院，建立了一大批民族医药的教学、科研机构。1980年以来，国家开始集中力量对民族医史进行发掘整理。藏、蒙、彝、壮、朝、维、回、畲、苗、土家、布依、鄂伦春、黎、纳西、拉祜等少数民族的医药卫生发展史、民族医学人物评价、古典医籍、考古文物、学术思想等都得到了很好的发掘。

**思考题**

1. 中医养生保健学的概念。
2. 中医养生保健学的时代意义。
3. 中医养生保健学的基本特征。
4. 道、儒、释对中医养生学术形成的影响主要体现在哪些方面。
5. 简述《内经》的养生学术成就。
6. 孙思邈在养生保健学方面的贡献有哪些。

# 第三章　基本观念

养生保健的实践活动，必须以基本学术观念为指导，才能达到预期效果。中医养生保健学在中医理论指导下，经过漫长实践和总结，逐渐形成了一些公认的基本观念。

## 第一节　生命观

人一生的活动，如衣、食、住、行等，都离不开天、地所构成的外环境，因此，人的生命追根究底是由自然界的天地之气相合而成。对于生命起源问题，中医理论的奠基之作《内经》中就不乏其述，如《素问·宝命全形论》曰："天地合气，命之曰人。"但就人的个体而言，生命直接来源于父母的先天之精，又经后天精气的滋养而发育成人。生命观是人类对生命现象长期观察、思考所形成的观点。中医养生保健学的生命观是对生命存在性质、生命活动特点的基本认识和看法，主要包括生命的物质观和生命的运动变化观两方面内容。

### 一、生命的物质观

中医养生保健学认为：生命存在的性质是物质性的，生命由物质化生，生命活动的本质就是物质的运动。精、气、神是人之生命的三大要素，精是生命的物质基础，气是生命的动力，神是生命的主宰；精、气、神三者密不可分，三者协调统一，共同维持"形与神俱"的正常生命状态。

#### （一）生命的物质基础——精

精，是构成生命个体的最基本物质，是人体生长发育及各种功能活动的物质基础，正如《素问·金匮真言论》云："夫精者，身之本也。"此处之"本"，即根本、基础的意思。

精根据来源分为先天之精和后天之精。先天之精，与生俱来，禀受于父母，是生命形成的原始物质。后天之精，在人出生后才逐渐产生，来源于饮食物中的水谷精微，是生命持续的基础物质。

父母的生殖之精相搏是人体先天之精的最初来源。即《灵枢·决气》所说："两神相搏，合而成形，常先身生，是谓精。"先天之精化生胎元在母体内发育而逐渐化生成人体，即《灵枢·经脉》所说："人始生，先成精，精成而脑髓生，骨为干，脉为营，筋为刚，肉为墙，皮肤坚而毛发长。"先天之精在化生人体的过程中，一部分转化为脏腑之精成为人体脏腑组织结构功能的物质基础，一部分封藏于肾中成为生命活力的物质基础。人体生命形成之后，在先天之精所提供的生命活力的推动下，后天之精得以不断化生，同时在后天之精的滋养下，先天之精得以不断充盈，后天之精和先天之精相互依存、融为一体，共同为人体脏腑组织功能的正常发挥提供物质基础。精除了在功能活动中部分被消耗外，其余的精成为脏腑之精，如果脏腑之精充盈，盈余的精就下藏于肾以滋养封藏之精和化生生殖之精，随着肾精的盛衰变化而产生了生、长、壮、老、已的各种生命变化。

**（二）生命活动的动力——气**

气，既是构成人体的基本物质，又是人体生命的动力，是形成生命活动的根本保证。《素问·宝命全形论》指出"人生于地，悬命于天，天地合气，命之曰人。人能应四时者，天地为之父母"，人禀天地的正常之气而生成，人的生命由天地间阴阳之气的正常变化而产生，如果没有天地间这种正常的变化，人的生命就不会存在。人在母腹之时，通过母体与天地之气相关联；出生之后，内外环境直接通应，此时生命的延续既要依赖于体内气的生成、运行的正常，又在很大程度上依赖于天地之气对人体之气的补充和调整。

天地之气对人体生命的产生及延续的作用重点有一定的不同，《素问·六节藏象论》云："天食人以五气，地食人以五味。五气入鼻，藏于心肺，上使五色修明，音声能彰。五味入口，藏于肠胃，味有所藏，以养五气，气和而生，津液相成，神乃自生。""天"主要赋予人们呼吸的清气，称为呼吸之气；"地"孕育万物，不仅直接承载、孕育着人的生命，而且孕育了无数可供人食用的物质，故主要提供给人们水谷精气。可见人的生命要想产生和延续，必须依赖于"天"赋予人的自然界的清气和"地"给予人的水谷之精气。

"气"具有无限的活力。人之所以有生命，就是人体之"气"活力的表现。《内经》认为人体生命力的强弱、生命的寿夭、元气的盛衰存亡、新陈代谢的气化过程、生命的现象均本源于气机的升降出入，说明气既是构成人体的基本物质，又是人体生命的动力，正如《素问·六微旨大论》说："出入废则神机化灭，升降息则气立孤危。故非出入，则无以生长壮老已；非升降，则无以生长化收藏。"

### （三）生命的主宰——神

神，是生命的主宰，《素问·五常政大论》说："根于中者，命曰神机，神去则机息。根于外者，命曰气立，气止则化绝。"神机，即主宰生命活动的机制，生命活动在内根于神机，在外则根于四时气候变化。正因为"神"是生命的主宰，所以《内经》一再强调人们必须"积精全神"，才能达到"精神内守，病安从来"。

神，主宰人的精神意识思维活动，《灵枢·本神》说："故生之来谓之精，两精相搏谓之神，随神往来者谓之魂，并精而出入者谓之魄，所以任物者谓之心，心有所忆谓之意，意之所存谓之志，因志而存变谓之思，因思而远慕谓之虑，因虑而处物谓之智。"讨论了人的精神意识思维活动，指出了"神"的具体内容包括了神、魂、魄、意、志、思、虑、智等。

神的产生和发挥其主宰作用的物质基础是精、气、血，而气血又归属于广义之精的内涵，所以《素问·八正神明论》说："血气者，人之神，不可不谨养。"反过来，人体脏腑组织、气血运行等功能活动，又必受神的主宰和指挥，所以《素问·汤液醪醴论》说："帝曰：形弊血尽而功不立者何？岐伯曰：神不使也。"指出当疾病发展到了"形弊血尽"的时候治疗无效的原因，就是因为人神不能发挥作用，说明了神对脏腑气血活动的主宰作用。

总的来说，精、气、神三者，虽然概念不同，但在人的生命过程中，三者是相互密切联系不可分割的。就精和神的关系来说，神来源于先天之精，又依赖于后天之精的滋养，故《灵枢·平人绝谷》说："故神者，水谷之精气也。"可见精与神关系：精能生神，神能御精，精足则形健，形健则神旺；反之，精衰则形弱，形弱则神疲。气与神的关系也是密不可分的，气是生命的动力，气能生神，神能御气，所以《图书编·神气为脏腑之主》说"气载乎神，犹地道顺承乎天""孰知气充乎体，赖神以宰之"。精与气的关系：精为气的物质基础，气为精的生命力表现，两者密不可分，故习惯"精气"并称。所以精、气、神三者既是生命组成的三种基本物质，也是密切联系不可分割的统一整体，精充、气足、神旺是生命充满活力的根本保证。

## 二、生命的运动变化观

养生学认为，生命是天地运动的产物，生命体是不断运动变化着的个体，生命永恒地运动变化着，直至终结。

### （一）生命是天地之气运动的产物

《素问·天元纪大论》曰："故在天为气，在地成形，形气相感而化生万物矣。"指出了自然万物就是在天地的运动过程中产生和延续的。广阔无边的天地，是事物生化的本元基础，也是生命活动的环境。天地之气的运动是生化宇宙万物的根本。人作为世间万物之一，也是由天地之气运动交感所产生的。这正是符合中医理论指导下的气一元论和阴阳五行学说的思想。《论衡·谈天》曰："元气未分，混沌为一。"又指出："万物之生，皆禀元气。"其认为宇宙始于混沌状态，气在宇宙变化中产生，进而成为产生和构成宇宙万物的原始物质。具体到人类生存的天地自然之中，则天气下降，地气上升，阴阳交通，万物乃生，故人亦禀天地阴阳之气而生长繁衍。因此，中医养生保健学认为，生命不但是天地之气运动的产物，而且是顺应天地运动法则的产物，养生保健要尊重、顺应天地法则。

### （二）生命是运动变化的过程

《素问·六微旨大论》的"不生不化，静之期也"，指出运动变化是永恒的，唯有无限期的运动变化，才能生化不息。如果运动变化停止，生化就停止，生命也就随之而消亡，因此，生命是一个运动变化着的过程。

生命存在的物质性决定了生命运动的实质是物质运动，即精、气、神的运动，精气神的互济是生命存在的保证。精是气、神的生化之源，精不仅能化气以推动机体的生命活动，还能生神以维持各脏腑功能的协调有序，因而精足则气充，气充则神旺。气对精、神有多方面的作用，人体的精，包括血、津液等一切正常的液态物质，其生成和输布均离不开气和气的运动变化，人体之精不仅禀源于先天，同时也来源于脾胃转化的水谷精气，而在饮食物向人体精微物质转变的过程中始终都离不开气的运动变化。只有精、气、神三者运动协调互济，才能保证生命的物质基础充盛，使生命充满活力。

精、气、神的运动具有永恒性。精气神的相互作用贯穿于人之一生，三者处于永恒的运动之中，一旦运动停止则意味着生命的结束。保持这种永恒运动的原动力在于人体内的"神气"，即人体脏腑气血的功能活动。精气神的运动发源于脏腑之内，受脏腑功能的直接影响，其运动之所以能保持永恒不止，也是由于脏腑功能的激励。脏腑功能随生命的存在而一直存在，而精气神的生成和运行都依赖于脏腑，脏腑的功能又反映了精气神的作用，因此，脏腑功能贯穿于人的一生的特点决定了精气神运动的永恒性。

精、气、神的运动有一定的时序性。人外应天时，故人之生命活动也随着天时的变化而有相应的节律变化。由于人之生命活动根源于精，受气推动，反映于神，故人体生命活动的节律也反映了精气神的运动规律，具体有日节律、月节律、季节律、年节律等。

### （三）生命的运动形式

《庄子·知北游》认为"人之生，气之聚也，聚则为生，散则为死"，指出生命活动是气的聚、散、离、合运动的结果。中医学将气的运动称为"气机"；气的运动产生的各种变化，称为"气化"。升降出入是人体之气运动的基本形式，也是脏腑经络、阴阳气血运动的基本过程。正如《素问·六微旨大论》说："出入废则神机化灭，升降息则气立孤危。"因此，在生理上，人体脏腑经络的功能活动，无不依赖于气机的升降出入，以及随之产生的气化过程，如肺的宣发与肃降，脾的升清与胃的降浊，心肾的水火相济，都是气机升降出入运动的具体体现，而伴随其发生的精气转化、精血转化、气血转化、能量转化及物质的新陈代谢等，都是气化的结果。在预防疾病方面，只有保持人体气机升降正常，才能抗御邪气，免生疾病。可以说，气机出入升降功能状态的正常与否，直接影响着人体的健康与寿命。


## 第二节　寿夭观


生命有开始就必定有终结，生、长、壮、老、死是生命过程的自然规律，是人体生长发育中一系列不可逆转的量变和质变过程。养生保健的宗旨，不是追求"长生不老""返老还童"，而是"却病益寿""尽享天年"。所谓"天年"即自然寿数，古人认为"上寿百二十岁，中寿百，下寿八十"（《春秋左传正义·卷十七》），《尚书·洪范》也认为"寿，百二十岁也"，就是说，人的寿限可以活到120岁，这与现代研究并公认的人类寿命110～150岁大致不差。能享尽"天年"，自然衰老而死的称为"寿"；不及"天年"，早衰而死的称为"夭"。但现实中能享受"天年"的毕竟是少数，年寿的个体差异也很大。因此，探索寿夭衰老的原因、过程与机理，历来就是养生学的主要研究课题。

对此问题，中医养生保健学早有专篇论述和深入探讨，形成了较成熟的寿夭观念，归纳起来主要有以下几个方面。


### 一、先天禀赋

人自身是一个主观能动的复杂的系统，因此，寿命的长短，生命发展的质量与自身因素密切相关。个体与生俱来的、特有的体魄、智力等方面的素质统称为禀赋，又称先天禀赋。中医养生保健学认为先天禀赋的强弱，是人体寿夭的决定性因素，其中包括体质说和命门元气说。

## （一）体质说

体质说认为，由先天禀赋因素所形成的体质特点，决定了人体的寿夭。因为人体寿命之长短依存于形体之强弱，只有五脏坚固，形气协调，血脉和畅，各部器官配合匀称，体质壮实坚强，才能长寿，反之则夭亡。而形体之强弱坚脆又决定于禀气之厚薄。所谓"禀气"，即来自父母之精所化生的先天元气。此"气"的强弱优劣，对后代身体的发育成长及其性格气质类型，都将影响终生。《灵枢》的"天年""寿夭刚柔"篇，以及王充《论衡·命气》中都对此做了较为详尽的论述。现代研究也证明，人之寿夭确与体质密切相关。例如，有先天性心房间隔缺损或动脉导管未闭的人，过去平均寿数很少超过 40 岁，而有法乐氏综合征的人，多数在 20岁以前夭亡。

## （二）命门元气说

命门是中医学界有争议的问题，但争议点集中于命门的位置、形态等，对其主要生理功能的认识并无分歧。明代赵献可指出命门为"立命之门"。命门内藏元精、元气、元神，供给生命活动所需，从而推动生命过程及各种功能，称为"先天生后天"；在生命过程中，命门的精气神复得五脏真精的不断补充和滋养，故命门元气其量虽小，但耗用极慢，称为"后天生先天"。先后天生生不息，人方能健康长寿；任何原因造成先后天相互滋生促进障碍，生命就会早衰甚至夭亡。清代徐灵胎在"元气存亡论""肾藏精论"等篇的论述中，则与赵氏所论互为补充、相得益彰。其指出：人的寿夭总体上取决于命门之功能，命门功能之强弱又取决于元气之多少，元气之多少是先天遗传的，其量是恒定的。这意味着人的寿命极限由先天遗传决定，人们只能在后天调摄保养，避免额外消耗，争取达到极限，而不能超越极限。由于先天所赋予每个人的元气量不同，以及人们在后天生活中调摄保养的情况不同，便形成了寿夭的个体差异。以上两说合之即命门元气说，这一学说以其能较为圆满地解释人体寿夭的原因，获得了后世养生家们和医学家们的崇奉，成为养生寿夭理论的主导学说之一。就其实质而言，乃体质学说的补充和发展，因为形成体质差异的根本原因就在于"元气"质和量的差异，命门只不过是"元气"贮藏之所而已。

## 二、后天因素

人自出生以后，就会时时刻刻受到外在环境的影响，因此，后天因素是决定人体寿夭的重要方面。其中包括自然环境、社会因素、行为因素、疾病损伤几方面。

## （一）自然环境

自然环境，如地域、气候等，长期作用于人体，使人的体质呈现地区差异性，是影响寿夭的因素之一。古人认为，我国西北高原地带，气候寒冷，元气不易耗散，所以多寿；东南地区，气候炎热，元气容易发泄，所以多夭。不仅如此，即使同一地区，也因地势之高下不同，而有寿夭之别。这是古代医家的观察结果，由于现代人改造环境的能力远远大于古人，所以事实上我国东南地区也不乏高寿者。但是不同的地理环境有不同的多发病、地方病，这是公认的事实。自然环境对人体健康影响很大。当有害的环境因素长期作用于人体，或者超过一定限度就要危害健康，促使衰老。例如，空气污染中常见的微尘、硫化物、氮氧化合物等，长期接触会影响肺的健康，而有些被污染空气中甚至含有过多致癌物质，如苯并芘、联苯胺等，则危害更大。

## （二）社会环境

社会环境对人体疾病和寿命具有很大影响。早在《素问·移精变气论》就有"往古人"和"当今之世"寿夭不同的对比分析，指出不同的社会环境形成不同的生活方式和人际关系，以及不同的欲望追求和心态环境，是产生众多疾病与寿夭不同的直接原因。明代李梴《医学入门》申扬其义，指出："香醪美味陈于前，虽病所忌也而弗顾，情况意兴动于中，虽病且危也而难遏；贪名竞利之心急，过于劳伤而不觉。此古今之寿相远者，非气禀之异也。"强调在社会习俗和社会心态的影响下，所形成的不良生活方式和精神情绪对寿夭的重要性。事实上，战争、饥荒、秩序混乱等社会因素对人的寿夭具有根本性影响，而社会生活水平和文化知识水平等因素，对人寿夭的影响也很明显。随着时代的向前发展，古今所面临的突出社会问题有所不同，当下，全球多数国家和地区存在着人口老龄化、营养过剩、环境污染、新的不良生活方式等社会问题，对人寿命和生存质量也有不同的影响。如很多身心疾病都与激烈的竞争、过度紧张的社会生活有直接关系；不合理的社会制度、不良的社会习俗以及人际间的不良关系等，都可使人体脏腑功能紊乱，气血失常，导致早衰。

## （三）行为因素

行为因素包括个人在饮食、起居、劳逸、嗜好、欲望等各方面的行为方式，这些行为适度则有利于健康，不适度则有损于健康，甚至导致夭亡。例如：饮食过饱，易伤肠胃，过饥则使后天供给不足；偏嗜肥甘则生湿热，嗜咸则伤心，嗜酸则伤肝等；过劳有损形气，过逸则气血凝滞；过分的贪名逐利耗散心神，无节制的性行为直接损伤精气等。总之，不合理的生活方式，是影响寿夭的重要因素，这在《内经》和历代养生著述中阐述甚详。从这一点出发，中医养生保健学将起居养生置于非常重要的地位，是养生保健研究的重点之一。

### （四）疾病损伤

疾病损伤与寿夭之间的关系非常密切，疾病促进衰老，衰老诱发疾病，两者互相影响。事实上，享尽天年，"无疾而终"的人是极少的。绝大多数老年人随着年龄的增长，脏腑之精气阴阳均会逐渐衰弱，气血运行涩滞，从而罹患多种疾病，以慢性病为主。这种生理性衰老导致的疾病与各种病理因素导致的疾病在老年人身上很难截然分开，且相互影响、相互促进，都会最终影响人的寿夭和生存质量。不过，不同的时代引起夭亡的主要疾病是不同的，在古代以伤寒、疫疠等为主，而现代则以一些慢性疾病及其并发症为主。

此外，还有对医疗手段使用不当而影响健康和寿命者，可称为医源性因素。这种因素古今都存在，古时如服用金石峻猛药损伤精气造成短寿者，滥用人参促人短命等；现代表现得更加明显，甚至已成为社会问题，如误诊误治、过度医疗、抗生素的滥用、保健品的滥用等。因此，中医养生保健学十分强调预防的重要性，防微杜渐，减少患病次数，遏制疾病加深，防止因疾病而减损寿命。

## 第三节　健康观

养生保健，顾名思义，以保持健康、延年益寿为目的，因此正确的健康观是从事一切养生保健活动的基础。健康观是指人们对健康的认识，其包括两方面的内容：一是对健康状态的认识，这是健康观的主体；二是对如何维持和促进健康的综合认识。本节着重讨论前者。

### 一、中医的四维健康观

中医养生保健学对健康状态的认识可概括为"形与神俱"，具体则有四个维度，即《素问·上古天真论》"志闲而少欲，心安而不惧，形劳而不倦，气从以顺……美其食，任其服，乐其俗，高下不相慕……嗜欲不能劳其目，淫邪不能惑其心，愚智贤不肖不惧于物……德全不危"所包含的形体、心理、社会、道德的四维健康。

形体健康是健康的基础。中医养生学认为，"人生有形，不离阴阳"（《素问·宝命全形论》），人体是一个复杂的阴阳结构体，健康的人应该是"阴阳匀平，以充其形，九候若一"（《素问·调经论》），即阴阳和调，阴平阳秘，机体功能保持正常且稳定、有序、协调。人体各脏腑、经络、官窍、气、血、精、津、液等各组织器官都发育良好、功能正常，体质健壮、精力充沛，具有良好的劳动和运动能力及效能。形体健康是健康系统的底层维度，是大多数人可以达到的。

健康的第二个维度是心理健康，作为较高层次的要求，不是每个人都能达到的。中医养生学历来重视心理健康，强调"志意和"（《灵枢·本神》），认为精神心理应保持整体和谐的健康状态；七情应"以恬愉为务"（《素问·上古天真论》），"和喜怒而安居处"（《灵枢·本神》），各种情绪皆要适度，任何过激的情绪都会导致疾病的发生；要"内无眷慕之累"（《素问·移精变气论》），嗜求欲望应该适度而不应当为物欲所累，保持"恬惔虚无"则能使体内气机和调畅达而保持健康。

社会适应性良好则是健康更高一层的维度。中医养生学非常重视个人在适应社会环境的过程中，充分发展身心的潜能，发挥其最高的能力，并获得满足感，保持情绪稳定、感觉愉快的良好状态。《素问·上古天真论》即指出应"美其食，任其服，乐其俗"，保持精神行为与社会环境的和谐愉悦。孙思邈则要求人们在社会生活中应淡泊名利，"于名于利，若存若亡，于非名非利，亦若存若亡"（《备急千金要方·养性序》）；与人交往要始终保持谦逊态度，诚善待人、宽以待人，"常以深心至诚，恭敬于物，慎勿诈善以悦于人。终身为善，为人所嫌，勿得起恨"（《备急千金要方·道林养性》），从而保持以平和的心态融入社会环境。社会适应性良好作为人类群体的高级状态，更少有人能够达到，但却是人类较为理想的健康目标。

道德健康是中医养生学很早就认识到的另一个高层次健康维度。早在先秦的孔子就提出了"仁者寿""大德必得其寿"的论点，指出"君子坦荡荡，小人常戚戚"（《论语·雍也》），"仁者不忧"（《论语·子罕》），认为道德高尚的人自然能保持正常的心理，促进健康长寿。唐代孙思邈则在《备急千金要方·养性序》中说："性既自善，内外百病皆悉不生，祸乱灾害亦无由作，此养性之大经也……故养性者，不但饵药飡霞，其在兼于百行，百行周备，虽绝药饵，足以遐年，德行不克，纵服玉液金丹，未能延寿……道德日全，不祈善而有福，不求寿而自延，此养生之大旨也。"明确指出了道德修养对于养生延寿的重要性，个体处于社会之中，能自觉自愿地按社会道德准则来规范自身，也就自然而然地使自己日常衣、食、住、行，以及精神方面合理适度，从而达到养生的目的。

中医养生保健学这种四维健康的观念是超前的。两医学对于健康的认识，在1947年世界卫生组织（WHO）宪章中指出"健康乃是一种生理、心理和社会适应都完满的状态，而不只是没有疾病和虚弱的状态"后，直至1999年，世界卫生组织才将道德健康纳入健康概念之中，形成了现代的"四维健康"概念："健康不仅是没有疾病，而且包括躯体健康、心理健康、社会适应良好和道德健康。"

四个维度都具备的健康状态是近乎完美的，但实际上绝对的健康是不存在的，完美的健康状态是难以达到和具体评价的。实际工作中往往根据这一概念将健康状态分为四个层次（图3-3-1）。

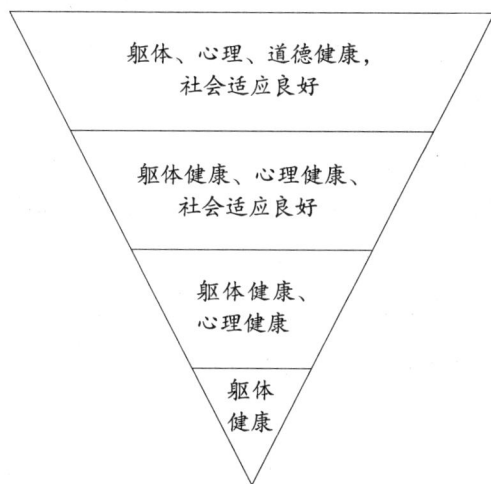

图 3-3-1 中医四维健康图

对于健康概念的层次，应注意以下几点：第一，健康概念所划分的每个层次内部，存在着不同的水平，每个层次都是一个范围，而不是一个单一的界限。第二，对健康概念的分层，虽有层次高下之分，但上一层的健康并不一定以下一层为基础。例如，对于那些有残障的人，只要具有良好的社会适应能力，在其身体和环境允许的条件下能够发挥最大潜能，就可以归于健康的第三层，但由于他们受天生条件限制，无法达到这一层次的最佳状态，即身心健康并且社会适应良好。

## 二、形与神俱的健康标准

如前所述，四维完美的健康状态是理想化的，因此中医养生保健学引用《素问·上古天真论》的描述，将健康状态切实而形象地概括为"形与神俱"。其判断健康的具体标准如下。

### （一）形体健康的特征

眼睛有神：眼睛是脏腑精气汇集之地，眼神的有无反映了脏腑的盛衰。因此，双目炯炯有神，是一个人健康的明显表现。

呼吸微徐：中医学认为"呼出心与肺，吸入肝与肾"，呼吸与人体脏腑功能密切相关。呼吸从容不迫，不疾不徐，说明心肺肝肾功能良好。

二便正常：排便是脏腑功能的具体表现之一。《素问·五脏别论》说："魄门亦为五脏使，水谷不得久藏。"经过肠胃消化后的糟粕不能藏得太久，大便通畅是健康的反映；小便是排除水液代谢后糟粕的主要途径，与肺、肾、膀胱等脏腑的关系极为密切，小便通利与否，也直接关系着人体的功能状态。

脉象缓匀："脉者，血之府也"（《素问·脉要精微论》），气血在脉道内运行，脉象的正常与否，反映出气血的运行状况。健康的脉象应从容和缓，不疾不徐。

形体壮实：指皮肤润泽，肌腠致密，体格壮实，不肥胖，亦不过瘦。因为体胖与体瘦皆为病态，常常是某些疾病带来的后果。

面色红润：面色是五脏气血的外荣，而面色红润是五脏气血旺盛的表现。

牙齿坚固：因齿为骨之余，骨为肾所主，而肾为先天之本，牙齿坚固是先天之气旺盛的表现。

双耳聪敏：《灵枢·邪气脏腑病形》说："十二经脉，三百六十五络……其别气走于耳而为听。"耳与全身组织器官有密切关系，若听力减退、迟钝、失听，是脏器功能衰退的表现。

腰腿灵便：肝主筋、肾主骨、腰为肾之府、四肢关节之筋皆赖肝血以养。腰腿灵便、步履从容，则证明肝肾功能良好。

声音洪亮：声由气发，《素问·五脏生成》说"诸气者，皆属于肺"，声音洪亮，反映肺的功能良好。

须发润泽：发的生长与血有密切关系，故称"发为血之余"。同时，又依赖肾脏精气的充养，《素问·六节藏象论》说："肾者……其华在发。"因此，头发的脱落、过早斑白，是一种早衰之象，反映肝血不足，肾精亏损。

食欲正常：中医学认为，"有胃气则生，无胃气则死"，饮食的多少直接关系到脾胃的盛衰。食欲正常，则是健康的反映。

**（二）精神心理健康的特征**

精神愉快：良好的精神状态，是健康的重要标志。七情和调、精神愉快，反映了脏腑功能良好。西医学亦认为，人若精神恬静，大脑皮层的兴奋与抑制作用就能保持正常状态，从而发挥对整体的主导作用，自能内外协调，疾病就不易发生。

记忆良好：肾藏精、精生髓，而"脑为髓之海"。髓海充盈，则精力充沛，记忆力良好；反之，肾气虚弱，不能化精生髓，则记忆力减退。

心态平和：中医学认为情志内伤是导致疾病的重要因素之一，健康的人应保持稳定平和的情绪状态、心神的宁静，能够专注、理智地行事而避免后悔、愤怒的情绪。

适应良好：善于自我调节情绪，涵养性格，根据环境的变化做出自我调整，表现出较强的适应环境能力。

道德高尚：个体在其所处社会中，能按社会准则规范自身行为，并拥有对人类很深的认同、同情与爱，能真诚帮助他人，区分手段与目的、善与恶，做有益于人类的建设性服务。

总之，养生学以生命寿夭观为基础，运用权衡的认识论观点，以中正平和为标准，从整体观角度广泛论述了人的生理健康、心理健康、社会健康和道德健康。

### 三、健康与疾病的辩证关系

中医养生保健学专业人员应该正确认识健康与疾病的辩证关系，以便在实际工作中因势利导地引导人们形成正确健康观。

人们在认识什么是健康时，往往以"疾病"为参照，因为疾病与健康联系密切，且疾病状态比健康状态更形象和具体。人们对健康与疾病的关系存在两种认识。

第一种认为疾病与健康相互排斥，人有了病都不能称之为健康，健康的人不存在疾病。按这种认识，健康状态就是人的生命活动中没有疾病时的状态；看一个人是否健康首先看其是否有病，有病就是病人，无病就是健康人；如果确定一个人群的健康状况，首先识别出其中的病人，余下的便是健康人群。这是人们认识健康的常见模式，其不足之处在于：疾病与健康是生命存在的两种状态，但生命状态并不是非此即彼，以有无疾病来定义健康，显得简单化；人类对疾病的认识是有限的，将那些没有发现疾病的人定义为健康人不妥；由于许多疾病并不能为个人所发现，个人健康状态就会被扩大化，削弱人们主动促进健康的积极性。

第二种认为疾病与健康是共存的，病人包含有健康的成分，健康人也含有疾病的因素。绝大多数情况下，人的生命态波动于完全健康与绝对疾病之间，《素问·六节藏象论》即指出"五气更立，各有所胜，盛虚之变，此其常也"，所谓的"平"只是"无太过"而已。疾病与健康处在一个动态的消长过程中，即《素问·六微旨大论》所说："亢则害，承乃制，制则生化。"绝对的健康是不存在的，绝对的疾病就意味着死亡，人一旦死亡就失去了疾病与健康赖以存在的客体，疾病与健康都将不复存在，此即《素问·六微旨大论》所谓"不生不化，静之期也"。通常，疾病占主要位置而成为主要矛盾就为疾病状态，健康居主导地位时为健康状态。这一模式认识到生命是权衡自稳的，健康与疾病处于动态变化之中，两者"此消彼长，此盛彼衰"；揭示了人体健康状况的相对性及健康与疾病的辩证关系，是相对更正确的认识。

# 第四节　和谐观

"和"是中国传统文化哲学的核心理念和根本精神，《老子》指出："万物负阴而抱阳，冲气以为和。"《中庸》则说："和也者，天下之达道也。"中医养生学吸纳了传统"和"的思想并加以发挥，形成了养生学的和谐观念。"和"本身包含"谐"的意思在内，《尔雅》谓"谐，和也"。"和谐"以"和"为中心，"和"的含义相当丰富，有相应、协调、和合、和顺、融洽、适中等诸多意义。中医养生保健学的和谐观，概言之是指人与外环境是一个和合通应的整体，人与自然、人与社会、人体内部都相互协调适应，养生的目标就是达到人、自然、社会之间和顺融洽的状态。具体而言，包括以下几方面。

## 一、人与自然的和谐

中国古代哲学认为世界是一个和合的整体，由一元之气构成，受阴阳、五行法则支配，人与自然息息相通。如《吕氏春秋·知分》说："凡人物者，阴阳之化也……天固有衰嗛废伏，有盛盈盆息；人亦有困穷屈匮，有充实达遂。"中医养生学吸收这一思想形成了人与自然和谐的观念，也就是中医学"天人一体""天人相应"的观念。自然环境包括气候环境、地理环境和生物环境，人与此三者互相通应、息息相关。人们只有将自身融入大自然中，与之和谐融洽，才能尽终天年。

### （一）天人一体

#### 1. 一元精气论

《老子》谓"道生一，一生二，二生三，三生万物"，认为"道"是宇宙万物的根源，宋钘、尹文学派将老子的"道"解释为一种物质的"精"，即最精细的"气"，所谓"精也者，气之精者也"（《管子·内业》）。中医学吸收发展了这一思想成果，《内经》反复强调"天有精，地有形……故能为万物之父母"（《素问·阴阳应象大论》），提出"气始而生化，气散而有形，气布而蕃育，气终而象变"（《素问·五常政大论》），从唯物主义哲学的高度提出人和自然都是一元精气所化生，气是组成天地万物最根本的物质，宇宙的物质性统一于气之中。

对于宇宙的生成，《淮南子·天文训》说："天地未形，冯冯翼翼……道始于虚廓，虚廓生宇宙，宇宙生气，气有涯垠，清阳者薄靡而为天，重浊者凝滞而为地……天地之袭精为阴阳，阴阳之专精为四时，四时之散精为万物。"详细论述了宇宙从无到有，由精气化生的全过程。

对于天地间生物的化生，《论衡·言毒》说"万物之生，皆禀元气"，指出万物是由精气化生，其生成的机理则是《素问·天元纪大论》所说的"在天为气，在地成形，形气相感而化生万物矣"。即精气以两种状态存在，一是轻清、弥散、剧烈运动着的细小而难以用肉眼看见的属阳的无形之气，二是重浊、凝聚的看得见、摸得着的属阴的有形之气，两种气交合感应、氤氲而化生万物。

人作为天地间生物的一种，其起源也是精气，中医养生保健学据此形成了自己的生命观。张介宾做了进一步发挥，用于指导养生，《类经·摄生类》说："故先天之气，气化为精，后天之气，精化为气，精之与气，本自互生，精气既足，神自王矣。"说明了养生应抓住精气这一根本，设法保持精气、获得精气，使精气互生、形充神旺，就能延年益寿。养生学的"一元精气"论，千百年来一直有效地指导着养生实践，是被实践检验证明的科学观念。

**2. 阴阳五行论**

《老子》说"万物负阴而抱阳，冲气以为和"；《国语》指出"先王以土与金木水火杂，以成百物"。说明早在春秋时代，人们已经认识到万物都包含阴阳两个方面，阴阳的对立和依存是万物的共同特征；五行是构成万物的基本物质元素，五行有相胜的关系。时至战国时期，先哲们更加深入地认识了阴阳五行，使其意义和运用更加广泛。《管子·四时》的"阴阳者，天地之大理"和《易经·系辞》的"一阴一阳之谓道"，明确指出阴阳是一切事物运动变化的总法则和普遍规律。《管子》《吕氏春秋》中已有五行与春、夏、长夏、秋、冬的相配关系，说明当时人们已经按五行的特征归类万物，认识到了世间万物的普遍特性和整体性。中医学吸收发展了这些哲学思想，认为人和自然都以阴阳五行为法则。

《素问·阴阳应象大论》曰："天有四时五行，以生长收藏，以生寒暑燥湿风。人有五脏，化五气，以生喜怒悲忧恐。"天地之间有四时五行的变化，产生各种不同的气候，在不同气候下，一切生物有生长、发展、消亡的过程，五脏也有不同的变化，产生喜怒悲忧恐五志。春、夏、秋、冬，这四个季节虽各有特点，但它们又是一个不可分割的整体，是一个连续变化的过程。没有生长，就无所谓收藏，也就没有第二年的再生长；正因为有了寒热温凉、生长收藏的消长进退变化，才有了生命的正常发育和成长；风、寒、暑、湿、燥、火是从一年四季气候消长进退变化中产生出来的，它们虽然各有特点，但又互相调节。因为有了这六种正常的气候变化，才有一年中温、热、凉、寒和生、长、收、藏的阴阳变化。这就使自然界气候形成了一个有机的整体。《素问·天元纪大论》指出"五运阴阳者，天地之道也"，说明阴阳五行规律是万物之间的内在联系和运动变化的共同规律。由此可见，天地万物是一个统一的整体，万物之间通过阴阳五行变化的共同法则密切相关、相互依存、相互制约，使整个自然界充满了一片生生不息、欣欣向荣的景象。养生正是在这个万物一体的环境下进行的。

### （二）天人相应

#### 1. 人与气候环境的相应

自然气候的运动变化有一定的规律性。如以一年为一个周期，则有春、夏、秋、冬四季；以一天为周期，则有清晨、正午、傍晚、子夜四时。且随着天地阴阳的消长，气候又有风、暑、湿、燥、寒的改变。这种季节、气候的变化规律在《素问·四气调神大论》《素问·生气通天论》等篇章中有详细的论述。人体在自然气候变化的影响下，自身也会随之发生生理、病理的改变。在生理上，春夏之时，阳气与温热之气候相应而发泄于外；秋冬之时，阳气与寒冷之气候相应而敛藏于内；"平旦人气生，日中而阳气隆，日西而阳气已虚，气门乃闭"（《素问·生气通天论》）。在病理上，一些慢性疾病，如风湿性关节炎、肺结核、心脏病等，往往在季节交替或气候剧烈变化时发作或加重。这都说明人体生命活动与自然界息息相关，人必须依据自然的变化来调整自身的阴阳平衡，使之与外界阴阳变化和谐，才能达到益寿延年的目的。在这一理论的指导下，中医学提出了诸多因时制宜的养生保健方法，如《内经》所说的"顺四时而适寒暑""春夏养阳，秋冬养阴"等。

#### 2. 人与地理环境的相应

由于地域的差异，居住条件的不同，人的生活风俗习惯、人文现象和生理病理也不相同。如东南方滨海傍水，人们喜食鱼虾，人的腠理多疏松；西北方地势高、风沙大，气候寒冷干燥，人的腠理多致密。由于长期的环境作用和饮食的偏嗜，造成了各地域的人有不同的体质和特殊的地方病与多发病。人欲得长寿，就必须因地制宜，施以符合自己居处环境的养生方法。

#### 3. 人与自然生物的协调

自然界中，人虽为"万物之灵"，但也是从低等生物进化而来，生物的基本特征在人体必然有所体现。因此人在结构和功能上和动、植物有一定的相似性，只是人类具有其他物种无可比拟的高智能，从而使人类成为生物界的主宰。人与自然生物共生于天地之间，两者在顺应自然环境的同时也对彼此产生了极大的影响。人的生存除依赖于气候地理环境外，生物环境也是必不可少的，自然生物为人提供了丰富的衣食资源，人的存在也从一定程度上限制了自然生物的无限制发展。两者在互利互用却又相互制约的关系中达到和谐融洽，形成内在良性循环的整体，这是人类正常生存的必备条件。一旦这种良性循环被打破，人的健康就会受到威胁，甚至生命堪虞。这种失常现象在当今社会表现得尤为突出，因此养生亦要从与自然生物和谐的角度出发而实行。

## 二、人体自身的和谐

中医学认为，人体是由脏、腑、经、络、皮、肉、筋、脉、骨，以及精、气、神等组成的一个有机整体。中医养生保健学则进一步强调人体各部分组织结构的完整和功能上的高度和谐，是机体达到最佳生命状态的必要条件，这就是人体自身的和谐观。

### （一）五脏系统的和谐统一

五脏是人体生命活动的中心，所以《素问·六节藏象论》中指出人体生命活动以五脏为"本"。五脏之所以非常重要，是因为它分别贮藏和主宰人体赖以维持生命活动的精、神、气、血、水谷精微等重要物质和精神活动。五脏系统与外环境保持统一协调，系统内部各脏腑组织形体器官按五行规律相互联系，构成一个和谐的统一整体而维持生命活动的正常进行。养生保健的实施，必须遵循这一规律。例如，每一脏均对应一种情志，情志过激则会损害相应脏器，久之必然会加速人的衰老，甚至引起疾病，可以根据五行规律用相胜的情志纠正过度的情志刺激；五脏受后天水谷精微的滋养，每一脏各有其性味相应的食物，为使五脏功能协调正常，中医养生学强调膳食应五味调和、不可偏嗜。

### （二）形气神的和谐统一

形是指人的形体，气是组成和维持人体生命活动的基本物质。神有广义与狭义之分，广义是指一切人体生命活动的外在表现，狭义是指人的精神意识思维活动，这里着重指狭义之神。形气神三者相辅相成，密不可分。神气依赖于形体而存在；形体功能活动的正常以神气的充足互济为前提，三者必须保持和谐统一。

气是维持生命活动的物质基础，人体的各项功能都由气的运动变化而得以体现。人的生长、发育、盛壮、衰老及死亡都与气化运动密切相关。张介宾在《类经·摄生类》中有"人之有生，全赖此气"之说。气对人体生理功能主要有推动、温煦、防御、固摄、气化、营养等作用，这几个功能协调配合，相互为用，共同维持着人体生命活动的正常。但是，气也不能独立于人体之外而存在，气的生成及其功能作用，均离不开具体的脏腑器官。人体之气，是禀受于父母的先天精气、饮食物中的水谷精气和从自然界吸入的清气，通过肺、脾、肾等脏器的综合作用将此三者结合而形成。各脏的生理功能正常并保持平衡，人体之气才能充沛；若各脏的生理功能稍有异常，气的生成及运化就会受到影响。其中脾胃的运化功能尤其重要，所以，《灵枢·五味》说："谷不入，半日则气衰，一日则气少矣。"总之，形气的关系在人体内多表现为物质与功能的关系。达到形气的和谐就是要使人体的物质与功能相互协调适度，从而使机体免受外邪的侵袭，长久地保持健康水平，最终达到却病延年的目的。

中医的形神关系，实质反映的是精神与形体的关系。嵇康在《养生论》中精辟地指出"形恃神以立，神须形以存"。一方面，神随形生，神依附于形。人的精神意识思维活动只能在人体内发生，不能脱离形体而独立存在。《灵枢·本神》说："故生之来谓之精……因虑而处物谓之智。"指出了神来源于父母的先天之精，并藏于心中，随着心的功能活动逐步衍生出更高级的精神活动，而人之魂、神、意、魄、志产生后又分别为五脏所主，因此人的各种精神意识思维活动皆不离五脏。健康的精神，正常的情志变化，必须有强壮的身体作为基础。另一方面，精神情志对人体也产生反作用，影响着人的生理活动，甚至形体的发育。正常的情志活动能使人体气血和调，而突然、强烈或长期的情志刺激，一旦超过了人体本身的正常生理调节范围，就会使人体气机紊乱，脏腑阴阳气血失调，从而导致疾病的产生，或使已有的疾病加重。这是造成人体内伤病的重要因素，即"七情内伤"。陈无择在《三因极一病证方论·三因篇》中就指出"七情，人之常性，动之则先自脏腑郁发，外形于肢体"。所以，人体欲得健康长寿，必须保持精神与形体的统一和谐，避免不良的精神刺激对人体产生影响，达到"形与神俱"的境界。陶弘景在《养性延命录》中概括为"静者寿，躁者夭"。

### （三）常变状态的和谐适度

精充、气足、神旺是保持人体正常状态的基础。人身处天地之间，受到各种因素的影响。机体精、气、神的状态不是一成不变的，而是处于不断从正常发生变化失常，再调节复常的动态循环过程。机体常变状态在一定范围内的动态演变是生命活动的根本特征，也是生命力持续存在的机制。在和谐观念的指导下，中医养生保健学认为：疾病是机体变化过极状态的表现，当疾病初现，应立即采取多种养生保健措施以恢复原来和谐适度的状态；若机体不能恢复过去的正常状态，则应通过各种养生措施，建立新的常变和谐，即"带病生存"的状态，这在许多慢性病和老年病中是常见的情况。

## 三、人与社会的和谐

唯物主义哲学认为，人除了有自然性外，社会性更是其根本属性，人与社会是密不可分的整体。社会对人的影响从人出生时就已存在并发生作用，有时甚至超过自然因素的影响，其中又以家庭对人的影响尤为重要。

社会环境中的工作环境和社会地位变更都会对人体健康造成影响。如工业废气、废物多含有不利于人体健康的物质，若因工作关系经常接触到有害物质，则会使人发生急性或慢性中毒。此外，多种传染性疾病均是通过社会中人与人的接触而广泛传播。社会地位的变更也对人体产生影响。《素问·疏五过论》说："故贵脱势，虽不中邪，精神内伤，身必败亡。始富后贫，虽不伤邪，皮焦筋屈，痿躄为挛。"这些均是由于社会地位的剧烈变化而使人心志凄怆，情怀悒郁所致的慢性虚损性疾病。

人作为社会的一员，其一举一动都会对周围的人及环境产生影响。例如，当今社会严重的环境问题、人口问题和道德问题等都是由于人在某些方面的不合理发展而造成的。这些问题现在成为影响人类寿命的一大因素，而且其严重性有逐渐增加的趋势。这已引起了人们的重视，人类也在采取一切积极措施使其不良作用减至最小。养生必须注意这些因素，要尽可能营造一个和谐的生活环境，提高人的生活质量。对自身社会地位的改变要泰然处之，以和平之心对待地位的升降。

家庭环境更是与人息息相关。由父母、兄妹、配偶及子女共同组成的家庭环境，因为与个人的接触最为密切，对个人的人生观、价值观、行为活动及性格的养成，均有极大的影响，而且这种影响持续存在于人的一生之中。人的一切社会活动要想达到成功，都必须以和睦的家庭为后盾，所谓"家和万事兴"。人在家外的一举一动都备受家人的关注，牵动着家人的挂念；个人的荣辱也关系到家庭的盛衰，因此个人对家庭负有深深的责任。和谐良好的家庭环境，能增强人适应社会的信心，调节社会竞争的压力，有利于养生保健。


# 第五节　权衡观


"权衡"原指秤砣（权）和秤杆（衡），中医学借用这种度量物体重量的常见方法，形象地比喻人与自然的调节过程，犹如"权"与"衡"的增减游移，片刻不停，从而保证了人体内外环境的动态平衡。《内经》所说的"权衡以平"即是此意。"权衡观"作为一种基本的理论观点，认为世间万物存在的理想状态是一种相对稳定的动态平衡，而人体的这种理想状态则是通过"人神"的自动调节而实现的；人与自然权衡以平的内在机制是阴阳的对立制约、互根互用、消长转化，以及五行的生克制化、亢害承制。"权衡观"指导着中医学术的各个方面，就中医养生学而言，主要体现在以下两方面。

## 一、自然、生命的权衡自稳

自然、生命在正常情况下，其内在运动变化永恒存在，这些运动变化相互影响、制约，形成复杂的调控系统，使各种运动变化在一定时空范围内有序、协调地进行着，整体上则保持稳定平衡的状态。

### （一）自然气象的权衡自稳

自然气象是千变万化的，寒、暑、温、凉、风、雨、燥、湿、雾、露、冰、雹等，各不相同。权衡观认为自然气象的变化不是杂乱无章的，而是按阴阳消长转化、五运六气亢害承制的自然法则有序而协调地存在，整体上表现为常年气候变化稳定、动态平衡。自然界随着阴阳消长转化，阳生阴长、阳杀阴藏，形成了一年之内春温、夏热、秋凉、冬寒和一日之内旦、昼、暮、夜的节律性承袭更替并相对稳定平衡的状态；随着五运六气的运化，亢害承制，使风、火、湿、燥、寒等不同的气象变化都只能在一定的时空范围内存在，某一气象太过则随即产生制约它的气象，某一气象不足则会产生资助它的气象，各种气候有规律地更替变化，古人认为以六十年为一周期。

### （二）自然生态的权衡自稳

自然生物种类繁多，不同的生物在不同自然环境下的生理特性和生活习性各不相同，生命活动现象变化万千。权衡观认为生物与生物之间相互资生制约，形成生物链，竞争生存，优胜劣汰，使各物种的生存数量、生存范围均保持相对的稳定。同时，生物与外环境也相适应，随着地理环境的不同，生物形成与之相适应的生物种群；随着自然气候有规律地更替变迁，生物则形成相应的生物节律。例如：植物一年之内有节律地生、长、化、收、藏，白天光合作用占优势，夜晚呼吸作用占优势；动物春夏外出活动增加，秋冬则潜伏蛰藏，一日之内昼出夜伏或昼伏夜出，总是在某一特定时节大量繁殖生育等。生物节律的相对稳定使生态得以长期保持稳定平衡的状态。

### （三）人体的权衡自稳

人体脏腑、经脉、形体、官窍等组织器官行使着各自不同的功能，气血不断地周流于体内，人体每时每刻都发生着复杂的生命活动变化。权衡观认为，人体的生命活动变化也是和谐而有序地进行的。

人的生命历程随着精气的盛衰呈有规律的、阶段性的生、长、壮、老、已，整体表现为人口数量、各年龄段人口比例相对稳定平衡。

人体的生命现象概而言之是组织器官功能推动下的气血运行在形体、精神上的表现。气和血、形体和精神，皆一阴一阳，正常情况下通过"人神"及多种调节机制使两者始终保持阴平阳秘、协调平衡的稳定状态。以五脏为中心的五大脏腑系统各有其阴阳五行属性，其气机有升降出入的偏重，脏系之间存在生克制化的关系，正常情况下，脏系之间生克制化协调，各脏腑始终保持气机升降出入平衡、生理功能稳定的状态。

人与天地相参应，人体的生理功能与天地阴阳协调适应。人整体的功能，春夏旺盛而秋冬低下、白天旺盛而夜晚低下。五脏各自的功能：肝应春、心应夏、脾应长夏、肺应秋、肾应冬，在各自所应的季节表现出功能相对旺盛；肝属木主风、心属火主热、脾属土主湿、肾属水主寒，随各自相应运气的盛衰表现出功能的盛衰。十二经脉的功能：手太阴肺经应于辛寅、手阳明大肠经应于庚卯、足阳明胃经应于戊辰、足太阴脾经应于己巳、手少阴心经应于丁午、手太阳小肠经应于乙未、足太阳膀胱经应于壬申、足少阴肾经应于癸酉、手厥阴心包经应于癸戌、手少阳三焦经应于壬亥、足少阳胆经应于甲子、足厥阴肝经应于乙丑，各自在相应干支所在的年、月、日、时表现为经气相对旺盛。总之，随着天地阴阳的消长、五运六气的运行，人体脏腑经脉的功能、气血的运行也形成相应的稳定的生物节律，保持天人一体、协调稳定的状态。

## 二、养生的权衡自稳

立足于权衡观，究其根本，养生就是通过权衡来保养生命，一方面是因势利导，权衡以保持生命的常态，另一方面是补弊纠偏，权衡以恢复生命的常态。概括而言，就是权衡阴阳以养生。具体指：正常情况下顺应天地阴阳的变化，主动地进行调节以维持正常的生命节律；根据脏系的功能特点，顺应气血运行规律，主动地进行调节以维持脏系功能平和、气血运行和畅，保持人体形神相守、阴平阳秘、阴阳自和的健康状态。一旦人体阴阳出现偏盛偏衰的征兆，即施以相应的调节手段，及时恢复健康状态。具体而言，主要包括以下几方面。

### （一）权衡情志

精神与形体是相互依存、相互影响，密不可分的一个整体，人具有丰富的精神活动，而五志七情则是精神活动的具体表现，情志太过或不及都会影响身心健康，因此需要通过权衡情志以养生。正常情况下，应主动地运用和情御神、四时调神等方法，使情志活动无太过、无不及，顺应外界阴阳变化，保持平和的精神状态。一旦情志有所偏激，应立即采取相应的调节手段：情绪过于放纵的，可运用虚静守神的方法来收敛情绪；情志抑郁的，可运用顺意达志的方法适当满足其欲望来舒缓情志压抑，或者运用开导暗示的方法来疏解情志郁结；情志凝滞的，可运用移精变气的方法转移其注意力来解除情志纠结等。通过主动的权衡纠偏，就能及时恢复健康状态。

## （二）权衡劳逸

劳和逸，一动一静，协调统一，人一生中总是处于劳动工作或闲逸休息两种状态。适度的劳作和休息有益养生：适度的劳作可调畅气血、促进机体功能；适度的休息保养精力、促进体能恢复。劳逸过度则有害健康：过度劳累则耗气伤精、机体内伤虚损；过逸则气机郁滞、机体功能衰退。因此需要通过权衡劳逸来养生。正常情况下，应注意起居有常，使机体的动静与外环境阴阳状态协调一致；做到劳逸适度，使工作高效率、休息高质量，保持人体内部动静协调平衡的健康状态。一旦出现劳逸失度，应立即采取相应的调节手段：劳累过度的，可运用娱乐休闲、静息打坐等方法来促进休息；闲逸过度的，可运用体育锻炼的方法来增加运动。总之，要通过主动纠偏补弊，及时恢复健康状态。

## （三）权衡膳食

人依赖膳食从外界摄入养分以维持脏腑功能、保持生命活力。正常人体所需的营养成分种类繁多，而单一某种膳食所提供的养分非常有限，须赖多样化的膳食才能满足人体需要。正常人体对营养的需求有一定的数量范围，摄入营养过多或过少都有损健康。因此需要通过权衡膳食来养生。正常情况下，应注意食和五味、食合四时、饮食有节、进食有法、饮食必洁，使营养物质全面、合理、稳定、卫生地进入人体发挥滋养作用，保持体内营养均衡、脏腑功能稳定的健康状态。一旦出现体内营养失衡、脏腑功能失调，应立即采取相应的调节手段，或选择恰当的膳食结构，或选择恰当的进食节律，或运用恰当的进食方法，及时恢复健康状态。

综上可以看出，权衡观作为中医养生保健学的基本观念，从根本上影响着本学科的认识论和方法论，中医养生保健学从理论认识到实践运用各方面都体现着权衡观的指导意义。

## 思考题

1. 中医养生保健学的基本观念主要有哪几点？

2. 简述精气神三者的关系。

3. 影响寿夭的因素主要有哪几方面？

4. 简述中医养生保健学和谐观的主要内容。

5. 什么是权衡观，其在养生实践中主要体现在哪几方面？

6. 健康的标准是什么？

# 第四章  基本原则

中医养生保健学在长期的发展过程中，不断吸取各学派之精华，不断积累养生实践经验，逐步完善养生理论，总结凝练出了贯穿养生始终，有效指导养生实践的基本原则。谨遵这些基本指导原则进行养生，即可达到却病延年、健康长寿的目的。

## 第一节  保养正气，慎避邪气

所谓"正气"，泛指人体一切正常功能活动和抗病康复能力。中医养生保健学非常重视人体的正气，认为身体的强弱及机体是否早衰，主要取决于自身内部正气是否充盈，如果正气充沛，脏腑功能协调，机体则按正常规律生生化化，人的身体也就健康强壮，精力充沛，可得长寿；反之，正气不足，则身体虚羸，精神不振，未老先衰，寿短夭折。从病因发病学角度来看，人由强转弱、由年轻到衰老、由健康到亚健康甚至疾病，无不是由人身之内因和戕蚀之外因而起。在导致亚健康和疾病的"外因"与"内因"之间，内因正气居于主导地位，而外因居于次要地位。在一般情况下，人体正气旺盛，邪气就不易侵犯，机体就不会发病，即使患病，症状也比较轻，而且也容易治疗和恢复。所以《素问遗篇·刺法论》指出"正气存内，邪不可干"。如果人体正气相对虚弱，抗病能力低下，邪气便可乘虚而入，侵犯人体而发生疾病，即《素问·评热病论》所言"邪之所凑，其气必虚"。当然，在一定条件下，邪气也可以成为主导作用，因此也主张采取某些措施，"避其毒气"，以维护正气，避免机体阴阳失调而发病。

基于以上认识，中医养生学提出了"保养正气，慎避邪气"的养生原则。强调以正气为中心，发挥人自身的主观能动性，通过主动的人神调摄，保养正气，增强生命活力和适应自然界变化的能力，从而达到强身健体、却病延年、美容延寿等养生目的。养生是人有意识地通过各种方法来保养生命的一种主客观行为。人自身的认识主导养生实践，人首先要认识到生命的重要性，清晰认知天地之间存在诸多影响生命健康的因素，从而形成生命需要主动保养的观念，才会有具体的养生行为。在养生的实践中也是依靠人自身来达到目的：一方面通过自身努力去改造自然，创造良好的生存条件来养生；另一方面通过有意识地调摄人体内外环境来养生。"保养正气，慎避邪气"的法则，在具体实施时，需要做到以下几方面。

## 一、护肾保精，扶正固本

精是生命的根本，而肾主藏精，精气的盛衰直接影响人体功能的高低，关系到衰老的速度。因此，中医养生保健学认为肾为先天之本，扶正当首先从肾入手，将护肾保精固本作为养生保健的基本原则。西医学研究认为，中医之"肾"与下丘脑、垂体、肾上腺皮质、甲状腺、性腺，以及自主神经系统、免疫系统等都有密切关系。肾虚者可导致这些方面功能紊乱，出现病理变化和早衰之象。临床大量资料报道都表明性欲无节制，精血亏损太多，会造成身体虚弱，引起多种疾病，导致过早衰老或夭亡。这说明重视"肾"的护养，对于却病延年、抗衰老是有积极意义的。护肾保精的方法，要从节欲保精、运动保健、导引补肾、按摩益肾、食疗补肾、药物调养等多方面入手。通过调补肾气、肾精，以协调其他脏腑的阴阳平衡，使肾的精气保持充沛，以利于元气运行，增强身体的适应调节能力，更好地适应自然。

## 二、调理脾肺，益气扶正

脾胃为后天之本、肺为气之本，人出生后依靠脾胃化生水谷精微和肺所吸入的清气来充养人体精气，为人体生命活动提供物质基础。因此，中医养生保健学认为益气扶正当从肺脾入手，强调通过调理脾肺，使化源充足、正气充沛而达健康长寿的目的。现代研究证明，脾肺功能与消化系统、免疫系统、血液循环系统、神经系统、泌尿生殖系统等，都有密切关系。调理脾肺，能有效地提高机体免疫功能，并能对整个机体状态加以调整，防衰抗老。从治疗学上来看，调理脾肺的应用范围十分广泛，除了能调治消化系统和呼吸系统的疾病外，对血液循环系统、神经系统、泌尿生殖系统、妇科、五官科等方面的多种疾患，都可以收到良好的效果。调养肺脾的具体方法非常丰富，包括饮食调节、药物调养、精神调摄、针灸按摩、气功锻炼、起居劳逸调摄等。

另外，补益精气是补肾强身的关键，增强运化是健脾养胃的关键，两者相互促进、互为补充，即所谓"先天养后天""后天补先天"。在所有的养生保健活动中，必须同时高度重视脾肾功能的维护和促进。

### 三、清静养神，真气从之

神是生命的主宰，神能御气，只有在神的正确指挥和协调下，人体的正气才能保持和顺调达，《素问·移精变气论》高度概括其重要性为"得神则昌，失神则亡"。因此，中医养生保健学认为只有清静，精神方可得以养藏，强调清静养神而和调正气。要以清静为本，祛除杂念，用神而不躁动，达到精神内守的状态；少思少虑，用神而不耗神，保持神机灵敏的状态，如此则"真气从之"，精气自然充足，邪气不能侵犯，病无由所生，生机旺盛而正常不乱。

### 四、慎避邪气，正气安和

中医发病学说一方面强调内在正气的主导作用，同时也认为"八风发邪，以为经风，触五脏，邪气发病"（《素问·金匮真言论》），"失四时之从，逆寒暑之宜，贼风数至，虚邪朝夕，内至五脏骨髓，外伤空窍肌肤"（《素问·移精变气论》），"邪气胜者，精气衰也"（《素问·玉机真脏论》）。邪气侵犯人体，必然引动正气抗邪，从而会扰乱脏腑组织功能、耗损人体精气。因此，养生强调应"虚邪贼风，避之有时"（《素问·上古天真论》）。中医养生保健学认为邪气是疾病损正伤身的触发因素，强调避邪安正，通过避免六淫入侵、七情内伤、饮食劳伤、金刃外伤、虫兽灾害等，使正气安和、不受损耗而达到却病延年的目的。

## 第二节 天人相应，和谐统一

老子的"人法地，地法天，天法道，道法自然"道出了人处于天地宇宙之间，其生命活动与宇宙自然密切相关，并指出"万物负阴而抱阳，冲气以为和""知和曰常，知常曰明"。中医养生保健学吸收这一思想，提出了天人和谐的基本原则。

人类在漫长的进化发展过程中，与外界自然之间相互影响所形成的客观规律，是中医学对生命现象的深入观察、认真总结、反复验证而总结出来的，对养生保健发挥了基础性指导作用。"天人相应，和谐统一"的法则就是强调养生保健应顺从人与外界息息相关的规律，通过主动的人神调节，维系和协调内外关系，从而达到养生的目的。这一法则的具体内容包括以下几方面。

## 一、积极主动，顺应自然

《吕氏春秋·尽数》曰："天生阴阳寒暑燥湿，四时之化，万物之变，莫不为利，莫不为害。圣人察阴阳之宜，辨万物之利以便生，故精神安乎形，而年寿得长焉。"指出人应该主动调摄，与自然变化的规律相和谐，做到趋利避害，就能长寿。《太平经》也指出："人欲去凶而远害，得长寿者，本当保知自爱自好自亲，以此自养，乃可无凶害也。"强调以积极的养生态度，通过自我养护和锻炼，得到长寿。诚如《灵枢·玉版》所说："人者，天地之镇也。"万物之中，人类具有其他物种无可比拟的对自然的主动适应和改造能力。所以《抱朴子》提出"我命在我不在天"的养生保健态度，强调了生命之存亡、年寿之长短，不是决定于天命，而是取决于人体自身。这一口号包含着一种积极主动的人生态度，在养生保健史上产生了巨大的影响，时至今日仍有重要养生指导意义。古代养生家在这种充分发挥人的主观能动性、以主动进取的精神去探索和追求人类的健康长寿、争取把握自身生命自由思想的影响下，创造了许多养生方术，如调气、导引、存想、咽津、食养、药养、针灸推拿、房中保健等。

## 二、协调内外，调内为主

中医养生保健学认为，人可以发挥主观能动性，有意识地协调统一自身与外环境的关系，从而达到养生保健的目的。协调统一内外关系可以从两方面进行：一是主动调控自身因素来顺应外环境的变化；二是改造外界环境来满足人的生存需要。两者虽缺一不可，但诚如北宋寇宗奭在其《本草衍义·衍义总叙》中曰："夫善养生者养其内，不善养生者养其外。养外者实外，以充快、悦泽、贪欲、恣情为务，殊不知外实则内虚也。善养内者实内，使脏腑安和，三焦各守其位，饮食常适其宜。"因此，协调内外关系应以调内为主。

但在"养内"的同时，不能完全轻忽"养外"，而应坚持内外相养的原则。只有内外相养才能真正保持内外统一。对自然环境、社会环境充分重视，于外采用各种适合自身的养生保健方法，于内对脏腑经络、气血精神善加调摄，使人体内外通达协调，才能保持健康，防病延寿。对此，《素问·上古天真论》即指出养生保健要"外不劳形于事，内无思想之患，以恬愉为务，以自得为功"，才能"形体不敝，精神不散"。《吕氏春秋》提出了顺乎自然、适欲、衣食居处毋求太过等内外相养的原则。这些养生保健的宝贵经验，在生活水平日渐提高的今天尤具现实意义。

### 三、因时之序，顺应天时

《素问·生气通天论》说："苍天之气，清净则志意治，顺之则阳气固，虽有贼邪，弗能害也，此因时之序……清静则肉腠闭拒，虽有大风苛毒，弗之能害，此因时之序也。"连续两个"因时之序"强调指出，人通过适时的自身调摄，保持自身的生命节律与自然界阴阳消长的规律相协调，就能精神调和、形体坚实，免受或少受外界邪气的侵害，从而达到却病延年的目的。

#### （一）顺应四时变化

一年四季，自然界发生着春温、夏热、秋凉、冬寒的气候变化，生物体受其影响而产生春生、夏长、秋收、冬藏等相应生命变化，人体也不例外，四时变化对人体存在着多元性影响，故人应通过主动调摄顺应四时变化。现代研究也证明，人的生理活动受年节律、季节律、月节律、昼夜节律等自然规律的影响。人体必须随时随地与其保持和谐一致，如果违背了这些规律，就有可能产生各种病理变化。

就精神情志而言，《素问·阴阳应象大论》指出"天有四时五行，以生长收藏，以生寒暑燥湿风。人有五脏，化五气，以生喜怒悲忧恐"，说明了气候与情志的相感应的关系。由于这种感应关系，《素问·四气调神大论》指出人的情志在一年中应与四季相适应：春三月"使志生"，夏三月"使志无怒"，秋三月"使志安宁……无外其志"，冬三月"使志若伏若匿，若有私意，若已有所得"。

从脏腑组织的功能来看，《素问·八正神明论》说："天温日明，则人血淖液而卫气浮，故血易泻，气易行；天寒日阴，则人血凝泣而卫气沉。"《灵枢·五癃津液别》说："天暑衣厚则腠理开，故汗出……天寒则腠理闭，气湿不行，水下留于膀胱，则为溺与气。"这说明，春夏阳气发泄，气血趋向于表，故皮肤松弛、疏泄多汗；秋冬阳气收藏，气血则趋向于里，表现为皮肤致密、少汗多溺。一年四季中，春夏属阳，秋冬属阴。自然节气随着气候变迁而发生春生、夏长、长夏化、秋收、冬藏的变化。因此，中医学提出"春夏养阳，秋冬养阴"的养生保健原则。人们在春夏之时，顺应自然保护人体之阳气；秋冬之时，应保护人体之阴气。这样，人就能与自然阴阳消长保持协调一致的关系。《素问·四时刺逆从论》又指出："春气在经脉，夏气在孙络，长夏气在肌肉，秋气在皮肤，冬气在骨髓中。"说明经络、骨肉的生理功能也与四时季节有关。中医学将以五脏为中心的五大功能系统分别对应五季："肝应于春""心应于夏""脾应于长夏""肺应于秋""肾应于冬"。养生保健应根据四时更迭节律、五行生克制化的规律去调养脏腑组织，使人体脏腑系统更好地通应于四时。

从四时发病的角度而言，《素问·阴阳应象大论》说："天气通于肺，地气通于嗌。风气通于肝，雷气通于心，谷气通于脾，雨气通于肾。"四时季节各有不同特点，春夏秋冬气候有异。故除一般疾病外，还有些季节性多发病，如春季多温病、夏季多暑热、秋季多疟疾、冬季多寒湿咳喘等。正如《素问·金匮真言论》所说："故春善病鼽衄，仲夏善病胸胁，长夏善病洞泄寒中，秋善病风疟，冬善病痹厥。"此外，某些慢性宿疾，也往往在季节变换和节气相交时发作或增剧。例如，心肌梗死、冠心病、气管炎、肺气肿等常在秋末冬初和气候突变时发作，精神分裂症则易在春秋季发作，青光眼好发于冬季等。养生应了解和掌握四时发病的规律，在某一季节到来时，采取积极主动的有针对性的预防保健措施，从而达到却病养生的目的。

### （二）顺应月相变化

月亮的盈亏也可影响人体的生物节律。《素问·八正神明论》说："月始生，则血气始精，卫气始行；月郭满，则血气实，肌肉坚；月郭空，则肌肉减，经络虚，卫气去，形独居。"说明人体生理功能、气血盛衰与月相盈亏直接相关。在人体中，水分占了大部分。月球的引力，会对人类的体液发生作用，即生物潮。随着月相的盈亏，生物潮对人体会产生不同影响。新月时，人体的气血偏弱，而在满月时，人头部气血最充实，内分泌最旺盛，容易激动，故《素问·八正神明论》指出"月生无泻，月满无补"。此外，妇女的月经周期变化、体温高低、激素分泌、性器官状态、免疫功能和心理状态等都大致以一个月为周期，正如《妇人大全良方·月经绪论》中所指出："所以谓之月事者，平和之气，常以三旬一见，以像月盈则亏也。"

由于月球对人体的上述影响，自古以来养生学家们就很重视联系月相进行养生保健，或在不同月相时采用不同的养生方法，或在月圆日直接对月进行呼吸训练、冥想锻炼（传统养生称为调气、存想）等。

### （三）顺应昼夜变化

一日之内随昼夜阴阳进退消长，人的新陈代谢也会发生相应改变。《灵枢·顺气一日分为四时》说："以一日分为四时，朝则为春、日中为夏、日入为秋、夜半为冬。"虽然昼夜寒温变化的幅度并不如四季变化那样大，但对人体仍有一定影响。《素问·生气通天论》说："故阳气者，一日而主外，平旦人气生，日中而阳气隆，日西而阳气已虚，气门乃闭。"说明了人体阳气白天多趋向于表，夜晚多趋向于里。由于人体阳气具有昼夜周期变化规律，故对人体病理变化也有相应影响。《灵枢·顺气一日分为四时》指出："夫百病者，多以旦慧、昼安、夕加、夜甚。"现代科学发现机体的应激能力与昼夜时间节律有着极为相似的规律。根据"生物钟"的原理，在临床实践中创造了时间医学、时间诊断学、时间功效学等。

因此，应根据昼夜晨昏对人体生理的影响，利用阳气的日节律进行养生保健，妥善安排工作、学习和休息，发挥人类的智慧和潜能，提高人体适应自然环境的能力；掌握人体昼夜疾病发生发展的规律，就可以未雨绸缪，善加预防。诚如《庄子》说："安时而处顺，哀乐不能入也。"这样才能达到良好的养生保健效果。

## 四、异法方宜，适应地理

不同方位地域的地理环境不同，气候、湿度、温差、水质、土壤中所含元素等也不相同；地域气候等的差异，可对人的生、长、壮、老及生理、病理产生不同的影响。一般而言，舒适的气候环境造就了人较弱的体质和温顺的性格，恶劣的气候环境造就了人健壮的体魄和强悍的性格。地域不同，气候各异，中国的地理环境具有"东方生风""南方生热""西方生燥""北方生寒""中央生湿"的特点。相应的，东南方人，体质多瘦弱，腠理偏疏松，易感受风、热、湿、暑之邪，其阴虚内热体质多见；西北方人，形体多壮实，腠理偏致密，易感风、寒、燥邪，其阳虚内寒体质较多见。住惯某地后一旦易地而居，身体则可能感到不适，甚至罹患疾病，需要经过一段时间的重新适应，才能与当地环境达到通应、和谐。《素问·异法方宜论》指出："东方之域……故其民皆黑色疏理。其病皆为痈疡，其治宜砭石。西方者……其民华食而脂肥，故邪不能伤其形体，其病生于内，其治宜毒药……北方者……其民乐野处而乳食，脏寒生满病，其治宜灸焫……南方者……其民嗜酸而食胕，故其民皆致理而赤色，其病挛痹，其治宜微针……中央者……其民食杂而不劳，故其病多痿厥寒热，其治宜导引按跷。"这些所述的基本精神即提示，由于地域环境的不同，人们的体质和疾病情况也不一样。气象条件、季节更替、各种辐射乃至太阳活动等环境物理因子都会导致一些疾病的发生：青藏高原是高原病高发区域，因为那里海拔高、紫外线强；气管炎、关节炎等多发于寒冷的北方；环境化学因子也可导致很多健康问题，在我国某些地区，因环境生命元素缺乏或过剩，导致碘缺乏病、砷中毒病等地方性疾病；因环境污染导致儿童铅中毒、肿瘤高发、畸胎以及生殖能力下降等。因为地理环境和发展程度不同，其疾病谱、健康类型和保健系统有着明显的差异。因此，养生要根据不同的情况，采取不同的保健和预防措施，使人体与所在的地理环境相适应。

## 五、修德正行，适应社会

人不仅是自然界的一部分，更是社会环境的成员。人的体质、性格、嗜好和一些疾病的发生都必然受到社会因素的影响，《内经》指出：富人养尊处优，过着奢侈腐化的生活，多食肥甘油腻之品，导致脏腑虚弱、筋骨脆弱、气血浮浅；贫穷的人，吃的是粗糙食物和蔬菜，过着朴素的生活，而他们却有坚实的脏腑、强健的筋骨和充实的气血。社会环境一方面为人们的生活提供了物质基础，另一方面又促成或制约着人们的心理活动，影响着人们的心理和生理的平衡。一旦人与社会的和谐状态出现失调，就可以导致疾病。暴力社会、经济萧条、生活水平低下、战争、过度劳累、遭遇不幸等，都可以严重损害人之身心健康，导致心身疾病和疑难病症。现代社会，由于社会发展的工业化和都市化趋势的加快，导致环境污染加重，如空气污染、水源污染、土壤污染、噪声危害等。而且现代社会竞争激烈，人们承受的各种压力大，尤其是心理压力更大，"高压"的生活状态引起了生活方式的改变，导致了大量"生活方式疾病"。当今流行的心身行为疾病，如脂肪肝、高脂血症、高血压、冠心病、消化性溃疡、支气管哮喘、癌症等，都与社会环境和生活方式有关。

由此可见，不同社会环境人群的养生方法也要整体综合分析，不能一概而论，因此，《内经》强调为医者要"上知天文，下知地理，中知人事"。人应该改变不良的生活行为，提高自己的精神道德修养，以适应具体的社会环境。养生者应怀着一颗对社会的感激之心，用乐观积极的态度看世界，努力克服悲观沮丧等负面情绪的发生，从而始终保持良好的精神状态，则有利于身心健康。

# 第三节　动静互涵，形神合一

动与静，是对事物动态表现形式的高度概括，诚如《类经附翼·医易》所说："天下之万理，出于一动一静。"动与静，不可分割，动是绝对的，静则是相对的，在绝对的运动中包含相对的静止，在相对的静止中又蕴伏着绝对的运动，并以此形成动态平衡。明末清初哲学家王夫之对此言简意赅地阐发说"太极动而生阳，动之动也；静而生阴，动之静也""静者静动，非不动也"（《思问录·内篇》）。中医学吸收了古代哲学对动静的认识，赋予其在生命科学中的具体内涵。

首先，动静是生命变化的依据。任何生命变化都是在动静的这种动态平衡中产生的，绝对的动使生命活力持续，绝对的静则生命终止。即《素问·六微旨大论》所说："成败倚伏生乎动，动而不已，则变作矣……出入废则神机化灭，升降息则气立孤危。故非出入，则无以生长壮老已；非升降，则无以生长化收藏。"升降出入是宇宙万物自身变化的普遍规律，人体生命活动也正是合理地顺应万物的自然之性而处于动静互涵的发展变化之中。

其次，相对的动静是人体生理表现的两种形式。人体的生理概括而言就是阴精与阳气的功能表现，是相对的动静。阴精主静，是人体物质结构的根源；阳气主动，是人体功能活动的根本。人的生理皆是相对的动静，如：睡为静，醒则为动；坐卧为静，走跳为动。清代张英《聪训斋语》说"静之义有二：一则身不过劳，一则心不轻动"。《老老恒言》则认为"动而不妄动，亦静也"。

中医养生保健学基于这种对生命动静相依的深刻认识，强调提出了动静互涵的法则。提出生命需要运动，倡导适宜运动的"小劳之术"；形体宜动，以导引、推拿、调气、咽津等传统养生方法以及各种劳动、体育运动之类形体之动，使精气流通，气血和调，气机顺畅则百病不生；"出入废则神机化灭"，神机亦宜动，勤用脑以锻炼思维的灵敏度，中国传统养生学中的存想就是锻炼"脑动"的一种好方法。动静相依，养生保健学重视相对的静养。形宜静养，反对形体过劳，强调"坐不欲至倦，行不欲至劳，频行不已，然宜稍缓"（《保生要录·调肢体门》）；神宜静养，强调"静则神藏，躁则消亡"（《素问·痹论》）。总之，动与静，必须结合，两者必须适度，不能出现单方面的太过或不及，即如《周易·艮》所说："动静不失其时，其道光明。"只有动静结合，才能达到形神合一、增强体质的目的。

形与神是既对立又统一的哲学概念，广义的形泛指一切客观存在的有形之物，广义的神指宇宙万物运动变化的表现及其内在规律。中医学将这对哲学概念引入，用其对生命体进行高度概括。形在人体即肌肉、血脉、筋骨、脏腑等组织器官，与精、气、津、液等是生命物质；神在人体即情志、意识、思维为特点的心理活动现象，以及生命活动的全部外在表现。形神于生命的重要性正如《素问·上古天真论》所言："形与神俱，而尽终其天年。"形与神的关系，是形态与功能、精神与物质、本质与现象的关系，是相互依存、相互影响、密不可分、协调统一的整体。

就人而言，形体健壮，就能精神饱满，生理功能正常；精神旺盛，又能促进形体健康。为了保持思想活动的健康和防止内在情志刺激因素的产生，必须培养乐观的精神，开阔的胸怀，恬静的情绪。中医学认为神是人体活动的主宰。早在《内经》时期就已经形成了较为完整的理论体系，认为神明的产生分属于五脏，总统于心，"得神者昌，失神者亡"（《素问·移精变气论》），神之活动失调是发病的内在依据。实际上，神不仅主导着人体的精神活动，也主宰着人体的物质代谢、能量代谢、调节适应、卫外抗邪等为特征的脏腑组织功能活动。神由精气化生，反过来又支配着精气的活动。人神与形体之间是相互依存、相互影响、密不可分的整体辩证关系。张介宾在《类经·八正神明泻方补圆》中指出："形者神之体，神者形之用，无神则形不可活，无形则神无以生。"神固然不能脱离形体，但形体若无神，生命也就结束了，正如《灵枢·天年》所说："神气皆去，形骸独居而终矣。"所以中医养生保健学强调提出形神统一的养生法则，认为只有做到"形与神俱"才能保持生命的健康长寿。"动静互涵，形神合一"的养生原则，其具体要点主要包括以下几方面。

## 一、动以炼形，静以养神

"动"包括劳动和运动。形体的动静状态与精气神的生理功能状态有着密切关系，《吕氏春秋·尽数》说："形不动则精不流，精不流则气郁。"静而乏动则易导致精气郁滞、气血凝结，久即患病损寿。《修真秘要》录真人养生铭指出"人欲劳于形，百病不能成"，形体的运动可使精气流通，气血畅达，增强抗御病邪能力，提高生命活力。适当的动不仅能锻炼肌肉、四肢等形体组织，还可增强脾胃的健运功能，促进食物消化输布。华佗指出"动摇则谷气得消，血脉流通，病不得生"（《三国志·吴普传》）。脾胃健旺，气血生化之源充足，故健康长寿。要完美地完成一项运动需要全身各部分协调，要通过思考和实践掌握其中的要领，当一个人通过努力能够非常好地完成一项运动时，常使人产生满足感和欣快感，因此适当的运动还能愉悦心情、增进智慧。中医养生保健学主张"动以养形"，并创造了许多行之有效的动形养生方法，如劳动、舞蹈、散步、导引、按摩等，通过活动形体来调和气血、疏通经络、通利九窍、防病健身。

"静"是相对"动"而言，包括精神上的清静和形体上的相对安静状态，《素问·灵兰秘典论》说："主明则下安，以此养生则寿……主不明则十二官危……以此养生则殃。"因此，我国历代养生家十分重视神与人体健康的关系，认为神气得养，可健康长寿。如《文子·下德》所说："太上养神，其次养形。神清意平，百节皆宁，养生之本也。肥肌肤，充腹肠，供嗜欲，养生之末也。"《素问·痹论》指出"静者神藏，躁者消亡"，由于"神"有任万物而理万机的作用，常处于易动难静的状态，故中医养生保健学提出"静以养神"的原则，指出人之心神总宜静，清静养神特别重要。正如《医述·医学溯源》所说："欲延生者，心神宜恬静而无躁扰。"静以养神，传统养生称为守神。《老子》认为"静为躁君"，主张"致虚极，守静笃"，即要求尽量排除杂念，以"致虚"与"守静"的功夫，达到心境空明宁静的境界。《内经》从医学角度提出了"恬惔虚无"的摄生防病的思想，突出强调了清静养神和少私寡欲的重要性。后世的很多养生家对"去欲"以养心神的认识，无论在理论和方法方面都有深化和发展。三国时期的嵇康、唐代的孙思邈、明代的万全等医学家、养生家对此都有精辟的论述。然而心神之静，不是提倡饱食终日、无所用心，而是指精神专一、摒除杂念、心无妄用。清代养生家曹庭栋在总结前人静养思想的基础上，即指出"心不可无所用，非必如槁木，如死灰，方为养生之道"静时固戒动，动而不妄动，亦静也"。正常用心，能"思索生知"，对强神健脑会大有益处；唯心动太过，精血俱耗，神气失养而不内守，则可引起脏腑和机体病变。静神养生的方法也是多方面的，如少私寡欲、调摄情志、顺应四时、常练静功等。

## 二、动静适宜，协调互济

《周易》认为"天下之万理，出于一动一静""动静不失其时，其道光明"，动与静，一阳一阴，相互依存，不可偏废，也不可太过，两者都要适度，从而协调互济。从《内经》的"不妄作劳"到孙思邈的"养性之道，常欲小劳"，都强调动静要适度，太过和不及都可能导致疾病。

日常生活中保持动静的适宜，主要是适劳逸，应劳逸结合，动静适度。否则，"动"之过度，会损耗精气；过度安逸，也会导致气机闭阻，气血瘀滞。如《素问·宣明五气》即指出："久视伤血，久卧伤气，久坐伤肉，久立伤骨，久行伤筋。"因此，练功锻炼也必须动静适度，中国传统的一些体育运动，其性质多是外动而内静、动静结合。外动即形体在运动，内静即指精神内守。太极拳、五禽戏、八段锦等导引术式和推拿按摩等均应达到"动中求静""以静御动"要求。而传统的调气、存想、咽津等气功锻炼，其性质则多以静为主、外静而内动。外静是指在练功时，不论坐式或卧式，一般均闭目垂帘，身体静止不动；内动则是指在身体静止不动的情况下或以意行气，或以意动脑，或以意咽唾。这种"外静内动，静中有动"的练功，是通过调控意识、呼吸、思想、唾液吞咽等去调整内脏功能活动，调整免疫功能，加强身体稳态机制，从而提高防病能力。

动静适宜是养生一大法则，养生实践中应通过权衡来决定动静适宜的具体量度，灵活运用以达到形神共养的效果。一般而言，首先要保证动静兼修，每个人的养生都必须心体互用，劳逸结合，不可偏废，只有这样，才能符合生命运动的客观规律，获得运动可延年、静养可益寿的效果。根据个人年龄、身体体质、锻炼基础、环境条件，以及个人的性格爱好等实际情况选择项目，制订方案，然后坚持。体力强的人可以适当多动，体力较差的人可以少动，皆不得疲劳过度；病情较重、体质较弱的，可以静功为主，配合动功，随着体质的增强，可逐步增加动功的分量；早晨先静后动，以升发阳气，晚上先动后静，以潜藏神气；春夏宜动，秋冬宜静。

## 三、保形全神，调神安形

中医养生保健学认为，形乃神之宅，神乃形之主，无神则形不可活，无形则神无以附，两者相辅相成，不可分离。正是从形神之间相互制约、相互影响的辩证关系出发，古人提出了形神共养的养生原则。人之所以生病，是因为病邪侵犯人体，破坏了人体阴阳的协调平衡，导致形神失和。养形和养神是密不可分、相辅相成、相得益彰的。但在形神关系中，"神"起着主导作用，脏腑的功能活动、气血津液的运行和敷布，必须受神的主宰，即所谓"神能御其形"。因此，中医养生保健学主张形神共养，养神为先，"得神者昌，失神者亡"，要以"养神"为第一要义，在养神的前提下，养好形。具体的养生方法和措施，要按四时不同，顺时调养，辨证调养，在日常生活中，要特别注意饮食、起居和运动锻炼，协调一致，如此才能形神合一。

精气是构成形体的基本物质。神是先天之精所化生，出生之后，又依赖于后天之精的滋养。《素问·阴阳应象大论》指出"人有五脏，化五气，以生喜怒悲忧恐"。有了健康的形体，才能产生正常的精神情志活动。所以，保形全神是养生的重要法则。明代著名医家和养生家张介宾在《治形论》反复强调保形全神的重要意义，他说："善养生者，可不先养此形以为神明之宅；善治病者，可不先治此形以为兴复之基乎？"强调指出了神依附形而存在，精气充足则神得所养，形健而神旺；反之则形弱神疲，形体衰亡，生命便告终结。五脏是形体活动的中心，所以，"保形"首先要协调脏腑功能，保证十二脏腑的协调统一。五脏精气充盛，功能协调，则神清气足，情志正常。反之，五脏精气不足，功能失调，可出现情志异常。正如《灵枢·本神》指出的"肝气虚则恐，实则怒；心气虚则悲，实则笑不休"。五脏之中，又当特别强调脾胃的作用，因为人出生之后，形体的生长发育、保持健壮都依赖饮食物的摄取，食物中的多种营养素要转化为精微之气则有赖脾胃正常的运化功能。因此要注意营养的搭配和膳食结构，以使营养充分，达到人体组织器官的需求量；注意调理脾胃，以使营养充分被消化吸收，以满足生命活动的需要。此外，人体本身就是自然界一个组成部分，遵循自然规律，做到生活规律、劳逸适度、避其外邪、坚持锻炼等，也能有效地增强体质，保形全神。

神在人体中起统帅和协调作用，由于神的统帅作用，生命活动才表现出整体特性、整体功能、整体行为、整体规律等。因此，中医养生保健学又特别重视"调神安形"，通过"调神"来保养和提升人的内在生命力。调神首先在于"养性"，通过心性道德的修养使情志心理平和。《内经》指出心为"五脏六腑主也""心为君主之官，神明出焉"。中医学的"五神"（神、魂、魄、意、志）虽为五脏所主，但主要归于心神所管。因此，调神又当从"养心"开始。在正常情况下，神是人体对外界各种刺激的反应。例如，四时更迭、月郭圆缺、颜色、声音、气味、食物等，均可作用于人体，引起神之反应，情志变动，脏腑气血变化，进而影响人体生理活动。

如果情志波动过于剧烈或持续过久，超过了生理的调节范围，则可伤及五脏，或影响气机，导致多种疾病的发生。所以中医学重视精神调养，提倡心神清静，心态平和，七情平和，喜怒不妄发，名利不妄求，不为私念而耗神伤正，保持精神愉快。这样，人体的气机调畅，正气旺盛，体格强健，抗病能力增强，就可以减少疾病的发生。

养生实践中，调神可以从多方面入手，如：清静养神，保持精神情志淡泊宁静的状态，减少名利和物质欲望，和情畅志，协调七情活动，使之平和无过极；四气调神，顺应一年四季阴阳之变调节精神，使精神活动与五脏四时阴阳关系相协调；气功练神，通过调身、调心、调息三个主要环节，对神志、脏腑进行自我锻炼；节欲养神，性欲过度伤精耗神，节欲即可保精全神；修性怡神，通过多种有意义的活动，如绘画、练习书法、听音乐、下棋、雕刻、种花、集邮、垂钓、旅游等，培养自己的兴趣爱好，使精神有所寄托，并能陶冶情操，从而起到移情养性、调神健身的作用。

# 第四节　审因施养，三因制宜

人处天地之间，必然受到诸多因素的影响，导致人既有共性也有个体差异，如环境差异、遗传差异、年龄差异、性别差异、体质差异、心理差异、学识差异、职业差异、修养气质差异等。因此，中医养生保健学将审因施养作为基本原则之一，要求养生保健要有针对性，应根据实际情况，具体问题，具体分析，找出适合个体的养生保健方法，不可一概而论。影响生命的因素虽多，但其产生根源不外乎天、地、人三方面；将所有危害生命的因素进行归类，则不外乎外因（六淫、疫疠）、内因（七情失调、饮食失宜、劳逸失度等）、不内外因（金刃刀伤、烧烫冻伤、虫兽灾伤等）。为了执简驭繁，审因施养的法则强调从三因制宜着手，认为：人可以主动采用适宜的方法来顺应天、地、人不同的情况；仔细分辨影响因素的所在，有针对性地施以调节手段，使生命尽量少受不良因素的影响，从而达到却病延年的目的。

## 一、因时制宜

生命，是以一定的时间结构为基础，向一定方向进行的完整过程，人体的一切生理和心理活动都与外界阴阳消长转化息息相关。因此，因时制宜是养生的重要法则。诚如《内经》所说，"阴阳四时者，万物之终始也，死生之本也。逆之则灾害生，从之则苛疾不起""智者之养生也，必顺四时而适寒暑，和喜怒而安居处"。因时制宜就是根据不同的时间，调控自身精神活动、起居作息、饮食五味、运动锻炼、药物保健等，利用最适合的时间和与之相应方法来锻炼身体，增强抗病能力、延缓衰老进程，适时地避免疾病的发生，保持生命健康。具体包括顺时调摄和审时避邪两方面。

### （一）顺时调摄

中医学的"时藏阴阳"理论，从功能上把人体归纳为以五脏为主体的五大功能调控系统，并以之与自然界的阴阳消长运动统一起来，揭示出人体五脏系统的功能活动随阴阳消长变化的周期节律。不同的时间，机体功能状态不同，抗病能力也有显著的差异。养生应根据人体生命活动中的年节律、时节律、月节律、日节律等，采用具体措施顺应节律，使生命活动保持最佳状态。其中的内容十分丰富，例如，一年四季中，遵循四季自然界春生、夏长、长夏化、秋收、冬藏的物候特点。春天要顺应自然界阳气的升发，"养生"，重点在养肝；夏天自然界万物繁茂，更要保护人体的阳气，"养长"，重点在养心；长夏自然环境温度高、湿度大，"养化"，重点在养脾；秋天是收获季节，要保护阴气，"养收"，重点在养肺；冬天万物潜藏，要保护阴精，"养藏"，重点在养肾。其他如"春夏养阳，秋冬养阴""白天养阳，夜晚养阴""月生无泻，月满无补，月郭空无治"等，其具体运用可见于各种养生方法。

### （二）审时避邪

人体适应气候变化以保持正常生理活动的能力，有一定限度。尤其在天气剧变、出现反常气候之时，更容易感邪发病。因此，人们在因时调养正气的同时，必须注意对外邪的审时避忌。只有这样，两者相辅相成，才会收到良好的养生成效。例如，《素问·八正神明论》说："四时者，所以分春秋冬夏之气所在，以时调之，候八正之虚邪，而避之勿犯也。"所谓"八正"，指二十四节气中的立春、立夏、立秋、立冬、春分、秋分、夏至、冬至八个节气，是季节气候变化的转折点。节气前后，气候变化对人的新陈代谢都有一定影响。体弱多病的人往往在交节之时感到不适，或者发病甚至死亡，因此要注意交节变化，慎避虚邪。

## 二、因地制宜

地理环境对人类健康和疾病的影响与作用是永恒的。俗话说"一方水土养一方人"，地域不同，自然地理条件和社会发展程度不同，人生活的环境、条件和习惯不相同，人群整体适应所形成的基本体质性格也不相同。因此，养生保健学强调因地制宜，顺应地域的差异，积极主动地采取相应养生措施。

### （一）顺应地理环境

由于地壳化学元素分布的异常和地形的不同，造就了不同地域的自然环境特点。养生应顺应地理环境，充分利用有利因素进行养生保健；避免不利因素、防止地方病发生，做好预防保健。如：海拔高度 2000m 以下的中低高原山区和海滨岛屿，自然景色宜人、空气清新、日照充足、冬暖夏凉，有助于安定情绪、松弛紧张的神经，能改善和提高呼吸、循环、内分泌和免疫系统功能；平原盆地丰富的矿泉资源是良好的养生原料。这些都是应该充分加以利用的。相反，例如，山区易发生活泼元素的缺乏症，如缺碘引起地方性甲状腺肿，缺氟引起龋齿，低硒引起克山病；平原低洼地区则易导致活泼元素的过多症，如氟过剩引起氟骨症之类；高原上空气稀薄，有发生高山病的风险；湖泊沼泽水网密布的地方钉螺很多，容易患血吸虫病；肝癌高发于比较潮湿、容易发生霉变的，人们摄入黄曲霉素的可能性大的地方。这些则应该尽量避免和对抗干预。在湖南、四川、湖北等地人们习食辛辣，其实就是与当地不良环境因素对抗适应的结果。由于这些地区潮湿多阴雨，在酷暑盛夏，食用适量的辣椒、姜之类的辛辣食物，使腠理开泄以排出汗液、祛除湿气，机体就可适应气压低、湿度大的自然环境。

### （二）改良生存环境

科学技术的进步使人类社会快速发展的同时，也使生态环境遭到了严重的破坏，生存环境质量下降。保护环境，使人类可持续发展是目前的重要课题。中医养生保健学与时俱进，从人类生命的长远利益出发，提出因地制宜，改良生存环境的养生法则。目前生存环境的恶化体现在耕地面积减少、森林覆盖率降低、草原退化、水土流失、大气污染、水源污染等方面。不同的地域，其环境恶化有所侧重，改良应有相应的重点。如农牧业地区主要以耕地面积锐减、草原退化、水土流失为主；而工业发达地区则大气、水源污染严重。可喜的是，近些年我国在环境保护，维护和改良生存环境等方面积累了丰富的经验，取得了丰硕成果。

### （三）优化生活环境

大多数人是安居一地的，生活范围内的环境因素直接影响其身心的健康。因此，养生要注意优化生活环境。生活环境包括住宅环境、居室环境、社会环境、家庭环境等几大方面。优化生活环境的具体方法将在环境养生中详细讨论。

## 三、因人制宜

人类本身存在着较大的个体差异，这种差异不仅表现于不同的种族，而且存在于个体之间。不同的个体可有不同的心理和生理，对疾病的易感性也不相同。因此，中医养生保健学提出因人制宜，指出养生除了遵循一般规律外，更重要的是根据个人的具体情况（体质、年龄、性别、职业、生活习惯等），有针对性地选择相应的养生方法。这一法则在落实时着重要注意以下几方面。

### （一）划分性别施养

男和女的精神因素存在较大差异，男性属阳，以气为主，性多刚悍，对外界刺激有两种倾向：一是不易引起强烈变化；二是表现为亢奋形式，多为狂喜、大怒，因气郁致病者相对少些。女性属阴，以血为先，性多柔弱，一般比男性更易因情志伤身。因此，精神调摄各有侧重。男和女有生理上固有的差异，因此有着不同的保健内容。如女子的经期保健、孕期保健、产褥期保健、哺乳期保健都是男性没有的。

### （二）辨别体质施养

人体禀赋不同而形成各自不同的身体素质和精神性格，《灵枢·阴阳二十五人》详细论述了这种差异。因此，养生应根据自己体质的强弱和性格特点，选择适宜的养生方法，有针对性地进行调养。例如：性格抑郁之人，由于感情脆弱、情绪波动大，易酿成疾患而影响健康，养生则应注意乐观愉悦、移情逸神。

### （三）区分年龄施养

养生保健应贯穿于生命形成至生命终结的全过程。生命历程可划分为胚胎、婴儿、儿童、少年、青年、壮年、老年等不同的时期，各个时期人体的精神、生理、心理有着不同的特点，其养生内容有所不同；即使是同一时期，人可处于健康、病中、病后等不同状态，其养生目的和方法也不相同。例如：对于老年人来说，由于肌肉力量减退，神经系统反应较慢，协调能力差，宜选择动作缓慢柔和、肌肉协调放松、使全身都能得到活动的运动，如步行、太极拳、太极剑、慢跑等。

此外，工作性质不同，所选择的运动项目亦应有差别：售货员、理发员、厨师等，需要长时间站立工作，易发生下肢静脉曲张，在运动时不要多跑多跳，应仰卧抬腿；经常伏案工作者，要选择一些扩胸、伸腰、仰头的运动项目，又因为用眼较多，还应开展望远活动。对脑力劳动者来说，宜少参加一些使精神紧张的活动，而体力劳动者则应多运动那些在职业劳动中很少活动的部位。

# 第五节　综合调摄，杂合以养

"综合调摄，杂合以养"的思想在《内经》中就已有所论述，《素问·上古天真论》从顺四时、慎起居、节饮食、调情志、忌妄劳、和术数诸方面，强调综合调养，特别是"和于术数"的"和"即有调和、综合运用的意思。至明清时期，"杂合以养"受到广泛推崇，成为中医养生的一大基本法则。概括地说，杂合以养就是根据实际情况综合运用多种养生方法，有重点而且全面地进行养生保健活动。具体而言，包括以下几方面。

## 一、全面调养，重点突出

这是针对养生方法的着眼点而言。首先，人是有机统一的整体，其中任何一个环节发生了障碍，都会影响整个生命的正常。所以，日常养生必须从整体全局着眼，注意到天人、形神、阴阳、气血、经络、脏腑、官窍各个环节，全面考虑，综合调养。恰如李梴在《医学入门》中所谓"避风寒以保其皮肤、六腑""节劳逸以保其筋骨五脏""戒色欲以养精，正思虑以养神""薄滋味以养血，寡言语以养气"。避风寒就是顺四时以养生，使机体内外功能协调；节劳逸就是指慎起居，防劳伤以养生，使脏腑协调；戒色欲、正思虑、薄滋味等，是指精、气、神的保养；动形体、针灸、推拿按摩，是调节经络、脏腑、气血，以使经络通畅、气血周流、脏腑协调；药物保健则是以药物为辅助作用，强壮身体，延年益寿。从上述各个不同方面，对机体进行全面调理保养，使机体内外协调，适应自然变化，增强抗病能力，避免出现失调、偏颇，达到人与自然、体内脏腑气血阴阳平衡统一。

其次，人的形神、阴阳、气血、五脏、六腑等，在功能上都有各自的基本特征和趋向，在内外因素的作用下，往往是以某一环节的应答为主而牵动全身。因此，养生保健在全面照顾的同时应有侧重点。例如：前面所提到的形神共养，调神为先；协调内外，调内为主；春夏养阳而护阴，秋冬养阴而固阳；每一季节都有重点调养的脏腑等。

## 二、内外诸法，综合运用

此是针对养生方法的运用而言。中医养生方法丰富多彩，各有所长，养生应该落实在日常生活的各个方面，根据具体的情况不拘一功一法，从起居、动静、药食、针灸、推拿按摩等多种途径、多种方式进行养生实践活动。例如，保养正气是养生的一大重点，对保养正气的具体方法，《寿亲养老新书》则说："一者少言语，养内气；二者戒色欲，养精气；三者薄滋味，养血气；四者咽津液，养脏气；五者莫嗔怒，养肝气；六者美饮食，养胃气；七者少思虑，养心气……"指出综合运用行为、精神、饮食、气功吐纳等多种方法进行保养。

### 三、中和适度，过犹不及

实际养生过程中，综合运用的各种养生方法都应该恰到好处，适度而止，养生不可太过，也不可不及。若过分注意保养，则可能瞻前顾后，不知所措；若不在乎身体保健，随心所欲，没有规律，则精气耗伤。例如，以为食养可益寿，便强食肥鲜；或恐惧肥甘厚腻，而节食少餐等，都对健康无益。同时，要以中和为要，养勿过偏。例如，过分强调"补养"，虽食补、药补、静养等都是有效的养生方法，但用之太过而忽略其他方面，则会有害。食养太过则营养过剩，药补太过则会发生阴阳偏盛；过分静养，好逸不劳则动静失调，都会使机体功能发生异常。

总之，应建立起科学的生活方式，针对人体的各个方面，制定出一套合乎自己实际情况的综合养生策略，做好"生命的自我管理"。从社会的角度看，应当建立起社会的预防保健体系，积极倡导全民健身活动。从政府、社会、个人三个方面采取综合性的措施，对引起各种慢性病的危险因素进行有效干预，采取各种途径、多种方法的养生保健、治疗康复的措施，才能取得更大的健身效益和社会效益。

### 思考题

1. 中医养生保健学的基本原则有哪几方面？

2. 养生保健实践中，主要从哪几方面来护养正气？

3. "天人和谐"法则的主要内容有哪些？

4. 简述形与神的关系，养生怎样做到形神合一？

5. 中医养生保健学怎样认识动与静的辩证关系，如何协调两者的关系？

6. 简述审因施养的具体法则。

7. 杂合以养具体包括哪几方面内容？

# 中篇　养生保健常用方法

# 第五章　精神养生保健法

精神养生保健是指在中医养生保健学基本原则指导下，通过主动地修德怡神，保护和增强人的精神心理健康，通过节制、疏泄、移情、开导、暗示等措施及时排解不良情绪，恢复心理平衡，借以达到形与神俱，尽终天年的养生方法。

精神，是指人的内心世界现象，包括思维、意志、情感及其他各种心理活动。中医学将其统一归属于神的范畴，认为形是神的物质基础，神是形的生命表现；强调神的主导地位，认为神为形之主，神可御形。神不仅主导着人体的精神活动，还主宰着物质能量代谢、调节适应、卫外抗邪等脏腑组织的功能活动；只有在神的统帅下，才能保持机体内外环境的相对平衡，生命活动才表现出整体特性、整体功能、整体规律。因此中医养生保健学既重视养形，更强调养神，养神得当，则人体七情调和，脏腑协调，气顺血充，阴平阳秘，健康少病。正如《素问·上古天真论》所言"恬惔虚无，真气从之，精神内守，病安从来"。

## 第一节　修德怡神

修德怡神，指通过道德品质的修养，使自身的精神情绪较少受外界影响，长久保持开朗、乐观、恬愉的状态。《老子》曰"道生之，德蓄之，物形之，势成之"，认为世间万物的形成与发展都以道、德为基础。道无形而承载一切，德真实而体现一切。道尊德贵，敦厚朴实，简单自然，源于本能，得于教化。道德修养高尚之人行事光明磊落，性格豁达开朗，处于奋然向上的精神状态，具有健康高尚的生活情趣。明代王文禄在《医先》中提出："养德，养生，无二术也。"显然，养德就是养生，养生就要养德。诸子百家均将修德养性列为摄生首务，可见其对人体健康所起的重要作用。德行高尚，有利于神安志宁，气顺血调，"神安则延寿"，故有崇高品德的人多能寿至天年。唐代孙思邈曾明确指出："德行不充，纵服玉液金丹，未能延寿。"（《备急千金要方·养性序》）从中医学来看，道德修养与脏腑阴阳协调具有内在联系，即《黄帝内经太素·脉论》所说："修身为德，则阴阳气和。""阴阳气和"即指阴阳和谐，可见德行高尚的人之所以能健康长寿，其秘诀在于"德全"能使人身心安详舒泰，阴阳之气平秘调和，如此则体健寿长。

因此，养生调神应以修德为首务，修德养神的过程是人自省，以及人与社会和谐互动过程中精神、情绪达到平适、安适的过程。

## 一、常存仁爱之心

孔子在《论语·雍也》中说"仁者寿"，指出具有仁爱之心的人会长寿。孔子及孟子均将"仁"总结为"爱人"，即人的爱心。董仲舒在《春秋繁露·循天之道》中写道："故仁人之所以多寿者，外无贪而内清净，心和平而不失中正，取天地之美以养其身。"以仁爱之心，日行大德，则"大德……必得其寿"（《礼记·中庸》）。"德"，即道德品质。《大学》中有"德者，本也"之说，明示道德品质是人立身之根基。仁德为人之本，都是善养生者应当努力培养和提高的重要精神品质。重视道德修养，长存仁爱之心的人，能始终与他人保持和谐的人际关系，自然心神无忧，精神愉悦而有益于健康长寿。

"仁爱之心"可以通过一定方式的培养而得到提高。第一，爱心发端于人人具有的"恻隐之心"，即《孟子·公孙丑上》所言："恻隐之心，仁之端也。"见他人甚至他物罹受不幸，而深自怜悯之，进而生出保护、救助的想法，此为"恻隐之心"。作为医学生，"恻隐之心"的培养尤其重要，详细内容在唐代医家、养生家孙思邈"大医精诚"一文中已清晰阐述，业医者必须以之为准绳，毕生研习、对比、自省之。业医者始终坚持培养提升"恻隐之心"，不仅关系医德、医疗服务水平与养生保健，在当下的医疗环境中，还具有很强的现实意义。第二，常"换位思考"。养生保健的"换位思考"，强调"常"，要时时、事事进行"换位"。见到不幸之人、不幸之事，换位思考以激发仁爱之心和救助之情；见到美好的事物，换位思考以更好地发现美、品味美、体会其带来的愉悦；感到他人的爱心或见到他人的善行，以之为榜样，换位思考以提醒自己、学习他人；见到他人不道德的行为，当劝诫之，并换位思考以警醒自己。此即《论语·里仁》所言："见贤思齐焉，见不贤而内自省也。"第三，以自身行为感染他人，营造爱心的环境。但是，这种行为必须为"感染"和"感化"，而不能强迫他人，或影响他人的生活，更不能触犯法律法规及其他道德准则。第四，树立理想，坚定信念。现实社会中，有很多因素会影响仁爱之心的维持和培养，对此，除了依靠自身意志外，树立一个愿意为之奋斗始终的合理的理想和信念，从而坚定仁爱之心、坚持仁爱之行，也是很好的解决方法。从养生角度而言，这种信念可以是"长寿""健康""生命"，或者"人人有爱"，等等。第五，要认识到，爱心虽然不会完全泯灭，但如果不善加培养，是会"萎缩"的。"萎缩"至一定程度，人在某些方面会表现出"冷漠"甚至"无情"，对精神养生非常不利，甚至会影响身体健康。

## 二、常怀坦荡之胸

精神养生保健，需保持心怀坦荡，不做损人利己之事，不贪不义之财。胸怀坦荡，光明磊落，自然心安理得，心神安宁，没有忧愁，生活在舒心如意的气氛中，其乐融融。如此则人之精神内环境常保持一个良好的状态，有利于人的健康长寿。清代程文囿在《医述·医学溯源》中分析道："胸襟坦荡，宁静淡泊，正如春气之和融，必能气血畅达，阴阳和调，自可益寿延年。"说明胸怀坦荡之人因心中无所贪恋执着，即便遇到重大变故也能保持清醒的头脑，可做到以不变应万变。

孔子云"君子泰而不骄，小人骄而不泰"（《论语·子路》），又云"君子坦荡荡，小人常戚戚"（《论语·述而》）。君子与小人，由于品德的分化，从而形成了不同的心理气质，对健康也有不同的影响。不注重道德修养的小人，有地位、有权势之后，会傲慢狂妄，飞扬跋扈；只要略有成绩，便会沾沾自喜，到处显摆，骄傲自大；看到好的东西，妄起贪念，就会产生各种茶毒身心的忧愁；得到了好的东西，唯恐失去，更会整天提心吊胆，增添种种无形烦恼。如此，则宠辱皆惊，患得患失，没有一点安详泰然之气象，必然有损自己的寿限。只有胸怀坦荡，不骄不躁的君子，面对任何客观环境，才能内心平和，坦然处之，气血条达，康寿延年。

## 三、常做乐善之事

孙思邈在《备急千金要方·养性序》中指出："夫养性者，欲所习以成性，性自为善。""性既自善，内外百病皆悉不生，祸乱灾害亦无由作，此养性之大经也。""虽绝药饵，足以遐年。"可见养性就是以"善"为特征的道德修养。一个人性善好施，以奉献为荣，乐于助人，可以激发人们对他的友爱感激之情，他从中获得的内心温暖缓解了他在日常生活中常有的焦虑，从而能很好地维持其脏腑阴阳的协调与平衡，有益于维护其身心健康。

常做乐善之事，则心情豁达。豁达是一个人在为人处世中所表现出来的宽宏度量。豁达之人必是开朗之人，也是胸怀博大之人，这样的人鲜有烦恼、忧愁、厌恶等不良情绪，喜悦之情常现，不会因计较个人得失而整天愁容满面。《素问·举痛论》解释为："喜则气和志达，荣卫通利。"人在现实生活中，不可能没有烦恼，不可能事事如意。但一个人拥有了宽松的心地，情志就常能保持愉快畅达，则气血调和，身心健康，也就能活得轻松、潇洒，倍觉年轻，恰如清代王静庄《冷眼观》所述之"心宽出少年"。凡事从宽处想，从大处想，不拘泥于一时一事的得失，是精神养生保健的具体方法之一，能使人常葆情志安定。反之，如果心胸狭隘，遇事斤斤计较，意气用事，则徒增气恼，更伤自身，当为养生之戒。

## 四、常省修德之身

《寿世青编》曰："凡人平日饮食，男女之间，能自节爱，便是省身修德。"《左传·宣公二年》早已指出："人谁无过？过而能改，善莫大焉。"只有对亲身经历自我反省，从失败中总结经验教训，方能得到成长，反之则容易骄傲自满。《医灯续焰·尊生十二鉴》曰："所谓修德者何，即忏悔改过也。要在扫除旧习，顿悟昨非，束步绳趋，兢时惕日，如此不辍，如此终身，是之谓真忏悔，真改过也。"所以，精神养生保健提倡"省身修德"，即通过自我反省，改过自新，提升素质修养，健全人格特征。具体之法，一是要常自"省身"，二是要"寡欲"。

"省身"，指在日常生活中，常对自身思想及行为进行反省与自律，从而提高自身的道德修养，使自己的行为更有利于养生，更符合道德标准。曾子之言可参："吾日三省吾身：为人谋而不忠乎？与朋友交而不信乎？传不习乎？"（《论语·学而》）养生者可在每天固定时间，如睡觉之前，回想自己在今天是否尽心尽力做事、有没有对人撒谎、有没有为善、有没有学习、有没有收获等。或者给自己定一个目标，每日三省自己的行为是否符合社会道德规范，是否符合达到目标的必要需求等。通过"省身"，就能逐渐形成良好的品格和人格，就能不被贪婪、嫉妒和怨恨的心理包围，正确认识自己和处理各种社会关系，调整个体对外部环境的适应能力，有利于身心健康。

"寡欲"，指尽量减少过分的欲望和过度的索求。调神摄生，贵在对"外物"要"寡欲"，寡欲就能恬惔，恬惔则心清气顺，精神内守，五脏六腑气机协调，精气日渐充实，形体随之健壮，自可少病延年。《老子》提出为人处世要"见素抱朴，少私寡欲"。欲壑难填，胡思乱想，永不满足，心神便处于无休止的混乱之中，严重影响人体各脏腑组织的功能活动，引起气机紊乱，导致疾病丛生。因此，纯正思想，以理性和意志控制人的过度欲望，合理认识和处理个人私欲（如性欲、权欲、钱欲等），能避免精神受到纷扰，有利于养生。但古人所言"寡欲"绝非无欲，而是要尽量减少过多的、不必要的私欲，以及无节制的索取行为，并充分认识过欲的危害，以理收心，以德养性。从古代养生家的实践来看，"寡欲"具体应当做到薄名利、禁声色、廉货财、损滋味、除佞妄、去妒忌，即看淡名利，减少乃至禁绝穷奢极侈、声色犬马，不取不义之财，饮食滋味以薄淡为佳，远离奸邪诡媚、阴谋算计，去除嫉妒心理等。遇到诱惑当前，而对自身的养生信念造成干扰之时，还可以通过凝神敛思、闭目制眼、移情易性等行为措施，帮助自己保持心安神静，脱离干扰。

### 五、常以恬惔为务

《素问·上古天真论》云："恬惔虚无，真气从之，精神内守，病安从来。""恬惔"乃道家之语，即内无所蓄，外无所逐，意谓心神宁静而不妄为；"虚无"即虚极静笃，臻于自然，意谓心无杂念，只有这样，才能心身健康。《素问·阴阳应象大论》进一步指出："为无为之事，乐恬惔之能，从欲快志于虚无之守，故寿命无穷，与天地终，此圣人之治身也。"恬惔虚无即指摒除杂念，畅遂情志，神静淡泊，以使心神保持"清静"之态。人静则神气内藏，含蓄不露；躁动无度则神气消亡，损身殒命。而欲保持如水之静、清，只有"恬惔虚无"，不为物欲所迷惑，不为声色所打扰，"嗜欲不能劳其目，淫邪不能惑其心"，才能使气血调和，脏腑安泰，跻身长寿之域。要做到"恬惔"，除了自控以内心清静外，摒弃低俗爱好和习惯，培养高雅的兴趣爱好，是养生保健的实用之法。

## 第二节　调志摄神

人的情志也称情感，它是人在接触客观事物时，精神心理的综合反映。情志活动适度，调和而有节制，则有利于机体各脏腑组织生理功能的进行。人的情志是不断变化的，不论自然、社会和人体生理病理变化，随时都可能激发人们的情志变化，致使人的情绪状态总是不稳定。正常人对外界刺激能做出适度和恰当的情绪反应，且开朗、乐观、愉快、满意等积极的情绪总是占优势，这是人类热爱生活的表现。但若因内外因素影响而导致情志放纵、偏激，超过机体的耐受程度，扰乱并影响人体脏腑气机的正常运行时，小则引起功能失调，大则导致疾病发生，甚至危及生命，给人体的健康带来危害。验之临床可以发现，心理障碍和疾病者往往是受外界刺激后不良情绪长期累积和持续发展的结果。因此，当情志发生过激时，应及时通过主动控制和调节，调志以摄神，避免不良情绪对人体内环境的进一步损害。过激情志产生时，以下方法可酌情选择运用。

## 一、移情法

移情法又称转移法，即通过一定的方法和措施改变人的情绪和意志，或改变其周围环境，使之与不良的刺激因素脱离，从而从不良情绪中解脱出来。《续名医类案》中说："失志不遂之病，非排遣性情不可。""损其所好以移之，则病自愈。"生活中有些患者往往因将注意力集中于某一事件上，整天胡思乱想，以致产生苦闷、烦恼、忧愁、紧张、恐惧等不良情志。如遇此种情况，则可分散患者的注意力，转移其思想焦点，或改变周围环境，使患者与不良因素脱离。移情易性的方法有很多，应用时可根据不同人的心理、环境和具体条件，采取不同的措施并加以灵活运用。这里介绍两种常用的移情法。

### （一）琴棋书画移情

《北史·崔光传》说："取乐琴书，颐养神性。"《理瀹骈文》亦说："七情之病者，看书解闷，听曲消愁，有胜于服药者矣。"在烦闷不安、情绪不佳时欣赏音乐、戏剧等，可使精神振奋，紧张和苦闷的情绪也会随之而消。平时，可根据自己的兴趣和爱好，从事自己喜欢的活动，如书法、绘画等，可排解愁绪，寄托情怀，舒畅气机，颐养心神，有益于身心健康。

### （二）运动移情

运动不仅可以增强生命的活力，而且能有效地把不良情绪发散出去，使机体重臻平衡。研究表明：人在运动时，大脑会释放一些能引起精神愉快的化学物质——内啡肽。内啡肽分泌得越多，人的愉快感、放松感越强。因此，经常从事体育运动能显著地松弛紧张感，并能消除失望、沮丧情绪。如果遇有情绪紧张、郁闷时，不妨转移环境，转移注意力，去参加体育活动或参加适当的体力劳动，以形体的紧张来消除精神的紧张，既强健了体魄，又愉悦了心神。尤其是传统的体育运动，因其锻炼中主张动静结合，松静自然，因而能使形神舒畅，心神安合，达到阴阳协调平衡，锻炼之中自有一种浩然之气充满天地之间感，一切不良情绪随之而消。

## 二、升华超脱法

升华，就是用顽强的意志战胜不良情绪的干扰，用理智将其化作行动的动力，投身于事业生活中去。如两汉时期的司马迁虽惨受宫刑，但其以坚强不屈的精神全力投入《史记》的撰写之中，把身心创伤这一不良刺激变为奋发努力的行动，以舒志解愁，调整缓解心理矛盾，转移不幸遭遇所带来的痛苦心境。

超脱，即超然，是在思想上把事情看淡，在行动上主动脱离导致不良情绪的环境。如高考落榜后，有的考生灰心丧气，感到前途无望，更有甚者竟想轻生，这时应冷静想想考试的意义。"天生我才必有用"，上大学不是唯一的出路，一个人只要不气馁，振作精神，面对现实，前途总是光明的。

## 三、开导法

开导，是指通过交谈，用浅显易懂的道理，经过劝说引导，使患者主动解除消极情绪的一种调畅情志方法。《灵枢·师传》云："人之情，莫不恶死而乐生，告之以其败，语之以其善，导之以其所便，开之以其所苦，虽有无道之人，恶有不听者乎。"明确了言语开导的基本原则、方法和步骤。"告之以其败"，即指出不良情绪状态和行为对人体健康的危害，以引起患者对不良情绪行为与疾病发生关系的认识重视；"语之以其善"，即指出只要措施得当，调节及时，摆脱不良的情绪和行为，健康是可以恢复的，使患者在正确认识情绪与疾病关系的基础上，树立战胜疾病的信心；"导之以其所便"，即讲明调养的具体措施，使患者的行为能有所参照；"开之以其所苦"，即让患者充分表达与释放内心的苦闷与压抑，帮助患者解除紧张、恐惧等消极的心理状态。可见开导法就是正确地运用"语言"这一工具对患者进行启发和诱导，解除其思想顾虑，使其形成对待事物的正确心态，从而避免不利的情志和错误的行为及其所带来的严重后果。

开导较常用的方法有解释、鼓励、安慰、保证。解释是开导的基本方法，是使对方明白事理，以理制情，这样自然可保持正确的心态；鼓励、安慰和保证是帮助患者消除疑虑、建立信任和树立信心的具体方法。一个人在生活中受到挫折或遭遇不幸时，可找自己的知心朋友、亲人倾诉苦衷，以便从亲人、朋友的开导、劝告、同情和安慰中得到力量和支持。

## 四、节制法

节制即调和节制情感，防止七情过激，从而达到心理平衡的方法。《吕氏春秋》云："欲有情，情有节，圣人修节以止欲，故不过行其情也。"重视精神修炼，首先要节制自己的情感，才能维持心理的协调平衡。西医学认为，机体内环境的稳定状态受神经系统和内分泌系统（体液）调节，而情志则可直接作用于神经系统而影响内环境。七情太过，不仅可直接伤及脏腑，引起气机升降失调，气血逆乱，还可损伤人体正气，使人体的自我调节能力减退。所以情志既不可压抑，也不可过，贵在有节适度。

喜怒之情，人皆有之，喜贵于调和，而怒宜戒除。养生名著《老老恒言·戒怒》中说："人借气以充其身，故平日在乎善养。所忌最是怒，怒心一发，则气逆而不顺，窒而不舒，伤我气，即足以伤我身。"可知怒对人体健康的危害最大。因此节制调节过激情绪首当节制"怒"。《素问·生气通天论》说："大怒则形气绝，而血菀于上，使人薄厥。"《医学心悟》归纳了"保生四要"，其中"戒嗔怒"即为一要。《泰定养生主论》强调养生要做到"五不"，把喜怒不妄发列为第二。戒怒最重要的是能以"理"制怒，一旦发怒或将发怒，应先想到怒足以伤身；或以"耐"养性，使怒气消于缓冲中；或转移注意力，使怒失之自然。此外，尽量避免忧郁、悲伤等消极情绪，使心理处于怡然自得的乐观状态，正如民间俗语所言，"身宽不如心宽，宽心者能容天下难容之事"，如此自然内不生火，气顺血充，健康恬愉。

## 五、疏泄法

疏泄法是指将积聚、压抑在心中的不良情绪，通过适当的方法宣达、发泄出去，以尽快恢复心理平衡。古人说"不如人意常八九，如人之意一二分"。人的一生中处于逆境的时间要多于顺境的时间。当面临较大的情感压力时，及时适当地发泄情绪，可以缓解紧张，维护机体内环境的稳定。否则压力便会影响脏腑功能，日久必然使气血失和而为病患。疏泄法符合中医学"郁则发之""结则散之"的防治思想，事实证明，疏泄法可使人从苦恼、郁结甚至愤怒等消极情绪中解脱出来。

需要疏泄的情志大多为恶劣情绪，故宣泄时既要方法适当，还要宣泄适度，否则同样会损伤脏腑气血而为病，即所谓"悲哀喜乐，勿令过情，可以延年"。疏泄可有直接疏泄，如哭泣便是一种直接的疏泄方法，有研究表明，因感情变化而流出的泪水中含有两种神经传导物质，当这两种物质随眼泪排出体外后，悲伤、痛苦的情绪也会随之得到缓解。此外，还有间接疏泄，如通过倾诉、赋诗作文、歌唱等，也可将心中的不良情绪宣达出去。

## 六、调气法

调气法是指通过适当的方法调养人体之气，畅行脏腑气机，以增强五脏气化功能，进而和调五脏之神。人体的气机运行是否处于常态，无不与人之生理功能、精神活动密切相关。积精所以全神，调气更能安神。孙思邈在《备急千金要方·养性》中曾列"调气法"专篇，论述如何通过行气来调养精神，和畅情志。调气即调整呼吸，吐故纳新，呼出身中浊气，吸入天地之精气，以使气聚精盈神旺。《素问·上古天真论》有"呼吸精气"之论，说的就是调息以调养人体之气。调息所以养气，是通过调整呼吸调动人体之内气，使之逐步聚集，储存于身体某一部位，并循经络运行，可疏通经络气血。经络气血和调，则神自化生。调息行气在传统养生运动中体现得最为充分。传统养生运动强调形、意（心）、气三者结合，即运动肢体以炼形，调整呼吸以炼气，精思存想以炼神，由此达到调身、调息、调心之目的，而调息实乃调身、调心之基础。通过调息，人体经络畅通，气机升降有序，神行气行，形神合一，达到调气安神、神旺体健之目的。

**思考题**

1. 修德怡神的调摄方法包括哪些？
2. 如何施行移情法？
3. 开导法如何运用？

# 第六章　行为养生保健法

当今，不良的生活方式已成为影响人体健康的主要原因之一。行为养生保健法就是介绍在日常衣、食、住、行等生活各方面如何根据人体活动规律进行养生保健，戒除不良嗜好，树立正确的生活作息习惯以祛病延年。

## 第一节　饮食养生保健

饮食养生保健，简称"食养"，是在中医学理论的指导下，根据食物的特性，合理地选择和加工利用食物，从而滋养精气、平调阴阳、维护健康、延年益寿的方法。中医尚有利用食物特性以治疗疾病的方法，称为"食疗"。一般来讲，"食养"适用于所有人群，而"食疗"主要针对疾病人群，但是两者之间没有绝对的界限。

饮食养生不仅是中医养生保健学的基础方法，更是中国传统文化的重要组成部分。它的许多理论都渗透着中国古代天人相应、阴阳平衡、五行生克的哲学思想，在维系中华民族生存和健康繁衍方面发挥着重要的作用。古代医家十分推崇食养，唐代的孙思邈在《备急千金要方·食治》"序论"中指出"安身之本，必资于食""不知食宜者，不足以存生也""食能祛邪而安脏腑，悦神爽志，以资气血""若能用食平疴，适性遣疾，可谓良工"。宋代陈直在《养老奉亲书》序中言："是以善治病者，不如善慎疾；善治药者，不如善治食。"究其原因在于饮食"贵不伤其脏腑也"。

### 一、饮食养生保健的基本原理

食物之所以能防治疾病，是由于它们本身具有一定的性能所决定的。这些性能是前人在长期实践中，对食物的认识积累并加以概括和总结出来的，它是与阴阳、脏腑、经络等中医基础理论紧密地结合在一起的。其主要内容包括以下几方面。

**（一）食物的性能**

食物的性能主要有性、味、归经、升降浮沉等几方面内容。

**1. 食物的"性"**

"性"是指食物具有寒、凉、温、热四种性质，中医学称为"四性"或"四气"。其中温热与寒凉属于两类不同的性质。温与热，寒与凉则分别具有共同性，温次之于热，凉次之于寒，即在共同性质中又有程度上的差异。寒热性质都不太明显，则归于平性食物，其作用比较和缓。

常用食物四性归类如下。

（1）寒性食物：马齿苋、苦瓜、莲藕、食盐、海带、紫菜、鸭梨、西瓜、冬瓜等。

（2）凉性食物：茄子、白萝卜、丝瓜、苋菜、芹菜、大麦、绿豆、茶叶等。

（3）热性食物：芥子、肉桂、辣椒、花椒、干姜等。

（4）温性食物：韭菜、茴香、葱白、香菜、糯米、胡桃仁、雀肉、羊肉、羊奶等。

（5）平性食物：粳米、小米、圆白菜、黄豆、扁豆、莲子、牛肉、牛奶等。

从生活和临床应用食物的经验来看：寒凉食物多有滋阴、清热、泻火、凉血、解毒的作用；温热食物有温经、散寒、助阳、活血、通络等作用；平性食物大都具有补益滋养的功效。

**2. 食物的"味"**

食物主要有五种味：辛、苦、甘、酸、咸。它们各有特点。

辛味的食物，有发散、行气的作用。如干姜、葱白发散风寒，适用于外感表证；陈皮、香橼、佛手行气解郁，适用于肝脾气郁，胃脘疼痛等症。

苦味的食物，能清热、泻火、除湿、泻下。如苦瓜清热解毒，用于火热实证；杏仁润肺降气，化痰止咳，适用于外感咳嗽，气喘等症。

酸味的食物，有收敛、固涩等作用。如乌梅安蛔止痛，用于蛔虫症；石榴涩肠、止血、止咳，可治疗泻痢、下血、脱肛等。

咸味的食物，能软坚散结，泻下通便。如海藻、海带等，适用于甲状腺肿大（古称瘿瘤）；食盐用于习惯性便秘症。

食物除五味外，还有淡味、芳香味。淡味有渗湿、利尿作用，多用于治疗水肿，小便不利等症，如玉米须、冬瓜、黄瓜等。芳香味食物一般具有醒脾开胃、行气化湿、开窍爽神等作用，以水果、蔬菜和调味佐料居多，如柑橘、苹果、佛手、香菜、香椿、茴香等。

### 3. 食物的"归经"

归经是指食物对于机体某部分的选择性作用，即主要对于某脏腑及其经络发生明显的作用，而对其他经作用较小或没有作用。在应用食物的时候，要将其多种性能结合起来，综合考虑，才能收到预期的效果。按其主要归经，常见食物可分为以下几种。

归心经的食物：百合、龙眼肉、莲子、酸枣、小麦等。

归肺经的食物：梨、甘蔗、荸荠、枇杷、白果、罗汉果等。

归脾经的食物：粳米、小米、大豆、大枣、猪肉、莲藕等。

归肝经的食物：马齿苋、芹菜、胡萝卜、佛手、黑芝麻等。

归肾经的食物：猪肾、羊肾、海参、海马、火腿、桑椹等。

归胃经的食物：粳米、小米、糯米、扁豆、土豆、萝卜、牛肉等。

归膀胱经的食物：刀豆、玉米、冬瓜、肉桂、茴香等。

归小肠经的食物：食盐、赤小豆、冬瓜、苋菜等。

归大肠经的食物：马齿苋、茄子、苦瓜、荞麦、木耳等。

### （二）饮食的养生保健作用

#### 1. 滋养调整作用

饮食养生的滋养调整作用主要体现在三个方面。首先，中医学认为构成和维系人体生命活动的基础是精、气、神，统称人身"三宝"。人体的精、气、神离不开饮食的滋养。合理的饮食能使精、气充足，神自健旺，正如《寿亲养老新书》所说："主身者神，养气者精，益精者气，资气者食。食者生民之大，活人之本也。"当人体出现精、气、神的不足时，可以通过饮食进行有目的的滋养。《素问·阴阳应象大论》云："形不足者，温之以气；精不足者，补之以味。"气虚者，可用粳米、糯米、小米、山药、大枣、蜂蜜等甘温或甘平的食物进行补气。精不足者可进食血肉有情之品以填精，或根据中医学"精血同源"的理论补血以养精等，可用海参、紫河车、猪肝、菠菜等。神不足者根据中医学"精气化神"或"心主神志"等理论，辨证进食。清心安神常用莲子心、百合等；养心安神常用猪心、龙眼肉等。其次，中医学理论体系核心部分的藏象学说，特别强调五脏在人体生理和病理活动中的中心地位。而五脏能够正常发挥其功能，也离不开饮食的滋养。根据食物的五味不同，对五脏的营养作用有所不同。如《素问·至真要大论》指出："夫五味入胃，各归所喜，故酸先入肝，苦先入心，甘先入脾，辛先入肺，咸先入肾，久而增气，物化之常也。"食物的归经不同，对脏腑的滋养作用也有所侧重。如：茶入肝经，粳米入脾、胃经，梨入肺经，黑豆入肾经等。至于六腑、筋骨、肌肤、皮毛等皆需饮食营养。正如《难经》所说："人赖饮食以生。五谷之味，熏肤、充身、泽毛。"最后，中医学认为人体的脏腑、气血等物质或功能必须保持相对的稳定和协调，才能达到"阴平阳秘，精神乃治"（《素问·生气通天论》）的正常生理状态。《素问·至真要大论》云："谨察阴阳所在而调之，以平为期。"当人体因阴阳失调而出现生理功能失调时，可通过饮食进行调整，从而恢复正常。阳虚者，可用羊肉、狗肉、牛肉、核桃仁、韭菜、干姜等甘温、辛热的食物温补阳气；阴虚者，可用甲鱼、银耳、黑木耳、枸杞子、桑椹等甘凉、咸寒的食物滋阴生津；体质偏阳者，可用梨汁、西瓜、绿豆等甘凉或甘寒之品；体质偏阴者，可用生姜、胡椒、芫荽等温热性的食物。

饮食养生主要通过上述三个方面的作用达到气血充足、五脏六腑功能旺盛的目的。反之，如果缺乏了食物的滋养，则"谷不入，半日则气衰，一日则气少矣"（《灵枢·五味》）。

**2. 抗衰益寿作用**

饮食养生是抗衰益寿的重要环节。历代医家都十分重视通过饮食养生达到抗衰防老、延年益寿的目的。特别是老年人，充分发挥饮食的抗衰益寿作用尤为重要。《养老奉亲书》说："高年之人真气耗竭，五脏衰弱，全仰饮食以资气血。"

在人体的精微物质精、气、血、津液中，特别强调精在抗衰益寿中的作用。《素问·金匮真言论》说："夫精者，身之本也。"精是构成人体的基本物质。先天之精是生命产生的本源；后天之精能够濡养全身的脏腑组织和官窍，并有化气、化血、化神的功能。《素问·上古天真论》说："中古之时，有至人者……积精全神……此盖益其寿命而强者也，亦归于真人。"脏腑之中特别强调肾和脾胃的功能在抗衰益寿中的作用。肾乃先天之本，肾虚则会出现腰膝酸软，小便失常，耳鸣、耳聋，牙齿松动，须发早白、脱落，生殖功能下降，健忘等未老先衰的征象；脾胃乃后天之本，脾胃虚弱则会出现食欲不振、倦怠乏力、消化不良、消瘦等身体衰弱的表现。因此，在饮食养生中注重选用具有补精益肾、健脾益胃作用的食品。

现代研究显示，很多食物都具有防老抗衰的作用。例如，蜂王浆、牛奶、甲鱼、芝麻、桑椹、枸杞子、龙眼肉、胡桃、山药等，都含有抗衰老物质成分，有一定的抗衰益寿作用。适当服用这些食品，有利于健康和长寿。

**3. 御邪防病作用**

疾病是健康的重要危害因素。中医学认为邪气是疾病产生的重要条件。邪气或由内，或由外侵害人体，导致生理功能失调、脏腑组织的形质损害等，对健康造成极大的损害。有许多食物都具有祛除邪气的功效。如生姜、大蒜等具有辛温解表的功效；豆豉、茶叶等具有辛凉解表的功效；苦瓜、芦根等具有清热泻火的功效；马齿苋、荞麦等具有清热燥湿的功效；苦瓜、赤小豆等具有清热解毒的功效；西瓜、绿豆等具有清热解暑的功效；罗汉果、青果等具有清热利咽的功效；藕节、黑木耳等具有清热凉血的功效；香蕉、蜂蜜等具有通便的功效；薏苡仁、鳝鱼等具有祛风湿的功效；扁豆、蚕豆等具有健脾和中化湿的功效；玉米须、冬瓜皮等具有利水的功效；肉桂、羊肉等具有温里的功效；佛手、玫瑰花等具有行气的功效；萝卜、橘络等具有化痰的功效；杏仁、白果等具有止咳平喘的功效；酸枣仁、小麦等具有安神的功效；乌梅、莲子等具有收涩的功效等。

中医学历来重视疾病的预防，在《内经》中已经提出了"治未病"的预防思想。中医学发病观认为正气是决定发病的主导因素，因此在未病先防中，特别强调饮食养生在扶助正气中的作用。饮食养生首先通过其营养调整作用，达到扶助正气的目的。另外，注重在日常生活中发挥某些食物的特异功效，直接用于疾病的预防。如食用动物的肝脏预防夜盲症；食用海带预防甲状腺肿大；食用麦麸、谷皮预防脚气病；食用蔬菜、水果预防维生素 C 缺乏症；食用甜菜汁、樱桃汁预防麻疹；煎服鲜白萝卜、鲜橄榄预防白喉；食用大蒜预防下利；夏季食用绿豆汤预防中暑；食用葱白、生姜、芫荽、豆豉等预防感冒；食用荔枝预防口腔炎、胃炎引起的口臭；食用红萝卜预防头晕等。

现代研究表明，大蒜可以起到杀灭细菌和抑制病毒的作用，可预防呼吸道和肠道传染病等；生山楂、燕麦片、红茶可以起到降低血脂的作用，可预防动脉硬化；玉米粉粥可预防心血管病；薏苡仁粥、马齿苋、苦瓜等可预防癌症，苦瓜还可预防糖尿病等。

## 二、饮食养生保健的原则

### （一）全面膳食

食物的种类多种多样，所含营养成分各不相同，只有做到合理调配，才能保证人体正常生命活动所需要的各种营养。《内经》提出："五谷为养，五果为助，五畜为益，五菜为充，气味合而服之，以补精益气。"概述了膳食的主要组成内容，即以谷类食物滋养人体，以动物食品补益脏腑，用蔬菜水果作为副食辅助、补充。这样调配的膳食，食物多样，荤素搭配，含有人体所需要的各种营养成分，比例适当，避免了五味偏嗜，对于调养身体、促进健康是很有意义的。

中医学《内经》时代的饮食观念与现代提倡的膳食结构金字塔的思想是一致的。现代的膳食营养结构，在《中国居民膳食指南（2016）》提出：每人每天应吃谷类、薯类及杂豆类 250 ~ 400g，并饮水 1500 ~ 1700mL；蔬菜 300 ~ 500g，水果 200 ~ 350g；鱼、禽、肉、蛋等动物性食物 120 ~ 200g（水产品 40 ~ 75g，畜禽肉 40 ~ 75g，蛋类 40 ~ 50g）；奶类及奶制品 300g，大豆及坚果类 25 ~ 35g；油

25～30g，盐控制在每天 6g 以内。

## （二）平衡阴阳

身体失健患有疾病，究其根本原因在于阴阳失调，食养应以调整阴阳平衡为基本指导思想。《素问·骨空论》说："调其阴阳，不足则补，有余则泻。"补即补虚，益气、养血、滋阴、助阳、添精、补髓、生津诸方面皆属于补虚；泻即泻实，解表、祛寒、清热、燥湿、利水、泻下、祛风、行气等方面则属于泻实。无论是补益还是泻实，目的都是调整机体内的阴阳平衡，以维持或达到"阴平阳秘"的正常生理状态，从而保证身体康健。另外，在食物搭配和饮食调剂制备上，中医学也十分注重调和阴阳，使膳食无偏寒、偏热之弊病。

## （三）辨证施膳

辨证论治是中医治疗学的基本原则，也是中医食养的精髓。辨证施膳是由辨证与施膳两个相互联系的部分所组成。辨证不是各种临床表现的简单罗列，而是通过对身体各方面表现、舌苔、脉象进行综合分析，从中找出内在的联系，得出证候的概念，并以此作为膳食选择的主要依据。例如一个常犯胃脘痛的人，其证属脾胃虚寒，应予以胡椒、羊肉等温胃散寒食物，证属饮食积滞应予以萝卜、麦芽等消食化积食物，证属肝气郁滞可多吃些土豆、刀豆、佛手瓜等疏肝理气食物。

## （四）饮食有节

### 1. 进食有节

人体对饮食的消化、吸收、输布，主要靠脾胃来完成，进食定量，饥饱适中，恰到好处，则脾胃能够承受。饮食的消化吸收正常，人体就能及时地得到营养供应，以保证各种生理活动的进行。如果饮食不节，暴饮暴食，或饥一顿、饱一顿，易有损健康，造成早衰。

饮食水谷是化生气血的源泉，若摄食不足，渴不得饮，则机体气血的化源缺乏，得不到足够的补充。久而久之，就会使气血虚弱而引发疾病，临床上常出现面色不华、心悸气短、全身乏力等症状。同时由于气血虚弱，致使机体抵抗力下降，从而继发许多其他病证。正如《管子》所说："饮食节……则身利而寿命益。"

反之，过饱，可能出现胃肠道症状，胃腹部胀满不舒，大便有异味。天长日久，有可能导致体重增加，日渐肥胖。若暴饮暴食，超过了脾胃受纳运化的能力，可导致饮食停滞，脾胃受损，出现脘腹胀痛拒按、厌食恶食、嗳腐吞酸、上吐下泻等食伤脾胃的病证。这种病证，在临床上以小儿患者多见，这是因为小儿脾胃功能较弱，又常不能自己控制进食量，缺乏规律性，所以容易发生食伤脾胃的病证。临床上常可见由于食积日久而化热、生痰的症状，甚至发展成为疳积，表现为手足心热、腹热鼓胀、两颊红赤、午后潮热、胸脘痞满、痰多、面黄肌瘦等。

另外，随着社会的发展，人们的生活水平不断提高，饮食物品种丰富，导致越来越多的人过食肥甘厚味，营养过剩，引发肥胖症、糖尿病、高血压、高脂血症、痛风等疾病。这是现代社会中一个值得引起重视的新现象。

**2. 进食有时**

进食宜有较为固定的时间，早在《尚书》中就有"食哉惟时"之论。《吕氏春秋》也说："食能以时，身必无灾。"如果食无定时，或零食不离口，或忍饥不食，打乱胃肠消化的正常规律，都会使脾胃失调，消化能力减弱，食欲逐渐减退，有损健康。

现在世界上大多数国家采用的是每日三餐制。它符合日常生活、工作与学习的安排，能使摄入的各种食物营养满足机体的需要。一日三餐又各有讲究，早饭宜饱，经过一夜睡眠，人体得到了充分休息，精神振奋，但胃肠经一夜时间，已经空虚，此时若能进食，则营养得以补充，精力充沛。午饭宜好，午饭起着承上启下的作用。上午的活动告一段落，下午仍需继续工作，应当及时补充。所以，午饭要吃好，应荤素搭配、干稀搭配、粗细搭配。晚饭宜少，晚上接近睡眠，活动量小，故不宜多食。如进食过饱，易使饮食停滞，增加胃肠负担，会引起消化不良，影响睡眠。所以，晚饭进食要少一些，也不可食后即睡觉。

### （五）饮食卫生

注意饮食卫生是防治疾病的重要内容之一。所食之物应当是新鲜、没有杂质、没有变色、没有变味并符合卫生标准的食物，严把病从口入关。进餐要注意卫生条件，包括进餐环境、餐具和供餐者的健康卫生状况。新鲜、清洁的食品，可以防止病从口入，避免被细菌或毒素污染的食物进入机体而发病。张仲景在《金匮要略》中告诫人们，腐败不洁的食物、变质的食物不宜食用，食之有害。

饮食不洁，可引发多种肠胃道疾病，出现腹痛、吐泻、痢疾等，或引起寄生虫病，如蛔虫、蛲虫、寸白虫等，临床可见腹痛，嗜食异物，面黄肌瘦等症。若蛔虫窜进胆道，还可出现上腹部剧痛、时发时止等症状。若进食腐败变质有毒食物，则可出现剧烈腹痛、吐泻等中毒症状，重者可出现昏迷或死亡。

大部分食品不宜生吃，需要经过烹调加热后变成熟食，方可食用，其目的在于使食物更容易被机体消化吸收。同时，也使食物在加工变热的过程中，得到清洁、消毒，去除一些致病因素。故饮食以熟食为主是饮食卫生的重要内容之一，肉类尤须煮烂。《备急千金要方·养性序》说"勿食生肉，伤胃，一切肉惟须煮烂"，这对老年人尤为重要。

## 三、饮食养生的具体应用

### （一）常见食养制剂

为了应用方便，一般将食物加工成食品。常用的膳食种类有饮料（鲜汁、茶饮、速溶饮料、酒类）、羹汤、蜜膏、粥食、米面食品、菜肴等。

**1. 饮料**

饮料包括鲜汁和茶饮。

鲜汁是指直接从新鲜的食物压榨取得的汁液。选料多为汁液丰富的水果、蔬菜。以水果为基料配成的汁称为果汁，以蔬菜为基料配成的汁称为蔬菜汁。鲜汁，多现用现取，不宜存贮。鲜汁清凉爽口，营养丰富，含汁液多，尤适宜夏天、热性体质或热证者饮用。常用的如西瓜汁、黄瓜汁、五汁饮等。

茶饮是指以含茶叶或不含茶叶的原料，用沸水冲泡、温浸而成的一种专供饮用的液体。原料的选择为质地轻薄，或具有芳香挥发性成分的原料，多为植物的花、叶、果实、皮、茎枝、细根等。茶饮随泡随饮，使用方便。常用的如姜茶饮、益寿饮等。以茶叶制作的茶饮具有提神醒脑、降脂减肥、清热解暑、消食解腻等多种保健治疗作用，但应注意失眠者不宜饮用浓茶。

**2. 酒剂**

酒，不仅能把一些水所不能浸取出来的成分浸取出来，而且本身也可治病。它有通血脉、养脾气、厚肠胃、润皮肤、祛寒气、行药势等功效。因此，古代有"酒为百药之长"的说法。传统保健酒，从成分来讲，有"酒""醴""醪"之分。"酒"主要含普通药材成分；"醴"除含普通药材成分外，尚有糖的成分；而"醪"除含有糖成分外，尚有酿酒所产生的酒渣成分（即醪糟）。常用的如枸杞子酒、人参酒、丹参酒等。

酒剂的简单制作方法有以下几种：其一是冷浸法，把原料浸泡在一定浓度的白酒中，经常摇动，储存一个月即可饮用。其二是热浸法，先以原料和酒同煎一定时间，然后再放冷，贮存。这是一种比较古老的药酒、食用酒。这种方法既能加速浸取速度，又能使一些成分容易浸出。这种方法制酒时要注意安全，可采用隔水煎炖的间接加热方法，比较安全。其三是药米同酿法，把药料细粉或药汁与米同煮后，再加酒曲，经过发酵制成。

应注意，酒剂只适合能饮酒和无肝肾疾患的人饮用，并应控制用量。孕妇、小儿、阴虚体质者、肝炎患者、热病患者，忌用酒剂。

**3. 羹**

羹是古老的烹调法之一，是指切制成丁的食物用沸汤煮后，加入湿生粉，使汤水溜成糊状的烹调方法。羹的原料有两类：一类是肉、蛋、奶等产品，此类为多；另一类是植物性原料为主料。羹是在原料中加水烹制成汤汁稠厚的一类菜式，如肉羹、蛋羹、菜羹。常用的如羊肾苁蓉羹、鸡子羹等。羹的制作一般采用煮、炖、煨、熬等方法。其加热比制汤时间要长。制羹用的原料，多需细切，如细丁、细丝、碎粒等。动物性原料在制羹前应剔净骨、刺。果品原料应剔去皮、核。

**4. 汤**

汤液，是中医所用的较为古老的传统制剂之一，相传是商代汤的妻子所陪嫁的奴隶厨师伊尹所创。因为汤液制法简便，用料加减灵活，符合中医辨证施治、处方因人而异的原则，且吸收快，易发挥疗效，所以这一剂型应用较为广泛。常用的如人参莲肉汤、百合鸡子黄汤、当归生姜羊肉汤等。汤液一般是以水作为溶剂来蒸煮药料，有时也加一些其他液体，如酒、醋等。

药用汤剂，应多煎煮一定时间，取汁留渣，加水再煎煮。最后去渣，合并煎汁，饮用。而食用汤液则一煎即成，可除去不好吃的药料，喝汤并吃所煮的食料。另外，也可随口味，稍调一些糖、盐等佐料。用名贵或需较长时间热处理的药物、食料制作汤液时，可用蒸、炖药液的方法。如蒸炖人参、木耳汤液等。

**5. 蜜膏**

蜜膏属于煎膏剂，是指原料经过加水煎煮，去渣浓缩后，加入蜂蜜制成的稠厚的、半流体状的剂型。汁液一般为鲜果汁、鲜药汁。蜂蜜有滋补的作用，所以也有人把蜜膏称为"膏滋"。常用的如葡萄蜜膏、秋梨蜜膏、乌发蜜膏等。蜜膏的特点是浓度高，体积小，稳定性好，利于保存，携带方便，便于服用，作用和缓、持久。蜜膏中的蜂蜜不仅有调味作用，同时也有滋润和补益的功效；蜂蜜还具有一定的防腐作用，易于保存，蜜膏服用方便，可直接食用或用热水冲化饮服。

**6. 米面食品**

米面食品，又称面点、点心、糕点等，是以米、面为原料制成的一类食品。包括包子、面条、饼、馄饨、水饺、糕、粉、汤圆、馒头等。既可作主食，又可供作小吃和点心。

米制品主要是粥、饭两类。粥是以大米、小米、秫米、大麦、小麦等富于淀粉性质的粮食，加水煎煮成为半流体的食品。保健和医疗性质的粥食，即是以上述原料为基础，同时再添加一些具有营养性质的食物，如肉类、果品和治疗性质的药材制成。粥的特点是加减灵活，尤其适用于胃肠道疾病患者。常用的如芋头粥、莲子粉粥、薯蓣粉粥等。

饭是指煮熟的谷类食品，多指大米或小米等煮制的干饭，是我国的主食。饭可蒸制、煮制，一般多用煮法或炒法。常用的如鸡蛋炒饭、八宝饭等。

面制品主要有饼、糕、面条、包子、饺子等。适用于脾胃虚弱者食用。常用的如益脾饼、山药面、鸡子饼、川椒面等。

**7. 菜肴**

菜肴，是指用肉类、蔬菜、水产品、果品等原料，经过切配和烹调加工制作成的一类食品。我国菜肴品种丰富，流派众多，制作精湛，具有选料讲究、刀工精细、配料合理、烹法多样、五味调和、工于火候、精于盛器、讲究食疗等特点。菜肴成品以色、香、味、形、器及食疗俱佳闻名于世。

营养疗效菜肴的制作，在充分考虑营养食疗作用的基础上，还应突出菜肴的色、香、味、形，尽量做到营养疗效与色、香、味、形的统一，以保证菜肴质量的完美和谐。食疗菜肴制作的方法以煮、炖、煨、蒸、焖、炒较好。烤、熏、煎、炸、腌等烹调方法，不利于健康，应尽量避免。

**（二）临床膳食禁忌**

**1. 患病期间膳食禁忌**

脾胃虚寒而致胃痛呕吐腹泻者忌服生食，如大量生的蔬菜、水果、冷食等。辣椒、花椒、韭菜、葱、姜、蒜等辛辣之物，为内热证患者所忌。脾虚痰湿或夏日感受暑湿的患者不宜进食黏滑油腻的食物，如糯米、肥猪肉、奶酪、油炸制品等。脾湿或者痰湿患者应忌食荤油、肥肉、油煎炸食品，以及奶、酥、酪等乳制品。海产品、羊肉、狗肉等食物，为风热、痰热、斑疹疮疡等症所忌。风寒感冒、哮喘咳嗽、斑疹伤寒、痤疮疹肿、病后初愈的患者应忌食腥膻辛辣发物，如海鱼、无鳞鱼、虾、蟹、羊肉、芫荽、葱、姜、蒜等，以免引起新病加重，旧病复发。

**2. 服药期间膳食禁忌**

清代医学家章杏云说："病人饮食，借以滋养胃气，宜行药力，故饮食得宜为药饵之助，失宜则反与药饵为仇。"有的食物可以减轻药物的作用，降低疗效。最典型的例子是萝卜能降低人参的补气作用，所以两者不宜同服。茶叶可与多种药物发生化学反应，因此饮茶时间与服药时间最好错开。《本草纲目》中还记载了一些经验，如薄荷忌蟹肉、甘草、黄连，桔梗忌猪肉等，亦可供参考。

**3. 妇女特殊时期的膳食宜忌**

妇女在月经期，应少吃寒凉性食物，以免引起痛经、经血不畅等临床表现。妊娠期，应避免吃不易消化、胀气的食物，如荞麦面、高粱米、白薯等。哺乳期，宜多用鸡、鸭、鱼、牛肉、猪肉炖汤喝，既补充营养，又促进乳汁分泌；哺乳期尽量少吃生食冷食，以及辛辣之物。但也不要禁忌太多，以免影响母亲及乳儿的健康。

## （三）常用食物和食养方

### 1. 补益类

**（1）益气类**

【常用食物】粳米、糯米、小米、黄豆、牛肉、鸡肉、鹌鹑、鸡蛋、土豆、胡萝卜、大枣等。

【食养方剂举例】

山药面（《圣济总录》）：干山药 30g，白术 30g，人参 5g，面粉 500g。将山药、白术、人参研成细粉，加入面粉、清水和面，捏薄片下锅煮食。可以加入一些时令蔬菜配用。具有健脾益气功效。

莲子粉粥（《太平圣惠方》）：莲子 25g，糯米 50g。将莲子去皮心研成粉，与粳米煮粥。每日 1～2 次。具有补中益肾、聪耳明目的功效。

参归炖母鸡（《乾坤生意》）：母鸡 1 只，人参 15g，当归 15g，葱白、生姜、黄酒、食盐各适量。母鸡去毛及内脏，冲洗干净，放入砂锅中，加清水、黄酒、葱白、生姜大火烧开，撇去污沫，改用小火炖至熟烂，再加入人参、当归、食盐，炖约 1 小时即可。具有益气养血、益精添髓的功效。

**（2）养血类**

【常用食物】猪肉、羊肉、猪肝、羊肝、牛肝、甲鱼、海参、菠菜、胡萝卜、黑木耳、桑椹等。

【食养方剂举例】

猪肝羹（《太平圣惠方》）：猪肝 1 具，鸡蛋 3 个，葱白 1 根，食盐适量。猪肝洗净去筋膜，浸泡易水数次切成细丁，葱白切成段，以上两味原料放入豉汁中煮作羹，临熟，打入鸡蛋，待熟时即可食用。具有养血、补肝、明目的功效。

桑椹龙眼膏（《民间验方》）：桑椹 1000g，龙眼 500g，蜂蜜适量。将桑椹、龙眼洗净，放入锅内，加清水以小火煎煮至汁液黏稠时，调入蜂蜜，边搅拌，边小火熬，数分钟后即可停，待冷装瓶备用。具有养血滋阴、补肝益肾的功效。

**（3）滋阴类**

【常用食物】鸡蛋黄、鸭蛋黄、甲鱼、乌贼鱼、猪皮、鸭肉、桑椹、枸杞子、黑木耳、银耳等。

【食养方剂举例】

乌鸡羹（《太平圣惠方》）：乌骨鸡 1 只，葱白、生姜、黄酒、食盐各适量。将乌鸡宰杀后用水冲洗干净，放入锅内，加入清水煮熟，取出，去掉骨，把鸡肉切成细丁备用。生姜、葱白切成细丁备用，将鸡肉、生姜、葱白、黄酒、食盐一起上小火慢煮作羹食。具有滋补阴血的功效。

清炖甲鱼（《本草备要》）：甲鱼1只，山药、葱白、生姜、黄酒、食盐各适量。将甲鱼杀死后，去除肠脏，然后连同山药，放入炖盅内，加水适量，隔水炖熟服用。具有滋阴清热、补虚润燥的功效。

银耳羹（《民间验方》）：干银耳10g，鸡蛋1个，冰糖适量。银耳用温水泡发，去除杂质，放入锅内，加清水，大火烧沸后转用小火，炖至银耳熟软时，加入鸡蛋、冰糖。每次1小碗，每日1次。具有补肺益肾、润燥止咳的功效。

（4）助阳类

【常用食物】羊肉、狗肉、鹿肉、兔肉、羊肾、猪肾、鸽蛋、鳝鱼、虾、淡菜、韭菜、刀豆、核桃仁等。

【食养方剂举例】

韭菜炒胡桃仁（《方脉正宗》）：韭菜200g，胡桃仁50g，香油、食盐各适量。胡桃肉开水浸泡去皮，沥干备用，韭菜摘洗干净，切成寸段备用。香油倒入炒锅内，烧至七成热时，加入胡桃仁，炸至金黄色，再放入韭菜、食盐，翻炒至熟。具有补肾助阳、健脑益智的功效。

当归生姜羊肉汤（《金匮要略》）：羊肉500g，当归10g，生姜20g，黄酒、食盐各适量。羊肉冲洗干净，切成小块，放入砂锅内，加黄酒、生姜、当归、清水，大火烧开，改用小火炖至羊肉熟烂，以食盐调味。分餐食用。具有温阳补虚、祛寒止痛的功效。

### 2. 泻实类

（1）解表类

【常用食物】生姜、大葱、芫荽、豆豉等。

【食养方剂举例】

葱白芫荽汤（《民间验方》）：大葱半根，芫荽20g。把大葱、芫荽洗净，大葱切成葱花，芫荽切成段备用。锅内放入清水，上火烧开，将葱花、芫荽段放入，翻滚片刻即可取下。具有发汗解表、宣肺通阳的功效。

姜糖苏叶饮（《本草汇言》）：生姜10g，紫苏叶15g，冰糖适量。先把生姜洗净切成片备用，将生姜片、紫苏叶放入茶杯中，用开水冲泡，温浸10～15分钟即可饮用，以冰糖调味，代茶饮。或以两味原料如常法煎汤，一日两次。具有辛温解表、理气和胃的功效。

（2）清热类

【常用食物】苦瓜、苦菜、西瓜、绿豆、豆腐、绿茶等。

【食养方剂举例】

薏苡仁绿豆粥（《民间验方》）：薏苡仁50g，绿豆5g，粳米100g。将薏苡仁、绿豆、粳米洗净，放入锅中，加清水以大火烧开，再改用小火，煮至豆熟米烂即可。具有清热、解暑、化湿的功效。

（3）温里类

【常用食物】干姜、肉桂、花椒、茴香、胡椒、辣椒、羊肉等。

【食养方剂举例】

胡椒煲猪肚（《饮食疗法》）：猪肚1个，胡椒、黄酒各适量。将胡椒、食盐、黄酒入洗净的猪肚内，然后用线缝好扎紧，慢火煲煮至熟烂。1周制作1次。具有健脾益胃、温中散寒的功效。

川椒面（《民间验方》）：川椒粉（花椒）5g，面粉200g，淡豆豉10g。川椒粉与面粉拌匀，加适量清水，做成面条。锅中放入清水，烧开后，放入面条、淡豆豉、食盐，煮熟即可。具有温中散寒的功效。

（4）行气类

【常用食物】橘皮、香橼、佛手、刀豆、玫瑰花等。

【食养方剂举例】

葱炒佛手丝（《食物疗法》）：佛手2个，葱1根，食盐适量。佛手洗净切成丝，葱切丝。锅内放入少量的油，烧热，即放入佛手丝炒至将熟时，投入葱丝、食盐翻炒片刻即可。具有疏肝理气、调畅气机的功效。

香橼浆（《食物疗法精萃》）：鲜香橼1～2个，麦芽糖适量。将香橼切碎，放入带盖的碗中，加入等量的麦芽糖，隔水蒸数小时，以香橼烂为度。每服1匙，早晚各1次。具有行气开郁的功效。

（5）活血类

【常用食物】木耳、山楂、酒、醋等。

【食养方剂举例】

双耳汤（《民间验方》）：黑木耳6g，银耳6g，食盐适量。将黑木耳、银耳放入碗中，用温水泡发洗净，放入锅中，加清水上火煮，至熟时加入少量食盐。具有养阴活血降脂的功效。

山楂饮（《简便单方》）：山楂片15g，冰糖适量。山楂片洗净，与冰糖一起放入茶杯中，以沸水冲泡，温浸10～15分钟即可饮用，代茶饮。具有活血化瘀、通络止痛的功效。

（6）止咳化痰平喘类

【常用食物】海藻、昆布、海带、紫菜、萝卜、橘络、杏仁、梨、白果、枇杷、百合等。

【食养方剂举例】

杏仁炖雪梨（《饮食疗法》）：杏仁 10g，雪梨 1 个，冰糖适量。取杏仁、雪梨放入盅内，隔水炖 1 个小时，以冰糖调味，食雪梨饮汤。具有清热、化痰、平喘的功效。

百合杏仁粥（《民间验方》）：鲜百合 50g（干品 15g），杏仁（去皮尖）10g，粳米 50g，冰糖适量。先将粳米煮熟，再将杏仁、百合放入，继续煮 10 分钟即可，以冰糖调味。具有润肺止咳的功效。

（7）利水类

【常用食物】玉米、玉米须、黑豆、绿豆、赤小豆、冬瓜、冬瓜皮、白菜、鲤鱼等。

【食养方剂举例】

鲤鱼赤小豆汤（《外台秘要》）：鲜鲤鱼 1 条（约重 500g），赤小豆 15g。鲤鱼去除鳃、鳞、头及内脏，冲洗干净备用；赤小豆洗净，放入锅内，加清水，大火烧开后改用小火，煮至豆熟时，加入鲤鱼，继续炖煮至鲤鱼熟烂即成。不加调料淡食，具有利水消肿的功效。

鲜拌三皮（《民间验方》）：西瓜皮 200g，黄瓜皮 200g，冬瓜皮 100g。将西瓜皮刮去蜡质外皮，冬瓜皮刮去绒毛外皮，与黄瓜皮一起，在开水锅内焯一下，待冷切成条状，置盘中，用少许盐、味精拌匀。佐餐食用。具有清热、利湿、减肥的功效。

（8）消导类

【常用食物】谷芽、麦芽、山楂、萝卜等。

【食养方剂举例】

萝卜丝饼（《清宫食谱》）：白萝卜 150g，面粉适量，食盐适量。将白萝卜洗净，刮成丝，调入清水、面粉、食盐，上火烙成薄饼。具有下气宽中、消食导滞的功效。

益脾饼（《医学衷中参西录》）：白术 30g，干姜 6g，鸡内金 15g，熟枣肉 250g，面粉 1000g。大枣去核取肉，捣成泥，白术、干姜、鸡内金研成细粉，加入枣泥、面粉和清水和面，擀成小薄饼，烙熟食之。具有健脾益气、消食导滞的功效。

（9）祛风湿类

【常用食物】薏苡仁、木瓜、樱桃、鳝鱼等。

【食养方剂举例】

薏苡仁酒（《经验方》）：薏苡仁粉 500g，酒曲适量。薏苡仁粉 500g 蒸熟，摊凉，与适量的酒曲拌匀，发酵酿制成酒。具有祛风除湿的功效。

樱桃酒（《民间验方》）：樱桃 500g，白酒适量。将樱桃洗净，沥干，放入白酒中，浸泡 1 个月后即可饮服。具有祛风除湿的功效。

# 第二节　起居养生保健

古代养生家认为，人们的寿命长短与能否合理安排起居作息有着密切的关系。《素问·上古天真论》说："饮食有节，起居有常，不妄作劳，故能形与神俱，而尽终其天年，度百岁乃去。"可见，自古以来，我国人民就非常重视起居有常对人体的保健作用。

起居养生保健所包含的内容很多，衣食住行、站立坐卧、苦乐劳逸等的养生措施都属于起居调摄范畴。限于篇幅，本节着重介绍起居调理和睡眠养生。

## 一、起居调理

起居调理主要是指日常生活的各个方面要有一定的规律，并合乎自然界和人体的生理常度。这是强身健体、延年益寿的重要基础。其主要内容有以下几方面。

### （一）作息规律

人与自然息息相关，天人相应，人们的起卧作息只有与自然界阴阳消长的变化规律相适应，才能有益于健康。孙思邈说："善摄生者，卧起有四时之早晚，兴居有至和之常制。"西医学已证实，人的生命活动都遵循着一定周期或节律而展开。如人的情绪、体力、智力等都有节律周期，每个周期又分为旺盛和衰退两个阶段。在旺盛时工作，在衰退时休息，是比较合理的。

合理的生活作息制度，包括每日定时睡眠、定时起床、定时用餐、定时工作学习、定时锻炼身体、定时排大小便、定期洗澡等。把生活安排得井井有条，可使人们生机勃勃，精神饱满地工作学习。这样对人体健康长寿大有裨益。

### （二）劳逸适度

过劳可以损伤身体。正如《素问·宣明五气》所言："五劳所伤，久视伤血，久卧伤气，久坐伤肉，久立伤骨，久行伤筋。"《庄子·刻意》说："形劳而不休则弊，精用而不已则劳，劳则竭。"许多人英年早逝，与过劳不无关系。过逸同样可以伤身。清代医家陆九芝说："自逸病之不讲，而世只知有劳病，不知有逸病，然而逸之为病，正不少也。逸乃逸豫、安逸之所生病，与劳相反。"张介宾说："久卧则阳气不伸，故伤气；久坐则血脉滞于四体，故伤肉。"贪图一时舒适，好逸恶劳，四体不勤，其结果必致加速老化和衰老，并进而导致死亡。

人体脏腑经络气血阴阳的运动变化，无不依赖于气机的升降出入。长期缺乏劳动和体育锻炼的人，容易引起气机呆滞不畅，升降出入失常。进而影响到五脏六腑、表里内外、四肢九窍，而发生种种病理变化。

如何正确处理劳逸之间的关系，取决于个人的具体情况，量力而行，合理安排。养生主张劳逸结合，交替分配。脑力劳动还要与体力活动相结合。如脑力劳动偏重于静，可进行一些体育锻炼，使机体各部位得到充分有效的运动。体力活动偏重于动，可进行看书、下棋等偏静的方式来调节。动静兼修，形神共养。

### （三）生活方式多样化

注意生活方式多样化。除正常工作外，可根据爱好兴趣选择不同的形式。譬如听相声、赏音乐、聊天、看戏、下棋、散步、爬山、钓鱼、赋诗作画、打太极拳等。总之，动静结合，寓静于动，既达到休息目的，又起到娱乐效果，使生活丰富多彩，充满生活乐趣，达到消除一天疲劳，精力充沛地开始新的工作的目的。

### （四）保持大便通畅

古代养生家对保持大便通畅极为重视。汉代王充在《论衡》中指出："欲得长生，肠中常清，欲得不死，肠中无滓。"肠中的粪便残渣、污浊之物如不及时清理，排出体外，可导致浊气上扰，气血逆乱，脏腑功能失调，百病丛生。西医学认为，便秘是冠心病、高血压、脑血管意外、痔疮、肠癌等病的诱发因素之一。

要大便通畅，应注意以下几点：第一，顺其自然。养生之道，惟贵自然。排便时要做到有便不强忍，大便不强挣。"强忍"和"强挣"都易损伤人体正气，引起痔疮等病。现代研究发现，如果忍便不解则使粪便内毒素被肠组织黏膜吸收过多，损害健康。如果排便时用力过度，会导致腹内压增高，痔静脉充血，还容易引起痔疮、肛瘘等疾病。高血压、动脉硬化者，排便用力，容易诱发中风，中老年人尤慎。第二，注意卫生。大便后要注意清洁卫生，以避免或减少肛门和肠道疾病的发生。另外，饮食、运动对预防便秘有一定作用。饮食应注意荤素搭配，粗细结合，多喝水。平时多运动，腹部按摩可以起到疏畅气血，增强肠胃功能和消化排泄功能，加强大小肠的蠕动，促进新陈代谢，通畅大便的作用。此外，应养成定时排便的习惯。

### （五）保持小便通畅

苏东坡在《养生杂记》中说："要长生，小便清；要长活，小便洁。"小便是水液代谢后排除糟粕的主要途径，与肺、脾、肾、膀胱等脏腑的关系极为密切。水液代谢的好坏反映了机体脏腑功能的正常与否，特别是肾气是否健旺。小便通利，则人体健康；反之，则说明人有疾患。所以，古代养生家十分重视保持小便通畅。

平时可以通过以下方法来保持小便通畅：第一，补肾缩尿。晚上临睡时，或早晨起床后，调匀呼吸，舌抵上腭，眼睛视头顶上方，随吸气，缓缓做收缩肛门动作，呼气时放松，连续做 8～24 次，待口中津液较多时，可嗽津咽下。这种方法可护养肾气，增强膀胱制约能力，可以防治尿频、尿失禁等症。老年人肾虚不固，尿频，可以吃一些补肾阳的药物或食物，以固肾缩尿。第二，仰卧摩腹。取仰卧位，调匀呼吸，将掌搓热，置于下腹部，先推摩下腹部两侧，再推下腹部中央，各 30 次。动作要由轻渐重，力量要和缓均匀。做功时间可在早晚。此法可益气，增强膀胱功能。对尿闭、排尿困难有一定防治作用。另外，排尿要顺其自然，有小便时，就及时排出，不要过度憋尿，使膀胱胀满不舒。平素应每日饮水 1500～2000mL，保证水液代谢通畅。

## 二、睡眠养生

人的生命过程中，大部分的时间是在睡眠中度过的。良好的睡眠是健康的保障。《养生三要》说："安寝乃人生最乐。古人有言，不觅仙方觅睡方……睡足而起，神清气爽，真不啻无际真人。"可见，睡眠对于人类来说是多么重要。中医学历来重视睡眠科学，认为"眠食二者为养生之要务""能眠者，能食，能长生"。

睡眠养生保健就是根据宇宙与人体阴阳变化的规律，采用合理的睡眠方法和措施，以保证睡眠质量，恢复机体疲劳，养蓄精神，从而达到防病治病、强身益寿的目的。

### （一）睡眠的保健作用

#### 1. 促进人体生长发育

睡眠与儿童生长发育密切相关。婴幼儿在出生后相当长时期内，大脑继续发育，需要更多的睡眠。良好的睡眠有利于儿童的生长发育。一般睡眠好的小孩，长大以后身体一般都比较健康。

#### 2. 消除疲劳，恢复体力

睡眠是消除身体疲劳的主要形式。睡眠时，人体精气神皆内守于五脏，五体安舒，气血和调，从而使疲劳得以消除，体力得以恢复。

#### 3. 保护脑力，充沛精神

睡眠有利于保护大脑。大脑在睡眠状态中耗氧量大大减少，利于脑细胞能量贮存，可以恢复精力，提高脑力效率。睡眠不足者，则容易出现烦躁、激动，或精神萎靡、注意力分散、记忆减退等精神神经症状。长期缺乏睡眠甚至会导致幻觉。

**4. 增强免疫，预防疾病**

科学研究证明，良好的睡眠能消除全身疲劳，使脑神经、内分泌、体内物质代谢、心血管活动、消化功能、呼吸功能等得到休整，促使身体各部组织生长发育和自我修复，增强免疫功能，提高对疾病的抵抗力。

**5. 有利于皮肤美容**

睡眠对皮肤健美有很大影响。良好的睡眠可使人皮肤光滑，眼睛有神，面容润泽。常年的睡眠不足或失眠则会使颜面憔悴，毛发枯槁，皮肤出现细碎皱纹。所以说，睡眠是皮肤美容的基本保证。

**（二）睡眠的注意事项**

**1. 睡前宜忌**

睡前宜散步，晚饭后至睡前出外散步，有利于食物消化，还可以使情绪安定下来，并呼吸新鲜空气，十分有益。睡前情绪应平稳，睡眠之前应保持思想安静、情绪平和，切忌忧虑、恼怒。因为怒则气血上涌，情绪激动，烦躁不安，神不守舍，难于成寐。非但恼怒，任何情绪的过极变化，都会引起气机失调，导致失眠。古人云"先睡心，后睡眼"是有道理的。睡前要洗脚，上床前用温水洗脚，古称"浴足"，其不仅可去足垢，冬日尚使足部温暖，而且能引血气下行，使心宁神安而入睡。睡前不宜过饱，饮食要科学。《抱朴子·极言》说："饱食即卧，伤也。"《素问·逆调论》也说："胃不和则卧不安。"说明饱食之后不可立即寝卧。其原因是睡眠时消化功能减弱，吃多了加重消化系统负担，使睡眠不深。睡前也不要喝浓茶或咖啡，因为茶叶和咖啡中都含有具有兴奋中枢神经作用的咖啡因，它可增强大脑皮层的兴奋性，使人不易入睡。

**2. 睡中禁忌**

睡卧时忌当风。睡卧时头对门窗风口，易成风入脑户引起面瘫、偏瘫。卧时头对炉火、暖气，易使火攻上焦，造成咽干目赤鼻衄，甚则头痛。睡卧时还忌蒙头，《备急千金要方·道林养性》说："冬夜勿覆其头，得长寿。"小儿尤应注意，以免窒息，发生意外。

**3. 按时睡觉**

养成良好的睡眠习惯，符合睡眠节律，是提高睡眠质量的基本保障。每天最好保证8小时睡眠，夜间睡觉一般不超过22点，不宜睡得太晚，熬夜对身体健康极为不利。一天之中起卧亦有规律，应使睡眠模式符合一日昼夜晨昏的变化。《类修要诀·养生要诀》总结为："春夏宜早起，秋冬任晏眠，晏忌日出后，早忌鸡鸣前。"

**4. 保证子午觉**

子午觉是古人睡眠养生法之一，即是每天于子时、午时入睡，以达颐养天年的目的。中医学认为，子午之时，阴阳交接，极盛及衰，体内气血阴阳极不平衡，必欲静卧，以候气复。现代研究也发现：夜间 0 点至 4 点，机体各器官功能降至最低；中午 12 点至下午 1 点，是人体交感神经最疲劳的时间。因此，子午睡眠的质量和效率都好，符合养生道理。据统计表明，中老年人睡子午觉可降低心、脑血管病的发病率，有防病保健意义。

**5. 睡觉姿势**

常人宜右侧卧，古人云"卧为右侧"，古今医家都选择右侧卧为最佳卧姿。孕妇则多宜左侧卧，尤其是进入中、晚期妊娠的人，左侧卧最利于胎儿生长。患者睡姿，对于心衰患者及咳喘发作患者宜取半侧位或半坐位，同时将枕与后背垫高；其他一些病症也应该选择一些适合病情的特殊睡姿。

**（三）卧室环境**

卧室应保证良好的环境，有利于休息，有利于睡眠，有利于身心健康。良好的卧室环境要求具备以下条件。

**1. 阳光充足**

一般选择坐北朝南的北房，阳光明媚、充足，温暖宜人。

**2. 恬惔宁静**

安静的环境是帮助入睡的基本条件之一。嘈杂的环境使人心神烦躁，难以安眠。噪声不但可以引起睡眠障碍，还可导致高血压、心动过速、神经衰弱等许多疾病。因而卧室选择重在避声，窗口远离街道闹市，必要时应设置隔音玻璃，睡觉时掩上门窗。卧室内家具越少越好，一切设置应造成简朴典雅的气氛，利于安神。

**3. 空气新鲜**

新鲜空气是自然的滋补剂，它可以提供充分的氧气。经常开窗，可以使室外的新鲜空气与室内的污浊空气进行充分的交换，以创造良好的空气环境。

**4. 清洁卫生**

卧室内要保持清洁卫生，每星期至少对卧室进行 1 次常规打扫，以便清除灰尘，最好不要使用有化学成分的喷雾剂、除菌剂之类的清洁剂清理卧室。床上用品也需要定期清洗，每 1～2 星期至少在室外晾晒 1 次，每 3～4 星期清洗更换 1 次。卧室内可以摆放兰花、荷花、仙人掌之类植物一盆，此类植物夜间排的二氧化碳甚少，室内植物利于温/湿度调节。应注意不在卧室内用餐、烧炉子，以防蚊蝇孳生和中毒的发生。

**5. 温度适宜**

卧室温度适宜是入睡的重要条件。过冷、过热或潮湿，都会影响睡眠。一般认为卧室温度以保持 18～20℃为宜，无条件者差几摄氏度也无妨。摆设床铺时，不要把床紧靠暖气片，尤其是不要头朝暖气装置。

**6. 入睡光线幽暗**

古人云"夜寝燃灯，令人心神不安"。光线太强，易使人兴奋，影响入睡，因此睡前必须关灯。住房面积有限，没有专用卧室者，应将床铺设在室中幽暗角落，并以屏风隔开。

**（四）卧具选择**

**1. 床铺、褥垫**

床宜软硬适中。软硬适中的床可保证脊椎维持正常生理曲线，使肌肉放松，有利于缓解疲劳。标准的软硬度以木板床上铺 0.1m 厚的棉垫为宜。其他的床，如南方的竹榻、藤床、棕绷床也较符合养生要求。

弹簧床或席梦思床垫过于柔软，睡眠时不能维持脊柱正常的生理弯曲而易导致脊柱病变，特别是对青少年会影响其脊柱和四肢骨骼的正常发育，并且身体下陷部分的肌肉持续紧张会造成肌肉劳损而发生疼痛，胸腹腔内的脏器也会受到挤压而有损健康。过于坚硬的平板床，使人贴床的一侧压痛不舒而睡不安稳。

床宜高低适度。《老老恒言》说"床低则卧起俱便"，主张床的高度以略高于就寝者膝盖水平为好，这样的高度便于上下床。

床宜宽大。《服虔通俗文》中载有："床必宽大。"床铺面积较大，能使人心神安逸，便于在睡眠中自由转体，有利于筋骨舒展，利于休息。婴儿床除要求一定宽长度外，宜在床周加栏杆，以防婴儿坠地。

褥垫宜软宜厚。《老老恒言》说："寝卧必得厚褥，老人骨瘦体弱，尤须厚褥，必须多备，渐冷渐加……"厚褥有利于维持人体体表生理曲线。一般以 0.1m 厚为佳，随天气冷暖变化加减。

**2. 枕头**

枕头是睡眠不可缺少的用具，适宜的枕头有利于全身放松，可保护颈部和大脑，促进和改善睡眠，有防病治病之效果。一般认为枕高以稍低于肩到同侧颈部距离为宜。枕头过高不便睡中翻身而影响睡眠。高血压、颈椎病及脊椎不正的患者不宜使用高枕；肺病、心脏病、哮喘病患者不宜使用低枕。否则，不利于康复。

枕芯应选质地松软之物，制成软硬适度、稍有弹性的枕头为好。枕头太硬使头颈与枕接触部位压强增加，造成头部不适；枕头太软，则枕难以维持正常高度，头颈项部得不到一定支持而疲劳。

实际养生实践中，还可选用采用不同的药物加工制成的药枕。药枕对人体既有治疗作用，又具保健作用，可酌情选用。阳热体质者宜选夏枯草枕、蚕沙枕；耳鸣耳聋患者可选磁石枕；目暗目花患者可选菊花枕、茶叶枕和决明子枕等"明目枕"。

### 3. 盖被

盖被宜软，被里可选细棉布、棉纱、细麻布等，不宜用腈纶、尼龙、的确良等带静电荷的化纤品。盖被目的在于御寒护阳，温煦内脏，故被内容物宜选棉花、丝绵、羽绒为最好，腈纶棉次之。丝绵之物以新者为佳，陈旧棉絮既沉且冷，易积湿气不利养生。盖被宜轻，盖被重则压迫胸腹四肢，使气血不畅，心中烦闷，易生梦惊。盖被宜宽，被子宽大利于翻身转侧，使用舒适。故现代流行的睡袋不如传统被子保健性好。睡袋上口束紧，三面封闭，影响了肢体活动和皮肤新陈代谢。

### 4. 睡衣

睡衣宜宽大无领无扣，不使颈、胸、腰受束。睡衣要有一定的长度，使睡眠时四肢覆盖，不冒风寒。睡衣选料以天然织品为好，秋冬选棉绒、毛巾布为料，春夏宜选丝绸、薄纱为料。睡衣总以宽长、舒适、吸汗、遮风为原则。

## 第三节　房事养生保健

房事养生，又称为性保健。即根据人类生命活动的规律及生理心理特点，采取健康适度的性行为，或通过必要的保健方法，调节男女性事活动，和谐夫妻生活，以达到强身健体，提高生活质量，祛病延年的目的。

### 一、房事养生的历史

房事养生是一门新颖而又古老的学术。据考证，随着人类文明的诞生，就有了性医学的萌芽。在我国，房事保健的研究更具有悠久的历史。据《汉书·艺文志》记载，"房中"很早就作为与人们身心健康密切相关的重要学科被载入"方技类"。1973年，我国长沙马王堆出土的一批竹简医书中，大量涉及性医学、性保健方面的内容。我国现存最早的医学典籍《内经》更是全面地论述了性生活与人体生理病理及寿夭的关系，反映了汉代以前性医学的发展水平。迨至晋唐，葛洪、孙思邈等著名医家、养生家均在前人的基础上结合自己的研究对房事养生做了较深刻的阐述。清代学者叶德辉据《医心方》辑佚的《素女经》《素女方》《玉房指要》《玉房秘诀》均为古代房中养生的专著，对于性医学、性保健研究具有很高的文献价值。宋元以后，由于封建理学的兴起，性学知识渐趋泯灭，甚则使性保健这一正当的、科学的、人所共需的养生医学，被曲解非难，或被蒙上神秘的色彩而走入歧途。直至今日，性医学在传统医学中仍是一个薄弱环节。

随着时代的进步，人们越来越认识到性医学是与人类健康休戚相关的科学。特别是近年来通过广大学者的努力，我国古老的房事养生文化逐渐被人们所认识，并以其独特的科学内涵及其养生益寿的保健价值而引起国内外有识之士的关注。现实生活中，很多人因缺乏性保健知识，无法排解由于性造成的心理上的压力而导致身心疾病，给个人和家庭带来很大的痛苦。房事保健的根本任务，就是在掌握人类性心理、性生理、性行为等性事活动规律的基础上，探讨性生活的卫生之道，宣传普及必要的性保健知识，培养高尚的性道德，树立文明的性爱观，提高人类的健康水平，以促进全社会的发展。

## 二、中医对房事养生的认识

性行为是人类的一种本能，是人类生活中不可缺少的重要方面。故有人把性生活与物质生活、精神生活并列为人类三大生活内容，它不仅是人类种族得以繁衍和发展的基础，而且与人们的生活质量和健康水平息息相关。

### （一）人类性爱合于阴阳之道

中国古代哲学认为，阴阳是天地间的普遍规律，阴阳二气是构成自然万物的本原，阴阳的相互作用是滋生万物的内在力量。人与天地相参，人类的生命活动及生育繁衍也离不开阴阳对立统一运动这一自然法则。男女相需如天地相交，天地要得以永恒，人类要繁衍昌盛，必须顺乎阴阳之道，古人称"一阴一阳之谓道""偏阴偏阳之谓疾""阴阳交则物生，阴阳格则物杀"。若男女不合，则违背了阴阳之道。正如《玉房秘诀》谓："男女相成犹天地相生，天地得交会之道，故无终竟之限。"古代养生家正是以阴阳学说这一古代哲学思想为基础来研究人类的性爱活动，并将这一思想基准作为养生延寿的重要原则而广泛运用到各个方面。由此可以认为，人类性爱是顺乎自然的天性。

### （二）房事是人类正常生理心理之需

《孟子·告子》谓："食色，性也。"《礼记·礼运》谓："饮食男女，人之大欲存焉。"人的自然属性要求人类自身必须通过性爱以保存自我和繁衍种族。因此，性是人类与生俱来的天性，如同呼吸、心跳、消化、排泄一样，是人类赖以生存繁衍的正常生理活动。西医学研究表明，适当的性生活能促进性激素的分泌而延缓衰老。如对男性可促进睾酮的分泌，提高骨髓的造血功能，使人体肌肉发达，减少体内脂肪的储存；对于女性则增强卵巢生理功能，推迟更年期等。同时，人类的社会属性决定了人有着丰富的情感世界，人类的性行为已离开了纯粹的生殖目的，更多的是传达情意与追求愉悦的心理需求。实践证明，健康的性爱可以增进夫妻感情，缓解精神紧张、心情郁闷等不良心境，鼓舞人们乐观向上，保持健康的心理状态。

### （三）适度的房事有益于身心的健康

隔绝阴阳、禁绝正常的房事既违反了自然之性，亦有悖于人的生理和心理。因此，中国古代医家、养生家都反对禁欲，以顺养生之道。如《素女经》说："阴阳不交，则生痛瘀之疾。故幽、闲、怨、旷多病而不寿。"禁欲独身、旷男怨女由于缺乏正常的两性生活，容易导致阴阳失调、气机郁闭、五脏失和等各种病理变化而产生多种疾病。据国内外资料报道，结婚的人比独身者平均寿命要长。国内对长寿老人的调查亦发现，长寿老人大多家庭稳定，夫妻恩爱，而终身独居者并不多。说明和谐的夫妻生活是健康长寿的重要因素。

### （四）房事养生之要在于节欲保精

中医学认为，"精者，身之本也"。精受之于先天，充养于后天，藏之于肾，关系到人的生长发育衰老过程及生殖能力，是维持人体生命活动的根本。精气的盛衰盈亏直接影响人的寿夭和健康，因此惜精、养精、固精即成为养生防衰的关键。节欲保精，即是说房事活动应该适度，欲不可禁，亦不可纵，应有所节制，以使精气保持盈满，精足则神旺，神旺则生命富有活力，有益于抗衰防老。

房事不节，纵欲过度，必耗伤精气。故《素问·上古天真论》认为"以欲竭其精，以耗散其真，不知持满，不时御神"是导致"半百而衰"的重要原因。正如常言所云："纵欲催人老，房事促短命。"临床上常见到由于不注意节欲保精，欲念太过、施泄无度，精气亏耗而引发早衰，出现牙齿脱落、发鬓稀疏早白、视力减退、耳鸣耳聋、小便失禁、腰膝酸软、健忘、男子阳痿早泄、女子月经不调或白带频多、性欲淡漠等肾精亏损的症状。中国历代帝王有很多寿命不长，这与他们荒淫无度、沉溺酒色的腐朽糜烂的生活方式有很大关系。而善于节欲保精的人大多可享天年。如唐代著名医家孙思邈倡导慎欲惜精并身体力行，寿逾期颐，活了102岁。至今陕西耀县纪念孙思邈的药王庙大殿前，刻有孙思邈节欲养生思想的训言："大寒与大热，且莫贪色欲；醉饱莫行房，五脏皆反复。"

节欲保精不仅可延年益寿，亦关系到强壮后嗣，有利于优生。如明代著名医家张介宾指出："凡寡欲而得之男女，贵而寿；多欲而得之男女，浊而夭。"盖精血是孕育之本，清心寡欲，节欲房事，使男女精血充盈调畅，在此基础上受孕则有利于下一代的健康。反之，在受孕之前，若不注意节欲静养，纵欲太过，致使男子肾精不足，女子阴血虚衰，则难能受孕，即使受孕亦因父母精血亏损而致胎儿先天不足。

西医学研究认为，精液中含有大量的前列腺素、蛋白质、锌等重要物质。过频的性生活使之大量丢失，促使身体多种器官系统发生病理变化而加速衰老。由于精子和性激素是由睾丸产生的，失精过度，会加重睾丸的负担，同时因"反馈作用"而抑制脑垂体前叶的分泌，导致睾丸萎缩，从而加速衰老。可见节欲保精对于延年益寿有着重要意义。

### （五）房事养生贵在身心和谐

和谐是中国传统文化的精髓，男女性事中的身心和谐也是房事养生的精髓，只有和谐的两性生活才有益于身心健康。人类性生活不单是一种生理活动过程，更具有丰富的情感内涵。因此，性生活的和谐应以夫妻恩爱为基础，而和谐的夫妻生活，又促进彼此感情更加融洽，从而使夫妻双方精神愉悦、气血调畅。反之，夫妇反目、性生活不和谐、心情忧郁，则会食不甘味、寝不安寐、影响健康，甚则导致各种疾病，这在临床上屡见不鲜。因此，著名医家张介宾在系统总结明代以前医家和房中家有关房中理论学说的基础上，认为有助于身心健康的房事之道最关键因素在于"合"。他说："阴阳之道，合则聚，不合则离，合则成，不合则败。天道、人事，莫不由之，而尤于斯道为最。"所谓"合"，即是男女的两性生活必须是包括情感身体在内的多方面的协调配合，达到水乳交融、和谐一致。夫妻双方只有在相互尊重、相互信任、相互体贴、相互忠诚、相互关心的基础上达到感情的升华，才能使婚姻生活更加美满幸福，从而有益于身心健康。

### （六）倡导"七损八益"房中理论

《素问·阴阳应象大论》中记载了黄帝与岐伯这样一段问答："帝曰：调此二者奈何？岐伯曰：能知七损八益，则二者可调，不知用此，则早衰之节也。"由此说明，理解和掌握"七损八益"对于调节机体阴阳、防止早衰有重要意义。

所谓"七损八益"，是古人在重视精气、重在和谐的思想指导下，根据趋利避害的原则，总结出的性生活中七种有损健康的行为和八种有益于保持精气充足的导引动作和做法。

"七损"，根据长沙马王堆出土汉墓医书《天下至道谈》记载："一曰闭，二曰泄，三曰竭，四曰勿，五曰烦，六曰绝，七曰费。"意即交合时阴茎疼痛，精道不通，甚至无精可泻，仍强力而为，故曰"闭"；交合时大汗淋漓不止，故曰"泄"；性生活不加节制，交合无度，徒使精液虚耗，故曰"竭"；交合时阳痿不举，故曰"勿"；交合时呼吸急促，心中懊恼，神昏意乱，故曰"烦"；女方没有性冲动或性要求时，男方性情急躁，强行交合，不仅给女方带来痛苦，损害其身心健康，还会影响胎孕的优劣，故曰"绝"；交合时急速图快，滥施泻泄，徒然耗费精气，故曰"费"。此"七损"的主要精神：闭精难出、过急、过久、汗出伤津、精气短竭、阳痿强用、交合时心烦躁郁、精血耗绝、交合过频、耗费精气等，这些两性交合时的种种表现，皆有害于健康，必须避免。

"八益"，指的是两性交媾活动中施行气功导引的方法。据《天下至道谈》记载："一曰治气，二曰致沫，三曰智时，四曰蓄气，五曰和沫，六曰积气，七曰持赢，八曰定倾。"即交接之前应先练气功导引，导气运行，使周身气血流畅，故曰"治气"；舌下含津液，不时吞服，可滋补身体；又指致其阴液，亦为交合之所不可少者，故曰"致沫"；要善于掌握交合时机，故曰"智时"；蓄养精气，动而不泄，故曰"蓄气"；口吞唾液，双方交合协调，故曰"和沫"；交合适可而止，不可精疲力竭，以便积蓄精气，故曰"积气"；交合之时留有余地，保持精气充盈，不伤元气，故曰"持赢"，即持盈；两性交合时，男方不要恋欢不止，故曰"定倾"，即防止倾倒之意。此"八益"的主要精神：男女交合时导引精气，使阴液分泌，并掌握适当时机，使阴阳协调，积聚气血，保持精气充盈，防止阳痿等。

由此可见，古人的"七损八益"这一房中理论并非神秘莫测，它积极探讨人类如何充分享受性生活快乐的同时，更强调男女性事中的阴阳和谐及惜蓄精气，其丰富的内涵对于维护两性生殖健康，以及下一代的优生优育，具有积极意义。

### 三、房事保健的措施

房事保健不仅关系到个人的生殖健康，亦与家庭幸福和优生优育息息相关。我国古代医家和养生家以"合男女必有则"为基本观点，对房事保健提出一系列原则和方法，至今看来，仍有指导意义。现根据有关论述并结合现实概括如下。

#### （一）合房讲究卫生

注意房事卫生是房事保健防病的重要措施之一。临床资料表明，很多疾病，尤其是生殖系统感染性疾病与男女的不洁性交有直接关系。如妇科的感染性阴道炎、慢性宫颈炎、急慢性尿路感染、月经不调等；男科的急慢性前列腺炎、尿道滴虫、阳痿等。为此，男女双方都要养成讲卫生的良好习惯。性生活前，夫妻双方都要用温水把外生殖器洗干净，尤其是男性每次都要把包皮翻上去，洗涤干净，因包皮与龟头之间往往藏有白色的包皮垢，否则，不但容易引起阴茎头和包皮发炎，而且很容易在行房中将细菌带入女子的阴道和尿道，引起女方尿路感染和妇科炎症，而妇科炎症又往往是不孕的重要原因。这尤其对于预防新婚"蜜月病"很有意义。

#### （二）行房节欲有度

性生活是男女婚后生活的重要内容，应予以科学合理的安排，以益于双方的身心健康。所谓"有度"，即根据年龄、体质、生活等不同情况，掌握房事频率，既无须强抑，更不要超度，强抑则郁而生疾，超度则耗伤精血，均不利于健康。至于合房频率的具体相隔时间，古代养生家有不同的说法，但基本精神还是以"节欲保精"为原则。现代性医学对于夫妇的行房次数没有统一的标准和规定的限制。一般以房事后次日感到身心舒适、精力充沛、无疲劳感为原则。若行房后感到腰酸背痛、疲乏无力，说明房事过度，应注意及时调整节制。一般来讲，青壮年夫妇每周一至两次为正常，而老年人则重在颐养，以少施泄为宜。

### （三）提倡婚育适龄

古代养生家很早就主张男女婚育不宜过早，应根据男女生长发育的自然规律选择最佳婚育年龄，并以此作为房事保健及强壮后嗣的重要措施。如《论语》提出："少之时，血气未充，戒之在色。"认为青少年正处于身心发育的重要阶段，不可近欲。否则，"男子破阳太早，则伤其精血；女子破阴太早，则伤其血脉"（《寿世保元》）。南齐名医褚澄在《褚氏遗书》中提出了男女婚嫁的适宜年龄："合男女必当其年，男虽十六而精通，必三十而娶，女虽十六而天癸至，必二十而嫁，皆欲阴阳之气充实而交合，则交而孕，孕而育，育而有子坚壮强寿。"由此可见，古人很早就认识到适龄婚育非但关系男女自身的健康，更有利于下一代的优生优育。根据《素问·上古天真论》关于男女生长发育生殖功能盛衰规律论述，并结合西医学观点，女性婚育的最佳时期是 21 ～ 28 岁，男子婚育的最佳时期是 24 ～ 32 岁。此期男女生殖功能最为旺盛，精子和卵子质量较高，难产率低，更利于下一代的健康。

婚育年龄也不宜过晚。一般认为，女子年龄最好不超过 30 岁，尤其不宜超过 35 岁。因为年龄过大则卵巢功能开始衰退，容易造成流产、死胎或畸形胎儿。此外，高龄产妇在分娩过程中易于发生宫缩无力、产程延长、大出血等现象，难产率也增高。因此，倡导男女适龄婚育无论对于优生优育，还是男女身心健康，都是非常重要的。

### （四）适当独宿颐养

独宿又称独卧，是古人提倡节制房事、蓄养精气的重要措施之一。如孙思邈在《千金翼方》中引用古代寿星彭祖的话说："上士别床，中士异被，服药百裹，不如独卧。"独卧的意义在于能使神清气定，耳目不染，易于控制情欲，有利于养生。特别是对于情欲旺盛的青壮年、正值经期孕期的女子、高年肾亏的老年人以及患有慢性疾病或病后康复期间的患者，适当改变既往夫妻同床的生活常规，分室颐养，以清心寡欲，养精固正，具有一定的养生意义。

### （五）恪守自重节操

人类的性行为虽然是一种本能的生理心理活动，但必须受到社会道德观念和法律规范的制约，也就是说，只有夫妻之间的性行为才合乎法律及伦理道德规范。恋爱中的青年男女应善于理性地把握感情的闸门，避免婚前性行为的发生。否则，不仅给十分纯洁健康的爱情蒙上阴影，而且容易给双方带来额外心理负担。尤其会给女方的生理和心理造成伤害，对青年身心健康不利。值得注意的是，中国文化和古今养生家始终提倡适欲，反对纵欲。过于频繁的性生活、不洁性行为或不正当的两性关系，不仅损伤身心健康，也会增加感染性传播疾病的风险。为此，每个成年人都应当自觉恪守对社会家庭的义务和责任，自尊自重，洁身自爱，自觉抵制不良的生活方式和行为，这在房事养生中是不可忽视的。

### 四、房事禁忌

所谓房事禁忌，就是在某些情况下应禁止房事。古代房中养生家认为，房中之事必须顺应天时地利人和，否则可损害健康，引起很多疾病，其内容大体如下。

#### （一）环境不当禁房事

环境包括气候环境和地域环境。中医养生学十分强调人与自然的和谐。气候适宜，环境舒爽，人的心情舒畅，气血调和，有利于房事的和谐。反之，恶劣异常的气候、不良的地域，不仅影响男女双方的情绪，同时也破坏了机体的调节能力，导致阴阳气血乖乱。因此，古代房中养生家告诫：凡遇雷电暴击、狂风大雨、山崩地裂、奇寒异热等自然灾变以及不适当的地域环境均应禁房事。

#### （二）酒后禁房事

酒味辛甘、性大热而走窜。适量微饮，可通行经脉，和畅气血。但饮酒过度，则灼伤胃肠，耗伤肾精。同时，醉酒后往往行为失控，言语动作鲁莽，导致房事不能和谐，更有害于双方身心的健康。故《素问·上古天真论》认为"以酒为浆，以妄为常，醉以入房，以欲竭其精，以耗散其真"是导致早衰的重要原因。由于乙醇能损害精细胞和卵细胞，醉酒入房，对胎儿的影响更甚。若妇女酒后受孕或妊娠期饮酒，可使胎儿发育不良，甚则发生畸形、智力低下等严重后果。因此，酒后应避免房事。

#### （三）七情过激禁行房

房事活动必须在双方精神愉悦、情投意合的状态下才能和谐美满，有益于健康。暴怒、大喜、惊恐、悲伤等偏激情志，可使气机失调，阴阳失衡。此时夫妻行房，不仅有碍健康，如果受孕还影响胎儿的生长发育。古代著名医家陶弘景、孙思邈等都曾反复告诫世人"凡大喜怒，皆不可行房事""人有所怒，血气未定，因此交合，令人发痈疽"，还提道"在母腹中时，其母有所大惊，气上而不下，精气并合"是导致小儿先天性癫痫的常见病因之一。

#### （四）劳倦体虚禁房事

房事是夫妻双方全身心的行为活动，必然要消耗一定的精力和体力。若劳倦过度、体力不支或大病初愈、元气未复的情况下，应静心休养，不应再行房耗精，否则则犯虚虚之禁，对健康不利。

### （五）妇女"三期"禁忌

妇女三期是指女性的经期、孕期、产褥期。针对女性的生理特点，房事禁忌中有一些具体要求。

**1. 经期禁房事**

经期同房，古称"撞红"，是自古以来房中之禁。孙思邈指出"妇人月事未绝而与交合，令人成病"，中医学认为"撞红"则损伤冲任，易引起痛经、月经不调、崩漏、闭经、不孕等多种妇科疾病。故妇女经期应绝对禁止房事。

**2. 孕期早晚禁房事**

妇女怀孕期间，以保元固胎为要，房事生活必须谨慎从事，不可冒犯。尤其是妊娠前 3 个月内和后 3 个月内要禁止性生活，因为早期房事易引起流产，晚期房事易引起早产和感染，影响母子健康。妊娠中期亦须清心寡欲，以集中精血孕养胎儿。明代医家万全指出"孕而多堕者，男子贪淫纵情，女子好欲性偏"。故怀孕期间，应善自珍摄，节制房事。

**3. 产后百日内禁房事**

妇女产后，百脉空虚，体质极弱，抵抗力下降，加之子宫腔因胎盘剖离留下创伤，容易被病菌感染，此时需要长时间的调养，才能恢复元气，因此产后百日内应禁止房事。妇人产后调养期间，除戒房事，还应外避风寒，内调情志，并注意饮食调养，以便身体尽快恢复。另外，哺乳期也应节制房事，使母体气血充足，以保证婴幼儿的正常发育。

# 第四节　运动养生保健

运用传统健身方式进行锻炼，以活动筋骨，调节气息，静心宁神来畅达经络、疏通气血、和调脏腑，达到增强体质、延年益寿的目的，这种养生方法称运动养生保健法，又称传统健身术。

传统健身术融导引、气功、武术、医理为一体。如：源于气功的五禽戏、八段锦；源于武术的太极拳、太极剑等。然而，无论哪种功法，运用到养生方面都讲求调息、意守、动形，都是以畅通气血经络、活动筋骨、和调脏腑为目的。融诸家之长为一体，是运动养生的一大特点。

我国传统的运动养生法之所以能健身、治病、益寿延年，是因为它有一套较为系统的理论、原则和方法，注重和强调机体内外的协调统一，和谐适度。从其锻炼角度来看，归纳起来，有如下几个原则。

第一，要掌握运动养生的要领。传统运动养生的练功要领就是意守、调息、动形的统一。这三方面中，最关键的是意守，只有精神专注，方可宁神静息，呼吸均匀，导气血运行。三者的关系是以意领气，以气动形。这样，在锻炼过程中，内炼精神、脏腑、气血，外炼经脉、筋骨、四肢，使内外和谐，气血周流，整个机体可得到全面锻炼。

第二，注重动静结合。我国古代养生思想有"宜动""宜静"两种不同观点，两者都源出道家。唐代孙思邈主张"惟无多无少，几乎道矣"，即不宜多动，亦不宜多静。元代朱丹溪提出："天主生物，故恒于动；有人此生，亦恒于动。"指出自然界的变化规律是"动"多"静"少。"动"为阳，"静"为阴，一切物质的运动发展，以阳为主导，时刻处在"阳动"的状态。从运动保健来说，运动时，一切顺其自然，进行自然调息、调心，神态从容，摒弃杂念，神形兼顾，内外俱练，动于外而静于内，动主练而静主养神，把动静结合作为运动保健的原则。

第三，强调适度，不宜过量。运动养生是通过锻炼以达到健身的目的，因此，要注意掌握运动量的大小。运动量太小则达不到锻炼的目的，起不到健身作用；太大则超过了机体耐受的限度，反而会使身体因过劳而受损。孙思邈在《备急千金要方·道林养性》中指出："养性之道，常欲小劳，但莫大疲及强所不能堪耳。"运动量的测定，往往以运动者的呼吸、心跳、脉率、氧气消耗量等作为一些客观指标，并且结合运动者自己的主观感觉加以全面测量。如果运动之后，锻炼者食欲增进，睡眠良好，情绪轻松，精力充沛，即使增大运动量也不感到疲劳，这是动静结合、运动量适宜的表现。反之，如运动后食欲减退，头昏头痛，自觉劳累汗多，精神倦怠者，说明运动量过大，应适当酌减。如减少运动量后，仍有上述症状，且长时间疲劳，则应行身体检查。

第四，运动时间，一般早晨最好，因为早晨的空气最新鲜，到室外空气清新的地方进行运动锻炼，使休息一夜的肢体也为一天的活动做些准备。也有人爱好在晚上睡觉前练功锻炼，这是各人运动的习惯。如在饭前锻炼，至少要休息0.5小时后才能用餐；饭后则至少要休息1.5小时以上才能锻炼。为了避免锻炼后过度兴奋而影响入睡，应该在临睡前2小时左右结束锻炼。

第五，锻炼应因人因时因地制宜。各人可根据自己的身体状况、年龄阶段、体质与运动量的配合，选择相适宜的运动方法和运动量来进行日常的运动锻炼。有慢性病者可选其中的几式，对自己疾病针对性地进行锻炼，由少逐渐增多，逐步增加运动量。太极拳、八段锦、五禽戏可重复锻炼，打两三遍来增加运动量，以取得有效的健身效果。太极拳、八段锦、五禽戏、跑步等，不需要借助任何器具，也不需要特定的场所，在公园、广场、街道、空地、屋前、走廊等均可，当然到室外林木繁茂、空气新鲜的地方更为理想。

第六，提倡持之以恒，坚持不懈。锻炼身体并非一朝一夕的事，要经常而不间断。"流水不腐，户枢不蠹"，这句话一方面说明了"动则不衰"的道理，另一方面也强调了经常、不间断的重要性，水常流方能不腐，户枢常转才能不被蠹。只有持之以恒、坚持不懈，才能收到健身的效果，三天打鱼两天晒网是不会达到锻炼的目的的。运动养生不仅是身体的锻炼，也是意志和毅力的锻炼。

# 第五节　雅趣养生保健

闲暇之时，重视和培养广泛的兴趣和爱好，进行各种休闲娱乐活动，不仅丰富业余文化生活，提高生活质量，还可以修身养性，陶冶情操，调节机体，增强体质，这是中医养生保健学的重要内容之一。对于身体健康和养生保健有良好作用的休闲娱乐活动，中医学概之以"雅趣"，突出休闲娱乐活动之"雅"。

## 一、雅趣养生保健的意义

雅趣养生保健，是一种将养生保健与多种高雅的休闲活动结合起来，身心兼养，寓养于乐的养生保健方法。即通过各种内容健康、情趣高雅、轻松活泼的休闲娱乐活动，在美好愉悦的氛围中，使人们情志畅达，气血调和，从而达到养神益智、健体防病、延年增寿的目的。

雅趣内容丰富，形式多样。例如：被古人称作"四大雅趣"的琴棋书画；身姿优美、翩翩起伏的各类舞蹈；亲近自然、令人赏心悦目的花卉园艺；游山玩水、增知广识的旅游观光；亦动亦静、情趣盎然的湖滨垂钓等。这些休闲娱乐活动能够使人们在紧张的工作学习之余，绷紧的神经得到彻底放松，疲惫的身心得到适当休憩。

有些学者认为，社会进步的标志之一是休闲时间的增多。随着社会向全面小康的迈进，如今，工作日和每天的工作时间都在缩短，加之到了一定年龄后离退休人员的逐年增多，休闲已经成为我们这个时代的重要特征。休闲虽表现为时间上的空闲，但绝不是空虚和无所事事。相反，闲暇时的活动不仅能反映一个人的品位和境界，更具有养生学的意义。现代社会，如何建立科学的生活方式，养成良好的生活习惯，合理地安排作息时间，愉快地度过闲暇时光，已经受到人们的普遍重视。我国著名学者于光远先生提出"要研究玩的学术，掌握玩的技术，发展玩的艺术"。说明雅趣娱乐活动作为人类精神生活和养生保健的一项内容，在人们现实生活中具有十分重要的地位。

人体的气血运行、脏腑生理功能存在一定的节律，表现在人的精力、体力、情绪、智力方面，也呈现相应的循环周期。因此，久动欲静，久静思动，动静结合，有张有弛，是生命活动的生理需要。工作学习紧张之余，通过有意义的雅趣活动，实现自我调节，以适应生命活动的生理节律，这样既能丰富业余生活，提升生活质量，又可以愉悦身心，养精蓄锐，使人们有更充沛、更旺盛的精力投入于社会活动之中。

随着人类社会进入数字化、网络化、信息化、全球化，人类的健康亦面临新的挑战。如由于躯体运动的缺乏及饮食营养失衡等因素而造成的现代文明病、富贵病，以及激烈的社会竞争和复杂的人际关系而造成的心理压力等。在这种生活节奏普遍加快的情况下，高雅而积极向上的休闲活动作为放松心灵和躯体的驿站，不仅可以驱逐劳顿，调节身心，还可以促进人与大自然的融合，优化人际关系，培养高尚的情操，使自己更加豁达开朗、真诚友善。可见，雅趣作为养生保健的措施之一，对于当今人类的生活具有十分重要的现实意义。

## 二、丰富多彩的雅趣

### （一）音乐之乐

音乐是一种高尚的娱乐活动。它通过一定的旋律、节奏、音色、力度、和声等多种要素构成音乐形象，作用于人们的听觉，唤起人们的美感，使人消除疲劳，安定情绪，净化心灵，陶冶情操，振奋精神。具有养身功能的音乐应该是文明健康、美妙动听感人的音乐，而那些消极颓废的音乐，却不利于人们的身心健康，古人称之为"伐性之斧"。

音乐能陶冶人的情操。我国著名音乐家冼星海说过："音乐是生活中的一股清泉，是陶冶性情的熔炉。"《论语》中记载了孔子当年在齐国听了"韶乐"后产生"余音不绝，三月不知肉味"之叹。一首优秀的音乐作品，能开阔心胸，使人们的心灵中崇高的意念得到进一步升华。如歌曲《黄河颂》，以磅礴壮阔的气势，质朴深沉的旋律，把听众带到了俯瞰黄河雄姿的高山之巅和一泻万丈、浩浩荡荡的黄河之滨，唤起中华儿女从心底对祖国的热爱。贝多芬《第五交响曲》中那"命运的敲门声"曾引起无数人的共鸣。激情奔放的音乐是催人向上的战鼓，当你情绪消沉的时候，就可以让这类音乐撞击你的心灵，带给你力量和热情，增添继续战斗的动力。大气豪迈的音乐，是开阔胸襟、豁达情怀的良师，它会以自己的博大与宽广来包容你的渺小和懦弱，并以自己独具的艺术内涵，带给你心智上的启迪。可见音乐具有强烈的感染力。

音乐能净化人的心灵。细腻婉约的音乐，如同安抚心灵的"功夫茶"，这类音乐以婉转低回的旋律，萦绕在你身边，并能在你周围的空间中，营造出一片温柔的氛围，细品之下，似有馨香从乐间流淌而出，凌乱的心绪于瞬间得到整理。让我们品味一下家喻户晓的经典名曲《春江花月夜》给我们心灵上带来的美感：该曲共分10段，分别为"江楼钟鼓""月上东山""风回曲水""花影层叠""水深云际""渔歌唱晚""回澜拍岸""桡鸣远濑""欸乃归舟"和尾声。音乐起始，琵琶声轻拨慢挑，奏出了悠然韵鼓，远处似有钟声回响，那是箫和古筝营造的意境。接下来主题曲调回响耳畔，时而轻柔舒缓，时而荡气回肠；透过流动的乐章，似乎让人置身江水之滨，抬头可见月夜，低头可见水流，江水中有渔舟在漂荡。在涌动的涛声中，似有水鸟在云际争鸣。之后乐曲进入高潮，曲调由慢而快，乐器由少而多，多种乐器共同营造出了渔舟晚归的欢快氛围，随后曲调又变得飘逸轻柔，最终在听者的无限思绪中渐渐消失。聆听如此优美动听的旋律，使人忘记烦恼，志畅情舒，百脉流畅，心灵得到净化。

音乐能增进健康。角、徵、宫、商、羽是古代音乐中的五音。古人认为由于其声波震荡的不同效应分别对人体的生理功能和情志活动有不同的调节作用。角音条畅平和，善消忧郁、助人入眠；徵音抑扬咏越，通调血脉、抖擞精神；宫音悠扬谐和，助脾健运、旺盛食欲；商音铿锵肃劲，善制躁怒、使人安宁；羽音柔和透彻，发人遐思、启迪心灵。正因为音乐能帮助人们抒发内心情感，满足人们宣泄情绪、表达愿望的需求，因此对人的健康十分有利。

西医学研究表明，音乐的活动中枢在大脑皮层右侧颞叶。轻松欢快的音乐能促使人体分泌有益于健康的激素、酶、乙酰胆碱等活性物质，从而调节血流量和兴奋神经细胞。音乐能改善人的神经系统、心血管系统、内分泌系统、消化系统的功能。另外，人体器官活动都有一定的频率，音乐旋律的起伏变化，是有规则的声波震动，能引起人体组织细胞发生和谐的共振，对组织细胞起到一种微妙的"按摩"作用。儿童多听健康向上的乐曲，能促进大脑发育，有助于智力的开发。老人经常聆听幽雅的古今乐曲，能推迟大脑的老化。孕妇经常聆听优美动听的音乐，不仅可使胎儿大脑发育良好，还可以减少孕妇怀孕期间的诸多不适感，并有助于顺利分娩，减少疼痛。听音乐能陶冶性情，健身治病，已日益为医学界重视和应用。

音乐能使人长寿。据调查，在各种职业中，乐队指挥被称作"长寿职业"。世界十大音乐指挥家中已故去的 7 位，其平均年龄为 84 岁，其中托斯卡尼享年 90 岁，斯托科夫斯基享年 95 岁，瓦尔特和奥曼蒂均享年 86 岁，并且他们的艺术活动一直伴随到生命的终点。音乐指挥家在工作时，一方面沉浸于优美的旋律中，另一方面其手臂的协调动作，又将其内心丰富的情感体验予以酣畅地表达和宣泄。这种由音乐引起的心理、物理双重作用使得音乐指挥家健康长寿。音乐是人的精神食粮，生活中不能没有音乐。

### （二）舞蹈之乐

舞蹈既是一门高雅的艺术，也是深受人们喜爱的休闲娱乐养生活动。在优美的音乐旋律中，通过肢体、身躯的运动，以动作语言表达情感，既轻松欢快，又可运动关节，流通气血，从而收到轻身健体、促进消化、缓解疲劳、祛病益寿的养生效果。

据《吕氏春秋·古乐》记载：早在远古的陶唐时代，洪水泛滥，人们因受阴寒潮湿，筋骨酸痛，活动不利，于是就创造了一种舞蹈，以舒展人体的筋骨，起到解郁健身的作用。说明舞蹈的诞生一开始就与人类的养生保健有着直接的关系。

舞蹈养生包括舞蹈欣赏和自舞自娱。古今大部分舞蹈是供人欣赏的，如《霓裳羽衣舞》《七盘舞》等，以及具有各民族特色的舞蹈，如汉族的花舞、鼓舞、狮子舞，苗族的芦笙舞，土家族的摆子舞，傣族的孔雀舞等。舞蹈的创作者通过音乐、舞台、美术等艺术手段在一定的空间塑造美的形象，调动观众的内心情感，使观者情绪得到宣泄和调节，从而有益于身心健康。

自舞自娱则是通过自我参与，舞之导之以达到调节身心的养生娱乐活动。有人根据阴阳学说将舞蹈分为阳刚态和阴柔态两大类。阳刚类舞蹈一般节奏较快，动作刚健有力，如年轻人喜爱的迪斯科，以及我国山西的威风锣鼓为其代表。这类舞蹈热情奔放，节奏明快，富有感染力。当人们随乐起舞，一方面使舞者的情绪得到宣泄而精神欢乐，另一方面其节奏的抖动如同自身按摩，使全身肌肉血管得到锻炼，具有很好的健身作用。阴柔类舞蹈节奏舒缓，音乐委婉动听，动作柔和松软，因此比较适合中老年人及体弱者。如华尔兹舞、探戈舞，以及我国古代的宫廷舞蹈等皆属之。

跳舞有助于健美。舞蹈是将运动揉于音乐，以音乐调配运动的形体艺术。舞姿翩翩，腰身扭动，加速了周身的血液循环，促进了新陈代谢，使全身的肌肉、肌腱、关节得到锻炼，对胸廓、腰背、臀部、四肢具有很好的健美功能。在紧张的工作学习之余或晚餐之后，轻歌漫舞于三步、四步或节奏明快的迪斯科之中，不仅使自己沉浸于美的享受中，还可以使身体的各部都得到锻炼，从而能保持健美的体形。

跳舞能调节情绪。科学家研究证明：优美健康的音乐舞蹈，能使人的大脑皮层产生新的兴奋灶从而使精神振奋；同时舞蹈要求外部形体与内心情感通过音乐节奏而获得默契，因此舞蹈也是一种很好的心理疗法，可以使紧张的情绪得到松弛和缓解，从而有效地预防老年性抑郁症等多种精神性疾病。

跳舞能预防疾病。当你随着悠扬动听的旋律舞蹈时，机体能分泌一些有益于健康的激素，从而有效地调节血流量，兴奋神经细胞，改善身体各部分的功能，因此经常跳舞，不仅使人精神愉快，还能预防各种身心疾病，确是一项有利于养生的休闲娱乐活动。

### （三）弈棋之乐

弈棋是一种竞技性的娱乐活动。其种类繁多，如围棋、中国象棋、国际象棋、军旗、跳棋、陆战棋等数十种。弈棋变化万千，妙趣横生，雅俗共赏。两军对垒之时，弈者精神专直，意守棋局，杂念全无，随着棋局变化，神情有张有弛，客观上起着寄托精神、调畅情志的作用。古时善养生者，莫不精于此道。故有"善弈者长寿"之说。

下棋有修身养性的功能。一盘棋的艺术表现，全在于它的构思严谨及瞬息万变的巧妙应对。面对棋局复杂变化，弈者凝神静气，全神贯注，或把握全局，成竹在胸，或力挽狂澜，处变不惊。这对培养人的良好心态和大度处世的风范很有好处。

下棋能锻炼思维、开发智力。弈棋是一项有意义的脑力活动。当两军对垒，行兵布阵之时，双方既是智力的角逐，也是开动脑筋、活跃思维的过程。经常下棋，能够活跃脑细胞，增加脑部血流量，开发智力潜力，提高人的计算能力、分析能力和默记能力。

下棋使人的心情舒畅，延年益寿。弈棋是社会交往的媒介，以棋会友，扩大了人际交往的范围。棋友之间切磋棋艺，增进友谊，感到心情愉快，满足了人的相属相爱的心理需求。因此，弈棋高手中长寿者不乏其人。如明末的高兰泉、清末的秋航均享年 90 岁以上。近代象棋高手林弈仙活到 93 岁。棋坛著名寿星谢侠逊 6 岁学棋，终身不辍，被誉为百岁棋王。故棋坛上流行的谚语为"弈棋养性，延年益寿"。

弈棋虽然是一项高尚的娱乐活动，但也应讲究适度。下棋时间不宜过长，更不能废寝忘食，否则由于久坐使下肢静脉回流不畅，出现麻木疼痛等不适。同时，应当注意情绪调节，对于输赢不应过于在意和较真，弈棋应以探讨技艺、增进友谊、修身养性为目的。

### （四）书画之乐

中国的书法与绘画既是具有浓郁民族特色的传统艺术，又是养生延寿的重要手段。自古以来，书法家与画家每多长寿，所谓"画家多长寿，寿从笔端来"。如历史上著名的颜、柳、欧、赵四大书法家，其中三位都年逾古稀。近现代书画家中长寿者更是不胜枚举。如近代画家何香凝、齐白石皆年逾九旬。

书画养生，包括习书作画和书画欣赏。习书作画是亲自握管，融学习、健身及自我欣赏为一体。书画欣赏则是通过欣赏和品味古今名家的书画碑帖等艺术珍品，从而获得心理的共鸣和美的享受。因此，均有益于身心健康。

习书作画有疏通经脉、调畅气血的作用。习书作画时要求头正身直，臂开足安，悬肘松肩，以利提全身之气。同时，必须集中精力，心正气和，灵活自若地运用手、腕、肘、臂，这样可使体内气血畅通，身体各部功能得以调整，大脑神经的兴奋和抑制得到平衡，促进了血液循环和新陈代谢，从而达到"疏其血气，令其条达，而致和平"的最佳生理状态。

习书作画有凝神静志、调整心理平衡的作用。秉笔握管，必须绝虑凝神，粗犷之处，一挥而就，大刀阔斧，细腻之处，犹如发丝蝉翅，一丝不苟。如是，则可以意力并用，以静制动，使身体处于内意外力的"气功状态"。香港大学书理研究室通过对练习中国书法时和休息状态下不同的心率、呼吸、血压、脑电波等生理指标的对照显示"练书法不仅能带来生理状态的松弛，也能导致心理状态的宁静"，从而有助于排除不良因素干扰，达到养心安神、调节平衡的作用。

欣赏书画艺术能使人增添情趣、陶冶情操，获得美的享受。书法和绘画是两种不同的艺术表现形式。书法重在字的间架结构变幻及笔力气势的变化。著名书法家沈尹默先生称中国书法是"无色而具画图的灿烂，无声而有音乐的和谐"。中国画则重在丹青调配，浓淡布局，有的表现花草树木，有的描绘飞禽走兽，有的再现名川大山，有的刻画古今人物。观赏出神入化的名家之作，会感到高雅艺术的无穷魅力，"使望者息心，览者动色"，从而获得内心的宁静和心理的满足。

### （五）垂钓之乐

垂钓是一项古老的户外活动。过去多作为一种谋取食物的手段，后来逐步发展为有利于身心健康的休闲娱乐活动。古今中外有关钓鱼的趣闻很多，如姜子牙为辅佐周室，安邦治国，寄志于垂钓，已成为流传千古的佳话。

#### 1.垂钓的养生功能

（1）垂钓有健身作用：垂钓多是选择远离市区的郊野，经过一番跋涉，到了湖边河畔，仍要来回走动，察看地形水势，选择钓位，这本身就是一种活动筋骨的健身运动。垂钓时要不时抛杆、提杆、换饵、站立、下蹲、前俯后仰，反复多次，如此可使肌肉韧带及颈、肩、肘、踝、趾等各部位关节得以均衡的锻炼。因此，有人称垂钓是一项"轻体育"活动。

（2）垂钓有养性的作用：垂钓者静坐河边塘侧，面对旷野村色，呼吸着新鲜空气，静观水面鱼漂的沉浮动静，不愁不忧、悠然自得、烦恼皆无。心情浮躁者变得沉着稳重，情绪低落者使之心胸开阔。

（3）垂钓有怡情的作用：垂钓使人们有更多的机会接触自然，享受自然。江河湖海之滨，草木葱茏，碧波荡漾，野草阵阵芳香，空气清新宜人，阳光温暖柔和，这一切都使人感到心旷神怡。当钓到一条活蹦乱跳的大鱼时，心中喜悦之情只有身临其境者才能体会到，其情趣真是妙不可言。

（4）垂钓能磨炼意志：钓鱼应耐心静心、全神贯注、不急不躁，等待鱼儿上钩。俗话说："任凭风浪起，稳坐钓鱼台。"这不仅仅是谈钓鱼，更富有人生哲理，在任何情况下，面对各种困难，都应保持一种冷静沉稳、乐观坚定的心态。因此，钓鱼对于磨炼意志很有好处。

**2. 垂钓方法**

垂钓是一门既有理论又有实践的技术，涉及各方面的知识，如季节、气象、物候的掌握，地形、水域的判断，各种鱼的生活习性的了解，以及钓竿、钓线、钓钩、钓饵的选择等。因此，垂钓者应善于学习，总结经验，逐步摸索，才能不断提高垂钓技艺。

（1）选择钓位：钓鱼不是随便把钩下到河道的任何地方都能钓到鱼的，钓位的选择十分重要。要善于观察水下是否有鱼，一般钓位都要选在鱼儿觅食区、栖息点或洄游通道上。此外，还要掌握不同地点、不同季节、不同鱼类的活动规律。比如，流水有利溶氧，也可为水中不断增加新鲜饵料，故活水区比静水区鱼多。所以，两河汇合处，湖泊、水库的河流入口处是比较理想的地方。俗话说，"春钓滩、夏钓潭、秋钓荫、冬钓草"，说的就是春天宜选浅水处垂钓，夏天的鱼多在深水潭或水草底下，秋天在水草附近或荫处钓鱼会更有收获，冬天钓鱼应到杂草水藻丛处下竿。

（2）撒饵做"窝"：要将事先准备好的诱饵撒在钓点上，面积不可大，一般以直径30～50cm范围为宜。窝点与岸边的距离不可过远，应与钩的固定位置相适应。不要在水质很脏或杂草丛生、靠近荷叶处做窝。钓到几条鱼后，要添新诱饵或做2～3个窝点以备轮换使用。

（3）观漂动静：鱼咬钩，漂就动。小动多半是小鱼在啄食钓饵，大动才是鱼已上钩。一般大动的反映是"送漂""拖漂"和"拉黑漂"。这都要钓鱼者时刻关注，以把握起竿时机。

（4）把握起竿时机：在钓鱼的技巧中，这是很关键的一项。通常，漂动，就要做提竿的准备。小动，不要去管它。当出现"送漂""拖漂"或"拉黑漂"时，说明鱼已将钩吃到嘴里，是最佳起竿时机，不要错过。起竿时，要根据不同鱼种和鱼漂的反应采取不同的方法，或轻提，或急提，或用力猛提。一般来说，要用手腕的力量将竿抖一下，钩住鱼嘴的要害部位。钓大鱼时，要特别注意技巧的运用，要冷静，不要慌张，把竿竖起来，成60°～90°倾角，尽量让鱼做与岸平行的横向游动，不要让它游向正前方成拔河状，要充分发挥竿尖的弹性作用，绷住，待鱼筋疲力尽时，将其捞上岸来。

（5）注意安全：最好是多人结伴，结合郊游活动，一方面能相互照应，另一方面能增添情趣。有风湿痹证患者应注意防潮防寒，以免加重病情。

另外，垂钓的意趣是在其过程，"钓翁之意不在鱼"，至于能否钓到鱼或鱼的大小多少不应太介意。如果因为钓鱼的"收获"不大就垂头丧气，那就失去了垂钓的养生意义。

### （六）读书之乐

随着社会的进步，各种大众传媒及电子产品的普及和应用，读书、写字、看报等传统的求知方式被不断地弱化，但是读书所蕴有的养生情趣依然受到人们的重视。茶余饭后，浏览具有娱乐性、趣味性、知识性特点的各种书籍报刊，既能增长知识，又能使身心得到放松，不失为一种较好的娱乐休闲的养生活动。

#### 1. 读书乐趣

我国作为四大文明古国之一，是世界上较早喜爱藏书和读书的国家。自古以来很多学问家将读书、抄书、藏书、著书、购书视为人生一大乐趣。著名学者季羡林说："我国古籍不知有多少藏书和读书的故事，也可以叫作佳话。我国浩如烟海的古籍，以及古籍中所寄托的文化之所以能够流传下来，历千年而不衰，我们不能不感谢这些爱藏书和读书的先民。"著名作家贾平凹论读书的好处："能识天地之大，能晓人生之难，有自知之明，有预料之先，不为苦而悲，不受宠而欢，寂寞时不寂寞，孤单时不孤单，所以绝权欲，弃浮华，潇洒达观，于嚣烦尘世而自尊、自重、自立、不卑、不畏、不俗。"著名作家冯骥才也曾感慨读书的乐趣："读书如听音乐，一进入即换一番天地。时入蛮荒远古，时入异国异俗，时入霞光夕照，时入人间百味。一时间，自身的烦扰困顿乃至四周的破门败墙全都化为乌有，书中世界与心中世界融为一体。"

#### 2. 读书养生

读书能开发智力，防止早衰。科学研究表明，人到了一定的年龄，平均每天约有10万个脑细胞因衰老死亡。但经常用脑可以延缓脑细胞的老化。另外，人的一生只利用大脑实际潜能的10%～15%，其余的85%～90%尚未开发。读书能使人进入专注状态，不断给大脑以新的信息，因此不仅能有效地延缓脑细胞的衰老，而且可以刺激脑细胞活跃，开发大脑的潜能。

读书能增知广识，开阔眼界，陶冶情操。汉代文学家刘向说："书犹药也，善读之可以医愚。"一个没有文化的社会是没有前途的社会，一个不爱读书的人是愚昧的人。古今中外对人类有突出贡献的人无不酷爱读书。每读一部好书，就如同与古今中外的精英交流，在获取知识、明达事理的同时也陶冶了情操，涵养了性情。读书能锻炼人的思维，调整人的心态，有助于人们理解生活的意义。一个善于读书，有着丰富知识的人，对于生活中的各种问题，能够从容平和地对待，以其睿智的目光，洞悉事物的本质和发展规律，从而能处之泰然，避开不良情绪的干扰，这无疑有益于养生。因此，著名哲学家培根说："读书足以怡情，足以博采，足以长才。"作家高尔基则更向世人呼吁："爱书吧，它能使你愉快。"

**3. 读书环境**

文人读书非常讲究读书的环境和氛围。现代学者余秋雨先生对书房的要求是："我所满意的是书房里那种以书为壁的庄严气氛。书架直达壁顶，一架架连过去，围过来，造成了一种避人身心的文化重压。一进书房，就像走进了漫长的历史，鸟瞰着辽阔的世界，游弋于无数闪闪烁烁的智能星座之间。我突然变得缩小，又突然变得庞大，书房成了一个典仪，操持着生命的盈亏缩胀。"著名学者施蛰存先生对图书阅览室的要求是："一个理想的阅览室的布置，应该恰如一间会客室兼燕居室一样。有沙发，也有圈椅；有圆桌，也有茶几。谁愿意排班似地正襟危坐着看书呢？让我们可以自由坐倚，让我们可以抽烟喝茶，让我们可随时掩卷，绕着一个桌子踱几步，甚至让我们可以和同来的朋友或不相识的同志谈几句天。当我们要从书中抄录一点什么的话，像银行或邮局的那个一样。这样的要求并不太奢，为什么没有一个图书馆愿意试一试呢？"

古代的文人雅士的读书楼、读书台、读书馆大都选择在环境幽静、景色优美的山林，如位于江西庐山南麓虎爪岩下的陶潜书馆，是东晋诗人陶渊明辞官归田后隐居于此的书馆。相传陶氏在此醉游吟唱，读书赋诗。著名述志名篇《归去来兮辞》就在此馆完成。又如位于江苏南京五台山余脉小仓山原随园曾是清代著名诗人袁枚隐居读书的地方。袁枚于30多岁辞官，"因山筑基，引流为沼，莳花种竹"，改建所买旧园，易名为"随园"。随园占地极广，园有二十四景。袁氏退隐于此读书写诗，著述甚丰，有《随园诗话》《随园随笔》等。

**4. 读书方法**

文人读书甚为讲究读书的毅力和方法。北宋史学家司马光一生藏书甚多，喜爱博览。为了夜以继日读书，他用圆木做枕头，名为"警枕"。读书犯困时，枕着它睡觉，身体稍有翻动，圆木滚落，即可从梦中惊醒，重新攻读。或用冷水洗面，激醒神志。其读书强调"诵读"。他说："书不可不成诵，或在马上，或中夜不寐时，咏其文，见其义，所得多矣。"当然，他注重诵读名著，并非要求任何书都要成诵，是有所选择的。司马光读书著书成绩斐然，很大程度上得益于其诵读式读书方法。著名教育家蔡元培先生有一个四字诀，即"宏、约、深、美"，概括了他的基本读书方法。"宏"是指知识结构要博大宏伟，兼收并蓄，了解邻近各个知识领域之间的内在联系。"约"是指一个人的生命有限，时间宝贵，当基础打好以后，就得由博返约，从十八般武器之中选择一两件最合手的，否则精力分散，顾此失彼，结果一事无成。"深"是指精通、发展、创造。在约的前提下，重点突破，究本求源，自然会发现新的天地。"美"是指一种理想境界。唯有付出巨大努力，才有可能步入这种境界。语言学家王力先生拿到一本书后，讲究先要读序言和凡例。认为"序例常常讲到写书的纲领、目的。替别人作序的，还讲书的优点。凡例是作者认为应该注意的地方"。如果先读序言、凡例，往往能首先在总体上把握全书的特点和大致内容。此后再去具体阅读各个章节，就可收事半功倍之效。

# 第六节　旅游养生保健

随着人们生活水平的不断提高，旅游如今已经成了人们生活中的热门话题。所谓旅游，即是离开居住地去接触和感受大自然及人类社会这个大千世界的旅行活动。旅游中，人们在领略秀丽山川美景及名胜古迹，或参加不同的体育娱乐活动的同时，不仅锻炼了身体，增强了体魄，还开阔了眼界，丰富了知识，精神上得到了高层次的享受，是一项有益于身心健康的休闲活动，因此受到不同年龄、性别、职业以及各社会阶层人们的普遍欢迎。通过旅游活动来调畅气血、和悦情志、锻炼体魄，以达到健身防病、延年益寿目的的养生方法称为旅游休闲养生保健。

## 一、旅游养生保健的意义

人们为什么要选择外出旅游？根据著名心理学家马斯洛关于人类五个需要层次的理论，当人们的某些需要得到满足之后，就要向更高层次的需要发展。旅游是高层次生活标准与高质量生活水平的象征和体现。由于其固有的功能特点，旅游能满足人们各种需要，这些需求都直接关系到人们的身心健康与生存质量，因此旅游就必然成为养生保健的重要举措。旅游对于人们高层次的需求，归纳起来，有如下几方面。

## （一）旅游能满足人们的健康需求

随着生活条件的改善，人们对拥有一个健康的身体越来越重视。在时间与经济条件允许的情况下，人们就会希望暂时摆脱紧张、单调、烦闷的生活，选择一种悠闲的度假旅游方式，到海滨、森林、名山大川、城市乡村，去观光度假，纵情娱乐，以消除身心的疲劳。这就是为了增进健康而旅游。

## （二）旅游能满足人们的文化需求

旅游不仅是一种休闲娱乐方式，同时旅游也是一种综合性的文化活动。不同旅游地的自然风光、文物古迹、建筑雕刻、绘画书法、音乐舞蹈、风俗美食所形成的山水文化、历史文化、园林文化、建筑文化、民俗文化、饮食文化及文学艺术等能满足人们多方面的文化需求。

## （三）旅游能满足人们的审美需求

审美需求是人类高层次的精神需求，由于旅游活动本身所具有的功能特点，集自然美、社会美、艺术美、生活美于一体，旅游者在整个旅游活动过程中既可以欣赏旅游地的自然风光美，又能体验到当地文化艺术美和社会生活美。

## （四）旅游能满足人们的交际需求

人们参加任何一项旅游活动，都要接触到新的人际环境。无论是探亲访友、寻根问祖，还是文化交流，都要发生人际间的交往，结识新的朋友。在一般的情况下，旅游因为是一个轻松休闲的过程，人们在身心和谐、没有压力、彼此之间没有利益冲突的情况下，相互之间的关系往往比较融洽。旅游者在此宽松氛围中，更能体会人际间的友谊和生活的美好。

## （五）旅游能满足人们的探索求新需求

人们对未知的事物总是充满了好奇心，有探索求新的欲望。西方心理学家认为几乎所有人的身上都具有探索和冒险的心理成分。旅游者离开温暖安全的居住地外出旅游，往往会产生新鲜的心理感受，特别是旅游中的一些活动，如海洋潜水、穿越沙漠、攀登雪山等，更给人们带来扣人心弦的新奇和刺激，从而丰富了人生的经历，给人们的生活增添了浪漫的色彩。

## （六）旅游能满足人们的购物需求

随着社会的不断进步，人们对物质文化生活的需求提出了更高的要求。旅游者可以通过旅游在异国他乡购买当地的土特名产，如苏杭的丝绸、云南的药材、上海的时装、香港的玩具、法国的香水等，还有各种古董文物、旅游纪念品，这种旅游购物可以满足旅游者收藏纪念、馈赠亲友、求奇、求知、求美、求利、求实用等不同的心理需求。

## （七）旅游能满足人们的宗教信仰需求

目前有宗教信仰的人遍布世界各地。一些人为了信仰的目的，到名山古岳、宗教圣地、道观寺院进行宗教考察，参与宗教活动；一些传统的宗教庆典每年都会吸引大批的宗教信徒；分布于一些名山中的寺庙一直香火鼎盛、游人不绝。通过这些活动，使那些具有一定宗教信仰的旅游者之心灵得到慰藉，从而满足了自己的精神需要。

## （八）旅游能满足人们回归自然的需求

现代社会中，由于现代文明的负面影响，更加使人们产生了"重返大自然"的强烈愿望。据世界旅游组织的统计，全世界的旅游活动中，对自然风光的观光旅游、回归自然的绿色旅游，仍是各类旅游项目的主流。人们借助丰富的自然旅游资源，在未受破坏和污染的生态环境中观赏游览、休闲度假，以放松身心、健体养生。

## 二、旅游养生保健的内容

旅游活动包括的内容十分丰富。从旅游的客体来看，有自然景观旅游和人文景观旅游；从旅游的功能和目的来看，有观光度假旅游、商务考察旅游和文体健身旅游等；从旅游的目的地来看，有国内旅游和境外旅游；从旅游方式来看，有自助旅游、组团旅游和自驾车旅游等。这些形式多样的旅游活动为人们提供了丰富的业余生活，是人们健身养生的极好方式。

### （一）丰富多彩的旅游资源

旅游资源是指客观存在于一定的地域空间，具有审美、愉悦价值和旅游功能，能够吸引人们产生旅游动机，可以用来开展旅游活动的所有自然要素和人文要素，它是旅游活动的客体，包括自然旅游资源和人文旅游资源。

**1. 自然旅游资源**

自然旅游资源作为旅游资源的一种类型，是指自然环境中天然存在并能够给人们以美感的各种事物与现象。包括地貌景观、水体景观、生物景观、气象景观等不同的自然景观。

（1）地貌景观：地貌景观是由地球内外力共同作用形成的包括山地、洞穴、峡谷、沙漠、戈壁等自然景观。

山地风景具有险峻、秀丽、幽静、奇特等特征，可满足审美、健身、避暑、探胜、猎奇等多种旅游需求。世界著名的风景名山有我国的黄山、桂林山水、五岳（东岳泰山、西岳华山、南岳衡山、北岳恒山、中岳嵩山），以及日本的富士山、菲律宾和印度尼西亚的多处火山、欧洲中南部的阿尔卑斯山、俄罗斯的高加索山等。

洞穴是一种地下的地貌景观。据有关资料统计，全世界已开发利用的洞穴旅游资源有近千个。我国目前已开发利用和正准备开发的洞穴约有200个。在这些洞穴中，多给人以奇、险、幽、深、美等感受。如我国江苏宜兴的善卷洞、云南昆明的九乡洞穴等。

峡谷作为风景地貌的一种，自古以来都被游人所向往。著名的峡谷风景有号称"千里画廊"的长江三峡、世界陆地最深的峡谷——地狱谷、世界最长的峡谷——雅鲁藏布大峡谷等。

干旱地貌主要包括沙漠、戈壁、雅丹等地貌形态，是干旱气候条件下形成的一种地貌。这些地区不仅干旱缺水、人烟稀少，并且其独特景观诸如高大的沙丘、起伏的沙垄、雷鸣般的响沙、奇异多姿的"风城"、虚幻缥缈的蜃景和浩瀚沙海中的生命奇观等，均吸引着众多游人前往体验与观光。

（2）水体景观：水体景观有江河、海洋、涧溪、瀑布、泉水、湖荡、冰川等。其不同的形态、气势、声音与周围山体等景物相结合构成了多姿多彩的胜景。

江河是水体景观的重要一类。长江是我国最长的河流，也是世界第三长河。沿江风景秀丽，人文景观丰富。著名的长江三峡及长江上的葛洲坝工程、三峡大坝工程更是使游人为之惊叹。黄河是我国第二大河。它孕育了历史悠久的中华文明，被誉为中华民族的母亲河。黄河流域保留了大量古人类遗址遗迹、帝王园林、帝王陵墓等古代艺术瑰宝，有深厚的文化底蕴。黄河中游河段上的壶口瀑布以其磅礴的气势堪称奇观。

海洋景观包括海岸风光、海底世界、海上景色、海洋生物、海上奇观和海滨沙滩等。我国的青岛、大连、北戴河、厦门、三亚等及英国的布莱顿和布莱克普尔、法国的尼斯和加莱、意大利的斯培西亚和利古里亚、西班牙的巴塞罗那和希洪、比利时的奥斯坦德、德国的罗斯托克、墨西哥的坎昆、泰国的帕塔亚，都是著名的海滨游览胜地。

世界上著名的湖泊很多，有些以长、宽、深、大闻名，有些以奇、秀、清、幽独具特色。如世界最大的淡水湖群——五大湖群、最大的淡水湖——苏必利尔湖、最深的湖泊——贝加尔湖、最低的湖泊——死海、最高的湖泊——纳木错。我国著名的湖泊有太湖、西湖、洞庭湖、鄱阳湖、千岛湖、长白山天池、天山天池、昆明滇池等，这些均为风景优美、令人向往的旅游胜地。

瀑布是指从河床横断面陡坡悬崖处泻下来的水流。瀑布的特点主要表现在山水完美结合，具有形态、声态、色态的三态变化，加上周围的山石峰洞、林木花草、白云蓝天、文物古迹等环境要素的协调结合，便构成了美若仙境的奇妙世界。世界著名的瀑布有印度西南沿海的格尔索帕瀑布、欧洲的奥尔默利瀑布、拉丁美洲的安赫尔瀑布、北美的尼亚加拉瀑布及我国贵州境内的黄果树瀑布。

泉是地下水的露头。泉作为旅游资源，具有疗疾健体、美化环境、吸引游客的作用。我国名泉甚多。据统计，有泉水露点数万个，具有南多北少、东多西少的分布特点。日本是世界著名的温泉大国，全国共有泉水点19560处，泉水疗养旅游人数和设施均居世界首位。

冰川是位于高山或高寒地区的一种固态水体。这些固态水体在强大的重力和压力作用下，会发生极为缓慢的移动现象，从而成为冰川。冰川主要分为大陆冰川和高山冰川两大类，前者大多分布在南极和格陵兰岛，后者主要分布在喜马拉雅山、冈底斯山、唐古拉山、昆仑山、天山、阿尔卑斯山等山地。冰川通常是吸引那些以探险猎奇为目的的中青年游人。

（3）生物景观：生物景观是指具有观赏作用的动物或植物，包括花、草、虫、鱼、树、鸟、兽等各种生物组成的动物园、植物园、海洋公园、动植物标本馆、自然保护区及田园风光等。如我国昆明世界园艺博览园、西双版纳植物园、香港海洋公园及英国皇家植物园、非洲天然动物园、法国巴黎国立自然史博物馆等著名馆园。它们既是动植物生存、生长及科学研究之地，又是人们游览观光和学习的场所。

（4）气象景观：气象景观是指对旅游者具有吸引作用的各种气候条件和气象，如低纬度低海拔地区的热带、亚热带风光，高纬度高海拔地区的冰雪胜景，高原山地的云雾奇观，海洋沙漠中的海市蜃楼幻景。我国西藏的高原雪域风光及气象万千的黄山云海就属于气象景观（参见"生态游""健身游"）。

**2. 人文旅游资源**

人文旅游资源包括历史古迹、寺庙建筑、宗教圣地、民俗风情、城乡风貌、园林艺术和文化娱乐等。它既是人类活动所创造的物质财富和精神财富，又是伴随着人类历史发展的必然产物，是人们旅游活动的重要内容。

（1）文化遗产：文化遗产包括古代和近代人类从事政治、经济、文化、教育、科学、艺术及军事活动等所遗留下来的各种城堡、古战场、古建筑及各类活动场所等。如著名的埃及金字塔、古巴比伦空中花园、印度泰姬陵、巴黎圣母院、埃菲尔铁塔，以及我国的长城、故宫、兵马俑等。

（2）宗教胜地：宗教胜地是指以宗教信仰、宗教活动、宗教建筑、宗教文化和宗教艺术构成的宗教旅游地。例如位于罗马梵蒂冈高地上的梵蒂冈是集宗教、城市和国家为一体的宗教之国，是天主教皇的居住地，境内的圣彼得大教堂有文艺复兴时期许多艺术大师的壁画与雕刻，每年到此旅游的人数超过千万。被称为我国佛教四大名山的五台山、峨眉山、普陀山、九华山及有道教第一名山之称的武当山、道教的发源地之一的青城山均为著名的宗教旅游胜地，每年吸引着大批中外游客。

（3）园林艺术：园林艺术是指通过人工造园的手段，将各种山石水体、花草树木、民族建筑和雕刻艺术等巧妙地组合在一起，形成具有生活、旅游、观赏等旅游休闲功能的空间艺术实体。根据其整体形象、风景内涵和审美情趣的不同，园林可分为两大类：一类是以中国古典园林为代表的东方自然式园林；另一类是以法国古典园林为代表的西方几何规则式园林。

此外，根据园林艺术的性质和功能，还可以将园林分为皇家园林、私家园林、寺观园林和公共园林等。皇家园林是专供帝王休息享乐的园林，其规模宏大，富丽堂皇，如北京的颐和园、河北承德的避暑山庄。私家园林大多建在江南的苏州、杭州等地，如苏州的拙政园、上海的豫园、扬州的个园等。寺观园林是由寺观、名胜古迹和自然风景组成的宗教性质的自然风景区，著名的有北京潭柘寺、镇江金山寺等。公共园林如杭州西湖、北京什刹海等。这些均属于中国古典园林。

（4）城市风貌：世界著名的旅游城市有很多，包括有丰富文化内涵、历史悠久的古城，具有鲜明特色的世界名城，以及现代化气息浓郁的国际大都市。如希腊的雅典、意大利的罗马，以及"世界花都"巴黎、"雾都"伦敦、"水城"威尼斯、"狮城"新加坡和纽约、柏林、上海、北京、东京、莫斯科等国际大都市。另外，我国从1982年至2022年，先后公布了140座中国历史文化名城。这些中外历史文化名城和大都市成为人们观光游览、文化娱乐和商务活动的重要旅游地。

（5）民俗风情：民俗风情是指包括各个民族在语言、服饰、饮食、居住、节庆、礼仪、婚恋及生产、生活等方面特有的各种传统文化民族习俗。我国有56个民族，全世界有200多个国家和地区，2000多个民族，65亿人口，并分布于世界不同地区，从而形成了不同的风土民情和奇风异俗。这些风土民情和奇风异俗对于来自异国他乡的游客具有一定的吸引力（参见"人文游"）。

**（二）各具特色的旅游养生项目**

**1. 生态游——回归自然，调畅气血**

生态旅游是一种回归大自然，欣赏和认识大自然的旅游活动。注重人与自然的和谐，是中医养生文化的重要思想。生态旅游正是人类亲近自然，与大自然和谐共存的极好形式。大自然充满着诗情画意，给人以无限美好的感受。大自然中的森林、海滨、山川、草原，不仅景致优美，而且空气清新，富含负离子。众所周知，空气中负离子的含量与人的健康关系密切。人们在大自然中可以尽情地呼吸新鲜空气，使负离子随着呼吸进入人体，不仅改善了神经系统功能，提高心血管系统和呼吸系统的工作能力，同时还增强了骨髓的造血功能，并促进细胞代谢，增强机体免疫力等。所以，有人将大自然誉为治疗人类心身疾病的神医。

山水是构成大自然景观的主要部分。"山得水而活，水得山而媚"。高山大河有汹涌澎湃之势，山涧小溪有潺潺之音，平原河流有蜿蜒流淌之态，江河湖泊有烟波浩淼之美；峰林山岳险峻逶迤，峡谷洞穴幽静奇特；飞流直下的瀑布，喷涌而出的泉水；花草树木，飞禽走兽，鱼鳞昆虫——众多的动植物更使大自然充满了勃勃生机。唐代诗人白居易曾以诗记录了山水旅游之乐，并且在游山玩水中获得了身心健康，其年寿逾古稀之岁。

森林旅游属于生态旅游的一种。我国幅员广大，森林旅游资源较丰富，从北国霜天的长白山到热带风光的西双版纳，从丹霞风貌的武夷山到林泉辉映的九寨沟，已建立了100多个国家级的森林公园。这些植被覆盖率高的地区，具有清新的空气、静谧的环境、悦目的色彩，有利于人的健康，尤其对人体的呼吸系统、神经系统和视觉功能有明显的作用。故近年来"森林旅游""绿色旅游"等旅游项目已蔚然兴起，并受到人们的喜爱。

海滨是人们向往的旅游胜地。蓝色的海洋、金色的沙滩、温暖的阳光、宜人的气候，是构成海洋的生态要素。海滨地区的空气清新湿润，海水浪花的撞击和阳光的照射下可以产生大量的负离子。由于海洋的调节作用，昼夜温差小，冬暖夏凉，有利于机体的产热散热，从而促进人体的新陈代谢，使神经和体液调节达到平衡。同时，海洋对阳光的紫外线有反射作用，有利于调节人体血压和血液中钙、磷及蛋白质的代谢，促进消化腺的分泌。海面上不断吹拂的海风是一种无形的空气浴，能有效地提高机体的抗病能力。总之，海滨的这些得天独厚的天然条件对人体的健康非常有益，适宜人们旅游养生。据统计，目前世界上著名的长寿国都集中在被海洋环绕的岛国或半岛国，如冰岛、挪威、日本、瑞典等国家。

在生态旅游中还可获得人生的体验。只有不畏艰辛，勇往直前，才能够领略无限风光。从而启迪人们在人生道路上应奋进不息。

**2. 人文游——开阔眼界，陶冶情操**

人文旅游包括参观游览古代建筑、遗址、文化艺术品以及异域他乡的民风民俗等。人文旅游可以使人们开阔眼界、增长知识、陶冶情操，从而达到修身养性的目的。

古代建筑遗址和文化艺术品是历史的载体，反映和记录了各时代各民族政治经济文化和社会风俗人情，是人类智慧的结晶。如宫廷建筑中的中国故宫，法国凡尔赛宫、卢浮宫，泰国王宫等均以其富丽堂皇的外形及丰富的历史人文内涵吸引着人们前往观光游览。被誉为"世界第七奇迹"的万里长城是中华民族勤劳智慧和坚强勇敢的象征，登上长城可以从中获得强大的精神力量。其他如中国的西安兵马俑、山东孔庙、敦煌石窟，以及埃及的金字塔、法国的凯旋门等人文景观均反映了世界各民族熠熠生辉的历史文化。通过参观，更能直观地感受到人类的文明和智慧，从而得到精神上的升华。

旅游不仅能增长知识，还能调节人的情绪。如游览杭州的岳飞坟、宛平的卢沟桥、北京的圆明园遗址，能激发中国人的愤怒之情；游览汨罗江，凭吊爱国诗人屈原，不禁油然而生悲伤之情；游览赤壁遗址，又可激起人们的思古之情。面对历史遗迹，产生心理上的涟漪，使人们得到情感彻底的宣泄和身心的放松。

参观异域他乡，了解各地民风民俗，可以满足人们求新求异求知的心理需求。通过游览和亲身体验具有民族特色的建筑、服饰、饮食、工艺、礼仪、节庆等，可以了解不同民族的思维方式、心理特征、道德观念和审美情趣。如白族人欢迎客人时，先敬"三道茶"：第一道为"苦茶"，寓意万事开头难，鼓励年轻人艰苦创业；第二道为"甜茶"，寓意经过奋斗终会苦尽甘来；第三道为"回味茶"，寓意人到老年，回味一生经历，必然感慨万千，意味无穷。这种特殊的迎宾风俗寓有深刻的人生哲理，使游客从中受到教益。

**3. 健身游——活动筋骨，锻炼体魄**

旅游中要想真正领略大自然的美景，如黄山奇峰、泰山日出、长城之雄伟、华山之险峻，必须要付出一定的体力，才能身临其境，有所收获。因此，旅游是一项锻炼体魄、磨炼意志的健身活动。

旅游可使人的躯体筋骨关节得到活动，尤其是足趾得到充分运动。国内外许多学者研究认为，运动足趾也像运动手指一样，对大脑健康十分有益。甚至有人认为足掌是人体的"第二心脏"。经常远足郊游，加强足掌足趾的刺激，对促进健康，延缓衰老很有好处。

现代旅游中开展了多种有关健身的体育运动项目。如海滨旅游中的海水浴、帆板、冲浪、潜水；江河湖泊旅游中的游泳、划船、水球、垂钓；高山旅游中的登山、攀岩；冬季北方旅游中的滑雪、滑冰、雪橇；森林旅游中的骑马狩猎、采集标本、野外定向活动等。近年来在年轻人中还兴起了体验野外生存的旅游活动，如丛林探险、野外宿营、山地穿越、溯溪探源等。在与大自然的沟通中，挑战体能极限，寻找生命的意义，并从中获得身心的愉悦。

**4. 保健游——练功习武，传承文化**

随着社会的不断进步，中华传统养生文化受到越来越多的中外人士的喜爱。保健游就是一种寓练功习武、传承中医文化于旅游过程的特色旅游项目。它是将学习中华武术、气功、医学交流及中医康复治疗与旅游结合起来，让旅游者在旅游休闲度假中，学习中华武术、气功，进行医学学术交流及求医治病的活动，使旅游者既能感悟中华传统文化魅力，又能学到一些健身养生的方法，因此，受到广大中医气功武术爱好者及国际友人的喜爱。

旅游部门与有关医疗机构及专家相互协作，在著名风景区、自然保护区、宾馆饭店、康复中心、疗养基地开设举办各类气功、太极拳等短期培训班，传授气功、武术、体操、推拿康复疗法等。组织旅游者参加保健讲座，观看中国功夫，参观中医院校，学习针灸、中草药、按摩、气功等方面的知识。为旅游者检查身体，并开中药处方，配置滋补品，传授保健知识等。例如，近年来在北戴河风景区，开辟了以服务海外人士和外国驻华人员及其家属为主的"国际气功康复旅游"；在庐山等风景旅游胜地推出了气功、针灸、按摩、医疗保健操、太极拳、中药、矿泉浴、药膳等内容的"中医之旅"。北京香山饭店推出了"中医研修旅游""演练功法旅游""中医美容旅游"等特色旅游项目，这些活动对传承古老的中华文明，促进中华养生文化走向旅游市场，为广大游人提供养生健身服务具有重要的意义。

**5. 农家游——田园之乐，乡野之趣**

近年来开展的农业旅游也是一项较好的健身活动。一些旅行社在城市周边农村推出了"农家乐""农耕游"等旅游项目，游人住农家舍，吃农家饭，参加园艺习作、农园采摘，在充分体验乡野之趣、田园之乐的同时，身体得到了锻炼。这尤其对于长期居住城市的人们来说是一项值得选择的旅游养生项目。

**（三）形式多样的出游方式**

随着旅游事业的发展，人们的出游方式也是多种多样，旅游者可以根据自身的情况和喜好来选择适合自己的出行方式。

**1. 方便省心的组团旅游**

组团旅游就是到具备一定资质的专业旅行机构参加旅游团队，旅游中"吃、住、行、游、娱"等各方面均有旅行社为旅游者专业安排。其优点是方便、省心、专业。为顺利出游，应注意以下两点。

（1）选择旅行社并签订旅游合同：要选择有合法资格、管理规范、服务完善的优秀旅行社。与旅行社签订合同时，旅游者要注意合同中所包含的项目内容和提供服务的质量标准，以防止有的旅行社为了竞争而压低价格却降低了服务质量。

（2）旅行途中应遵守纪律：参团旅游是集体活动，一般情况下不要擅自脱队。若需单独离队，应征得全陪导游同意，并随身携带好有所住饭店地址、电话的名片；抵达景区游览前，谨记导游交代的集中地点、时间、所乘游览巴士车号。

**2. 自由灵活的自助旅游**

自助旅游在出行的地点、线路、时间、交通工具、食宿等方面具有更大的灵活性。应注意以下四点。

（1）制订完善的出游计划：可根据本人及家庭成员的假期情况确定旅游时间、

地点、线路。预算旅游所需费用时，应包括交通费、景点门票费、食宿费、购物费等。预算中要留有余地，以备不测之需。

（2）选择恰当的时间：最好能够避开旅游高峰期而选择淡季出游，这样不仅可以在机票、住宿、门票等方面得到较多折扣优惠，而且因为游人较少，避免人多拥挤，减少干扰，可以更从容地感受到旅游的快乐。

（3）选择合适的交通工具：根据旅游目的地所在及本人经济状况选择合适的交通工具。如果目的地较远，可先选择飞机直达，之后再选择铁路、轮船、汽车等短途交通工具；如果选择铁路并且是夜间乘车或旅途较远，最好选择卧铺，以便在途中能够得到休息。夜间乘卧铺赶路、白天观光，不仅可以争取时间，而且节约了费用，是一种较好的选择。

（4）使用信用卡消费：各旅游景点的金融服务和信用卡特约商户较为发达，如果使用信用卡支付住宿、就餐、购买物品等费用，可以减少携带现金的麻烦，也比较安全。

**3. 新颖特色的半自助游**

近年来为了适应旅游市场的变化，满足旅游者的不同要求，一些旅行社推出了半自助游这一新的旅游形式。一般来说，交通食宿是由旅行社提供，游程及景点项目则由本人自行安排。这样既能在食宿行等方面得到保证，又能根据个人的时间、兴趣等情况自由选择，较为灵活。

**4. 潇洒时尚的自驾车游**

这对于一些富有出游经验，又会驾驶汽车的人士，则是潇洒而时尚的选择。自驾车出游者应注意以下四点。

（1）设计好旅行路线：出行路线可以分为两部分：一是先确定要去游览的景区景点。二是在确定景区景点后，就要选择行车路线，同时，还要根据地图和熟悉该条路线的朋友所提供的信息，对于路况以及饮食、住宿、加油站等所在位置要心中有数。

（2）确保车况安全：出行之前，应对车辆进行一次全面检测，确保车况良好，并随车携带拖车绳、蓄电池连接线、三角停车警告牌、备用轮胎等，以免不测之需。

（3）注意行车安全：驾车时一定要注意安全。在有事故多发路段标记、地面标有实线、转弯、上下坡路段，一般不要超车；最好是结伴而行；不要疲劳驾驶；到达旅游景区后，要将车停到指定地点，熄火后拉紧手刹。

（4）预订酒店：可以通过旅行社，或委托当地朋友，或通过网上旅游信息服务预订好酒店床位，以便到达目的地后能够及时得到休整。

#### 5. 环保健身的骑车旅游

近年来随着人们环保意识和健康意识的增加，自行车旅游在国内外已日趋流行，人们把骑车旅行称为"燃烧脂肪而不是燃烧汽油的出行方式"。骑车旅游的爱好者在策划者的组织下，骑车四处游历，寻找属于自己的健康生活。

骑自行车出游的乐趣并不是自驾车可以代替的。相约三五知己，结伴同游，一路上可以随意停留，或在林中小憩，或于古迹驻足。骑在车上，你会感觉十分自由畅快，既可从容欣赏一路景色，又能锻炼身体，愉悦心灵。

运动专家指出，由于自行车运动的特殊要求，手臂和躯干多为静力性工作，两腿多为动力性工作，随着踏蹬动作的速度和地势的起伏，血液在人体中的分布不断调整。同时，由于躯体的运动，身体内部急需补充养料和排出废料，所以骑自行车锻炼，不仅能促使心肌收缩有力，血管壁的弹性增强，并且使肺通气量增大，肺活量增加，因而有助于提高机体的心肺功能，从而益于健康。骑自行车旅游应注意以下四点。

（1）选车：骑自行车旅游首先选一辆适合自己的单车，最好是轻型优质的自行车，山地车则适合于越野旅行。远足之前可以先进行短途旅行，一方面了解并锻炼自己的体能，另一方面也可以更好地适应车的性能。

（2）调车：在出发前一定要做自行车性能的检修。将车胎充足气，检查车闸制动是否失灵，在车闸的有关滑动部位，加几滴润滑油。车座的高度会直接影响骑行的舒适度，一般以骑行者的腋部放在车座中间，用手去摸轮盘轴心部，以摸到为准。车座太高或太低都不利于长途旅行。车把低、车座高或太靠前，骑行者上身过分前倾，重量集中在手腕部位，久之易引起腕关节酸痛；车把高、车座太低，蹬车时，膝关节伸不直，也容易产生疲劳。

（3）装备：骑车旅游要配备必要的小型修理工具；如果是骑自行车越野登山，务必带上地图和指南针；为保证骑车安全，骑车服的颜色要鲜艳醒目；可以穿专用自行车短裤，以免因蹬车摩擦而使皮肤受伤；最好戴头盔，以保护头部。

（4）骑车：每天骑自行车的运动量要适中，骑车时上身要放松，以避免引起肩颈部位酸痛；骑车时不要把身体压得过低，否则会限制腹式呼吸。

### 三、旅游养生保健注意事项

为了旅游的快乐和收获，无论是参团旅游还是自助旅游、驾车旅游等不同的旅游形式，除了有以上各自相应的要求以外，尚有一些共同的注意事项。

（一）行前须知

**1. 充分准备**

为了使旅游达到较好的养生保健目的，旅游前必须做好充分准备，包括身体健康、心理调适以及诸如路线选择、日程安排、交通工具、所带用品等出游细则。

**2. 旅游四宝**

"旅游四宝"即鞋、伞、墨镜、太阳帽。外出旅游，选择一双合适的鞋非常重要。一般要求是轻便舒适、防滑耐磨的运动旅游鞋或休闲鞋。折叠伞既可避雨，又能遮阳，如果是夏季到海滨还要带上防晒霜。墨镜既可保护眼睛避免强光刺激及风沙吹进，又能美容装饰。太阳帽既能遮阳，又可避免头发被风吹乱。

**3. 知识储备**

由于旅游是一项内涵丰富的活动，面对同一审美对象，可因旅游者的文化修养、生活阅历、兴趣爱好、审美能力的差异产生不同的内心体验。所以，要求旅游者应有一定的知识储备，对于旅游地的历史地理民俗应有所了解，平时应加强文化素养和审美能力的提高，这样在旅游中才能有更多的收获并达到较好的养生效果。

**4. 因人而异**

要根据旅游者的不同年龄、身份、爱好，选择不同的旅游项目。仁者乐山，智者乐水。游山使人开朗，临水使人宁静。年轻力壮者喜登山攀岩，砥砺意志；年老体弱者可漫步消遣，时辍时行。总之，意在健身养性，不必强求一致。

**5. 因时制宜**

春季阳光明媚，天地充满生机。人们应顺应春时生发之气，走出户外，沐浴春风阳光，到郊野踏青，放松心境。夏季气候炎热，可选择海滨、森林、北方山庄旅游养生。外出时应避免长时间在烈日下暴晒。秋季天高云淡，气候凉爽，是旅游养生的大好时光。无论登高凭临，极目四方，或游览古迹，沉思历史，均会感到神清气爽，心灵得到净化。冬季气候寒冷，大地闭藏。人们在做好防冻措施的同时，迎寒而上，踏雪赏梅，观冰雕玉树。还可以离开冰天雪地的北方，领略南国的青山绿水和盛开的鲜花，也是别有情趣。总之，要将旅游活动与四季养生结合起来。

（二）途中须知

**1. 旅途安全**

旅游大多是在陌生环境的室外活动，因此应注意安全，避免发生各种意外。如果是自助游，最好能相约几个志同道合的人结伴而行，以便途中相互照顾。登山时不要到悬崖峭壁上观光拍照，以免发生意外。在海滨湖泊中游泳时也应做好各种防护措施。

### 2. 旅途保健

注意饮食卫生，防止因饮食不洁或暴饮暴食引起胃肠道疾病。避免疲劳旅游，旅游对人的体力和精力消耗很大，所以要注意充分休息，养精蓄锐，尤其是中老年人更应注意量力而行。注意随身携带晕车药、腹泻药、感冒药等常用药品。

### 3. 适当步行

旅游是一项健身活动，所以应提倡适当步行。如果贪图旅途安逸，行路则乘车，拾阶必坐轿，那往往体会不到旅游的乐趣，失去旅游健身的意义。实践证明，徒步不仅可随心所欲地饱览景致，还可以使身体各部分肌肉韧带得到协调锻炼。正所谓："健康长寿，始于足下。"

### 4. 保护环境

无论是自然旅游景观，还是人文旅游景观，都是人类的共同财富和遗产，旅游中必须加以爱护，更不应随意毁坏。尤其是生态旅游的宗旨之一就是倡导人们要"保护环境，爱护人类的美好家园"，这是每个旅游者的责任和义务。否则，既违反了社会道德，也不符合旅游养生的宗旨。

## 第七节　沐浴养生保健

沐浴，俗称洗澡，是人们日常生活中以清洁个人卫生为主要目的的一项经常性活动。"沐"指的是洗头发；"浴"是洗身体，合为一词，包括洗头洗身在内。中医学认为，沐浴不仅是为了清洁身体，还可以通过各种不同形式和方法，对人体能够起到发汗解表、祛风除湿、行气活血、舒筋活络、调和阴阳、振奋精神等祛病养生功能。西医学认为，沐浴可以促进机体体温调节，改善血液循环和神经系统的功能状态，加速各组织器官的新陈代谢。因此，沐浴作为一项健身措施，是行为养生保健的重要内容之一。

广义的沐浴，不光是指用水来洗涤身体，它主要是利用水、日光、空气、泥沙以及药物等有形或无形的天然理化因素来沐浴锻炼以防病健身，因此沐浴作为一种养生保健的措施，具有丰富的内容。

一般来说，沐浴健身可分为自然沐浴和药物沐浴两类。矿泉浴、海水浴、日光浴、森林浴等利用自然环境的，属于自然沐浴；在洗浴过程中添加某些药物或依据病情辨证处方，煎汤浸泡洗浴，属于药物沐浴。另外，如以介质的形态论，可分为有形、无形两类：前者如各种水浴、泥沙浴，其中水浴据其内容成分的不同又可分为淡水浴、海水浴、矿泉浴、药浴等，据水温差异还能分为冷水浴、热水浴、蒸汽浴等；后者则指日光浴、空气浴、森林浴和花香浴等有质而无形的沐浴。若以作用于身体不同部位论，可分为全身浴、半身浴和局部浴；按浴身的作用方式，可分为擦浴、浸浴、淋浴、湿敷等，方法各异，形式多样。为简洁起见，本节分为水浴、药浴、其他浴三类，分别叙述如下。

## 一、水浴

水浴既是人们日常生活中基本的洁身形式，也是重要的养生方法。其内容包括冷水浴、热水浴、蒸汽浴、矿泉浴等。

### （一）冷水浴

**1. 概念**

冷水浴通常是指沐浴的水温低于25℃，让沐浴者在较寒冷的水中施行擦浴、淋浴身体的沐浴方法。

**2. 作用机理**

冷水浴作用机理一般可分为三个阶段：第一阶段，皮肤接触冷水，外周毛细血管收缩，血液流向深层血管，皮肤颜色变白。第二阶段，外周血管扩张，内脏血液返流向体表血管，皮肤发红，此阶段持续的时间长短，与水温、气温、人体对寒冷的耐受能力等因素有关。第三阶段，外周血管再度收缩，皮肤苍白，口唇发紫，身体寒战，出现"鸡皮"现象。冷水浴应在出现第三阶段前结束，这样在冷水浴过程中，周身血管都可受到一缩一张的锻炼。因此，人们又把冷水浴称为"血管体操"，它在增强体质、延年益寿、防治疾病等方面有良好的作用。

**3. 养生保健功能**

（1）增强心血管系统的功能，防止动脉硬化：长期坚持冷水浴锻炼，可增强血管的弹性和韧性，提高心肌的收缩和舒张功能。同时，又能减少胆固醇在血管壁沉积，有助于预防动脉硬化及高血压、冠心病等症的发生。

（2）增强中枢神经系统功能：当机体遇到冷水刺激，大脑立刻兴奋起来，调动全身各器官组织加强活动抵御寒冷。因此，长期坚持冷水浴锻炼，通过神经反射和大脑作用，可使中枢神经系统功能增强，减缓脑细胞的衰老和死亡。实践证明，冷水浴锻炼对神经衰弱、头痛、失眠都有良好的防治作用。

（3）增强呼吸系统功能，提高抗寒能力：人受到冷水刺激，会不由自主地做深长呼吸，促进机体吸清排浊。同时，深长呼吸使腹压增大，呼吸肌作用加强，形成"呼吸体操"，从而加强了呼吸器官的功能，以及人体对外界气温变化的适应能力，可预防感冒、扁桃体炎、支气管炎等疾病。

（4）增强消化系统功能，增进食欲：冷水刺激可增强胃肠蠕动，同时，身体为适应生理需要，则需多吸收营养，促进产热，从而使整个消化系统功能增强，增进食欲。

（5）健美清洁肌肤：冷水浴不仅对皮肤起到清洁作用，在擦洗冲淋时，皮肤肌肉受到机械摩擦，可促进皮脂分泌，使之变得柔润光滑而富弹性，皱纹减少，保持健美，也不易感染皮肤病。

### 4. 浴身方法

冷水浴根据洗浴的部位和方式又分为浴面、擦身、淋浴、浸浴、冬泳等。

（1）浴面：将面部浸入冷水中，用鼻呼气，呼毕抬头吸气，如此反复5～10次；用毛巾蘸冷水摩擦脸、耳和颈项部，洗后用干毛巾擦干；再用手掌擦面、颈部，直至发红发热。冷水浴面对于增强机体耐寒抗寒能力，预防感冒、过敏性鼻炎等疾患有很好的作用。

（2）擦身：擦身是冷水浴结合按摩的一种锻炼。擦身的顺序：脸→颈→上肢→背→足→腹→下肢。摩擦四肢时，沿向心方向，即从肢端开始，以助静脉返流。手法由轻到重，时间因人而异，以皮肤发红、温热、舒适为度。

（3）淋浴：开始先用手和毛巾沾水慢慢擦拭拍打身体，先四肢再胸背，等身体适应后，再在喷头下冲淋，同时用毛巾擦洗。时间不宜太长，可根据水温、气温及个人身体情况灵活掌握，一般3～5分钟为宜。淋毕，用干浴巾擦干全身，使身体感到清爽、温暖、舒适。

（4）浸浴：即把身体浸入冷水中的浴身方法。冷水浸浴一定要严格根据个人的耐受性来调节水温，开始可用温水浴，以后逐步降低，以身体能适应为宜。水中停留时间一般为0.5～2分钟。然后用干浴巾将皮肤擦至微红，浴后应使身体感到精神振作、温暖舒适、眠食俱佳。

（5）冬泳：即冬季在室外游泳锻炼的健身方法。冬泳健身对身体的耐寒抗寒性有较高的要求。一般先要经过系统的室内冷水浴及长期的身体锻炼，使机体对寒冷有较强适应能力，体质较强壮者，才可以考虑在室外进行冬泳健身。冬泳前要做好各种热身活动，每次冬泳时间也不宜过长。

### 5. 应用原则

冷水浴是一项很好的健身运动，四季老少皆宜。可根据个人身体不同条件，灵活掌握。但要遵守以下的原则。

（1）循序渐进：①水温从温到凉，从温水开始（34～36℃），逐步下降至16～18℃，再至自来水自然温度，最后降至不低于4℃。这样循序渐进，以使身体有个逐渐适应过程。②时间从夏末到冬，冷水浴应先从夏末开始，中间不要间断，一直坚持到冬天。③部位从局部到全身，可先做面浴、足浴，然后再做擦浴，最后到淋浴、浸浴。

（2）睡前不宜冷水浴：冷水浴健身宜在早上进行，以使浴后精神振奋，睡觉前不宜冷水浴，否则会刺激大脑过度兴奋，影响睡眠。

（3）时间不宜太长：冷水浴的时间可因人而异，但每次不宜太长。淋浴最初不超过 30 秒，逐步延长，暖季不超过 5 分钟，寒季不超过 2 分钟。以浴后感到轻松舒适为度。

（4）做好浴前准备：冷水浴前，一定要先做热身运动，可活动肢体关节，并用双手摩擦皮肤使身体发热后，再逐步进行水浴。

（5）浴后擦干：先用湿毛巾、再用干浴巾迅速把身体擦干，直至皮肤发红、温暖，赶快穿衣，以免受凉。

**6. 禁忌证**

以下情况和患者不宜进行冷水浴。

（1）酒后、空腹、饱食、强劳动或剧烈运动后。

（2）月经期和孕产期妇女。

（3）严重心脏病、高血压、癫痫、胃炎等病患者。

（4）开放性肺结核、病毒性肝炎及其他严重肝肺疾病患者。

（5）急性、亚急性传染病尚未康复者。

**（二）热水浴**

**1. 概念**

广义的热水浴包括温水浴、热水浴、冷热水交替浴三种。一般水温在 36～38℃者称温水浴；38℃以上者叫热水浴；热水浴与冷水浴交替施行则称为冷热水交替浴。

**2. 养生保健功能**

由于水温的作用，热水浴主要有以下保健功能。

（1）清洁皮肤：热水浴比较容易清除皮肤上的油垢，保持汗腺、毛孔通畅，提高皮肤的代谢功能和抗病能力。实验证明，一次热水浴能清除掉皮肤上数千万亿个微生物。

（2）活血通络：中医学认为，"血气者，喜温而恶寒"，温热的刺激加之冲洗时的水压和机械按摩作用，可有效地调节机体神经系统的兴奋性，扩张体表外周毛细血管，加速血液循环，还可促进新陈代谢，有利于代谢产物的排出，同时还可降低肌肉强力，减轻痉挛，从而增强机体的抵抗力和健康水平。

（3）缓解疲劳：劳累了一天，临睡前洗上一次温水澡，会使机体得到彻底放松，酣然入睡，恢复精力。

（4）调节精神：入浴后，由于热水对机体的刺激作用，交感神经与副交感神经得到有效的调节，使人倍感精神振奋。

**3. 浴身方法**

热水浴虽然是人们比较熟悉的日常生活内容，但从健身的要求来说，还应注意掌握以下方法。

（1）温热水浴方法：包括盆中洗、池内浸泡、淋浴等方式，可施行全身沐浴，也可用局部浴，如面浴、足浴，以及湿热敷裹等。

（2）冷热水交替浴：热水浴与冷水浴的交替合并使用，一般程序为先热后冷。先按上述热水浴方法沐浴，使毛孔扩张，皮脂污垢清除；再以冲淋法施冷水浴。冲淋时，可按以下步骤进行：冲淋上肢→下肢→腰部→胸腔→背部→头顶。同时配合擦浴，转动肢体，以通体清爽、舒适为度。最后用干浴巾擦干全身，穿好衣服。

（3）沐浴的水温：可根据习惯和身体情况而定，一般要求温度要适体，不可太热，因水温太热则腠理开泄，蒸迫汗液，伤津耗气；如长时间在热水中浸泡，使全身体表血管扩张，心脑血流量减少，发生缺氧，易引发脑供血不足以至晕厥。

（4）浴身的次数：无统一标准，应根据具体情况来定。一般来说，皮脂腺分泌旺盛者可适当增加次数；瘦人可少一点；夏天每天至少洗一次；春秋季每周一次即可；冬季十天一次；强体力劳动后出汗较多，要随时洗澡；从事某种可能污染皮肤的作业时，下班后均应洗澡；老年人洗澡不要过频。

**4. 注意事项**

热水浴是一种良好的保健方法，但要注意以下事项，才能达到保健的目的：①浴处宜暖而避风。浴室温度应保持在 20～25℃；注意通风，但须避免直吹冷风。②饥饱不浴。吃饭前后 30 分钟内不宜沐浴。因洗澡时，内脏的血液集中到体表，胃肠道的血液供应减少，同时胃酸分泌降低，使消化能力减弱，饥饿时洗澡会引起低血糖，尤应注意。③少用肥皂。人的皮肤为皮脂腺分泌的脂肪所滋润、保护，如洗掉这层薄薄的油脂，皮肤即干燥易裂和脱屑。尤其老年人皮脂腺萎缩，用碱性大的肥皂，会使皮肤更干燥，降低皮肤的保护作用，使细菌得以孳生。④预防"晕澡"。热水浴时，如出现头晕、恶心、胸闷、心悸、口渴、出汗、四肢无力，甚至晕倒在地，称为"晕澡"，多见于老年、体弱者。预防方法是精神放松，入浴缓慢，不要一下子把身体全都泡入水中；浴时如感头晕不适，应停止洗浴，躺在空气新鲜处，并注意保暖；为防止出汗过多，体弱者浴前可喝杯糖盐水；年老及有心、肺、脑疾患者不宜单独洗浴，应有人陪同，入浴时间也不宜过久。⑤患传染病、皮肤损伤及经期妇女，不宜盆浴，以免感染或交叉传染。

### （三）蒸汽浴

**1. 概念**

蒸汽浴是指在一间具有特殊结构的房屋里将蒸汽加热，人在弥漫的蒸汽里熏蒸的沐浴健身方法。

（1）蒸汽浴的分类：国外把蒸汽浴称作"桑拿浴"（sauna）。较著名的有芬兰浴、罗马浴、土耳其浴、俄罗斯浴、伊朗浴和日本浴等。

根据浴室空气温度和相对湿度的差异，通常可概括为干热蒸汽浴和湿热蒸汽浴两种：干热蒸汽浴，浴室内气温较高，达80～110℃，相对湿度较低，为20%～40%。如芬兰浴、罗马浴。湿热蒸汽浴，浴室气温为40～50℃，相对湿度较高，甚至可达100%，俄罗斯浴、日本浴属此类型。

（2）蒸汽产生的方法：古典蒸汽浴是在浴室内将壁炉或地炉上几块特殊的石头加热，然后熄灭炉火，往石头上泼水产生蒸汽。现代蒸汽浴则是由恒温控制电加热器将石头加热到一定程度时根据需要再往石头上泼水使之产生蒸汽。当温度、湿度达到一定标准，即可入浴。

（3）蒸汽浴室的基本设施：标准蒸汽浴室除了加热产生蒸汽的设施以外，一般包括以下几部分：候浴厅、更衣室、淋浴室、木质结构的蒸汽浴室、含有冷水池的降温室、休息室、盥洗室等；条件好一些的蒸汽浴室还设有按摩室、人工日光浴室等。

我国传统的蒸汽浴是一种将药物煎煮后再利用含有药物的水蒸气熏蒸体表，以达到祛病健身目的的养生方法，有关这一内容将在"药浴"一节中介绍。

**2. 作用机理**

中医学认为，当你在蒸汽浴时，人处于湿热空气熏蒸中，腠理、口鼻同时感受刺激，外至肌肤，内及脏腑，机体各部都得到温养，既可振奋阳气，疏涤五脏，调和营卫，又能开达玄府，宣肺利水，排泄毒素。

现代医学研究证实，蒸汽浴对人体的作用是高温、空气湿度，以及冷空气或冷水刺激对人体产生的双重影响。它能促进机体新陈代谢，加快血液循环，改善呼吸功能和心血管系统功能，有利于缓解疲劳和损伤组织的修复，对神经系统功能起调节作用。因此，经常做蒸汽沐浴对人体具有很好的扶正达邪的健身作用。

**3. 浴身方法**

蒸汽浴的施行方法和程序与一般沐浴不尽相同，大致分为以下几个步骤。

（1）准备：就浴者脱衣后先进入淋浴室，在此用温水、肥皂洗净全身并擦干或用热风吹干。

（2）入浴：进入蒸汽浴室后，根据个人体质及耐受程度，在浴室四壁不同高度的木栅板上平卧或就座，可不断变换体位以均匀受热，一般历时 7～15 分钟。

（3）降温：待全身发热后，走出蒸汽浴室，进入降温室，用 14～20℃的冷水冲淋或浸泡 2～3 分钟，也可在户外利用冷空气降温，或在江河湖水中游泳。

（4）反复：出浴后经过一定时间降温，在还未出现寒冷感觉时即擦干身体，休息 10 分钟后，再进入蒸汽浴室，停留一段时间后，又离开蒸汽室降温。如此反复升、降温 2～5 次。

（5）蒸汽浴时的温度、湿度及蒸浴时间：应当根据个人具体情况来选定蒸汽温度、湿度和停留时间。健康人通常在干热蒸汽浴（气温 80～90℃，湿度 20%～40%）室内，平均耐受时间为 17 分钟左右；在湿热蒸汽浴（气温 40～50℃，湿度 80%～100%）室内，一次最多可停留 19 分钟。

（6）降温时所用冷水温度及持续时间：应因人而异，原则上不要出现寒战或不适感。最好以温热水浴足结束沐浴。浴后休息半小时以上，同时喝些淡盐水或果汁补充体内水分和电解质。

（7）就浴时间：每次就浴包括休息需要 1.5～2.5 小时，一般每周一次。

**4. 注意事项**

参见"热水浴注意事项"。另外，儿童入浴时间不宜过长，以 10 分钟为度；运动员训练及赛前 1～2 天不宜做蒸汽浴，而应在运动后进行。

**5. 禁忌证**

空腹、饱食、极度疲劳或剧烈运动后；急性炎症、传染病、高血压、重症动脉硬化、糖尿病并发酮症酸中毒、甲状腺功能亢进症、慢性酒精中毒、癫痫、肾衰竭、恶性肿瘤、有出血倾向者不宜蒸汽浴。

**（四）矿泉浴**

**1. 概念**

矿泉浴是指应用一定温度、压力和不同成分的矿泉水来沐浴健身的方法。矿泉水有冷热两种，通常冷泉作为饮用，热泉作为浴用。由于沐浴用的矿泉水具有一定的温度，故矿泉浴又称为温泉浴。

温泉不同于井水和一般泉水，它是一种由地壳深层自然流出或钻孔涌出地表、含有一定量矿物质的地下水。与普通地下水相比，具有三个特点：温度较高；含有较高浓度的化学成分；含有一定的气体。

温泉是大自然提供给人类的能健身祛病的宝贵财富。我国温泉资源十分丰富，据不完全统计，现已发现的就有 3000 多处，分布在全国各个省份，并已建成 500 多所温泉疗养院，为人民的健康发挥了很好的保健作用。在我国，运用温泉浴来摄生保健具有悠久的历史。2000多年前的《山海经》中就有关于温泉的记载。汉代张衡的"温泉赋"以及唐太宗的"温泉铭"等，也都记述了温泉浴健身和治病的效能。

**2. 矿泉的分类**

我国古代关于矿泉浴健身防病的文献记载很多，对矿泉的分类也做过很多探索。例如《食物本草》对此就有论述。李时珍在《本草纲目》中对我国600多处矿泉做了记载和分类，他根据其不同的成分将当时的矿泉分为硫黄泉、朱砂泉、雄黄泉、矾石泉、砒石泉等，并记述其不同作用。

现代的矿泉分类一般是以矿泉水中的六种主要离子（$HCO_3^-$、$SO_4^{2-}$、$Cl^-$、$Na^+$、$Ca^{2+}$、$Mg^{2+}$）、三种气体（$CO_2$、$H_2S$、$Rn$）及某些活性元素（如 $Fe$、$I$、$Br$ 等），作为矿泉分类的基础。但由于矿泉的性质多样，类型也较复杂，其分类方法目前尚不完全一致，主要有以下几种。

（1）按所含不同成分分类：略。

（2）按不同温度分类：矿泉的温度是矿泉浴保健治疗作用的重要因素之一，根据温度可分为六类。即：①冷矿泉：T < 25℃；②低温矿泉：T 为 25～33℃；③不感温或微温矿泉：T 为 34～36℃；④温矿泉：T 为 37～38℃；⑤热矿泉：T 为 38～42℃；⑥高热矿泉：T > 43℃。

（3）按不同渗透压分类：按渗透压不同可分为三类，即：①低渗泉，可溶性固体在 1～8g/L 者；②等渗泉，可溶性固体在 8～10g/L 者；③高渗泉，可溶性固体在 10g/L 以上者。

（4）按不同酸碱度分类：在泉源处测定 pH 值，可根据其不同反应分为七类。即：①强酸性泉为 pH<2；②酸性泉为 pH2～4；③弱酸性泉为 pH4～6；④中性泉为 pH7～7.5；⑤弱碱性泉为 pH7.5～8.5；⑥碱性泉为 pH10；⑦强碱性泉为 pH > 10。

**3. 矿泉的健身作用**

矿泉中的不同成分对人体有不同的医疗健身作用。如：医疗保健矿泉的基本类型钠泉和硫酸钠泉，主要适用于消化系统疾病；矿泉中的氯能刺激造血系统和卵泡细胞的发育成熟，还可降低血脂；矿泉中的钾、钙能增强心血管功能，调节神经细胞和内分泌腺的活动；矿泉中的镁，对神经系统有镇静作用；钠对肌肉收缩有着重要功效。同时近年来还研究证实，矿泉浴可以提高和改善机体的免疫功能，具有很好的延年益寿作用。

**4. 浴身方法**

矿泉浴方法很多，较常用的方法有浸浴、直喷浴、运动浴三种。

（1）浸浴：浸浴是常用的一种方法，可用盆浴或池浴进行。根据浸浴的部位，又分为半身浸浴和全身浸浴。

①半身浸浴：浴者坐在浴池或浴盆里，上身背部用浴巾覆盖以免受冻，本浴法对人体具有兴奋、强壮和镇静作用，故又可以分为以下三种：一是兴奋性半身浴，开始温度可由38～39℃，随着机体的适应程度，每浴1～2次把矿泉水温度降低0.5～1℃。在沐浴中用力摩擦皮肤的同时向背部浇水，整个过程可持续3～5分钟，浴后擦干皮肤防止受冻。本法可用于健康者和健康状况较好的神经衰弱及抑郁症患者。二是强壮性半身浴：此浴法与兴奋性半身浴相似，皮肤摩擦可不必强烈用力，水温可从38～39℃开始，逐渐降低到35～36℃。这种浴法适用于体质较弱或久病初愈恢复期的人。三是镇静性半身浴：这种浴法的水温可从38～39℃开始，随着治疗次数增加和个体的耐受性，把水温略降2～3℃，沐浴时，安静地浸泡在矿泉水中10～15分钟，这种方法具有镇静作用，适用于神经兴奋性增高的人。

②全身浸浴：沐浴者安静仰卧浸泡在浴盆或浴池里，水面不超过乳头水平，以免影响呼吸和心脏功能。全身浸浴根据水温不同又可分为下列三种：一是凉水浸浴，水温在33～36℃，浸泡8～10分钟，这种浸浴有解热及强壮作用，常用于健康疗养锻炼。二是温水浸浴，水温37～38℃，浸泡15～20分钟，或30分钟，这种浸浴具有镇静、催眠、缓解血管痉挛作用，对冠心病、高血压、关节炎等有良好保健作用。三是热水浸浴，水温在39～42℃，浸泡5～30分钟，这种浴法对神经有兴奋作用，能促进全身新陈代谢，但对心脏血管负担较大。这种热矿泉浴对皮肤病和关节炎等有较好效果，老年人和心血管功能不全者应用时须慎重，浴后要适当休息并补充饮料。

（2）直喷浴：设有专门设备，患者立于距操纵台2～3m处，术者持水枪，用1～3个大气压，将38～42℃的热水喷射全身或局部，每次3～5分钟，本法多用于治疗腰部疾患。

（3）运动浴：浴者在类似游泳池的大浴池内，做各种医疗体操动作。如弯腰、行走、下蹲、举臂、抬腿等，每次20～25分钟，每日1次。本法多作为康复功能锻炼用。

除上述的各种方法以外，矿泉浴还可配合气功、针灸、推拿等多种养生康复疗法联合进行。

**5. 应用原则**

（1）矿泉的选择：由于矿泉所含化学成分差异较大，沐浴时对矿泉的选择应该有医师的指导，不能盲目使用，否则往往适得其反。例如硫黄泉对治疗皮肤病有效，但神经衰弱者浴后会加重失眠。

（2）矿泉浴的温度：适宜温度为 38 ～ 40℃，但因泉质和使用目的不同，其温度亦要有所区别，如碳酸泉、碱泉、硫化泉温度一般在 37 ～ 38℃，或更低一点，否则温度偏高使有效气体挥发而失去应有的疗效。

（3）矿泉浴的时间与疗程：一般矿泉浴每次 15 ～ 20 分钟，以浴后感觉舒适为度。如浴中脉搏超过 120 次 / 分，或浴后很疲倦，则应停浴。每个疗程为 20 ～ 30 次，可每日 1 次，亦可连续沐浴 2 ～ 3 次休息一日。两个疗程间应休息 7 ～ 10 天，不得连续沐浴，以免产生耐受性而影响效果。

**6. 注意事项**

矿泉浴的一般注意事项同冷水浴、热水浴。另外，注意可能出现的矿泉浴反应。矿泉浴初始数日，往往出现全身不适或病情加重现象，称为矿泉浴反应，分全身和局部两种情况。全身症状可表现为疲劳、失眠、心悸、眩晕、吐泻、癫痫、全身皮疹、上呼吸道感染等；局部反应为患处疼痛、肿胀、活动受限。如反应轻微，可继续治疗，如持续时间较长或症状严重，则应停止沐浴。矿泉浴的选择必须有医师指导。

**7. 禁忌证**

患有急性发热性疾病、急性传染病、活动性结核病、恶性肿瘤、出血性疾病、严重心肾疾患、高血压、动脉硬化等患者以及妇女月经期、孕产期，不宜施行温泉浴。

## 二、药浴

### （一）概念

药浴是指在浴水中加入药物的煎汤或浸液，或直接用中药加水蒸气沐浴全身或熏洗患病部位的祛病健身方法。

药浴在我国的使用十分广泛，且具有悠久的历史。《内经》曰"其有邪者，渍形以为汗"，记载的就是用药物煎汤热浴取汗治疗外感病的药浴法。在我国古代民间一直流传盛行着用药物煎汤沐浴的习俗。如春节这天用五香汤（兰香、荆芥头、零陵香、白檀香、木香）沐浴，浴后令人遍体馨香，精神振奋；春季二月二日取枸杞煎汤沐浴，"令人肌肤光泽、不老不病"；夏天用五枝汤（桂枝、槐枝、桃枝、柳枝、麻枝）洗浴，可疏风气、驱瘴毒、通血脉等。当今，随着社会不断发展，物质生活日益丰富，在回归大自然的呼唤中，中医药浴作为传统的天然疗法和独特的健身方式，更加受到人们的喜爱和重视。

### （二）作用机理

药浴时，除水本身的理化作用（主要是温热作用）外，主要是药物对人体的影响。药物水溶液的有效成分，通过体表和呼吸道黏膜进入体内，根据药物的不同组成而分别起到疏通经络、祛风散寒、清热解毒、祛湿止痒、活血化瘀、美容润肤等功效。现代药理研究也证实，药物的气味进入人体后，能提高血液中某些免疫球蛋白的含量，从而达到强身健体、防治疾病的目的。

### （三）药浴方法

药浴形式多种多样，常用有浸浴（包括全身浸浴、局部浸浴）、熏蒸（包括全身熏蒸、局部熏蒸）、烫敷三种。全身浸浴和熏蒸多用于养生保健，局部浸浴、熏蒸和烫敷多用于治疗与康复。

**1. 浸浴**

先将药物用纱布包好，加清水约10倍，浸泡20分钟，煎煮30分钟，滤取药液倒入浴水内，即可浸浴。一剂药可反复用2～3次，每次浸浴20分钟，每日1次。可全身浸浴，也可局部泡洗。

**2. 熏蒸**

先将药物置纱布袋中，放入加有清水的容器中煎煮，用煎煮时产生的热气熏蒸局部，或用蒸汽室做全身浴疗。

以上浸浴与熏蒸也可以结合起来运用。通常趁药液温度高、蒸汽多时，先熏蒸后淋洗，当温度降至能浸浴（一般为37～42℃）时，再浸浴。

**3. 烫敷**

将药物分别放入两个纱布袋中，上笼屉或蒸锅内蒸透，交替取出趁热置于身体局部表面烫贴，每次20～30分钟，每日1～2次，2～3周为一个疗程。多用于治疗与康复，必要时加上按摩，效果更好。

### （四）药浴的应用

包括各种常见病的预防治疗类药浴和美容护肤类药浴。

**1. 常见病的药浴治疗**

（1）防治感冒的药浴法：①按3～5mL/m² 计算，取食醋置锅内，加入2～3倍的水，加热蒸发，使蒸汽弥漫空间，人在室内，每日1次，连续3～5天。亦可将食醋兑水置搪瓷杯内加热，用鼻呼吸其热气，每次15分钟，连续2～3次，用于防治感冒效果较佳。②葱白60g，生姜9g，共捣碎，用沸水冲入，蒸浴头面部，使微微汗出。亦可先将清水加热至沸，然后置入上述3倍量的药物，再用武火煎沸，趁热做全身蒸汽浴，每日1～2次。较适宜于小儿感冒发热。

（2）肺结核的药浴法：鱼腥草、佛耳草、金银花各30g，黄芩、百部、丹参各12g，麦冬、太子参、北五味各9g，水煎，做面部蒸汽浴，每次15～20分钟，每日1～2次。最好能同时吸入蒸汽药雾。

（3）高血压的药浴法：夏枯草30g，桑叶30g，菊花30g，钩藤20g，煎水，沐浴20分钟。或每日晨起和晚睡前将药液加热入木桶内，加热水泡脚，每次30分钟。

（4）失眠症的药浴法：肉桂9g，细辛9g，吴茱萸12g，远志9g，每日睡前煎水浸足，每次30分钟，以脚心感到发热为佳，浸洗后入睡。

（5）风湿性关节炎、类风湿关节炎的药浴法：①当归、川芎各25g，鸡血藤、赤芍各35g，防风、独活、续断、狗脊、巴戟天、牛膝、桂枝各100g，水煎，趁热浴身，使身体微微出汗，也可煎水熏蒸，每日1次，每次5～10分钟。用于慢性风寒湿性关节炎。②桑枝500g，海桐皮、忍冬藤各60g，豨莶草、海风藤、络石藤各100g，水煎，趁热浴身，或煎水熏蒸，每日1次。用于关节红肿热痛的急性期。③透骨草、寻骨风、老鹳草各30g，青蒿20g，乳香、没药、红花、独活、川牛膝各10g，煎水趁热泡足，每日2次。用于下肢关节痹痛。

（6）跌打损伤的药浴法：①川芎、桂枝、血竭、自然铜、续断各30g，当归、地龙、牡丹皮、乳香、没药、儿茶各20g，桃仁、红花各25g，泽兰、赤芍、骨碎补各50g，水煎，趁热浸浴或浴局部，每次30分钟，每日1～2次。②苏木30g，桃仁、红花、地龙、血竭、乳香各10g，自然铜50g，水煎，趁热浸浴患处。用于下肢足踝部损伤。

（7）预防足部冻伤的药浴法：①乌梅100g，水煎，待药液稍冷后洗脚。每次15分钟，每日1～2次。治疗期不要穿胶鞋和塑料鞋。②桂枝15g，干姜15g，附子10g，水煎趁热泡足，每次15分钟，每日2次。

（8）慢性鼻炎的药浴法：黄芪20g，防风15g，苍耳子15g，川芎15g，白芷10g，辛夷10g，水煎，边煎边做蒸汽浴（局部熏蒸为主），每次30分钟，每日2次。

（9）狐臭汗臭的药浴法：①葛根120g，明矾15g，上药加水1500mL，煮沸15分钟，待稍降温后浸泡手足，清洗腋部，适用于手足及腋部多汗、腋臭等症。②菖蒲15g，公丁香10g，母丁香10g，上药加水1000mL，煮沸待温，每晚睡前洗患处，每日1次，7日为一个疗程，有芳香除狐臭的功效。

（10）脂溢性脱发的药浴法：透骨草120g，侧柏叶120g，皂角60g，白矾9g，上药加水2000mL，煮沸10分钟，待温后洗头，每次15分钟，每周洗2次，有燥湿除脂、止痒生发的功效。

（11）脚气灰指甲的药液浸泡：露蜂房30g，大枫子、皂角、荆芥、防风、苦参、白鲜皮、红花、地骨皮各15g，用醋1500mL浸泡上药3天，取浸泡液浸泡患处，每日1次，每次30分钟。对脚气灰趾甲有一定疗效。但皮肤过敏者不宜使用。

### 2. 美容护肤芳香浴

美容护肤性药浴使用的药物大多数具有芳香性，所以又称为芳香浴。芳香浴的浴剂，是用中草药配以适量高级混合香料或香水精制而成。选用的中草药大多是以芳香型植物为主，常用的有当归、川芎、白芷、藿香、丁香、佩兰、玉竹、冰片等，这些药物中含有挥发油和生物碱等抑菌杀菌物质。芳香浴是通过热透入法，使浴中有益成分透入人体，起到芳香行散、开窍提神、活血化瘀、祛风止痛、杀菌护肤等医疗保健功能。下面介绍几种国内外民间常用的具有美容护肤作用的芳香浴。

（1）健肤药浴：绿豆、百合、冰片各 10g，滑石、白附子、白芷、白檀香、松香各 30g，煎成药液，全身浸浴，有健美皮肤、滋养容颜的功效。

（2）四季花浴：在我国古代民间流行四季花浴，即春取桃花、夏取荷花、秋取芙蓉花、冬取雪花为汤，频洗面部，有活血养颜、润肤祛皱作用，适用于各型皮肤的日常保健。在阿根廷等一些国家和地区也盛行"花水浴"，入浴前将花撒于水面，洗浴时用花瓣揉搓面部和躯体，既能洁身除垢，杀死细菌，还能芬芳滋润肌肤。

（3）橘皮浴：橘皮不仅能芳香醒神、祛除疲劳，更有助于美容，当你烧水洗澡时，不妨放一些新鲜橘皮在水中，可使容颜和肌肤保持白润细腻。

（4）柠檬浴：把柠檬片及皮放入浴水中，会使皮肤柔滑细嫩，更因其香味，使人感到馨香，解除一天的疲劳和紧张，尤其在夏季，效果更好。

（5）酒浴：此浴法在日本很时兴，是将 500～700mL 浴用酒精放入浴盆，与浴水均匀地拌和后进行洗浴，浴后有提神、健肤作用，还可使人身心轻松，肤色红润。

（6）茶浴：在中国台湾流行茶园中兼设有茶浴服务部，浴盆中放入优质茶供人沐浴。坚持茶浴可使皮肤变得光滑细嫩。对皮肤干燥的人，护肤效果尤佳。

（7）盐醋浴：在浴水里加入少量的盐或几滴醋，能促进皮肤的新陈代谢，使其更富有弹性，用以洗发可以减少头屑，能使头发保持柔软光泽。

## 三、其他浴

其他浴包括泥浴、砂浴、空气浴、日光浴、森林浴、海水浴等。简述如下。

### （一）泥浴

#### 1. 概念

泥浴是指将含有一定矿物质、有机物、微量元素的泥类物质敷于身体，或在特制的泥浆里浸泡，以达到养生祛病目的的健身方法。

#### 2. 材料

传统泥浴利用天然泥土，如白土、黄土、灶心土、田泥、井底泥等；现代医疗泥浴多采用内含丰富矿物质和微量放射性物质的淤泥。

### 3. 机理

泥浴对人体的保健医疗功能是一种综合作用。淤泥中含有各种盐类，对皮肤起到杀菌、消毒作用；泥内的有机物、胶体物质，呈"离子"状况透过皮肤进入体内发挥作用；泥土与皮肤摩擦，在日光照射下，有明显温热效应和按摩功效，可促进血液循环，改善新陈代谢和组织细胞的营养；同时淤泥因内含丰富矿物质和微量放射性物质，对某些疾病有一定治疗作用。

### 4. 方法

泥浴一般选择在夏季施行。脱去衣服，将泥糊涂于体表，躺在沙滩上；亦可在泥浆中浸泡，每次 20 ～ 30 分钟。

### 5. 适应证

泥浴对于各种关节痛、腰腿痛、外伤后遗症等有一定的治疗康复作用。

### 6. 禁忌证

各种皮肤感染、开放性损伤、患有严重器质性病变者以及妇女经、孕、产期，均不宜进行泥浴。

## （二）砂浴

### 1. 概念

砂浴是指将全身或身体局部埋入砂中，利用其温热和机械按摩等作用，以达到养生祛病的一种健身方法。

### 2. 材料

医用砂是清洁纯净的干海砂、河砂或沙漠砂，其中不应混有小石块、贝壳等杂质。

### 3. 机理

砂浴作用于人体，表现为热疗、磁疗、推拿和日光浴的综合效应。它可以促进机体血液循环，增强新陈代谢，有明显排汗作用；并有利于机体对渗出液的吸收和瘢痕的软化；还可加快胃肠蠕动和骨组织的生长，所以无论对全身各组织系统还是机体局部均有很好的改善或促进作用。

### 4. 方法

理想的砂浴时间多为夏季，每天傍晚 4 ～ 7 点。砂温最高不超过 55℃，埋砂时脱衣，戴上墨镜，将肢体埋入 0.1 ～ 0.2m 厚的砂层，每次 0.5 ～ 1.5 小时，最后用清水把身体冲洗干净，并在荫凉处休息 20 ～ 30 分钟，一般以 10 天为一个疗程。

### 5. 禁忌

患有较严重器质性病变、急性炎症者，有出血倾向者，妇女月经期、孕期，儿童，年老体质极度虚弱者，不宜进行砂浴。

### （三）空气浴

**1. 概念**

空气浴是指在优美的自然环境中裸露躯体，使之直接接触新鲜空气，并利用其理化特性或配合呼吸吐纳以养生防病的一种健身方法。

**2. 机理**

空气浴主要利用气温、湿度、气压、气流及空气中所含的化学成分对人体的综合作用。其中，气温是主要因素之一。空气浴时，气温通常低于体温，对机体形成寒冷刺激，引起大脑皮层、体温调节中枢、血管运动中枢等发生一系列变化，使皮肤血管收缩，排汗减少，代谢增加，从而提高机体的抗病能力。另外，新鲜空气中含有大量阴离子，能调节中枢神经系统功能，刺激造血功能，促进新陈代谢，增强肺功能和机体免疫力。

中医学认为，肺主周身之气，外合皮毛，开窍于鼻。施行空气浴时，机体通过鼻腔和皮肤的呼浊纳清的协调运动，升清降浊，并大量吸取天之精华，以补益肺气而养五脏，从而达到养生健体的作用。

**3. 方法**

空气浴方法简单易行，可进行专门锻炼，也可与运动、劳动相结合。理想的气候条件是气温在20℃左右，相对湿度为50%～70%，风速在每秒1m左右。行浴时间最好在上午7～9点，因为此时空气中灰尘杂质与有害成分较少，空气凉爽，对机体的兴奋刺激明显。空气浴的最佳环境应选择空气洁净新鲜的处所，如山村、田野、树林、河边、湖边等处。一般从夏季开始，尽量少穿衣裤，裸露躯体，并结合进行一些如慢跑、打拳等健身运动，或配合施行呼吸吐纳气功活动。每次时间根据个体素质与环境而定，一般以1小时为宜。冷空气浴应选择在有太阳照射的晴天进行，这时空气较暖而且含紫外线，可以结合进行日光浴。

**4. 禁忌**

大风、大雾或天气骤变如遇寒流时，不要勉强锻炼；患急性炎症及肾病患者不宜进行空气浴。

### （四）日光浴

**1. 概念**

日光浴是利用阳光的照射，即通过晒太阳以健身治病的一种方法，所以民间又称"晒疗"。

日光浴自古以来就受到人们的喜爱，嵇康在《养生论》中就提出了"晞以朝阳"之说，《黄庭经》指出日光浴具有以"日月之华救老残"的作用。实践证明，日光浴不仅能提高机体的免疫功能，增强人的体质，对于多种慢性疾病，如病情在静止期的肺结核患者以及患神经官能症、心血管系统疾病、关节炎、慢性肠炎、佝偻病等患者，经过长期日光浴锻炼亦能收到不同程度的疗效。

**2. 机理**

照射到地面上的太阳光中，分别含有1%的中、长波紫外线，以及40%的可见光和59%的红外线。日光浴实际上是同时做空气浴和上述三种光线的照射治疗。紫外线具有杀菌、消炎、止痛、脱敏等功能，能促进组织再生，增强机体免疫力等，对于小儿佝偻病等疾患有一定的防治作用；红外线主要是温热效应，它使皮温升高、血管扩张、代谢增强，还能消炎止痛；可见光由红橙黄绿青蓝紫七种单色光组成，通常所见到的是其混合成的白光。可见光照射人体时，通过视觉和皮肤感受器，作用于中枢神经，再通过反射、调整各组织器官的功能，产生不同作用。如红光令人兴奋、绿光使人镇静、柔和的粉光可降血压、紫光和蓝光有抑制作用等。

中医学对日光浴机理的认识是基于"天人合一"的思想，认为"阳气者，若天与日"（《素问·生气通天论》），人与自然具有统一的本源，人体中的阳气虽然由水谷精气所化，也可从阳光中获得能量。太阳不仅给大地带来了生机，还对人体阳气具有温养补充作用。人体督脉行于背脊正中，总督一身之阳经，为阳脉之海，背日而照则能使人体直接得到日光温煦从而达到壮督补阳的作用。

**3. 方法**

日光浴四季均可进行，但每天选择时间则根据地区和季节有所不同。一般选择气温在18～20℃时较为理想。夏季一般在上午8～10点和下午3～5点。其他季节最好在上午9～12点。日光浴的时间不宜过久，每次15分钟。

日光浴一般选择在海滨、公园、阳台等阳光充足、空气新鲜的地点。日光浴时，通常只穿内衣裤，使皮肤直接感受阳光，可采取卧位或坐位，并不断变换体位，以均匀受光。也可与劳动、体育运动及呼吸吐纳气功等健身活动结合起来，更能提高养生防病的效果。

**4. 注意事项与禁忌**

日光浴不宜在沥青马路上进行；为保护皮肤，可适当涂一些油膏；并佩戴草帽及遮阳镜以保护头部和眼睛；空腹、饱食、疲劳时及患有严重心脏病、高血压、浸润性肺结核、甲状腺功能亢进症、有出血倾向者，不宜进行日光浴。

**（五）森林浴**

**1. 概念**

森林浴是指置身于树林中，感受森林中特有的气息和氛围，并配合适当运动及呼吸吐纳，吸收林木散发出的某些物质和新鲜空气以养生防病的健身方法。

## 2. 机理

森林浴实际上是空气浴、草木芳香浴及旅游养生的综合效应。森林中很多树木可散发出有强大杀菌作用的芳香性物质，可杀死空气中的病菌和微生物。如在新鲜的白桦树叶内注入结核杆菌，几分钟后结核杆菌全部死亡。柏树、雪松、樟树、白皮松等均具有很强的杀菌能力。同时，森林中的空气不仅芳香、清新，还富含阴离子，因此置身于森林中能增强肺功能，改善心肌营养，促进新陈代谢。

另外，森林中景色优美，绿荫繁秀，鸟语花香，置身其间会使人感到愉悦放松，从而充分调动人体潜能，改善人的精神状态，对健康长寿十分有利。

## 3. 方法

选择在环境幽雅、绿树成荫、空气清新的茂密森林中，适量做一些如散步、慢跑、体操等运动，或做呼吸吐纳，以求多吸进些新鲜空气和草木花香，并促进体内代谢产物的排泄。

## （六）海水浴

### 1. 概念

海水浴是指在天然海水中浸泡、冲洗或游泳的一种健身方法。

### 2. 机理

海水中含多种盐类，可附着于皮肤，刺激神经末梢，使毛细血管轻度充血，对改善皮肤血液循环和代谢过程有良好作用，还可以提高网状内皮系统功能。同时，海水的压力、流动时的冲击力、游泳动作受到的阻力，构成海水浴的机械作用，它可改善体内血液循环，提高心肺功能。由于海水浓度高，浮力大，有助于肢体活动，并加速运动功能障碍的恢复。另外，辽阔的海洋，蔚蓝的天空，金色的沙滩，明媚的阳光，这一得天独厚的自然条件，加上海水的综合效能，使海水浴比一般水浴具有更大的健身功能。

### 3. 方法

海水浴的时间一般选择在每年 7～9 月，上午 9～11 时，下午 3～5 时为宜；每次 20～60 分钟，以不觉十分疲劳为度。浴前要充分活动肢体，浴后要用淡水冲洗身体。

### 4. 禁忌

患有严重高血压、动脉硬化、脑血管意外、活动性肺结核、肝硬化、肾炎等疾患以及妇女月经期不宜海水浴。

## 思考题

1. 饮食养生的原则有哪些？

2. 常见食养制剂有哪些？简述其各自的特点和制作方法。

3. 起居调理应着重注意哪几方面？

4. 正确的睡眠应注意哪些问题？

5. 良好的卧室环境要求具备哪些条件？

6. 中医学对房事养生是如何认识的？

7. 房事保健的主要措施有哪些？

8. 雅趣与养生保健有何关系？

9. 旅游与养生保健有何关系？

10. 旅游中要注意哪些事项？

11. 沐浴的种类和方法有哪些？

# 第七章　针推养生保健法

针推养生保健法是针刺养生保健、艾灸养生保健与推拿养生保健的合称，是中医学十分重要的养生保健方法。它以中医经络学说为基础，具有简便易行、经济实用、效果明显的特点，尤其适合社区家庭使用。

## 第一节　针灸养生保健

针灸是中医学中的重要组成部分。它不仅是中医治疗学的重要手段，也是养生学中重要的保健措施和方法。其利用针、灸进行保健强身，是中医养生法的特色之一。《灵枢·经别》说："十二经脉者，人之所以生，病之所以成，人之所以治，病之所以起。"说明人的生长与健康、病的酿成与痊愈，与人体经络有着密切的关系。针灸保健就是根据中医经络腧穴理论，运用针刺、艾灸等方法，以疏通经络气血、调理脏腑功能，从而达到增强体质、防病治病的养生目的。

针法是用不同的针具刺激人体的经络腧穴，施以提、插、捻、转、迎、随、补、泻等不同手法，以达到激发经气、调整人体功能的目的。其所用工具为针，使用方法为刺，以手法变化来达到不同的效果。灸法则采用艾绒和其他药物，借助于药物烧灼、熏熨等温热刺激，以温通气血。其所用物品为艾绒等药物，使用方法为灸，以局部温度的刺激来达到调整机体的作用。两种方法均以实施手法为主，以不同手法达到不同目的。两种方法各有特长，针刺有补有泻，灸法长于温补、温通，属于中医外治法中两种不同类型。

## 一、针刺养生保健法

### （一）针刺养生保健法的概念

针刺养生保健，就是用毫针刺激人体一定的穴位，运用迎、随、补、泻的手法以激发经气，使人体新陈代谢功能旺盛起来，达到强壮身体、益寿延年的目的。此种养生方法，就是针刺养生保健法。

针刺保健与针刺治病的方法虽然相同，但各有侧重。保健而施针刺，着眼于强壮身体，增进机体代谢能力，旨在养生延寿；治病而用针法，则着眼于纠正机体阴阳、气血的偏盛偏衰，扶正祛邪，意在祛病除疾。因而，用于保健者，在选穴、施针方面，亦有其特点。选穴则多以具有强壮功效的穴位为主，施针的手法、刺激强度宜适中，选穴亦不宜过多。

### （二）针刺养生保健法的作用

针刺之所以能够养生，是由于刺激某些具有强壮功效的穴位，可以激发体内的气血运行，使正气充盛、阴阳协调。现代研究证明，针刺某些强壮穴位，可以提高机体新陈代谢能力和抗病能力。如：针刺正常人的"足三里"穴，白细胞总数明显增加，吞噬功能加强。同时，还可以引起硫氢基酶系含量增高。硫氢基酶为机体进行正常营养代谢所必须，对机体抗病防卫的生理功能有重要作用。说明针刺法确实具有保健防病益寿的作用。针刺保健的作用，大致有以下三点。

#### 1. 疏通经络

针刺的作用主要在于疏通经络，使气血流畅，即《灵枢·九针十二原》所谓"欲以微针通其经脉，调其血气"。针刺前的"催气""候气"，刺后的"得气"，都是在调整经络气血。如果机体某一局部的气血运行不利，针刺即可激发经气，促其畅达。所以，针刺的作用首先在于"通"。经络畅通无阻，机体各部分才能密切联系，共同完成新陈代谢活动，人才能健康无病。

#### 2. 调理虚实

人体的生理功能活动时刻都在进行，在正常情况下，也会出现一些虚实盛衰的偏向。如：不同的个体、不同的时期，其体质、体力、耐力、适应能力等都会出现一定的偏差。针刺保健则可根据具体情况，纠正这种偏差，虚则补之，实则泻之，补泻得宜，可使弱者变强，盛者平和，以确保健康。

#### 3. 平和阴阳

"阴平阳秘"是人体健康的关键。针刺可以通经络、调气血，使机体内外交通、营卫周流、阴阳和谐。如此，新陈代谢自然会健旺，以达到养生保健的目的。

## （三）针刺养生的方法

### 1. 配穴

针刺保健可选用单穴，也可选用几个穴位为一组进行。欲增强某一方面功能者，可用单穴，以突出其效应；欲调理整体功能者，可选一组穴位，以增强其效果。在实践中，可酌情而定。

### 2. 施针

针刺养生，宜施针和缓，刺激强度适中。一般留针不宜过久，得气后即可出针；针刺深度也应因人而异，年老体弱者及小儿，进针不宜过深，形盛体胖之人，则可酌情适当深刺。

### 3. 禁忌

遇过饥、过饱、酒醉、大怒、大惊、劳累过度等情况时，不宜针刺；孕妇及身体虚弱者，不宜针刺。

## （四）常用保健穴位

### 1. 足三里

此穴为全身性强壮要穴，可健脾胃，助消化，益气增力，提高人体免疫功能和抗病功能。用毫针直刺 1 ~ 1.5 寸，可单侧取穴，亦可双侧同时取穴。一般人针刺得气后，即可出针。但对年老体弱者，则可适当留针 5 ~ 10 分钟。隔日 1 次，或每日 1 次。

### 2. 曲池

此穴具有调整血压、防止老人视力衰退的功效。可用毫针直刺 0.5 ~ 1 寸，针刺得气后，即出针。体弱者可留针 5 ~ 10 分钟，每日 1 次，或隔日 1 次。

### 3. 三阴交

此穴主要是调补肝、脾、肾三脏，特别是对调节生殖系统功能有重要作用。可用毫针直刺 1 ~ 1.5 寸，针刺得气后，即出针，体弱者，可留针 5 ~ 10 分钟。每日 1 次，或隔日 1 次。

### 4. 关元

本穴为保健要穴，有强壮作用。用毫针斜刺 0.5 寸，得气后出针。每周针 1 ~ 2 次，可起到强壮身体的作用。

### 5. 气海

常针此穴，有强壮作用。毫针斜刺 0.5 寸，得气后，即出针。可与足三里穴配合施针，每周 1 ~ 2 次。

### 6. 中脘

此穴为强壮要穴，具有健脾益胃、培补后天的作用。针刺此穴能调理肠胃功能，促进消化吸收，从而使人体的营养物质充足，气血旺盛。用毫针直刺 0.5～1 寸，得气后出针。每周针 1～2 次，可起到强壮身体的作用。

**7. 命门**

此穴为养生保健的重要穴位。多用于肾气不足，形体虚寒者，尤以遗精、阳痿、早泄、带下、泄泻、肢冷腹寒者效果较佳。毫针斜刺 0.5 寸，得气后，即出针。每周 1～2 次。

**8. 肾俞**

此穴能补益肾精，温通元阳，强身壮腰，延缓衰老，是常用的保健穴位。对于肾炎、遗精等泌尿生殖系统的疾病也有特效。温针灸：用毫针直刺 0.5～1 寸，每次温针灸 1～3 壮，每日或隔日 1 次，1 个月为 1 个疗程。

## 二、艾灸养生保健法

### （一）养生保健灸法的概念

保健灸法是在身体某些特定穴位上施灸，以达到调和气血、温通经络、煦养脏腑、益寿延年目的的一种方法，古代医家称之为"逆灸"。保健灸不仅用于强身保健，亦可用于久病体虚之人的调养，是我国独特的养生方法之一。

灸法运用于保健，已有悠久的历史。唐代名医孙思邈是位善于养生的老人，其长寿健康的秘诀即是"余旧多疾，常苦短气，医者教灸气海，气遂充足，每岁一二次灸之，以救气祛故也。凡脏气虚惫及一切真气不足，久疾不瘥，皆宜灸之"。《扁鹊心书》中亦指出："人于无病时，常灸关元、气海、命门、中脘，虽未得长生，亦可得百余岁矣。"说明古代养生家在运用灸法进行养生方面，已有丰富的实践经验。时至今日，保健灸仍是广大群众所喜爱的行之有效的养生方法。

目前施灸材料主要是艾叶制成的艾绒，艾为辛温阳热之药，其味苦、微温、无毒，主治百病。艾是多年生菊科草本植物，以陈旧者为佳。点燃后，热持久而深入，温热感直透肌肉深层。《本草纲目》载："艾叶能灸百病。"《本草从新》曰："艾叶苦辛，性温，属纯阳之性，能回垂危之阳，通十二经、走三阴、理气血、逐寒湿、暖子宫……以之灸火，能透诸病而除百病。"《灵枢·经脉》指出："灸则强生肉食。"《医学入门》说："凡一年四季各熏一次，元气坚固，百病不生。"

### （二）养生保健灸的作用

**1. 温通经脉，行气活血**

《灵枢·刺节真邪》说："脉中之血，凝而留止，弗之火调，弗能取之。"气血运行具有得温则行、遇寒则凝的特点。灸法其性温热，可以温通经络，促进气血运行。

**2. 培补元气，预防疾病**

《扁鹊心书》指出："夫人之真元，乃一身之主宰，真气壮则人强，真气虚则人病，真气脱则人死，保命之法，艾灸第一。"艾为辛温阳热之药，以火助之，两阳相得，可补阳壮阳，使真元充足、人体健壮。"正气存内，邪不可干"，故艾灸有培补元气、预防疾病之作用。

**3. 健脾益胃，培补后天**

灸法对脾胃有着明显的强壮作用，《针灸资生经》指出："凡饮食不思，心腹膨胀，面色萎黄，世谓之脾胃病者，宜灸中脘。"在中脘穴施灸，可以温运脾阳，补中益气。常灸足三里，不但能使消化系统功能旺盛，增加人体对营养物质的吸收，以濡养全身，亦可收到防病治病、抗衰防老的效果。

**4. 升举阳气，密固肤表**

《灵枢·经脉》说："陷下则灸之。"气虚下陷，清阳不得升散，则皮毛不任风寒，因而卫阳不固，腠理疏松。常施灸法，可以升举阳气，密固肌肤，抵御外邪，调和营卫，起到健身、防病治病的作用。

**（三）保健灸的分类、操作要领及注意事项**

艾灸从形式上，可分为艾炷灸、艾条灸、温针灸三种，从方法上，又可分为直接灸、间接灸和悬灸三种。保健灸则多以艾条温和灸为常见。

**1. 艾炷灸**

（1）直接灸

① 瘢痕灸：又称化脓灸，临床上多用小艾炷，亦有用中艾炷者。施灸前先在施术部位上涂以少量大蒜液，以增加黏附性和刺激作用，然后放置艾炷，从上端点燃，烧近皮肤时患者有灼痛感，可用手在穴位四周拍打以减轻疼痛，应用此法，一般每壮艾炷需燃尽后，除去灰烬，方可换炷，每换1壮，即涂大蒜液1次，可灸7～9壮。灸毕，在施灸穴位上贴敷淡水膏，大约1周可化脓，化脓时每天换膏药1次。灸疮45天左右愈合，留有瘢痕。

② 无瘢痕灸：又称非化脓灸，临床上多用中小艾炷。施灸时先在所灸腧穴部位涂少量的凡士林，以使艾炷便于黏附，然后将艾炷放置于腧穴部位点燃施灸，当艾炷燃剩2/5或1/4而患者感到微有灼痛时，即可易炷再灸。若用麦粒大艾炷施灸，当患者感到有灼痛时，医者可用镊子将艾炷熄灭，然后继续易炷再灸，待将规定壮数灸完为止。一般应灸至局部皮肤红晕而不起疱为度。

（2）间接灸

① 隔姜灸：将鲜生姜切成直径2～3cm、厚0.2～0.3cm的薄片，中间用针刺数孔，然后将姜片置于应灸腧穴部位或患处，再将艾炷放姜片上面点燃施灸，当艾

炷燃尽，再易炷施灸。灸完规定的壮数，以使皮肤潮红而不起疱为度。

②隔蒜灸：将鲜大蒜头切成厚 0.2 ～ 0.3cm 的薄片，中间用针刺数孔（捣蒜如泥亦可），置于应灸腧穴或患处，然后将艾炷放在蒜片上点燃施灸。待艾炷燃尽，易炷再灸，直至灸完规定的壮数。

③隔盐灸：用纯净的食盐填敷于脐部，或于盐上再置一薄姜片，上置大艾炷施灸。一般灸 3 ～ 7 壮。此法有回阳、救逆、固脱之功，但需连续施灸，不拘壮数，以待脉起、肤温、证候改善。

④隔附子饼灸：将附子研成粉末，以黄酒调和，做成直径约 3cm、厚约 0.8cm 的附子饼，中间留一小孔或用针刺数孔，将艾炷置于附子饼上，放在应灸腧穴或患处，点燃施灸。

**2. 艾条温和灸**

将艾卷的一端点燃，对准应灸的腧穴或患处，距离皮肤 2 ～ 3cm 处进行熏烤悬灸，使患者局部有温热感而无灼痛为宜，一般每处灸 5 ～ 7 分钟，至皮肤红晕为度。如果遇到局部知觉减退者或小儿等，医者可将中、食两指分开，置于施灸部位两侧，这样可通过医者手指的感觉来测知患者局部的受热程度，以便随时调节施灸的距离和防止烫伤。

**3. 温针灸**

温针灸是针刺与艾灸相结合的一种方法，适用于既需要艾灸又需针刺留针的疾病。在针刺得气后，将针留在适当的深度，在针柄上穿置一段长约 2cm 的艾卷施灸，或在针尾上搓捏少许艾绒点燃施灸，直待燃尽，除去灰烬，再将针取出，此法是一种简而易行的针灸并用的方法，其艾绒燃烧的热力可通过针身传入体内，使其发挥针和灸的作用，达到治疗的目的。

**（四）保健灸的操作要领**

根据体质情况及所需的养生要求选好穴位，将点燃的艾条或艾炷对准穴位，使局部感到有温和的热力，以感觉温热舒适并能耐受为度。

艾灸时间可在 3 ～ 5 分钟，最长 10 ～ 15 分钟为宜。一般来说，健身灸时间可略短，病后康复，施灸时间可略长。春、夏两季，施灸时间宜短，秋、冬宜长，四肢、胸部施灸时间宜短，腹、背部位宜长。老人、妇女、儿童施灸时间宜短，青壮年则时间可略长。

施灸的时间，传统方法多以艾炷的大小和施灸壮数的多少来计算。艾炷是用艾绒捏成的圆锥形的用量单位，分大、中、小三种。如蚕豆大者为大炷，如黄豆大者为中炷，如麦粒大者为小炷。每燃烧一个艾炷为一壮。实际应用时，可据体质强弱而选择。体质强者，宜用大炷，体质弱者，宜用小炷。

## （五）保健灸的注意事项

### 1. 定时施灸

生活在自然环境中的人类时刻受到自然环境改变的影响，尤其是气候变化。故每年、每季、每月、每日的定时施灸，能及时增强机体抗病能力，适应季节气候的变化。

### 2. 贵在恒心

人们往往是在生病时急于求医，而平时则掉以轻心。故养生需要有耐心、恒心，贵在坚持，终身施灸，方可延年益寿。

### 3. 数法并灸

人体的五脏六腑互相关联，是一个相互统一的整体。当某一脏腑有病时常影响机体其他脏腑。故施灸时，可防病治病相结合，各种灸法齐上，还可以和其他保健养生方法结合应用。

### 4. 慎防烫伤

艾绒易燃，施灸时注意艾火跌落，谨防烫伤，尤其是老年人和小孩，灸后要彻底熄灭艾火，慎防火灾。

## （六）常用保健灸穴位

一般来说，针刺保健的常用穴位，大都可以用于保健灸法。同时，也包括一些不宜针刺的穴位。

### 1. 足三里灸

足三里，足阳明胃经穴位，位于犊鼻穴下 3 寸，胫骨前嵴外开 1 横指处。此穴具有健脾益胃、促进消化吸收、强壮身体、延年益寿之功。中老年人常灸足三里还可预防中风，具防老及强身作用。灸法：用艾条、艾炷灸均可，时间可掌握在每次 15～20 分钟，以穴位处稍红为度。隔日施灸 1 次，每月灸 10 次，或每月初一至初八（农历）连续施灸 8 天，效果更佳。

古代养生家主张常在此穴施瘢痕灸，使灸疮延久不愈，可以强身益寿。"若要身体安，三里常不干"，即指这种灸法。现代研究证明，灸足三里穴确可改善人的免疫功能，并对肠胃、心血管系统等有一定影响。

### 2. 神阙灸

神阙又名肚脐，任脉经穴位，当脐正中处。神阙灸具有复苏固脱、温补元阳、健运脾胃、延年益寿的作用。《扁鹊心书》指出："依法熏蒸，则荣卫调和，安魂定魄，寒暑不侵……凡用此灸，百病顿除，益气延年。"灸法：采用艾条温和灸，每次灸 7～15 壮，每日 1 次，灸 10 次后停 10～20 天，然后再灸。还可用间接灸法，如将盐填脐心上，置艾炷灸之，有益寿延年之功。

### 3. 关元灸

关元又名丹田，为一身元气之所在。关元灸能温肾固本，补气回阳，通调冲任，理气和血。此穴为养生保健、强壮体质的重要穴位，也是老年常用的保健灸穴。长期施灸可壮一身之气，使元气充足，虚损可复，故可以主治诸虚劳损。此法唯孕妇不宜使用。对于阳气不足、身体衰弱、怕冷乏力及遗精、早泄、阳痿、腹泻等均有防治作用。灸法：艾条温和灸，每次施灸 10～20 分钟，以灸至局部皮肤红晕发热为度，每周灸治 1～2 次，秋冬季也可每日连续灸，灸 10 余次后停 10～20 天，然后再灸。艾炷隔姜灸，每次灸治 10～20 分钟，艾炷如枣核或黄豆大小。每日或隔日 1 次，或 3 日灸治 1 次，10～15 次为一个疗程。

### 4. 气海灸

气海又名上丹田，属于任脉，位于脐下，为诸气之海，是大补元气、总调下焦气机、养生保健的重要穴位。常灸此穴能培补元气，调理气机，对于真元之气不足，下焦气机失调所致的腹泻、阳痿、遗精、月经不调均可调理之。灸法：艾条温和灸，每次灸 10～20 分钟，隔 1～2 日 1 次，每月 4～5 次。至小腹温热皮肤潮红为止。艾炷灸，每次灸 3 壮，1 次即可。也可以用发泡灸，每次 5～7 壮，10 次为一个疗程，间隔数日再灸。艾炷隔附子灸，将附子研末，加面粉少许调和成糊状薄饼，0.3～0.5cm 厚，待稍干时用针扎数孔，放脐上，上置艾炷施灸。每次施灸 3～5 壮，每周灸治 1～2 次，10 次为一个疗程，间隔 5～10 日再灸。

### 5. 膏肓灸

膏肓，足太阳膀胱经穴位，位于第 4 胸椎棘突下旁开 3 寸处。膏肓灸具有宣通阳气、杀虫定喘的功效。《备急千金要方》说："此灸法，令人阳气康盛。"民间一般小孩长到 17～18 岁时，都要灸此穴，以提高机体的抗病能力，预防结核和感冒。灸法：艾条温和灸，每次灸 5～10 分钟，艾炷灸 7～15 壮，隔日 1 次，每月灸5～6 次。

### 6. 中脘灸

中脘，任脉经穴位，位于脐上 4 寸处。此穴为强壮要穴，具有健脾益胃、培补后天的作用。中脘灸能调理肠胃功能，促进消化吸收，使人体的营养物质充足，气血旺盛。灸法：一般可用艾条温和灸、艾炷直接灸、艾炷隔姜灸，每次灸 10～20 分钟，艾炷灸 5～7 壮，隔日 1 次，10 次为一个疗程。

### 7. 身柱灸

身柱穴属于督脉，为小儿保健要穴。身柱灸有通阳理气、祛风退热、清心宁志、降逆止嗽的功效。《养生一言草》指出："小儿每月灸身柱、天枢，可保无病。有虫气之小儿，可不断灸之，比药物有效。"常用的有身柱温和灸。身柱灸亦能健脑宁神，促进大脑发育，健全小儿神经系统，增强智力，宣通肺气，提高小儿机体的抗病能力，防止呼吸系统疾病的发生。灸法：艾条温和灸，每次 5 ～ 10 分钟，隔 1 ～ 2 日 1 次，每月 10 次。艾炷灸，每次 1 ～ 3 壮，隔 2 ～ 3 日 1 次，或每周 1 次。艾炷隔姜灸，每次灸治 10 ～ 20 分钟，每日或隔日 1 次，每月灸 4 ～ 5 次。

### 8. 大椎灸

大椎为手足三阳经和督脉的交会穴，总督一身之阳气，为振奋阳气、强壮保健的重要穴位。大椎灸能防治各种虚损和感冒等病症，还可清脑宁神，增强智力，调节大脑功能。现代研究发现，大椎穴具有良好的消炎、退热、解痉、消除黄疸、预防流脑、预防流行性感冒、增加白细胞的作用。灸法：艾条温和灸和雀啄灸，每次 5 ～ 10 分钟，隔 1 ～ 2 日 1 次，每月 10 次。艾炷灸，每次灸 3 壮，1 次即可。也可以用发泡灸或无瘢痕灸，每次 2 ～ 6 壮，隔 2 日 1 次，或每周 3 次，连续灸 1 ～ 3 个月。

### 9. 风门灸

风门具有疏风解表、宣通肺气的功效，能防治感冒和呼吸系统疾病。体虚易患感冒者灸之效果甚佳。《类经图翼》中说："此穴能泻一身热气，常灸之，永无痈疽、疮疥等患。"艾灸本穴对预防疔疮疖肿、痈疽、鼻炎等有效。灸法：艾条温和灸和雀啄灸，5 ～ 10 分钟，隔 1 ～ 2 日 1 次，每月 10 次。此法多用于中风、高血压的防治。艾炷隔姜灸：每次灸治 10 ～ 15 壮，每日或隔日 1 次，每月灸 4 ～ 5 次。此法适用于预防流行性感冒。艾炷隔蒜灸，每次灸治 5 ～ 7 壮，每日或隔日 1 次，多用于预防疔疮疖肿、痈疽、鼻炎等。

### 10. 命门灸

命门意指生命之门，是滋肾壮阳、养生保健的重要穴位。命门灸多用于肾气不足，形体虚寒者，尤以遗精、阳痿、早泄、带下、泄泻、肢冷腹寒者效果较佳。灸法：艾条温和灸，10 ～ 20 分钟，每日或隔日 1 次，连续灸 3 ～ 6 个月。艾炷直接灸，每次 10 ～ 15 壮，隔日或 3 ～ 5 日 1 次。1 个月为一个疗程，连灸 1 ～ 3 疗程。艾炷隔附子灸，将附子研末，加面粉少许调和成糊状薄饼，0.3 ～ 0.5cm 厚，待稍干时用针扎数孔，放脐上，上置艾炷施灸，1 饼灸干可以再换他饼继续施灸。每次施灸 3 ～ 5 壮，每日或隔日 1 次，连灸 1 个月。

### 11. 肾俞灸

肾俞穴为肾之背俞穴，肾为先天之本、精气出入的源泉。若肾气充足则人的精力充沛，行动敏捷，脑聪目明，生殖力强，消化吸收和新陈代谢都很旺盛。艾灸肾俞能补益肾精，温通元阳，强身壮腰，延缓衰老，是常用的保健方法。对于肾炎、遗精等泌尿生殖系统的疾病也有特效。灸法：艾条温和灸，10 ～ 20 分钟，每日或隔日1次，连续灸3～6个月，7～10次为一个疗程。艾炷直接灸，每次3～7壮，隔日或3～5日1次。1个月为一个疗程，连灸2～3个月。温针灸，每次1～3壮，或灸10～20分钟，每日或隔日1次，1个月为一个疗程。

### 12. 曲池灸

曲池为大肠经的合穴，能调节胃肠功能，防治腹泻、便秘等肠胃疾病。曲池穴位于肘关节处，艾灸此穴能温经散寒，舒经活络，使上肢的功能更加灵活，对肩周炎、肘关节炎、网球肘等常见疾病等亦有较好的防治作用。曲池穴的清热祛风作用也很强，是退热的主穴，用于各种炎性发热、感冒、风疹等疾病。灸法：艾条温和灸，10～15分钟，隔1～2日1次，每月4～5次。直至身体健康为止。艾炷灸，每次灸3壮，1次即可。也可以用发泡灸，每次3～5壮，隔日或每周1次。艾炷隔姜灸，每次灸治5～7壮，每日或隔日1次，10次为一个疗程。最适用于上肢功能保健。

### 13. 合谷灸

合谷是防治头面五官疾病的重要穴位。古人云"面口合谷收"，对五官科许多疾病均有良效。合谷具有良好的镇痛作用，是治疗各种痛证的首选穴位。此穴亦能祛风散寒解表，调节胃肠功能，实为家庭常用的养生保健康复穴之一。灸法：艾条温和灸，10～20分钟，每日或隔日1次，连续灸3～6个月。艾炷直接灸，每次3～5壮，隔日或3～5日1次。1个月为一个疗程，连灸1～3个疗程。艾炷隔蒜灸，每次3～5壮，每日或隔日1次，多用于防治头面五官疾病。

### 14. 三阴交灸

三阴交穴为足三阴经之交会穴，主治肝、脾、肾三脏的疾病，具有健脾和胃、补益肝肾、调经血、主生殖的作用。24～25岁的青年人为预防生殖系统疾病可以常灸三阴交。现代研究证明，三阴交穴对泌尿、生殖、消化、内分泌、心血管等多个系统皆有调整作用。灸法：艾条温和灸和雀啄灸，每次20～30分钟，每日或隔日1次，至少连续灸1个月。艾炷灸，每次5～10壮，隔日或每周1次，连续灸1～3个月。

### 15. 涌泉灸

涌泉，足少阴肾经穴位，在前脚掌中心凹陷处取穴。此穴能滋补肾之精气，增强脏腑的功能活动，强身抗衰，为老年人保健常用穴位之一。常灸此穴，可健身强心，有益寿延年之功效。灸法：艾炷隔姜灸，每次灸治5～10壮，艾炷如枣核或黄豆大小，以灸至局部皮肤红晕发热为度，每日或隔日1次，10次为一个疗程。间歇5～7天再灸。艾炷直接灸，每次灸3～5壮，艾炷如枣核或黄豆大小，灸至皮肤有灼痛感时迅速更换艾炷，谨防起疱。

### （七）常用保健灸法

**1. 调和脾胃灸法**

中医学认为脾胃是人体的"后天之本""气血生化之源"，可消化、吸收、转化人体所必需的气血精微。脾胃功能正常则气血充足，身体健康；反之则气血不足，体质虚弱。本灸法能增强脾胃的运化功能，调节胃肠功能，促进营养物质的消化吸收和新陈代谢，起到养生保健的作用。本法适用于任何年龄的人，是防病保健的常用方法之一。

（1）取穴：足三里、脾俞、胃俞、中脘、天枢。

（2）灸法：①艾条温和灸：每次10～20分钟，每日或隔日1次，连续灸3～6个月，7～10次为一个疗程。如有消化不良、食欲不振、胃胀腹泻等症状，需每日施灸1次，连续灸至胃肠功能恢复正常为止。②艾炷隔姜灸：对以上穴位，进行隔姜灸，每次灸治5～10壮，隔日或每周灸1次，连续灸20～30天。畏寒怕冷，胃肠功能较差者适用于此法。③艾炷隔附子灸：将附子研末，加面粉少许调和成糊状薄饼，0.3～0.5cm厚，待稍干时用针扎数孔，放于以上穴位，上置艾炷施灸，1饼灸干可以再换他饼继续施灸。每次施灸5～7壮，每日或隔日1次，连灸1～3个月。虚寒重者尤为适宜。

（3）注意：①平时饮食要有规律，不要暴饮暴食，不要挑剔偏食，少吃生冷油腻之品。②每日用手在腹部轻轻按摩10余分钟，或搓脚板底数分钟，再配合以上灸法，效果更佳。

**2. 预防感冒灸法**

中医学认为易患感冒、流行性感冒、咳嗽、气喘等呼吸系统疾病者，是由于肺气不足，抗御外邪侵袭的功能失调，易被外邪所伤而致。艾灸通过温热和艾绒的药理作用，刺激有关穴位，增强肺功能，提高机体抗御外邪的能力，达到防病保健的目的。

（1）取穴：肺俞、大椎、合谷、足三里、膻中。

（2）灸法：①艾条灸：以温和灸和雀啄灸为主，每次10～20分钟，每日或隔日1次，至少连续灸1个月。在流行性感冒好发季节，能预防流行性感冒，在感冒初起时，每日灸1～2次，每穴灸20分钟，能消除或减轻感冒症状。②艾炷直接灸：平素体虚，易于感冒者，取上述穴位，用半个米粒大小的小艾炷放在穴位上，待艾炷燃尽后再放置新的艾炷，每次每穴3～7壮，隔日或3日1次，连续灸1～6个月。

（3）注意：①多参加体育活动，锻炼身体。②保持室内空气新鲜，尽量避免接触有害气体。③穿衣多少要适宜，不可过多或过少，根据天气变化进行适量添加或减少。

### 3. 养心安神灸法

该法能补益精气，活血通脉，补养心血，改善心脏功能，镇静安神，促进睡眠，使人体的血脉充盈，心神气血调和，精力充沛，思维敏捷，是预防心系疾病、养生保健、延年益寿的常用方法之一。各种心血管系统疾病所致的心悸、失眠、健忘等均能防治。

（1）取穴：内关、心俞、神门、足三里、膻中、巨阙。

（2）灸法：①艾条温和灸：5～10分钟，每日或隔日1次，连续灸20～30天，间歇7～10天再灸。②艾炷直接灸：每次3～5壮，灸至局部皮肤红润，中央略黄，灸后无任何痛苦，皮肤不起疱，不化脓。每周或10日1次。③艾炷隔姜灸：每次3～7壮，隔日或每周灸1次，连续灸20～30天。

（3）注意：①伴有睡眠不好，梦多者宜在睡觉前施灸。②劳逸结合，不可过于疲劳。③多吃鱼、虾等高蛋白低脂肪的食物和新鲜蔬菜、水果等富含维生素C的食物。④保持精神愉快，避免过于紧张、兴奋、忧郁等。

### 4. 健脑益智灸法

本法具有疏通经络、增加大脑血流量、调节大脑神经的作用，能振奋精神，消除疲劳，提高大脑的思维和记忆能力，尤其在紧张学习和工作中用此法进行自我保健，可始终保持清醒的大脑、充沛的精力。

（1）取穴：百会、太阳、风池、风府、大椎。

（2）配穴：合谷、足三里。

（3）灸法：①艾条温和灸：每次10～15分钟，每日或隔日1次，连续灸1～3个月，间歇7～10天再灸。②艾炷直接灸：每次每穴2～3壮，3日或每周1次。

### 5. 补肾强身灸法

本法重在滋补肾精肾气，具有培补元气、补养气血、平衡阴阳、调节内分泌的作用。该法用于小儿能促进小儿的身体发育；用之于中年人，肾之精气充盛则精力旺盛，身强体壮；老年人用之，能强壮筋骨，防止衰老，为养生保健的重要方法。本法对于人体的呼吸、消化、心血管、生殖泌尿、神经、内分泌等系统的许多脏腑组织器官均有调整作用。

（1）取穴：肾俞、太溪、关元、涌泉、三阴交、关元俞。

（2）灸法：①艾条悬温和灸：10～20分钟，隔日或每3日灸1次，连续灸1～3个月，间歇7～10天再灸。②艾炷直接灸：每次每穴灸5～7壮，以局部皮肤红晕不起疱为度，隔日或3日1次，连续灸治1～3个月。③艾炷隔姜灸：每次灸治5～10壮，隔1～3日或每周灸1次，连续灸20～30天。肾虚怕冷者尤为适宜。④艾炷隔附子灸：将附子研末，加面粉少许调和成糊状薄饼，0.3～0.5cm厚，待稍干时用针扎数孔，放于以上穴位，上置艾炷施灸，1饼灸干可以再换他饼继续施灸。每次施灸5～10壮，隔日或每周1次，连灸1～3个月。虚寒怕冷，大便溏泻者尤为适宜。

**6. 眼睛保健灸法**

本法重在疏通眼部的经脉气血，保护眼睛，恢复视力，养血明目，亦能防治多种眼病，任何年龄均可使用。

（1）取穴：光明、曲池、肝俞、合谷、太阳、阳白、四白。

（2）灸法：①艾条悬起灸：每次每穴灸10分钟左右，每周1～2次。②艾炷直接灸：每次每穴2～3壮，用无瘢痕灸，隔2～3日1次。

（3）注意：①面部皮肤娇嫩，血管丰富，艾灸眼部周围的穴位时，热力不可过猛，谨防烫伤。②平时注意眼睛卫生，劳逸结合。③配合眼保健操或眼部按摩效果更佳。④长期坚持曲池灸，对保护眼睛很有利。

**7. 小儿保健灸法**

小儿在生长发育过程中，许多脏腑的功能还不够健全，中医学称之为"稚阴稚阳"之体，脏腑娇嫩，形气未充。历代医家对小儿保健都根据这一生理特点提出了许多保健方法，主要包括以下几方面。

（1）取穴：①强身保健取身柱、天枢穴。②健脾和胃取中脘、脾俞、神阙、天枢穴。③补肺益气取风门、肺俞、身柱、大椎、膏肓穴。④健脑益智取身柱、大椎、膏肓、肾俞穴。

（2）灸法：①艾条温和灸：5～10分钟，隔日或每3日灸1次，连续灸1～3个月，间歇7～10天再灸。若小儿出生后体质较弱，可在出生后3～6个月，开始身柱灸，每周或每月1次，连续灸3～6个月。②艾炷直接灸：每次每穴1～2壮，每周或10日1次。③艾炷隔姜灸：每次每穴灸治3～5壮，隔1～3日或每周灸1次，连续灸1～3个月。④艾炷隔蒜灸：每次灸治3～5壮，隔1～3日或每周灸1次，连续灸1～3个月。⑤艾炷隔盐灸：取神阙穴，每次灸3～10壮，隔日或每周1次，每次灸10～30分钟。

（3）注意：①小儿保健灸法效果极好，而且方法简单方便、容易操作，小儿没有痛苦，无副作用，非常适用于家庭推广使用。②小儿保健灸可根据小儿的具体情况进行不同的施灸方法，一般要坚持1～6个月，直至小儿健壮为止。③小儿皮肤对温热疼痛感觉敏感度较差，加上小儿好动，不能配合，故在施灸时要格外小心，大人要将自己的手放在小儿施灸部位，以感知小儿灸温的强弱，谨防烫伤。④最好在空气流通、清洁干燥的房间中进行艾灸。⑤对不会说话的小儿要密切注意观察，谨防烫伤。要轻轻移动姜片，注意温度变化。

**8. 中老年保健灸**

艾灸具有滋补肝肾、益气壮阳、行气活血、疏通经络的作用，能调节血压，降低血脂，增强脏腑功能，防病保健，延缓衰老，是中老年人防病治病、延年益寿的必用之法。

（1）取穴：①足三里和曲池配合，能调节血压，预防和治疗中风。②气海能益气固精，补肾助阳。③肺俞、风门、大椎三穴配合能够用于体弱易患感冒，或患有呼吸系统疾病者。④三阴交、肾俞、关元三穴进行配合重在健脾补肾。

（2）灸法：①艾条温和灸：每次每穴灸治 10～20 分钟，中午 11 点时灸效果最佳。隔日或每 3 日灸 1 次。如无明显不适，每周 1 次或每月灸 1～2 次，或每月初连续灸 4～8 天，坚持数月或长年坚持不懈，必见成效。②艾炷隔姜灸：每次每穴灸治 5～7 壮，隔 1～3 日或每周灸 1 次，连续灸 1～3 个月。脾肾虚寒者，灸量要大，艾炷要大些。

（3）注意：①艾灸抗衰老早有报道，效果较好。②艾灸抗衰老并非一朝一夕就能奏效，必须坚持数年数月不间断，才能取得惊人的效果。③在艾灸的同时，必须配合体育锻炼、饮食疗法，效果更佳。

# 第二节　推拿养生保健

推拿又称"导引""乔摩"，是指在中医学理论指导下，通过在人体体表一定的部位施以各种手法，或配合某些特定的肢体活动来防治疾病的一种养生保健方法。千百年来一直得到广泛的应用，并发展成为一门有特色的学科。在养生方法中，推拿是一种简便易行、效果显著的方法。

推拿养生保健是指医者运用推拿手法，在人体的适当部位进行操作所产生的刺激信息通过反射方式对人体的经络、脏腑功能进行调整，从而达到消除疲劳、疏通经络、增强体质、健美防衰、延年益寿的目的。

## 一、推拿养生保健的作用原理

### （一）疏通经络

推拿具有疏通经络的作用，当推拿手法作用于体表，就能引起局部经络反应，主要表现为能起到激发和调整经气的作用，并通过经络途径影响所连属的脏腑、组织的功能活动，进而调节机体的生理、病理状况，达到治疗效果，使百脉疏通，五脏安和。

## （二）促进气血运行

气血是构成人体的基本物质，是脏腑、经络、组织器官进行生理活动的基础，气血周流全身，运行不息，促进人体的生长发育和进行正常的生理活动。《素问·调经论》指出："血气不和，百病乃变化而生。"

推拿具有调和气血、促进气血运行的作用，其途径有二：其一是通过健运脾胃。其二是疏通经络和加强肝的疏泄功能。

## （三）调整脏腑功能

脏腑是化生气血、通调经络、主持人体生命活动的主要器官。推拿具有调整脏腑功能的作用。例如，点按脾俞、胃俞穴能缓解胃肠痉挛、止腹痛；在肺俞、肩中俞施用一指禅推法能止哮喘；而且不论是阴虚还是阴盛，阳虚还是阳亢，也不论是虚证或实证，热证或寒证，只要选用相宜的手法治疗，均可得到不同程度的调整。

推拿对脏腑的不同状态，有着双向的良性调整作用。如按揉或使用一指禅推法在足三里治疗，既能使分泌过多的胃液减少，也可使分泌不足的胃液增多；推挤后按揉内关穴既能使高血压患者的动脉压下降，也可使处于休克状态患者的动脉压上升。推拿对脏腑的调节作用，是通过手法刺激体表而直接影响脏腑功能，以及经络与脏腑间的联系来实现的。

## （四）滑利关节

推拿滑利关节的作用表现为三个方面：一是通过手法促进局部气血运行，消肿祛瘀，改善局部营养，促进新陈代谢。二是运用适当的活动关节的手法松解粘连。三是应用整复手法纠正筋出槽、关节错缝。

## （五）增强人体抗病能力

疾病的发生、发展及其转归的全过程，就是正气与邪气相互争盛衰消长的过程。"正气存内，邪不可干""邪之所凑，其气必虚"，疾病之所以发生和发展，就是因为机体的抗病能力处于相对劣势，邪气乘虚而入。推拿能增强人体的抗病能力，具有扶正祛邪的作用。如推拿能预防感冒，推拿后能增强人体的免疫功能等作用。推拿增强人体的抗病能力是通过以下途径实现的：其一，通过刺激经络，直接激发、增强机体的抗病能力；其二，通过疏通经络，调和气血，有利于正气发挥其固有的作用；其三，通过调整脏腑功能，使机体处于最佳的功能状态，有利于调动所有的抗病手段和积极因素，一致对抗邪气。

总之，推拿对人体的作用是多方面的，大量的临床实践和实验研究证明，推拿不仅对软组织损伤疗效卓著，对于内脏疾病亦有很好的疗效。推拿虽作用于人体体表部位，但通过手法所产生的动力及其他的生物物理信息，改善了机体的内外环境，从而调整了人体的生理功能，并且提高了人体抗病、防病的能力。

## 二、常用养生保健推拿法及应用

### （一）人体各部位保健推拿

#### 1. 头面部推拿

头部保健推拿属于中医健脑方法之一。该法有调和百脉、聪耳明目、健脑安神、美容、改善视力及听力的作用。长期坚持推拿可有效预防脱发，改善脑供血不足和血管神经性头痛、头晕、失眠，还可以使皮肤滋润有光泽，皱纹减少，延缓面部皮肤与其组织器官的衰老，保持人的容貌健美。

（1）操作：受术者取仰卧位，施术者坐于受术者头前。

①轻揉印堂至发际：施术者用双手拇指罗纹面由受术者前额部的印堂穴开始，交替轻抹至前发际，反复施术 5 ～ 10 次。

②分抹印堂至太阳：施术者用双手拇指罗纹面由受术者前额部的印堂穴开始，分三条线，分别向两侧分抹至太阳穴，反复施术 5 ～ 10 次，并顺势在太阳穴按揉数次。

③轻揉眼眶：施术者用双手拇指指甲轻掐受术者睛明穴半分钟，然后再以两拇指桡侧或指腹自睛明穴起，由内向外，由下至上轻揉眼眶 3 ～ 5 圈。

④推抹鼻翼至颧髎：施术者用双手拇指指腹点按受术者迎香穴 30 秒，然后自迎香起，经巨髎穴推至颧髎穴，反复施术 3 ～ 5 次。

⑤推抹水沟至地仓：施术者用双手拇指指腹自受术者水沟穴推抹至地仓穴，反复施术 3 ～ 5 次。

⑥轻摩下颌至颊车：施术者用双手多指指腹轻摩受术者下颌至颊车，然后用中指按揉颊车穴 30 秒，反复施术 3 ～ 5 次。

⑦轻揉颊车至太阳：施术者用双手大鱼际，自受术者颊车穴轻揉至太阳穴，并挤按太阳穴，反复施术 3 ～ 5 次。

⑧点揉印堂至百会：施术者一手拇指指腹自受术者印堂穴起，点揉至百会穴，两手拇指重按百会穴，反复施术 3 ～ 5 次。

⑨点揉攒竹至百会：施术者用双手拇指指腹自受术者攒竹穴起，点揉至百会穴，两手拇指重按百会穴，反复施术 3 ～ 5 次。

⑩按压风池、风府穴：施术者用双手中指指端按压受术者风池穴，单手中指指端按压风府穴各 1 ～ 2 分钟，压后缓揉数下，反复施术 2 ～ 3 遍。

⑪指腹梳理头皮：施术者双手十指略分开，自然屈曲，以指端或指腹梳理受术者头部，梳理头侧时，顺势用大小鱼际推抹耳前、耳后至桥弓，时间2～3分钟。

⑫轻揉耳郭：施术者两手拇指与食指指腹揉捏受术者两侧耳郭1～2分钟，并向下方牵拉耳垂3～5次，最后用拇食两指分置耳前、耳后，摩擦数次。

（2）功效：推拿后，受术者头目清爽，轻松舒适，精神焕发。

**2. 胸腹部推拿**

胸部是五脏的主要分布部位，肺、肝、脾等内脏器官受胸廓的保护，故加强胸部保健十分重要。腹部是六腑的所在部位，六腑，即胆、胃、小肠、大肠、膀胱、三焦的总称。它们共同的生理功能是饮食物的受纳、消化、吸收与排泄。下腹部还有生殖器官，担负着延续人类生命的重任。胸腹部保健推拿可宽胸利气，宁心安神，增强心、肺功能，加强消化系统的消化、吸收与排泄功能，又能增强泌尿系统和生殖系统的生理功能。

（1）操作：受术者取仰卧位，施术者站其一侧。

①掌根按压双肩：施术者双手掌根同时按压受术者双肩6～8次。

②分推胸部至两胁：施术者双手虎口张开，拇指与余四指抱定受术者胸廓，以两手大鱼际自正中线两侧分推至两侧腋中线，由上至下3～5次。

③全掌揉腹部：施术者叠掌轻揉受术者腹部，先揉脐周，然后顺时针揉全腹，时间2～3分钟。

④轻拿腹直肌：施术者以两手四指置受术者腹部两侧，向内将腹肌挤起，然后两手交叉，以双掌归挑扣合腹肌，双手拇指置于腹肌一侧，余四指置于腹肌另一侧，自上而下，提拿腹肌3～5次。

⑤摩腹：施术者以掌心置于受术者脐部，以脐为中心，先顺时针后逆时针，各旋转轻摩脐周36次。

⑥点压上脘、中脘、下脘、天枢、气海穴：施术者以拇指指腹沿受术者腹正中线由上至下点按上脘、中脘、下脘、气海穴各1分钟，再点按天枢穴1分钟。（注：③以下操作令受术者屈膝、屈髋。）

（2）功效：推拿后，施术者心胸舒畅、脘腹舒适温暖、精神倍增。

**3. 上肢部推拿**

上肢是从事生产劳动、学习与日常生活的重要器官。上肢部保健推拿，可疏通上肢经络，促进气血运行，消除疲劳，加强筋骨功能，预防上肢筋骨、关节慢性劳损，并可调节脏腑功能。

（1）操作：受术者取仰卧位，施术者站其一侧。

①拿揉上肢：施术者一手托住受术者一侧腕部，另一手拇指与余四指相对，沿

经脉路线或肌肉轮廓，拿揉上肢肌肉，由肩至臂，反复 3～5 遍。

②按揉腕关节：施术者以双手食指分从两侧置于受术者一侧腕关节下，双手拇指分置于腕关节手背上，拇指做前后推揉腕关节 1～2 分钟。

③点按曲池、手三里、内关、神门、合谷、内劳宫穴：施术者一手托受术者一侧上肢，另一手拇指分别点按曲池、手三里、内关、神门、合谷、内劳宫穴各 30 秒，点后轻揉，或点揉结合。

④推按手掌并拔伸指关节：施术者以双手食、中、无名、小指托住受术者手掌，双拇指推揉受术者手掌或手背各 3～5 遍，然后施术者以食指与中指依次捏住受术者拇指、食指、中指、无名指、小指，拔伸指关节，1～2 遍。

⑤抖动上肢：施术者以双手同时握住受术者一手大、小鱼际部，在稍用力拔伸的基础上，上下抖动上肢 1～2 分钟。

⑥摇肩关节：施术者一手握住受术者腕部，屈曲受术者上肢，另一手托住其肘部，先顺时针后逆时针，环转摇动肩关节各 3～5 次。

（2）功效：推拿后，受术者感到上肢舒适轻松，活动自如轻巧。

**4. 下肢前、内、外侧部推拿**

下肢是人们行走、运动与负重的重要器官，由许多骨、筋肉、关节等组成，并分布有足三阴与足三阳经脉和丰富的神经、血管等组织。下肢保健推拿能疏通下肢经络，加强气血循环，强壮下肢筋骨，滑利关节，消除疲劳，预防下肢筋骨与关节劳损，并有调节脏腑功能的作用。

（1）操作：受术者取仰卧位，施术者站其一侧。

①直推下肢前、内、外侧：施术者以手掌紧贴受术者大腿根部，分别自股内侧直推至足弓，自髀关推至足背，自环跳推至足外踝，各 3～5 次。

②拿揉下肢前、内、外侧：施术者以双手拇指与余四指分别着力于受术者下肢前、内、外侧，自上而下，拿揉 3～5 遍。

③按压足三里、血海、三阴交穴：施术者以拇指分别按压受术者足三里、血海、三阴交穴各 1～2 分钟。

④抱揉膝关节：施术者以手掌心置受术者髌骨上进行轻轻按压，然后双手如抱球状抱住膝关节两侧，轻揉 1～2 分钟。

⑤拍打下肢前、内、外侧：施术者以虚掌有节奏地自上而下分别拍打受术者下肢前、内、外侧各 3～5 遍。

⑥推摩足背：施术者以双手拇指分置于受术者足背上，余四指置于足底，两拇指指腹交替推按受术者足背 10～20 次。

⑦活动踝关节：施术者一手托住受术者足跟，另一手托住其足掌部，使踝关

背屈、背伸及环转摇动，先顺时针后逆时针，各 5 ～ 8 圈。

（2）功效：推拿后，受术者感到下肢舒适轻松，行走轻快有力。

**5. 颈肩部推拿**

颈肩部保健推拿，可消除颈肩部肌肉疲劳，强健颈肩部筋骨，滑利颈肩部关节，改善脑、头面、肩部供血，调节神经功能。

（1）操作：受术者取俯卧位，施术者站其一侧或头前。

①拿揉颈项部：施术者一手托受术者前额，另一手拇指指腹与食、中指指腹或余四指相对，行三指或五指拿揉颈项部肌肉 2 ～ 3 分钟。

②指压棘突两侧：施术者以双手拇指指端分别置受术者项部棘突两侧，自上而下按压 2 ～ 3 遍，按压同时或按压后可行轻揉法。

③拿揉肩部：施术者以双手拇指分别置于受术者两侧肩胛冈上窝，余四指放在肩胛部，自内向外拿揉肩胛部 2 ～ 3 分钟。施术者亦可立于受术者头前，双手拇指分别置于受术者两侧肩前部，余四指置肩胛冈上窝，自内向外拿揉肩胛部 2 ～ 3 分钟。

④按压肩井、秉风、天宗穴：施术者以双手拇指指腹分置于受术者两侧秉风、天宗穴上，按揉各 1 ～ 2 分钟，然后立于受术者头前，双拇指置于受术者两侧肩井穴，余四指抱定肩后部，揉压肩井穴 1 ～ 2 分钟。

⑤搓肩部：施术者立于受术者一侧，搓揉肩部 2 ～ 3 分钟。然后双掌心对置，五指自然分开，以小指尺侧端有节奏地叩击肩部数下。

（2）功效：推拿后，受术者颈肩部松软舒适，头脑清爽，精神焕发。

**6. 背腰部推拿**

背腰部保健推拿能疏通督脉、膀胱经，督脉是手三阳经脉与足三阳经脉之交会处，对手、足三阳经脉所属的六腑起调节作用。膀胱经在背腰骶部的腧穴，多是所属脏腑的重要腧穴，对膀胱经进行推拿可增强各脏腑的生理功能。推拿直接作用于背腰部的皮肉、筋骨及脊柱小关节等，故又有强壮筋骨、预防背腰部慢性劳损的作用。

（1）操作：受术者取俯卧位，施术者站其一侧。

①按揉背腰部：施术者以双手掌心重叠置于受术者两侧肩胛内侧上缘，自上而下按揉背部膀胱经各 3 ～ 5 遍。

②弹拨足太阳膀胱经：施术者以双手掌根重叠自上而下弹拨受术者足太阳膀胱经 3 ～ 5 遍。

③按压足太阳膀胱经：施术者以双手手掌重叠置于受术者背部膀胱经上，自上而下按压膀胱经 3 ～ 5 遍。

④搓背柱两侧：施术者沉肩、垂肘、悬腕，手握空拳，侧掌搓或握拳搓受术者脊柱两侧2～3分钟。

⑤拍打背腰部：施术者以双手空拳或虚掌叩击、拍打受术者背腰部1～2分钟。

⑥按揉肾俞穴：施术者以双手拇指端置于受术者双侧肾俞穴，同时用力按揉1～2分钟。

⑦搓命门：施术者以一手手掌置于受术者背部命门穴，快速搓擦，使受术者感到局部温热为止，时间1～2分钟。搓擦后亦可缓揉，以增加热感的穿透力量。

⑧直推背腰部：施术者一手扶持受术者肩部，一手以掌根直推脊柱两侧3～5次。

（2）功效：推拿后，受术者感到腰部轻快疏松，头目清爽，心胸舒畅，脘腹舒适，精神倍增。

### 7. 下肢后侧部推拿

下肢后侧保健推拿除能调整下肢及相关经络脏腑功能外，还对背腰部疾病有很好的防治作用。

（1）操作：受术者取仰卧位，施术者站其一侧或足侧。

①拿揉臀部或下肢后侧：施术者以双手拇指与余四指相合，自上而下拿揉受术者臀部及下肢后侧3～5分钟，以臀部、大腿后侧及小腿后侧肌群为主。

②搓臀部及下肢后侧：施术者沉肩、垂肘、悬腕，手握空拳，以掌指关节搓受术者臀部及下肢后侧3～5分钟。其中，臀部、大腿后侧及小腿后侧肌群应重点搓。

③按压环跳、承扶、殷门、委中、承山穴：施术者以拇指分别按压受术者环跳、承扶、殷门、委中、承山穴各30秒，环跳、承扶、殷门还可用肘尖按压，压后应轻揉。

④拿揉昆仑、太溪：施术者以双手拇、食指指腹分置受术者下肢两侧昆仑穴与太溪穴上，相对提拿揉捏1～2分钟。

⑤拍打臀部及下肢后侧：施术者以虚掌有节奏地拍打受术者臀部及下肢后侧1～2分钟。

⑥抱揉下肢后侧：施术者双手掌心对置受术者下肢后侧肌肉，稍用力抱紧，自上而下揉下肢后侧2～3遍，重点揉小腿后侧肌群。

⑦拔伸趾关节：受术者屈膝，施术者一手托其足背，另一手拇指、食指依次捻揉踇趾至小趾，并拔伸趾关节1～2遍。

⑧搓、推、按、叩足底：受术者匍匐，足背部稍垫高或膝关节屈曲，暴露足底。施术者以单手鱼际或掌根或双手拇指推按其足弓、足底各3～5遍，最后以空拳叩击足底。

（2）功效：推拿后，受术者感到下肢舒适轻快，行走、负重轻松有力。

**（二）自我推拿保健法**

自我推拿保健法是通过运用简便易学的自我推拿手法施术于一定的部位、穴位上，达到疏通经络、调和营卫、运行气血、平衡阴阳之功，从而增强自身的抗病能力。

**1. 固肾益精法**

肾在人体中是极为重要的脏器，中医学称肾为"先天之本"，是人体生命的动力源泉。肾位于腰部，有"腰为肾之府"之说。肾的主要功能是贮藏人体的精气，主管人体的生殖与发育，并可调节人体的水液代谢。此外，肾的纳气功能对人体呼吸亦有重要意义。肾功能的盛衰在体表可从骨骼的坚韧、毛发的荣枯、人外在的精神状态以及耳的听觉等表现出来。选用固肾益精法的推拿保健可以加强巩固肾脏功能，在一定程度上对中医学之肾系病证有较好的防治作用，并且能延缓衰老，延年益寿。

该法用于防治腰腿疼痛、腰膝酸软、月经不调、阳痿、遗精、早泄、小便频数、遗尿、压力性尿失禁等症。

（1）搓涌泉：盘膝而坐，双手掌对搓发热后，然后左右手分别搓揉涌泉穴至局部发热。搓揉时要不缓不急，略有节奏感。该法既可温肾壮阳，祛除寒湿之邪，又能引热下行，导火泄降，即所谓"引火归原"之法。

（2）摩肾俞：两手掌紧贴肾俞穴，双手同时按由外向里的方向做顺时针环形转动推拿，共转动36次，如有肾虚、腰痛诸病者，可以增加转动次数。

（3）摩肾堂：两手手掌分别置于腰部脊柱两旁，一上一下，频频搓擦，也可配合腰部活动。

（4）擦腰骶：身体微前倾，屈肘，两手掌尽量置于两侧腰背部，以全掌或小鱼际着力，向下至尾骶部快速来回擦动，以透热为度。

（5）摩关元：用左或右掌以关元穴为圆心，做逆时针和顺时针方向摩动各36次，然后以拇指按压关元3分钟。

（6）擦少腹：双手掌分置两胁肋下，同时用力斜向少腹部推擦至耻骨，往返操作以透热为度。

（7）振双耳：先用双手掌按于耳上做前后推擦36次，然后双手拇、食指捏住两耳垂抖动36次，再将两食指插入耳孔，做快速震颤数次后，猛然拔出，重复操作9次，最后向下牵拉耳垂9次。

（8）缩二阴：处于安静状态下，全身放松，用顺腹式呼吸法（即吸气时腹部隆起，呼气时腹部收缩），并在呼气时稍用力收缩前后二阴，吸气时放松，重复36次。

## 2. 健脾益胃法

脾的主要生理功能是运化，运化的意义是指脾有消化、吸收、运输营养物质和促进水液代谢的重要作用。人体各脏器功能的发挥，身体的健康程度，大多取决于脾的这种功能，所以中医学称"脾为后天之本"。脾还能统摄血液使其不致溢出脉外，而这种统摄能力，只有在脾运化健旺时才能被正常发挥。采用健脾益胃的保健推拿法，可对中医学脾胃病范畴的病证有良好的防治作用。

该法可防治消化不良、饮食积滞、嗳气、腹胀、纳呆、便秘、腹泻、肠道病等病症。

（1）摩脘腹：用左手或右手手掌置于中脘部，先逆时针再顺时针，摩各36圈。

（2）荡胃腑：取仰卧位，两下肢屈曲，左右手相叠置于中脘穴上，采用顺腹式呼吸，呼气时用叠掌掌根向上推荡，吸气时放松，往返36次。

（3）分阴阳：取坐位或仰卧位，两手相对，全掌置于剑突下，稍用力从内向外沿肋弓向胁肋处分推，并逐渐向小腹移动，操作9次。

（4）按三里：双手拇指或食、中指置于足三里穴位上，稍用力按揉，使局部有酸胀感，约3分钟。

（5）揉天枢：取坐位或仰卧位，用双手的食、中指同时按揉天枢穴，约3分钟。

（6）按脘腹：左手或右手并拢四指放置于中脘穴上，采用顺腹式呼吸，呼气时稍用力下按，吸气时做轻柔的环形揉动，如此操作36次。

（7）揉血海：取坐位，两手分别置于大腿部，拇指点按于血海穴，进行按揉，约3分钟。

## 3. 疏肝利胆法

《素问·灵兰秘典论》说："肝者，将军之官，谋虑出焉。"肝的主要生理功能是主疏泄和主藏血，表现在能够调畅气机，使经络和利，并促进各脏腑器官的生理活动发挥正常，更能推动全身气血和津液的运行及增强脾胃的运化功能。因此，如果肝的功能失常，人体各部分的气机活动就会受到阻碍，进而形成气机不畅，瘀阻郁结，气机亢逆等病理变化，并进一步影响藏血和津液的输布代谢，以及脾胃的运化功能。经常施行疏肝利胆法进行保健推拿，对于中医学的肝胆范畴病变有很好的防治作用。

该法主要用于防治高血压、头痛、眩晕、气逆、胸胁胀满、腹胀、肝胆病等。

（1）疏肋间：取坐位，两手掌横置两腋下，手指张开，指距与肋骨的间隙等宽，先用左掌向右分推至胸骨，再用右掌向左分推至胸骨，由上而下，交替分推至脐水平线，重复9次。注意手指应紧贴肋间，用力要稳、均匀，以肋间有温热感为度。

（2）揉膻中：取坐位，用左手或右手，四指并拢置于膻中穴，缓缓按揉，操作3分钟。

（3）擦胁肋：取坐位，两手五指并拢置于胸前平乳头，左手在上，右手在下，从胸前横向沿肋骨方向擦动并逐渐下移至浮肋，然后换右手在上、左手在下操作，以胁肋部有透热感为度。

（4）拨阳陵：取坐位，两手拇指分别按置于两侧阳陵泉穴上，余四指辅助，先行按揉该穴1分钟，再用力横向弹拨该处肌腱3～5次，以酸麻放射感为度。

（5）掐太冲：取坐位，用两手拇指的指尖置于两侧太冲穴上，稍用力按掐，以酸麻感为度，约1分钟，换用拇指的罗纹面轻揉该穴位1分钟。

（6）擦少腹：取坐或卧位，双手掌分置于两胁肋下，同时用力斜向少腹推擦至耻骨，往返36次。

（7）点章门：用两手的中指指尖分别置于两侧的章门穴上，稍用力点按，约1分钟，以有酸麻感为度。

（8）揉期门：取坐或卧位，用左手的掌根置于右侧的期门穴位上用力顺时针、逆时针方向各揉动36次，然后换右手操作左侧，动作相同。

（9）拿腰肌：取坐位，双手虎口卡置于两侧腰胁部肌肉，由上往下至髂部捏拿腰胁肌肉，往返36次。

（10）运双目：取坐位，端正凝视，头正腰直，两眼球先顺时针方向缓缓转动9次，再逆时针方向转动9次，然后两目注视远方片刻。

**4. 宣肺通气法**

肺通过呼吸，吸入自然界的清气，呼出体内的浊气，实现了体内气体和自然界气体的交换；通过不断地呼浊吸清，吐故纳新，促进气的生成，调节气的升降出入运动，从而保证了人体新陈代谢的正常运行。肺还有"宣发、肃降、通调水道"的作用。这些功能的正常，可使人体呼吸、营养、水液代谢保持良好的状态，从而使人体保持健康，反之，则出现呼吸不利、胸闷、咳喘，甚至水肿等病态。采用此保健推拿法，对中医学所说的肺系范畴的各种疾病有很好的防治作用。

该法主要用于防治呼吸不利、胸闷、咳嗽、哮喘、气短、乏力等病症。

（1）舒气会：双手手掌相叠，掌根置于两乳中间的膻中穴，向下反复推擦36次。

（2）畅气机：取坐位，先用右手虚掌置于右乳上方，适当用力拍击并渐横向左侧移动，来回9次；再以两手掌交叉紧贴乳上下方，横向用力往返擦动36次；最后两手掌虎口卡于两胁下，由上沿腰侧向下至髂骨，来回推擦，以热为度。

（3）振胸膺：取坐位，先用右手从腋下捏拿左侧胸大肌9次，再换左手如法操作。然后双手十指交叉抱持于后枕部，双肘相平，尽力向后扩展，同时吸气，向前内收肘呼气，一呼一吸，操作9次。

（4）揉中府：取坐位，两手臂交叉抱于胸前，用两手中指指端置于两侧的中府穴位上，稍用力进行按揉，操作3分钟。

（5）勾天突：用食指指尖置于天突穴处，向下勾点、揉动1分钟。

（6）理三焦：取坐或卧位，两手四指交叉，横置于膻中穴，两掌根按置两乳内侧，自上而下，稍用力推至平关元穴处，操作36次。

（7）疏肺经：取坐位或立位，右掌先置左乳上方，环摩至热后，以掌沿着肩前、上臂内侧前上方、前臂桡侧至腕、拇指、食指背侧（肺经的循行路线），做往返推擦36次，然后换左手操作右侧。

（8）捏合谷：取坐位，右手拇、食指相对捏、拿左侧合谷穴1分钟，然后换左手操作右侧。

（9）擦迎香：取坐位，用双手大鱼际或食指桡侧缘分别按置两侧迎香穴处，上下擦动，边擦边快速呼吸，以有热感为度。

**5. 宁心安神法**

中医学认为，心的主要生理功能是主血脉，为人体生命活动的关键所在。心主血脉的意义在于，血液依赖心脏的搏动而输送到全身，发挥其濡养作用。而运送血液的全身脉管也要依赖心脏运送血液的推动力量，保持着充盈和畅通。因此，心主血脉的功能健全，血液才能在脉管中正常运行，周流不息，营养全身而保障生命的正常活动。心脏在体内有经脉与小肠相联系，其功能的盛衰在体表可以通过人的精神、意识、思维活动及脉象和舌象表现出来。如心气旺盛，血脉充盈，则可见人的精神振奋，思维敏捷，动作灵活，脉搏和缓有力，舌质淡红润泽；反之，则见人的精神萎靡，反应迟钝，脉涩不畅，节律不整，舌质紫暗或苍白等。经常操练宁心安神的保健推拿法，可以对中医学所说的心系范畴的各类疾病有较好的防治作用。

该法主要用于防治心悸、失眠、多梦、小便短赤及各种心系病症。

（1）振心脉：站立位，两足分开同肩宽，身体自然放松，两手掌自然伸开，以腰转动带肘臂，肘部带手，两臂一前一后自然甩动。到体前时，用手掌面拍击对侧胸前区，到体后时，以掌背拍击对侧背心区。初做时，拍击力量宜轻，若无不适反应，力量可适当加重，每次拍击36次左右。

（2）摩胸膛：以右手掌平放于胸部，做横向推摩，来回操作36次。

（3）勾极泉：先以右手四指置左侧胸大肌处，用掌根稍做按揉，然后用虎口卡住腋前襞，以中指置于腋窝极泉穴位处，稍用力用指端勾住该处筋经，并向外做拨动，使之产生酸麻放射感，操作9次。然后换手如法做右侧。

（4）捏中冲：先以右手拇、食指夹持左手中指尖中冲穴，稍用力按捏数次，随之拔放，操作9次。再换手如法进行。

（5）揉血海：取坐位，两手分别按置左、右膝关节上方，用拇指点揉血海穴3分钟左右。

（6）拿心经：右手拇指置于左侧腋下，余四指置上臂内上侧，边做拿捏，边做按揉，沿上臂内侧渐次向下操作到腕部神门穴，如此往返操作9次。再换手操作右侧。

（7）揉神门：取坐位，用右手食、中指相叠，食指按压在左手的神门穴位，按揉1分钟。换手操作。

（8）拿揉内关：取坐位，用右手拇指按压在左手的内关穴位上，余四指在腕背侧起辅助作用，稍用力用拇指指端向上、下拿揉内关穴1分钟。再换左手如法操作右侧。

（9）鸣天鼓：两手掌掩耳抱头，食指重叠于中指指背上，再下滑使食指指端轻轻敲击枕部近风池处，使耳中闻及类似"击鼓"之声，连击3次，双手掌骤离耳部1次，如此重复9次。

### 6. 镇静催眠法

睡眠是最好的休息方法，但受种种因素影响，入睡困难或者睡眠不深，都不能达到有益的效果。有的人由于害怕失眠，进而精神紧张，以致加重失眠，造成恶性循环，导致神经衰弱和某些生理功能失调。采用推拿方法，可使紧张和亢奋的神经功能得到松弛和安抚，进而增强大脑皮质的抑制过程，促进入睡和熟睡。同时也可以弥补药物治疗的不足，并可减轻和消除症状。

用于防治各种原因引起的失眠、多梦等病症。

（1）调呼吸：取仰卧位或坐位，做缓慢的深吸气，当吸气完毕时稍停顿，然后极力把体内气体呼出，如此重复做9次。

（2）按足三里：取坐位，用右手拇指置于左侧足三里穴位上，用力下按，使之有酸麻感，时间1分钟，然后换手如法操作。

（3）揉三阴交：取坐位，用两手的拇指分别置于两侧的三阴交穴位上，稍用力按揉各3分钟。

（4）擦涌泉：取坐位，屈膝，用右手的掌根或小鱼际推擦左侧涌泉穴，透热为度。然后换左手操作右侧，方法相同。

（5）拿内关：取坐位，用右手的拇指置于左侧内关穴上，余四指在腕背部辅助，稍用力做横向的拿捏9次。然后换左手如法操作右侧。

（6）揉神门：用右手的拇指指端按置于左侧的神门穴位上，按揉3分钟。然后换另一侧如法操作。

（7）擦腰骶：取坐位，双手掌掌根紧贴于腰两侧肾俞穴，稍用力上下擦动，使局部有热感，并以透热为度。

（8）推胫骨：取平坐位，双手虎口分别卡在双膝下，拇指按压在阴陵泉穴位上，食指按压在阳陵泉穴位上，稍用力沿胫骨向下推擦到踝关节。

（9）抹眼球：取卧位，闭目。用两手中指分别横置于两眼球上缘，无名指分别置于眼球下缘，然后自内向外轻抹到眼角处，重复操作 36 次。

（10）摩脘腹：取卧位，用左手或右手的掌面贴附在中脘穴上，以中脘为中心，做顺时针、逆时针方向的摩动各 72 次。

**7. 消除疲劳法**

疲劳的产生，有多种原因，概括地说，是过量的体力或脑力劳动消耗超过了本身机体的承受能力，导致身体各组织器官的功能下降，血液供应不足，淋巴液回流不畅等，由此造成机体能量和营养等物质的缺乏，体内产生的诸如乳酸类有害物质代谢不完全，进而出现身体酸痛不适、头晕乏力、懒于言语、局部肿胀等一系列功能低下的症状。此时，采取柔和有效的保健推拿方法，可在加快血循环，增加血液供应的基础上，加强心脏的舒缩功能和淋巴液的回流，促进各组织器官的良性调节，较快地排除体内积蓄的有害物质，消除水肿，进一步使肌肉、纤维、肌腱、韧带等组织的张力和弹性迅速恢复，从而消除疲劳，改善机体功能，使之处于良好状态。

该法用于防治各种原因导致的疲劳、功能下降等病症。

（1）按风池、太阳：取坐位，两手拇指按在两侧风池穴上，两小指各按在两侧太阳穴上，其余手指各散置在头部两侧，然后两手同时用力，按揉风池、太阳穴及两侧头部 1 分钟。

（2）运百会：取坐或卧位，闭目静息，单手食、中指指腹置百会穴处，先顺时针按揉 36 次，再逆时针按揉 36 次。

（3）搓手浴面：先将两手搓热，随后掌心紧贴前额，用力向下擦到下颌，连续9 次。

（4）推头面：取坐位，两手掌心按住前额稍用力向上推动，过头顶向下至颈后，沿颈侧翻过，继沿两侧面颊向上推至额，来回操作 9 次。

（5）振双耳：用两手掌按住两耳，稍用力按揉，然后用力按压，稍停顿以后突然将两掌分开，重复操作 9 次。

（6）叩颠顶：取坐位，两手十指微屈分置百会两侧头顶部，然后抬腕用指端轻轻叩击头顶部并逐渐移至后枕部，如此重复操作 9 次。

（7）畅气机：取坐位，先用右手虚掌置于右乳上方，适当用力拍击并渐横向左侧移动，来回9次；再以两手掌交叉紧贴乳上下方，横向用力往返擦动36次；然后两手掌虎口卡置于两腋下，由上沿腰侧向下至髂骨来回推擦，以透热为度。

（8）叩腰脊：取坐位或直立位，两手握空拳，用拳眼叩击腰脊两侧，上自尽可能高的部位开始，下至骶部，叩击时可配合弯腰动作，往返操作36次。

（9）勾委中：取坐位，用两手的虎口卡置于膝关节的外侧，拇指置于膝关节上方，四指置于腘窝部，用中指的指端用力按揉委中1分钟，然后勾住该处的筋经向外侧拨动，重复操作9次。

（10）拿揉昆仑、太溪：取坐位，屈膝同时两膝关节稍分开，用两手的中指按置于踝部的昆仑穴上，两拇指按置于踝内侧的太溪穴位，稍用力拿揉1分钟，然后用力向下对拿，重复操作9次。

（11）搓足脉：取坐位，两下肢屈曲，双掌先扶持右大腿内、外侧，从上向下搓动至小腿，最后下至足部，往返操作9次。然后换左侧如法进行操作。

（12）展腰胸：取直立位，膝关节挺直，两脚并拢站稳，两手十指交叉同时翻掌上撑至头顶最大限度，然后深吸气的同时身体随之后仰，呼气时上身前俯并将交叉双手下推至最低点，重复操作9次。

### 8. 振奋精神法

在睡眠等各种相对静止性的休息中，由于组织、器官运动缓慢，体内代谢产物积聚，大脑皮质处于抑制状态，神经功能的兴奋性降低，可造成醒来后暂时的机体痿软乏力和头脑昏沉。此时采用保健推拿，可促使局部组织温度升高，加快血液、淋巴液的循环和新陈代谢，并通过对机体末梢神经的刺激，提高神经系统功能的兴奋。推拿后，全身感到轻松愉快，精神为之振奋。

该法用于各种原因导致的精神萎靡不振。

（1）摇颈项：取坐或站位，身体正直，头颈向左后上方尽力摇转，眼看左后上方，每做1次后即向对侧方向摇动，眼看右后上方，各摇9次。注意摇颈时动作应缓慢轻柔。

（2）挤风池：取坐位，两手掌心按置于后枕部的两侧，拇指分别按于两侧风池穴上，余四指自然分开散置头的后侧部，拇指先做按揉风池1分钟，然后用力向前挤压，同时四指指腹部用力，与拇指相对拿动头的后侧部，重复操作36次。

（3）梳头皮：取坐位，五指分开，以手指从前额向上推摩头皮，宛如梳头之状。过头顶向颈后直到风池穴上，操作9次。

（4）揉太阳：取坐位，用两手中指指端按于太阳穴，稍用力做顺时针、逆时针方向的按揉36次，然后再用力向上向后推挤太阳穴，使之局部有酸麻感，最后再以两手大鱼际轻柔按揉 1 分钟。

（5）分前额：取坐位，两手食指掌屈，拇指按于太阳穴上，用屈曲食指的桡侧面对置前额正中处，自内向外沿眉弓上方分推至眉梢处止，重复操作 36 次。

（6）振百会：取坐位，两目平视，牙齿咬紧，单掌掌根在头顶百会穴处，做有节律的轻重适宜的拍击 9 次。

（7）揉腰眼：取坐位，两手握拳，用手背的掌指关节突起部（拳尖）按揉肾俞、腰眼；或仰卧，两手握拳屈肘，将拳置于床与腰背之间，拳心贴床，以指掌关节突起处抵在腰脊两侧。先尽量屈肘上放，然后身体左右摇动，此时犹如被他人按揉。每揉动 9 次，逐渐将拳下移，直至操作到尾骶部。

（8）推上肢：取坐位，右手掌紧按左手掌，然后用力沿左臂内侧上擦到肩，绕肩周后再由左臂外侧向下擦到手背。如此重复操作 9 次，再换手同法进行操作。

（9）拿下肢：取坐位，双下肢平放床上，先以两手掌紧贴大腿根部前侧，一手拇指和其余四指相对，自上而下，用力捏拿推拿至小腿，酸胀为宜。再以另一手捏拿对侧大腿内侧肌肉向下至腓肠肌，9 次后换腿进行。

### 9. 温润护发法

毛发的润泽与否与发根部的血管营养的输送有关。一旦营养供给不足，毛发就会变得粗糙、脆弱而易于脱落，或变黄、变白。而头发的变黄、变白多与人体血液中的酸性物质增加有关，这些过多的酸性物质可引起毛发摄取营养缺乏而导引头发变色。坚持自我头皮推拿，可刺激头皮内毛细血管及毛囊，有助于头发的生长，并且可加强头皮分泌的调节作用，对脂溢性或干燥性的头发有较好的防治功效。

该法用于防治头发枯黄、脱发、白发等病症。

（1）分指梳发：将两手的手指弯曲成爪状置于前发际上，从前往后方梳动至后发际上，反复梳 36 次。

（2）并指推顶：以一手食、中指并置前额部，自两眉中间印堂穴起，沿头部正中线，向后方推动，经百会、风府至大椎穴上，操作 36 次。

（3）拢指推鬓：用两手四指并拢，分推头部两侧鬓角处，自耳前发际推搓发根，向后经耳尖推至后发际风池穴上，反复推搓 36 次。

（4）掌心温发：先以两手掌心相对搓热后并置于前发际，向后方轻轻抚摩 36 次。

### 10. 疏通鼻窍法

中医学理论认为，"肺开窍于鼻"，如外感疾病在引起肺部症状之前，首先出现鼻塞或鼻流清、浊涕等。内分泌失调，肝、肾疾病，高血压，心脏病等，都可以使鼻腔内的血管收缩或舒张功能失调，因而降低了鼻部对疾病的防御能力，可出现鼻黏膜干燥、糜烂、出血等表现。鼻部保健推拿可以增强鼻腔的生理功能，促进局部血液循环和兴奋神经，能增加其鼻部呼吸和抗病能力，对各种鼻部病变也有较好的防治作用。

该法用于防治鼻塞、流涕、鼻炎、鼻出血、不闻香臭等病症。

（1）推鼻中：以手拇指掌侧自鼻尖素髎穴起，向上沿鼻梁至眉间印堂穴止，反复推动9次。

（2）摩印堂：以手拇指置两眉间印堂穴处，自下向上经前额正中前发际上神庭穴止，反复推摩36次。

（3）掐经穴：先以双手拇指、食指分置于鼻翼两侧之迎香、巨髎穴处，指掐约1分钟，继以顺时针、逆时针方向揉动各36次。

（4）搓鼻翼：用两手食指对置鼻翼两侧，自目内眦处起，自上而下顺鼻翼指搓至迎香穴止，反复搓动36次。

（5）提鼻根：以双手拇、食指分置鼻根两侧睛明穴处，先向下用力按揉1分钟，再用力向上拿提鼻根部肌肉9次。

（6）揉鼻中隔：用食指、中指分别伸入两鼻孔，夹住鼻中隔轻轻揉捏1分钟。

# 第三节　其他相关疗法

## 一、拔罐养生保健

拔罐法，又称吸筒疗法，古称角法，在马王堆汉墓出土的帛书《五十二病方》中就已有记载，历代中医文献中亦多论述。起初主要是外科治疗疮疡时用来吸血排脓的，随着医疗实践的不断深化，火罐的质料和拔罐的方法已有了改进和发展，治疗的范围也逐渐扩大，内、外、妇、儿科都有其适应证，并且经常和针刺配合使用。

### （一）拔罐养生保健的概念

拔罐养生保健是以罐具吸拔具有保健作用的部位或穴位，以通畅气血，疏导经络，拔除病气，调整人体阴阳平衡，增强人体抗病能力，最后达到扶正祛邪、强身健体、防治疾病的目的。

### （二）拔罐养生保健作用原理

拔罐是由于罐内形成负压吸住皮肤而收到治疗效果的。现代医学研究表明，拔罐对人体的作用是多方面的，现分别叙述如下。

**1. 机械刺激作用**

拔罐时，由于罐内形成负压，生成一种负压机械刺激作用。这种刺激，可以通过皮肤感受器、血管感受器感受其刺激，经过传入神经纤维传至大脑皮层，反射性地调节兴奋和抑制过程，使整个神经系统趋于平衡。

**2. 温热刺激作用**

拔罐疗法对局部皮肤有温热刺激作用，能使局部的浅层皮肤组织发生波动充血，促使局部血管扩张，促进局部血液循环，加速新陈代谢，改善局部组织的营养状态，加强功能和组织的活动能量。

**3. 溶血刺激作用**

拔罐疗法由于有很强的负压吸附力量，所以能使拔罐部位毛细血管破裂，局部瘀血，引起自身溶血现象，释放组胺、5-羟色胺等。神经介质通过神经-体液机制，刺激整个机体的内能，由传入神经传至大脑皮质，再由大脑皮质发生反射作用，使机体增加抗病能力。

**4. 提高吞噬细胞的功能**

经多方试验，吸拔刺激能激发吞噬细胞作用。拔罐前后比较，拔罐后白细胞总数有少量增加，其吞噬细菌指数细胞反映白细胞对细菌的吞噬能力及血清补体效价都明显提高。吞噬细胞的数目并无明显增多，而其功能却明显提高了。

**5. 神经调节**

拔罐时，由于负压吸拔能机械刺激，能传至大脑皮质，来对神经系统的平衡实行反向调节。这种双向调节的功能，实际是对人体的病理特征来进行良性调节。如果患者兴奋则使其抑制，患者抑制则使其兴奋。

**6. 消炎作用**

吸拔火罐后引起神经体液调节，可反射性地改善病变部分的血液循环和新陈代谢，促进病变部位组织的恢复和再生。吸拔之后引起的局部血液循环的改善可迅速带走炎性渗出物及致痛因子，消除肿胀和疼痛。吸拔之后局部白细胞数目的轻微增多和吞噬功能的增强可以吞噬细菌和病毒，所以有消炎作用。

## 二、刮痧养生保健

刮痧是古代劳动人民长期与疾病做斗争的过程中，不断吸取经验教训而形成的治疗方法。其具体方法是先在体表特定部位涂上刮痧介质如植物油、酒类、水类、药剂类等，然后利用边缘润滑的器具或以棉、麻、毛线团，或用手指，对其施以反复的刮、捏、提、挤、拍、刺、挑等手法，使皮肤出现片状或点状的红、紫、黑斑点或黑疮等"出痧"现象。刮痧疗法属自然疗法之一。刮痧疗法的形成最早可追溯到旧石器时代。当时古人患病时，常常本能地用手或石块摩刮、捶击患部或体表某一部位，有时竟获病痛缓解或痊愈的奇效，这种偶然获得的疗效经反复多次的实践运用，不断总结积累，逐渐形成一种有效的治疗方法。

### （一）刮痧养生保健的概念

刮痧养生保健是运用刮痧器具刮拭具有保健作用的部位或穴位，起到疏通经络、调和气血、促进代谢、调整阴阳的作用，从而达到强身健体、祛病延年的保健效果。

### （二）刮痧保健的作用原理

刮痧用于人体，主要可以起到下面三方面的作用。

#### 1. 促进代谢，排出毒素

人体每天都在不停地进行新陈代谢的活动，代谢过程中产生的废物要及时排泄出去。刮痧能够及时地将体内代谢的"垃圾"刮拭到体表，沉积到皮下的毛孔，使体内的血流畅通，恢复自然的代谢活力。

#### 2. 舒筋通络

现在有越来越多的人受到颈椎病、肩周炎、腰背痛的困扰。这是因为人体的"软组织"（关节囊、韧带、筋膜）受损伤时，肌肉会处于紧张、收缩甚至痉挛状态，出现疼痛的症状，若不及时治疗，就会形成不同程度的粘连、纤维化或瘢痕化，从而加重病情。刮痧能够舒筋通络，消除疼痛病灶，解除肌紧张，在明显减轻疼痛症状的同时，也有利于病灶的恢复。

#### 3. 调整阴阳

"阴平阳秘，精神乃治"，中医学十分强调机体阴阳关系的平衡。刮痧对人体功能有双向调节作用，可以改善和调整脏腑功能，使其恢复平衡。

## 三、耳穴贴压保健

耳穴贴压法是用质硬而光滑的植物种子或具有一定形状和质地的药物及制品粘贴在耳郭表面的穴位上，并施加一定压力，以刺激耳穴，达到防治疾病的一种方法。

耳穴贴压疗法是中医学宝库中的重要组成部分。在现存最早的有关经络学文献，湖南长沙马王堆三号汉墓出土的《阴阳十一脉灸经》中，就提到了有与上肢、眼、颊、咽喉等相联系的耳脉。数千年来，中国医学家和劳动人民在长期的医疗实践和生活实践中，采用耳穴贴压疗法对内、外、妇、儿等各科病症的治疗和预防做出了重大贡献，并积累了十分丰富的经验。目前，对耳穴的刺激方法还有毫针刺法、耳穴埋针法、耳穴电刺激法、耳穴药物注射法、耳穴艾灸法等。因耳穴贴压法具有操作方便、无创伤、痛苦小、疗效可靠且能起到持续之疗效、患者易于接受的特点，故成为目前临床应用最广的耳穴治疗方法之一。

### （一）耳穴贴压保健的概念

耳穴贴压保健是以耳穴贴压为基础，选取具有较好的保健作用的穴位及反应点进行贴压，以起到强身健体、养生保健、防病治病的效果的一种方法。

随着近年来医学实践的不断总结和发展，耳穴贴压的贴压物、操作方法、适应范围都得到了很大的发展，使得耳穴贴压保健更广泛地流传于民间。

### （二）耳穴贴压保健的作用原理

现代研究发现，耳上有非常丰富的神经，这些神经末梢构成非常密集的感受器，能敏感接受刺激信息。而神经将治疗信息传递到相应部位，体液参与调节，使各项功能恢复平衡，从而达到治疗保健的目的。这就是通过现代科技研究耳穴产生的神经－体液学说。法国学者诺吉尔研究发现耳穴在耳上的分布规律形如一个倒置的胎儿，这就是著名的"胚胎倒置学说"，与我国学者张颖清提出的"生物全息律"不谋而合。各种实验及研究表明，刺激相关耳穴可以通过各种传递途径和调节功能促进血液循环，调整细胞功能，提高机体免疫力，使机体各项生理功能及内环境趋于良性调节状态，从而达到健康的目的。

耳穴按摩的作用主要包括以下四点。①治疗作用：通过对相关耳穴的有效刺激，可以对一些急慢性疾病起到治疗或辅助治疗作用。②预防作用：按摩耳穴具有补肾强身、扶正固本、提高免疫功能和抗病能力，从而使病邪无隙可乘，患病机会减少。③保健抗衰作用：按摩耳穴可以激发经气、扶正祛邪、调整阴阳、泻其有余而补其不足，并可调整脏腑功能、保持细胞内环境的平衡和稳定，从而大大地延缓衰老进程，并具有健脑、明目、补肾、健脾、聪耳、利咽、美容等功效。④调节与调理作用：按摩耳穴总体上可以调节机体各项代谢功能、调节内分泌系统、调节自主神经功能，以及中医学认为的调整脏腑功能、调节阴阳平衡及气血平衡，而达到使人健康的目的。

### （三）常见病症耳穴贴压保健处方举例

耳穴贴压对治疗头痛、失眠、肝区痛、腹痛、腹泻、腹胀、便秘、阑尾炎、痛经、肾及输尿管结石、癔症等效果较好。具体取穴如下。

**1.头痛**

取额、枕穴。

**2.肝区痛**

取肝、胆穴。

**3. 腹痛、腹泻、腹胀**

取胃、大肠、小肠或有关脏器相应部位。

**4. 坐骨神经痛**

取坐骨、臀穴。

**5. 气喘**

取平喘、肺、肾上腺。

**6. 便秘**

取直肠下段及大肠穴。

**7. 荨麻疹、瘙痒症**

取肝、脾、肺穴。

**8. 痛经**

取子宫、皮质下、内分泌。

**9. 产后缺乳**

取胸穴。

**10. 肾或输尿管结石**

取肾、膀胱、尿道、腰椎穴。

**11. 癔症**

取心、皮质下、额、枕穴。

**12. 牙痛**

取颊、屏尖。

**13. 耳鸣、耳聋**

取耳、肾上腺、肝、肾穴。

**14. 慢性鼻炎**

取鼻、肺、肾上腺、额。

**（四）注意事项**

1. 每次耳压穴位不宜过多，一般 3～5 穴，多者不宜超过 10 穴。

2. 贴压期间避免耳郭受水浸湿而使贴敷张力降低或胶布脱落。

3. 贴压后自行按摩时以按压为主，切勿揉搓，也不宜过度重按，以免损伤皮肤而导致感染。

4. 对于氧化锌胶布过敏者，改用其他方法治疗。

5. 耳郭有冻疮、炎症时不宜贴压。

6. 夏季贴压时，因多汗潮湿，贴压时间不宜过长，可 2～3 日换 1 次。

7. 在耳穴磁疗时，少数患者会出现头晕、乏力、嗜睡、局部灼热、刺痒、起水疱等，个别人还有心悸、失眠等不良反应，多与磁插强度过大、个体耐受能力较差等因素有关，一般在取出磁体或改换较小强度的磁体后，即可消失，亦无后遗症。

8. 耳穴贴磁开始不宜过多过大，一般以 2 个穴位为好，多者不超过 4 穴，过多会出现磁场干扰而影响疗效。

9. 使用时注意异极（南北极）相对贴穴（异名极对置），使磁力线穿透耳穴。

10. 治疗中有些慢性疾病症状虽然已经消失或改善，但需继续治疗，停止过早常易导致复发。

### 思考题

1. 常用针刺保健穴位包括哪些？

2. 试述中老年保健灸的常用配穴。

3. 试述拔罐养生保健作用原理。

4. 试述刮痧保健治疗颈椎病的取穴和操作方法。

5. 耳穴贴压保健有哪些作用？

# 第八章　方药养生保健法

方药养生是在中医药理论指导下，运用中药防治疾病、强身健体的一种养生方法。它是传统中医养生方法的重要组成部分。千百年来，经过历代医家的不懈努力，逐步形成了独特的理论体系和行之有效的养生保健方法，为中华民族的繁衍昌盛做出了重大贡献。

## 第一节　应用原则

方药养生保健要遵循中医药的基本理论，合理地使用药物而有助于身体健康，起到预防疾病、延年益寿之效。如果不问寒热、不辨虚实、不知表里、不论上下，盲目滥用则适得其反。因此运用方药养生保健要注意以下原则。

### 一、切忌滥用，谨慎用药

用于养生保健的方药很多，其中有不少属于补益药物，有些人误以为养生保健就是多用补药，其实这是错误的观点。一般而言，补益药物主要用于年老体弱之人，特别是老年人，一般都有生理功能减退的表现，抗病能力降低，身体虚弱，适当使用补法确可获效。然而养生保健方药不只限于补药，要根据具体情况，当补则补，当泻则泻，如果只限于用补法，病邪留恋不去，则养痈遗患。反之，不顾老人体质多虚的特点，滥用攻下，则会诛伐太过，加重虚弱，促其早衰。所以在运用方药进行养生保健时，切忌随便滥用，一定谨慎用药。

### 二、天人相应，顺时选药

天，即指自然界，天人相应，则是说人与自然界是息息相关的。方药养生保健的中心思想即是整体观念。

一年之中有春温、夏热、长夏湿、秋燥、冬寒的规律，人处于天地之间，是受天地之间变化规律支配的，自然界中的一切运动变化必然直接或间接地影响人体的生理功能和病理变化。如："天暑衣厚则腠理开，故汗出……天寒则腠理闭，气湿不行，水下留于膀胱，则为溺与气。"（《灵枢·五癃津液别》）说明春夏季阳气发泄，气血多趋向于体表，表现为皮肤松弛、腠理开、汗多；而秋冬季阳气收藏，气血多趋向于里，表现为皮肤致密、少汗、多尿。这种生理现象反映了人体是受时间和气候变化影响的。如果外界自然环境发生反常的变化，而人体的调节功能又不能适应时，人体内外环境的相对平衡即遭到破坏，就会产生疾病。如夏季高温多发中暑，冬季严寒多发伤寒。因此要适应自然，遵循"春夏养阳，秋冬养阴"的原则，在方药施养方面，春夏季节不宜过用辛温发散之品，以免开泄太过，耗气伤阴，秋冬季节要慎用寒凉药物，以防耗伤阳气。

同时方药养生保健要顺应主时脏腑的生理特点，五脏分主五季：肝主春，心主夏，脾主长夏，肺主秋，肾主冬。

春季气候渐暖，万物生机盎然，是四季里的多病之季，因为万物复苏、气候多变，容易诱发过敏性鼻炎、过敏性哮喘、流行性感冒等常见疾病，肝病也多在春季复发，另外，肝气旺盛致令脾胃功能受到抑制。故方药养生以清补、柔补、平补为原则。如从药物的五味上来讲，要"省酸增甘"以顺肝之生发之气，同时也要注意调和脾胃，以使五脏六腑之气趋于平衡，从而能有效预防各种春季常见病。

夏季阳气蒸腾，万物生长最为茂盛，方药养生要以甘平、甘凉之品为主，不宜用燥热补药，以防燥热伤津助火。长夏暑热交蒸，湿气较重，长夏在五行中属土，与中医学五脏之脾脏相应，而脾恶湿喜燥，所以长夏多患脾胃病，出现食欲不振、腹泻等症状。方药养生要以清补之品为宜，辅以芳化运脾之药，以防滋腻困脾。

秋季气候由热转凉，万物由"长"到"收"。自然界阳气渐收，阴气渐长，气候干燥，易伤人体阴津，肺旺肝弱，脾胃易受其影响，故秋季方药养生保健要以护阴润燥为主，辅以补养气血，忌服耗散伤津之品。

冬季阳气潜伏，万物生机闭藏，肾气最易耗损。方药养生要遵循冬令进补的原则，宜用性温益精之品，以补益肾气。但同时还要注意冬季为人体阳气内蕴之时，不可过服温热之品以免太过伤阴，适当给予滋补阴精之品，以使阴阳互生互化。

总之，顺时选药必须适应四时阴阳的变化，以使人体五脏的生理活动正常，保持与外界环境协调平衡。正如著名医学家张介宾所说："春应肝而养生，夏应心而养长，长夏应脾而变化，秋应肺而养收，冬应肾而养藏。"

### 三、注重体质，因人用药

因人用药是根据人的个体体质、年龄、性别等不同特点，有针对性地选择相应的方药进行养生保健的方法。人的禀赋强弱、年龄长幼、生活优劣、情志苦乐、地区差异等，决定了不同个体的生理、病理特点。因此，因人选药就显得尤为重要。

#### （一）体质

人本身存在着较大的个体差异，体质的差异不同程度地反映了个体脏腑阴阳气血的盛衰及病理变化的不同特点。因此，在方药养生保健方面要根据以下不同的体质特点辨证施养。

**1. 气虚体质**

气虚体质的人体力和精力不足，不耐劳作，抵抗外邪能力减低。常表现出少气懒言，疲劳乏力，常自汗出，易患感冒，舌淡、苔白，脉弱等。在方药养生方面宜选用甘温益气之品，如人参、党参、西洋参、太子参、黄芪等，也可选用中成药四君子丸、人参健脾丸等。

**2. 血虚体质**

血虚体质的人由于血液不足，常表现为面色无华，视物不清，口唇、爪甲苍白，头晕眼花，四肢麻木，舌质淡白，脉细无力等。在方药养生方面宜选用甘温补血之品，如熟地黄、阿胶、何首乌、当归等，也可选用中成药复方阿胶浆、人参归脾丸等。

**3. 阴虚体质**

阴虚体质常呈现阴虚内燥、阳热偏亢的病机变化。常表现为形体消瘦，面红潮热，五心烦热，心烦少寐，舌红少苔，脉细而数等。在方药养生方面宜选用滋阴润燥之品，如麦冬、天冬、北沙参、玉竹、石斛、黄精等，也可选用中成药枇杷膏、二冬膏、六味地黄丸、二至丸、大补阴丸等。

**4. 阳虚体质**

阳虚体质常呈现脏腑虚寒，对寒冷的适应能力降低，阳气不足，主要是以脾肾阳虚为主。常表现为畏寒喜暖，手足不温，腰膝冷痛，夜尿频多，或胃脘冷痛，大便溏薄，舌淡胖、苔白滑，脉沉迟无力等。在方药养生保健方面宜选用温补阳气、温里散寒之品，如鹿茸、肉苁蓉、冬虫夏草、杜仲、附子、肉桂、干姜等，也可选用中成药金匮肾气丸、济生肾气丸、附子理中丸、良附丸等。

**5. 痰湿体质**

由于水液代谢功能低下，易感湿邪，或饮食不节生痰生湿。痰湿体质者多有咳嗽痰多，头昏嗜睡，肠胃不适，身重乏力，舌胖苔腻，脉滑等症状，易患慢性支气管炎、支气管哮喘、肺气肿、动脉硬化、慢性胃炎、慢性肠炎、肥胖症等疾患。在方药养生方面可通过温燥化痰、健脾利湿、芳香化湿等药物进行调养，如半夏、陈皮、白扁豆、薏苡仁等，也可选用中成药五苓散、参苓白术散、二陈丸等。

### 6. 瘀血体质

瘀血体质主要由于气机郁滞，血脉不畅而呈瘀滞状态，不通则痛，以固有疼痛，且以刺痛、固定不移为特点。常表现为性格内郁，急躁易烦，失眠健忘，面色黧黑，女性痛经，并易导致出血、肿块、中风、冠心病等疾患，其舌有瘀斑，脉多细涩。在方药养生保健方面可通过活血化瘀药物进行调养。活血化瘀药味多为辛，部分动物类药味咸，主入血分，故能活血化瘀，通畅血脉，如川芎、丹参、红花、当归、益母草、延胡索、三棱、莪术等。并根据气和血之间的密切关系适当配伍理气药，以增强活血散瘀之力，如青皮、陈皮、香附等。也可选用中成药元胡止痛片、复方丹参滴丸等。

### （二）年龄

人的一生经历了生、长、壮、老、死的不同阶段，每个阶段都有不同的生理特点，因此根据不同的年龄阶段进行方药养生保健亦显得非常重要。

小儿脏腑娇嫩，形气未充，发病容易，传变迅速。故在方药施养方面要注意顾护脾胃，处方用药要轻巧灵活，慎用大苦大寒、大辛大热、峻下有毒之品。小儿生机蓬勃，只要哺育得当，生长发育正常，即便是体质虚弱者也不可妄投补益之品。

老年人脏腑气血精神等生理功能逐渐衰退，在方药施养方面要注重脾肾，兼顾五脏，施用中药宜补多泻少，药性宜平和，药量宜轻，使老年人做到年高而不老、寿高而不衰，让健康快乐的音符贯穿整个晚年生活。

### （三）性别

性别有男女的不同，因此在生理上也有其不同的特点。妇女在生理上既有月经、胎孕、产育、哺乳等特点，又具有感情丰富、情不自制的心理特点，极易患病早衰，故在方药的运用方面要结合这些特点。如妊娠期妇女要慎用通经祛瘀、行气破滞及辛热滑利之品，如桃仁、红花、牛膝、大黄、枳实、附子、干姜、木通、冬葵子、瞿麦等，禁用毒性较大或药性猛烈的药物，如巴豆、牵牛、大戟、商陆、麝香、三棱、莪术、水蛭、斑蝥、雄黄、砒霜等。

总之，注重体质，因人选药体现了中医辨证论治的思想，在实际运用中要求医者一定要根据个体体质进行辨证，分清寒热虚实、脏腑阴阳，合理选用寒热温凉之性和益气补血、滋阴补阳、调养脏腑的方药，才能取得养生保健、益寿延年之效。

## 四、辨别虚实，审因择药

辨别虚实、审因择药是方药养生保健的又一原则，如前所述，人的禀赋不同，体质有强弱之分，因此运用方药养生要有的放矢。

体虚之人和老年人的体质一般表现为阴虚、阳虚、气虚、血虚、脾虚、肾虚、脾肾两虚等，但临床表现并不一定典型，也不一定单独出现。因此在使用补法时，需要全面考虑，注意补勿过偏、矫枉过正，对身体造成伤害。因此，以补益为主的养生保健方，组方必须注意君臣佐使的配伍，阴药与阳药的并举，寒药与热药的调和，气药与血药的同用。所谓"善补阳者，必于阴中求阳，则阳得阴助而生化无穷；善补阴者，必于阳中求阴，则阴得阳生而泉源不竭"。

方药养生固然是年老体弱者益寿延年的辅助方法，以补虚为主亦无可厚非。然而，体盛而本实者、体盛而邪实者也兼而有之。所谓体盛而本实者，恰如徐灵胎所云"能长年者，必有独盛之处，阳独盛者，当补其阴""而阳之太盛者，不独当补阴，并宜清火以保其阴；若偶有风寒、痰湿等因，尤当急逐其邪"，时下物产丰富，生活优越，人们往往重补而轻泻。然而，嗜食膏粱厚味，而脂醇充溢，形体肥胖，气血痰食壅滞已成隐患。因此，泻实之法也是养生保健的重要原则之一。正如《中藏经》所云："其本实者，得宣通之性必延其寿。"而体盛邪实者，又要注意祛邪，祛邪的方法有汗、下、清、消等。根据不同的情况采用不同的方法，但又不可因体盛而过分地攻泻，攻泻太过易伤正气，不但不能起到养生保健的作用，反而适得其反。故方药养生保健中的泻实之法，以不伤其正为原则，力求达到汗毋大泄，清毋过寒，下毋峻猛，消毋耗气。不可急于求成，强求速效。

## 五、扶正祛邪，辨证遣药

年老体虚之人正气不足，往往无力抵御外邪，因而容易形成正虚邪盛的险候。虚则补之，实则泻之，两者截然不同，但又必须兼顾，要仔细衡量，虚实孰轻孰重。虚少实多，应以攻为主；虚重实轻，应以补为主。因此，前人早有攻补兼施之法，或攻多补少，或补多攻少，或寓补于泻，或寓泻于补。祛邪又要兼顾正气，宜采用扶正祛邪的方法。脾胃为后天之本，是气血津液生化之源，历代医家扶正都重视调补脾胃。肾为先天之本，五脏之伤，穷必及肾，所以扶正又要同时注重补肾。

## 六、不宜骤补，渐进施药

衰老是一个缓慢的渐进过程，然而由于先天禀赋的不同，平素注重保养有别，所以生理年龄相同的人，体表征象却不完全一样。因此，衰老是一个复杂的生命现象。养生保健方药作为一种辅助方法，对推迟衰老确有一定疗效，但又有别于食物能饱腹而立竿见影，需要有一个循序渐进的过程。急于求成对身体非但无益，反而有害。所以，不宜骤补，渐进施药，也是方药养生保健中应遵循的重要原则。

# 第二节　养生保健膏方

## 一、膏方简介

### （一）膏方的概念

膏方一般是以大型复方汤剂为基础，根据患者的不同体质、不同临床表现而确立处方，药物经过浓煎后，掺入某些特殊辅料而制成的一种稠厚的膏状物。膏方为中医学丸、散、膏、丹、酒、露、汤、锭八种剂型之一，其中的膏剂包括外用的膏药和内服的膏方，通常所说的膏方主要指内服的膏剂，外用的膏药不在本节讨论范畴。

膏方以补为主，补治结合，通过扶正补虚，辅以祛邪，纠正人体整体功能的偏盛偏衰，恢复人体的阴阳平衡，达到"阴平阳秘，精神乃治"的养生康复最高境界，从而达到防治疾病、延年益寿的目的。膏方配方用药讲究，一般尽量选用优质的道地药材，加工工艺独特，操作严格，加工精细。一般要求具有多年膏方加工资历的老药师把关、加工制作。因此，膏方一般性状好，色、香、味俱佳，口感好，性状稳定，体积小，服用方便，便于携带，具有高级营养滋补和治疗预防的综合作用，在上海、江苏、浙江等省市深受广大人民的喜爱，成为冬令滋补、治疗佳品。

膏方既可以是一味单方，又可以是复方，单方是单独使用一味药物制成膏方，如用白术治疗脾气虚证，用熟地黄治疗肾阴虚证等。临诊医师根据患者的病情和体质等，将两种以上药物配伍合用，就是复方。复方可以利用药物之间的相互作用，更好地发挥药物的协同作用而增进疗效、减轻和消除部分药物的峻烈之性，使膏方达到更好的治疗效果，并利于长期服用。在治疗效果上，单方药简功专，针对性强；复方药宏效广，对较复杂的疾病证候可以全面照顾，临床上应根据患者的具体病情辨证使用。

临床一般以复方为多。复方，将两种以上药物，按病情和配伍原则组成膏方，使药物能够协同作用，如同时使用天冬与麦冬增强养阴润燥作用；党参与黄芪同用增强补气健脾作用；旱莲草与女贞子同用增强滋补肝肾作用等。此外，药物合用可以减轻某些药物的毒副作用，如术附膏中用蜂蜜解除附子的毒性，补气养血膏中用党参、熟地黄、枸杞、黄精等众多滋补药，少佐陈皮理气和胃，以消除滋补药可能引起的滋补碍胃副作用等。

临床开具膏方，一般多在普通汤剂诊治有效之后，在辨证明确的基础上运用膏方。对于膏方的用药味数、每味药物的具体剂量以及膏方的总量没有明确规定，各医家根据自己的不同习惯可能有所差异。总的来说，膏方用量依普通方剂成比例增加，增加量通常是 10 ～ 14 倍。所以，一般每剂汤方用药味数在 20 ～ 40 味，质量一般在 100g 左右（现代基本上都在 200g 以上），膏方在此有效汤方基础上，剂量增大 10 ～ 14 倍以上即可。因一料膏方要服 1 ～ 2 个月，药量太少恐熬出的膏方不够服用，且药量过少膏方也不易制作。另外，加糖或蜂蜜 500g，共熬出膏方约1400g，可服用一个半月。若天暖或病情轻，剂量可酌情减少。

**（二）膏方的特点**

**1. 辨证施治，整体调整，针对性强**

膏方是中医学的精华之一，是复方、大方。膏方的最大特点是因人而异，度身定做，对症下药，针对性强，非一般补品可比。一般要求开具膏方的中医师临床经验丰富，开具膏方时辨证准确、考虑全面，要因人、因时、因地制宜。通过对患者病情和体质的详细诊查，望、闻、问、切四诊合参，从整体出发，全方位辨证施治，立法处方，合理配伍，注重对患者气血阴阳的综合调治，切忌"头痛医头，脚痛医脚"。临床定制膏方，一般一人一方，针对性强。

辨证正确与否是见疗效关键。不少人以"补"是论，自购人参、阿胶等加南货自煎，忽略辨证，结果服后出现胸闷腹胀等不适反应。有些人变膏方为群众性运动，全民进补，一方多用，一膏朋友、病友、家人多人共服。膏方既不是十全大补膏，也不是补中益气汤，如果不考虑针对性而多人一方，自然无疗效可言，甚至会带来意想不到的副作用。

**2. 扶正补虚，寓攻于补，攻补兼施**

膏方具有高级营养滋补和治疗预防的综合作用，兼有补虚和治病两大功能。膏方又叫补膏、膏滋，补益药是膏方重要的组成部分。膏方主要针对人体的脏腑虚损和气血阴阳的不足进行补益平衡，最终达到人体阴平阳秘、气血调和、脏腑旺盛的目的，对于各种虚证有独特的功效。但膏方强调整体调治，与一般单纯的补药、补方不同，膏方寓攻于补，攻补兼施，调补与祛邪并施。通过膏方调理，补其不足，泻其有余，纠正机体阴阳、脏腑、气血的偏盛偏衰，最终达到"阴平阳秘，以衡为补"，体现了中医学的整体观念。膏方不仅补虚，更能疗疾。

### 3. 药力缓和，稳定持久

膏方药味较多，用药量较大，除中药饮片外，还有参类等补益性细料药，阿胶、龟甲胶、鳖甲胶等胶类，以及冰糖、饴糖等糖类，加上开方医师的匠心运筹和膏方制作人员的精心制作，使得膏方药的药性较缓和，但药力更持久。一剂膏方的服用时间一般为 50 天左右，如一冬服用两料膏方则服用时间更长，使得膏方的药效稳定而持久。"王道缓缓收工"，通过缓缓调养，达到转变患者体质，调节其病理状态，实现治疗目标的作用。尤其是一些慢性疾病（如慢性支气管炎、支气管哮喘等）患者，以及年老体虚之人，在医师的正确指导下，坚持连续服用膏方数年，可以固本清源，从而减少疾病复发次数、减轻疾病发作时的症状、提高患者的生存质量，部分患者甚至可以达到临床痊愈的功效，最终起到恢复元气、祛病延年的作用。

### 4. 简便经济，服用方便，口味怡人

膏方经提取浓缩后，充分利用了药物功效，服用时间较长，经济花费相应减少。对慢性疾病需长期服用中药的患者来说，无须再花相当长的时间和精力煎煮中药，服用时只需取出适量用温开水冲服即可，有即冲即饮、易于吸收的特点。中药加工成膏方后体积缩小，便于携带和储藏，近年来真空小包装膏方更是极大方便了出差人士。一般定制的膏方都使用矫味、收敛的蜂蜜、冰糖、饴糖等糖类，即使糖尿病患者的膏方也适量加入了木糖醇、元贞糖等，掩盖了中药的苦味，使制成的膏方药香扑鼻、入口甘甜，给患者带来美的享受，易于被广大服用者接受，尤其是不喜欢中药苦味的患者和年幼的患者。

## 二、膏方的调治原理

### （一）调整阴阳，纠正盛衰

利用药物的偏胜之性，来纠正人体阴阳气血的失衡，以求"阴平阳秘，精神乃治"，是中医养生和治病的基本思想，也是制订膏方的基本原则。《素问·四气调神大论》曰："夫四时阴阳者，万物之根本也。所以圣人春夏养阳，秋冬养阴，以从其根，故与万物沉浮于生长之门。"

中医学认为人体是一个有机整体，人体内部充满着阴阳对立统一的关系。人体正常的生命活动是以体内阴阳脏腑气血平衡为依据的，是阴阳两个方面保持对立统一协调关系的结果，只要人体阴阳保持正常的平衡就能健康无恙，延年益寿，正如《素问·生气通天论》所说"阴平阳秘，精神乃治"。机体内外的病邪有阴邪、阳邪，疾病的发生，是正邪抗争导致人体阴阳失去相对平衡，出现阴阳偏盛或偏衰的结果。《素问·阴阳应象大论》曰："阳胜则热，阴胜则寒。"《素问·调经论》曰：

"阳虚则外寒，阴虚则内热，阳盛则外热，阴盛则内寒。"人体的阴阳如果不能相互依存，相互为用，人的生命就会中止。

阴阳失调既是疾病产生的原因，也是人体衰老的根源，而膏方治疗是根据疾病的阴阳性质来决定治疗原则，再根据药物的阴阳属性来决定用药，"治热以寒，治寒以热""实者泻之，虚者补之"，利用药物的阴阳属性来纠正人体阴阳的偏盛偏衰，从而恢复人体阴阳的整体动态平衡，达到养生、治病两尽其美，增年益寿目的。正如《素问·至真要大论》曰："谨察阴阳所在而调之，以平为期。"

**（二）恢复平衡，天人相应**

平衡是中医养生和治病的基本思想，中医养生的目的就是要调整机体脏腑、阴阳、气血各方面的不足，达到新的动态平衡。生命的基本特征是新陈代谢，气血日夜流动无阻，摄精微充养全身，并把代谢产物排出体外，所以养生的另一基本原则是促使机体气血流畅不息，以保持阴阳动态平衡。若其正常循行受到影响，脏腑失于濡养，日积月累就会出现病变，乃至衰老。

人生活在天地之间，自然环境之内，是整个物质世界的一部分，也就是说，人和自然环境是一个整体。所以当自然环境发生变化时，人的机体也会发生与之相应的变化。四时之气的升降沉浮对人体及疾病会有不同程度的影响，古代医家据此提出随时为病，当随病制方的治疗思想。如金元医家李杲在《脾胃论·脾胃将理法》中提出："如春时有疾，于所用药内加清凉风药；夏月有疾，加大寒之药；秋月有疾，加温气药；冬月有疾，加大热之药，是不绝生化之源也。"因此，膏方用药需时刻注意与四时之气相应，结合各个季节的易发病证，在不同的时令，根据病情及气候，采用相应的用药方法，随证应变，以适应温、热、寒、凉、升、降、沉、浮的变化规律，不绝生化之源，达到防病治病的目的。

冬令进补，是中医学"天人合一"思想的具体体现，冬令阳气收藏，适合进补。通过膏方调治，"春夏养阳，秋冬养阴"，顺应季节进补，可以收到事半功倍的效果。

膏方是中医临诊医师运用中医基础理论，辨体质、辨证候、辨年龄，综合患者人文环境等各项数据，利用气象学、禀赋学及药的剂型特色，对患者统筹安排，进行个体化防病治病的一种独特的治疗手段。膏方是中医学的治疗方法之一，以整体理论为指导，通过补虚泻实，"虚者补之，实者泻之"，补其不足，泻其多余，固本清源，纠正机体的偏盛偏衰，调整人体的整体功能，最终达到"阴平阳秘，以衡为补"，达到预防、治疗疾病和养生的双重功效。

### 三、膏方的药物组成和膏方分类

膏方是大方、复方，组成药物众多，但膏方的组方有一定的要求，一般由中药饮片、胶类、糖类等组成。

#### （一）中药饮片

中药饮片是膏方中起主要治疗作用的药物，是膏方的主体部分。医师通过望、闻、问、切等综合辨证分析后，根据患者的不同体质和不同病情所开出的膏方处方中的主要药物部分。一般需辨证施治，根据个人情况而不同。

膏方中的中药配伍组成是一个大方剂，考虑因素众多，尤其要综合考虑膏方"疗疾"和"补虚"的双重性。因此，膏方的中药药味要比通常的处方药味品种多，且药物剂量要能够满足膏方服用时间内的有效剂量。通常情况下，一剂膏方的中药部分一般在 20 ～ 40 味，质量一般在 3 ～ 5kg。过少则药味不足、功效难求；过多则可能造成处方"大而全"，膏方治疗用药轻重不分，难以达到膏方治疗的特定目的，造成对中药有限资源的浪费。

膏方以"补"为主，一般补益药物占有重要地位，或补气，或调血，或滋阴，或养阳，由临诊医师根据患者的具体情况进行整体调整，针对脏腑之虚和阴阳气血不足进行补益平衡，最终达到阴平阳秘、气血调和、脏腑健旺的目的。包括一些名贵药材在内，常用的补益药有人参、黄芪、熟地黄、麦冬、鹿茸、冬虫夏草、紫河车等，同时配合使用理气、化湿、清热、祛瘀等药物，达到补中有清、动静结合，以增强滋补的效果。

膏方除了补虚，还需疗疾，因此，膏方中还有对症治疗的药物。这一类药物针对患者当时的主要病症，祛邪为主，兼顾滋补。慢性病病程长，常"因虚致瘀"或"因瘀致虚"，最终导致"虚实夹杂""气虚血瘀"等，故选择膏方需一边施补，一边治标，结合疾病性质和症状选用相应药物进行调理，辨证施治，或祛瘀，或化痰，或清热，或化湿，达到祛除病邪、充分发挥补益药补益的目的。

膏方内的滋补药多属黏腻呆滞之品，久服多影响脾胃运化功能，并易闭门留寇，故一般饮片内尚含有陈皮、砂仁、焦山楂、炒麦芽、苍术、白术等健脾药，以增强脾胃的运化功能，加强膏方的吸收，防止滋补药物久服碍胃，从而达到补而不滞的功效。

#### （二）胶类

阿胶、龟甲胶、鳖甲胶、鹿角胶等胶类中药是膏方加工中常用的药胶，在膏方配伍中这些胶一方面供制作过程中收膏用（固定成形），另一方面具有滋补作用，如阿胶养血止血、滋阴润肺，鹿角胶可温肾助阳、生精补髓、活血散结等。

各种胶在膏方中的配伍和应用，由临床医师根据患者的不同体质和病情，按照各种胶的不同功效特点辨证选用。可以一胶单用，也可以视需要按一定比例数胶合用，一般一剂膏方中胶类的总量为 250～400g，一些低糖或不加糖的膏方，可适当增加胶的配伍量，总量增至 400～600g，以保证中药收膏成形的效果。另外，在临床应用中，如果有些患者宜清淡少补，那么在膏方配伍中可以没有胶类而制成清膏。

胶类一般先打成小块，然后用黄酒浸泡软化，再隔水加热炖至烊化，收膏时和入。制作膏方用的黄酒最好是质量上乘的绍兴黄酒，俗称老酒，一般每 500g 胶剂用 250～500mL 黄酒浸泡。酒性味甘辛而大热，具有活血通络、散寒等功效，膏方用酒一方面是溶胶，另一方面是矫味，即祛除胶的腥膻之味，还可以加强药物在体内的运化吸收，但酒的用量不宜过多。

**1. 阿胶**

阿胶为驴的皮去毛后经过熬制而成的胶块，因主产于山东阿县（今山东东平县）且以当地阿井之水煮胶而得名。阿胶味甘，性平，微温，归肺、肝、肾经，具有补血、止血、滋阴、润肺的功效，为"补血圣药"，主要用于血虚、阴虚和慢性出血、阴虚咳嗽等症。脾胃虚弱者慎服。

**2. 龟甲胶**

龟甲胶是龟科动物乌龟的甲壳（即中药龟甲）熬煮而成。龟甲胶味甘、咸，性寒，归肝、肾、心经，具有滋阴养血、益胃健骨的功效，主要用于阴虚血亏所致之骨蒸潮热、吐血衄血、烦热惊悸、肾虚腰痛及妇人阴虚血热之崩漏、带下等症。阳虚假热，脾胃命门虚寒等证患者及孕妇忌服。

**3. 鹿角胶**

鹿角胶是鹿科动物梅花鹿或马鹿的角煎熬所得胶液经浓缩、冷凝后制成。鹿角胶味甘、咸，性温，归肝、肾经，具有温补肝肾、益精养血和良好的止血功效，主要用于肾阳不足、精血亏虚之虚劳羸瘦、腰膝酸软、阳痿、滑精、肿毒疮疡，以及妇女宫冷、崩漏带下等症。阴虚阳亢者忌服。

**4. 鳖甲胶**

鳖甲胶是鳖科动物中华鳖的背甲煎熬取汁、浓缩冷凝而成。鳖甲味咸，性寒，归肝经，具有滋阴潜阳、软坚散结、补血消瘀之功，乃肝经血分之药，专滋肝血，益阴和阳，治吐血咯血、骨蒸潮热、癥瘕痞块、疟母肠痈、痔核及妇女崩淋带浊等。胃弱泄泻者忌服。

阿胶与鹿角胶相比，前者滋补阴血，更适合于妇女，后者温阳补肾，更适合男子。鳖甲胶与龟甲胶都能养阴，且能清虚热，适合阴虚易上火者，这是阿胶和鹿角胶所不具备的。鳖甲胶还有通利血脉、破瘀散结的作用，龟甲胶强健筋骨，骨质疏松者可考虑优先选用。

### （三）糖类

糖类指冰糖、白糖、赤砂糖、饴糖、蜂蜜等膏方加工中常用的各种糖。膏方中配伍糖不仅能掩盖药物的苦味，改善口感，使膏方易于被患者接受。此外，糖有一定的补中缓急作用；糖与胶同样有助于膏方的固定成形。各种糖在品质和功效上略有差异，应根据辨证需要，在膏方配伍时单用糖或者单用蜂蜜，或视需要糖和蜂蜜并用。

一剂膏方中糖的配伍用量有一定的比例，一般不超过中药提取浓缩所收得清膏量的 3 倍。通常情况下，一料膏方可用 0.5kg 的饴糖或者用 0.5kg 的冰糖，或者 0.25kg 的饴糖配合 0.25kg 的冰糖收膏，若单用蜂蜜或饴糖收膏其用量也分别控制在 0.5kg 左右。实际使用中，医师处方用饴糖或冰糖收膏的同时，往往根据患者的个体情况，再选用 200 ～ 300g 蜂蜜与其合用，以期与中药功效相得益彰。

对于一些低糖摄入的特殊人群，主要是糖尿病患者，处方时可选择一些低热量的甜味剂，替代部分或全部蔗糖。常用的有元贞糖、木糖醇、甜菊糖、阿斯巴糖等，以增加膏方的甜味，改善口感，但不会提高血糖水平。甜味剂的用量必须严格按照产品的使用说明，按量取用，不得随意超量，以免产生副作用。

各种糖在膏方制作前，应按照糖的种类和质量加适量的水炼制。炼糖是为了使食糖的晶粒熔融，去除水分，净化杂质，并杀死微生物；同时，炼糖可以使糖出现部分转化，防止膏方久贮出现"返砂"。

**1. 冰糖**

冰糖是用白砂糖加工而成的结晶，形状似冰块而得名，质量要优于白砂糖。冰糖味甘，性平，入肺、脾经，具有补中益气、和胃润肺的功效，对肺燥咳嗽、干咳无痰、咳痰带血都有很好的辅助治疗作用。

**2. 饴糖**

饴糖是一种稠厚液体状的糖，又称"麦芽糖"，由米、大麦、小麦、粟米等粮食经麦芽作为催化剂使得淀粉产生水解、转化、浓缩后而制得的糖。饴糖味甘，性温，归脾、胃、肺经，具有缓中、补虚、生津、润燥的功效，临床用于虚寒性胃痛、肺燥干咳无痰及大便干结难解等。

**3. 赤砂糖（红糖）**

赤砂糖是一种没有经过提纯处理的糖，又称红砂糖或黄糖。赤砂糖中钙、铁等元素的含量是白糖的 3 倍，含有多种维生素和锰、锌等微量元素，营养价值相较于白糖要高，具有益气、缓中、助脾化食、补血破瘀等作用，兼具散寒止痛作用，用于妇女体虚受寒痛经等症或产后调理，以及老年体弱、大病初愈、儿童及贫血患者的疗虚进补。但含杂质相对较多。

**4. 蜂蜜**

蜂蜜是蜜蜂采集花粉酿制而成，其质量因蜜蜂的品种、花源、地理环境等不同而有差异。蜂蜜中 70% 的成份是果糖和葡萄糖，另含有少量的蔗糖、麦芽糖、有机酸、多种维生素、酶类、多种矿物质等丰富的营养成分。蜂蜜生则性凉，熟则性温，生蜜一般需要经过加热炼制成熟蜜方可使用。熟蜜又称"炼蜜"，其甘而平和，气味香甜，归脾、肺、大肠经，具有补中缓急、润肺止咳、滑肠通便、解毒的功效，临床用于肺虚久咳、肺燥干咳、体虚津枯之肠燥便秘、倦怠食少、脘腹疼痛，并解乌头、附子之毒等。

除了胶类和糖类之外，膏方中还可以根据需要适当加入一些其他辅料，如西洋参、野山参、西红花、枫斗（铁皮石斛）、蛤蚧、冬虫夏草、海马、哈士蟆、紫河车粉、芝麻、胡桃肉、黄酒等。

至于膏方的分类，根据膏方制作过程中是否加入蜂蜜可以将膏方分为清膏和蜜膏。中药煎煮浓缩后直接收膏者为清膏；收膏时加入蜂蜜称为蜜膏（又称"膏滋"），后者尤其适合年老体弱、有慢性病者。根据膏方中是否含有动物胶或胎盘、鹿鞭等动物药，可将其分为素膏和荤膏。素膏由中草药组成，不易发霉，四季均可服用；荤膏中则含有动物胶（或动物药），多属温补之剂，且不易久存，一般冬季服用。

## 四、膏方的制作

千百年来，中医学在膏方的制备方面，积累了丰富的理论知识和加工经验。这些内容，一部分记载在有关的中医药典籍里，一部分蕴藏在老药工的实际经验中。因此，膏方的制作比较复杂，要求特定的程序和严格的操作过程。为了达到预期效果，一般不提倡膏方自制，或由医院加工制作，或由专业药店制作，或者由专门的膏方加工单位制作。

概括来说，膏方的制作过程包括浸泡、煎煮、浓缩、收膏、存放等几道工序，但在膏方的正式制作前，需要进行必要的准备工作，如炼蜜、炼糖等，制成后的膏方需进行质量检验。

### （一）前期准备

**1. 炼蜜**

蜂蜜有调味、滋润和补益的功效，在膏方中还具有一定的缓和、防腐作用，在加入膏方前生蜜必须经过炼制（熟蜜一般不需炼制，可直接加入）。炼蜜的作用，一方面是为了祛除药性的偏激使之中和，另一方面是为了除去蜂蜜中的水分及杂质，确保膏方品质上乘，有质有量且能更长久保存。

选择优质蜂蜜是膏方质量的保证。蜂蜜以质地稠厚、色白如凝脂、味甜香而兼有鲜味、黏性强者最佳。由于产地和气候的不同，南方和北方产的蜂蜜略有不同：北方产的蜜含水分少，一般选用枣花蜜和荆条花蜜；南方产的蜜含水分较多，一般选用荔枝蜜和坝子蜜。

炼蜜前应选取无浮沫、死蜂等杂质的优质蜂蜜，若蜂蜜中含有这类杂质，就必须将蜂蜜置于锅内，加少量清水（蜜水总量不超过锅的 1/3，以防加热时外溢）加热煮沸，再用 4 号筛滤过，除去浮沫、死蜂等杂质。优质蜂蜜无须滤过这一环节。

炼蜜时先将蜂蜜置于锅内加热，使之完全溶化，沸腾时用网筛或绢筛捞去上面的浮沫，至蜜中水分大部分蒸发，翻起大泡，呈老红色时，酌加约 10% 的冷水，再继续加热使沸，随后趁热倾出，用绢筛过滤，除去其杂质，即成炼蜜。

炼蜜根据水分含量和炼制程度不同分为嫩蜜、中蜜、老蜜三种规格，老一辈的中医是采取眼观、手捻、冷水测试等"看火色"的方法确定。少炼则嫩，黏性不足；多炼则老，坚硬不易化解。用于膏方制作的蜂蜜，一般取中蜜。当过滤后的蜂蜜继续加热至出现浅黄色有光泽的均匀气泡状（实际生产中把这种沸腾泛泡的现象俗称"泛鱼眼泡"），用手捻蜜时有黏性，两手分开时无白丝出现，炼蜜即成。经测定，炼蜜（中蜜）的含水量在 14% ～ 16%，密度为 $1.37kg/m^3$ 左右。一般以生蜜 500g 炼成熟蜜 400g 左右为宜。

市售的成品蜂蜜一般为熟蜜，可直接和入药汁中用于收膏。但在选用时应注意，有些出售的蜂蜜已经出现"返砂"现象，装蜜的玻璃瓶底部有砂糖状结晶析出，遇到这样的情况，应在临用前重新炼制。

**2. 炼糖**

膏方中常用冰糖、饴糖等糖类。未炼制的糖含有水分，容易发酵、变质，如果糖在膏方加工过程中处理不当，膏方存放一定时间后易析出糖的晶体，出现"返砂"现象。因此，在进行膏方加工中，必须对糖进行炼制。

糖的炼制就是按照糖的不同种类加适量水或不加水加热熬炼的过程，炼制过的糖称炼糖或转化糖。炼糖可以使冰糖、砂糖、赤砂糖等固体糖加热熔化成均匀的糖浆，便于在收膏时，使糖、药汁、胶等物料稍加搅拌就能很快混合均匀；炼糖还可以使糖适度转化，防止蔗糖在低温状态下析出结晶，使膏方在冷藏过程中避免出现"返砂"现象；糖经过炼制，还能控制糖的含水量，有效除去杂质、杀死微生物。

为了促使糖的适度转化，可加入适量的枸橼酸或酒石酸（加入量为糖量的0.1% ～ 0.3%）。实际加工时，糖加热熔化后，根据糖的用量，参照上述比例，酌量加入枸橼酸或酒石酸，并掌握加热炼制的时间，避免加热过久糖烧焦。

炼糖的方法一般是按照糖的种类不同加适量的水加热熬炼。其中，冰糖本身含水量较少，应在开始炼制时加适量水，以免熬焦，且炼制时间要短；饴糖含水量较多，炼制时可不必加水，但炼制时间稍长；白砂糖可加水近50%，加热熬炼或用高压蒸汽加热。各种糖在加热炼制时，均应不断搅拌至糖液开始显金黄色、所泛泡发亮光、糖液微有青烟产生时即停止加热。由于赤砂糖含杂质较多，炼制后的赤砂糖应静置适当时间，除去容器底部的沉淀。

### （二）制作工艺

膏方的制作一般要经过浸泡、煎煮、浓缩、收膏、存放等几道工序。

**1. 浸泡**

先将配齐的药料检查一遍，把胶类药拣出另放，然后把其他药物统统放入容量相当的洁净砂锅内，加8倍量的清水，使药料完全浸没在水中，令其充分吸收膨胀，稍后可以根据情况再加，使水高出药面10cm左右，浸泡24小时（至少浸泡6小时以上）。

**2. 煎煮**

把浸泡后的药料上火煎煮。先用大火煮沸，再用小火煮1小时左右，转为微火以沸为度，共约3小时，此时药汁渐浓，即可根据不同的药物选用24～40目筛网过滤出头道药汁，再加清水浸润原来的药渣后上火煎煮，煎法同前，此为二煎，待至第三煎时，气味已淡薄，滤净药汁后即将药渣倒弃（如药汁尚浓时，还可再煎1次）。将前三煎所得药汁混合一处，静置沉淀后取清液，再用80～100目的筛网过滤。煎煮过程中需要注意两点：药料要煎透没有白芯；汤水煮开后，有浮起的泡沫要用勺捞起清除。

**3. 浓缩**

过滤净的药汁倒入锅（多用紫铜锅）中，进行浓缩，可以先用大火煎熬，加速水分蒸发，并随时撇去浮沫，让药汁慢慢变成稠厚，再改用小火进一步浓缩，此时应不断搅拌，因为药汁转厚时极易粘底烧焦，在搅拌到药汁滴在纸上不散开来为度，此时方可暂停煎熬，这就是经过浓缩而成的清膏。

**4. 收膏**

把蒸烊化开的胶类药与糖（以冰糖和蜂蜜为佳），倒入清膏中，放在小火上慢慢熬炼，不断用铲搅拌，直至能扯拉成旗或滴水成珠（将膏汁滴入清水中凝结成珠而不散）或正在加热的膏体呈"蜂窝状"沸腾（俗称"翻云头"）即可。

细料药如人参、核桃等要根据不同的要求分别处理，或打细粉后和入膏方中，或单独用小锅煎煮（不能与一般饮片入汤共煎，否则用量较少的细料药所煎出的有效成分极易被数量众多的饮片药渣吸去，有损补益之效），然后用烊冲、兑入等方式单独处理，以达到物尽其用，充分发挥功效。单独煎煮的细料药也应该先后煎煮两次后过筛，最后压榨取汁，用 80 ～ 100 目的筛网过滤，浓缩后期加入药汁混合。如细料药（鹿茸粉、人参粉、珍珠粉、琥珀粉、紫河车粉）打粉，要求药末极细，在收膏时加入，充分搅拌混匀即可。

### 5. 存放

将收好的膏滋装入清洁干净的瓷罐内，或进入自动分装机内小袋分装（每袋约30g，一料膏方一般分装 108 袋），移入凉膏间，保持凉膏间温度在 20℃以下进行凉膏。先不加盖，用干净纱布将容器口遮盖上，放置一夜，待完全冷却后，再加盖，放入阴凉处，或存放在冰箱冷藏室中。

由于膏方用药时间较长，为确保膏方的质量，对膏方的存放要求较高。一般情况下，膏方宜存放在阴凉处，如果放在冰箱冷藏更好。若放在阴凉处而遇暖冬气温回升，为防霉变可以采用隔水高温蒸烊，切忌直接将膏器放在火上烧烊，这样容易造成膏器破裂和底部结焦。膏药蒸烊后，一定要把盖打开，直至完全冷却，方可盖好。否则，盖上蒸汽凝集的水落在膏面上容易使膏方产生霉点。每次服取膏方应用一干净、干燥的固定汤匙，以免把水分带入膏方内造成霉变。如果膏方放置一段时间后，膏方表面出现少量霉点，可以用汤匙把表面的霉点刮去，然后隔水高温蒸烊；如果霉点较多且在膏方的深处也见霉点或有异味，膏方就不能服用了。

现在，膏方制作可以采用半自动化制作，膏方中中药饮片的煎煮和浓缩均用煎药机煎煮，煎出的药液在煎药机内自动过滤 3 次，煎出的药液可以直接进行收膏。另外，膏方的收膏还可以使用蒸汽电锅，使煎药火候更容易掌握，底部不易结焦。膏方除了传统的罐装外，还有袋装和切片（块）分装，服用和携带更加方便。

### （三）质量检验

对于制成后的膏方，一般参照上海中药行业协会制定的《上海市中药行业定制膏方加工实施细则》对加工完成的膏滋药进行"外观质量"和"不溶物检查"两项质量检验。

### 1. 外观质量检验

外观质量检验要求成品膏滋药应无糖的结晶析出现象，也就是通常所说的"返砂"现象，且膏滋药的气味应无焦味、无异性味。

### 2. 内在质量检验

内在质量检验要求对成品膏滋药进行"不溶物检查"。此项检查的操作方法：取成品膏滋 5mL 至容器内，加入热水 200mL，搅拌使膏体溶解，放置 3 分钟观察，容器内不得有焦块、药渣等异物。对于制作中添加粉状药料的膏滋药，此项检查应在药粉加入前进行，经检验符合上述规定后方可加入药粉，加入药粉后的膏滋药不再检查不溶物。

## 五、膏方的服用方法

临床上膏方的具体服法，一是根据患者的病情决定，二是考虑患者的体质、应时的季节、气候、地理条件等因素，因人、因时、因地制宜。

膏方服用季节一般以冬季为主，带有明显的季节性。一般从冬至即"头九"开始服用，至"六九"结束，大约50天，或服至立春前结束。如果一冬服两料膏方，服用时间可以适当提前。当然，由于现代冰箱等储存条件的提高，以治疗为主的调治膏方根据患者的病情需要或不同时令特点随季节处方，一年四季均可，但这种四季膏方一般以清膏为主。服用膏方时最好配合饮食调理、劳逸适宜、运动保健等，这样才能使膏方的作用发挥至最佳。

膏方的服用方法可以分为冲服和含化。一般人喜欢冲服：取一汤匙膏方，用90℃左右白开水冲入，和匀后服用。如方中用地黄等滋腻药或配料中胶类剂量较大，膏方黏稠难取，可以隔水蒸化或微波炉小火转后取用。所谓含化，即是将膏滋含在口中慢慢融化后吞服。此外，近几年出现的"片"状膏剂可以直接嚼食。膏方一般清晨空腹和晚上临睡前服，因此时胃肠消化吸收能力强，且不受食物干扰。如空服感肠胃不适，可在饭后一小时左右服用。

服用剂量根据患者病情或身体情况及药物性质而定，尤其与患者消化功能密切相关，一般一次一汤匙（15 · 20mL），一天2次。一般先从小剂量开始，逐渐增加，如每日先服一次，如果患者无不适感，再加至早晚各服一次，以加强其治疗效果。一般性质平和的膏方，用量可以稍大；有毒、峻烈的药物，用量宜小，并且应从小剂量开始，逐渐增加，以免中毒或耗伤正气。患者的体质强弱、性别、年龄等不同，在剂量上也应有所差别。老年人用量应小于壮年；体质强者可多，体质弱者宜少；妇女的用药量，一般应小于男子，妇女在经期、孕期及产后，应小于平时，但须从病情等各方面综合考虑、全面衡量。

## 六、膏方的服用禁忌

在使用膏方时，为了注意安全，保证疗效，必须重视禁忌问题。除了药物配伍中的"十八反""十九畏"等用药禁忌外，还有补膏忌口等。

忌口，又称"食忌"，是根据病情和治疗用药的需要，要求患者在服药期间，忌食某些食物，防止食物和药物发生相互作用而降低药效或产生不良反应。

## （一）膏滋药物要求的忌口

通常认为，服用含人参等补气的膏方忌食萝卜；服用滋补性膏方不宜饮浓茶；服用膏方期间忌食生冷、油腻、辛辣等不易消化及有特殊刺激性的食物。但是，也有一些医家认为，膏方养生本就是一种高级的美感和享受，是和精神、食疗、运动相结合的一种养生方式，忌口不宜要求太严格，否则有舍本逐末之嫌。一般要求服用含人参等补气的膏方忌食生萝卜，其他的根据药物的配伍原则和疾病本身的要求灵活运用。为了防止食物、浓茶等饮品对膏方可能产生的影响，一般只要将其和膏方的服用时间前后隔开1小时左右即可。当然，忌口也不能一概而论，即使服用含人参等补气的膏方忌食生萝卜也有例外，如服含人参的膏方出现不思饮食、胸闷、脘腹作胀、便秘等气滞现象，服生萝卜（或莱菔子等）可以理气消胀，此时萝卜不反人参，反而可使人参更易被吸收。

## （二）针对患者的体质忌口

针对患者的不同体质而忌口，不仅是服用膏方的要求，也是中医养生的要求。

阴虚体质，忌食辛热食品，如狗肉、牛肉、姜、蒜、葱等。否则，轻则口干咽燥加重、大便燥结，重则可见出血症状。忌食海鲜一类发物，如黄鱼、带鱼等。

阳虚体质，忌滥用温补肾阳之品，如服鹿鞭、牛鞭、羊肉等注意观察有无虚火，防助火动血、产生变症；忌服用寒性食品，如柿子、黄瓜等；忌用或过用厚味腻滞之品，防气血运行不畅。

## 七、服用膏方后出现的不良反应防治

膏方要求辨证准确，以平和为准，治补相兼，一般不会出现不良反应。但因膏方服用时间较长，也有少数人服用膏方后，可能会出现轻微不适，届时由临诊医师根据具体情况进行针对性处理。

若服后出现不思饮食、腹部胀满，甚至便溏、腹泻等消化不良、胃肠功能紊乱的情况，如与膏方无关，暂停服用膏方，寻找病因，治愈后再继续服。如是膏方所致，可能是因膏方中含有熟地黄、阿胶等滋腻性药物碍胃或膏方中过用寒凉药有关。为了防止出现这种情况，服用膏方前的"开路方"尽可能祛除湿浊，调整好胃肠功能。如果服用几天后出现不思饮食、腹胀时，最好暂停服用膏方，改服1~2周理气和胃消导药后，再少量服用，慢慢增加。

若服后出现齿浮口苦、鼻衄、面部升火、热性疮疡、红肿热痛、大便秘结等，这些均是邪气壅实、闭阻不通、实热内盛的表现。应暂停服用膏方，及时就诊，先用中药调理，稳定后方可继续服用。或者把清热泻火、解毒通腑药煎好后放入膏方中一起服用。

若服后出现咳嗽痰多、胸闷气急等痰饮壅盛证，暂停服用膏方，先用化痰、健脾、理气等中药调理，症状缓解后继续服用，或者把健脾化痰等药物煎好后放入膏方中一起服用，或者汤药和膏方同时、交替服用。

若服后出现皮肤瘙痒，可能与湿热、血虚、风邪等因素有关，此时暂停服用膏方，针对病因进行治疗后再服用膏方。

第二年春夏时感到不适、厌食、困倦，入夏怕热，也有出现低热、齿浮、便秘等。如果出现这种情况，需要随时就诊，使用汤药调理，或者在第二年开具膏方时进行针对性调理。

膏方进补虽好，但部分患者在服膏方前需先服"开路方"。"开路方"，顾名思义就是用来通畅道路、"投石问路"的药方。通常所说的"开路方"一般是针对胃肠功能欠佳，经常出现腹胀、纳差、完谷不化、平时舌苔厚腻等的患者，若直接服用膏方，一方面影响膏方的吸收，另一方面还可能加重上述症状。这种情况的"开路方"一般由陈皮、半夏、茯苓、白术、厚朴、神曲、山楂等健脾化湿开胃之品组成，服用膏方前1～2周由开具膏方的医师根据患者的情况辨证施治，待改善脾胃运化功能后再服膏方，这样才能达到理想的调理效果。广义的"开路方"除了以上情况外还用于体内有痰、湿、瘀等邪实症状者，可通过"开路方"先化痰祛瘀，然后膏方综合调理；对药物敏感者，先试探性调补，以观察其服药后的反应，便于开出合适的膏方；身体状况极度虚弱者，为防"虚不受补"，可以先开补益力较轻的方药开路试探，如患者服用后无明显不适，病情有所好转后再用大剂量补益膏方。开路方一般需服用1～3周，有的患者可能需要更长时间。

## 八、注意事项

膏方是中医学的精华，服用时间久，开具膏方时需注意以下四点。

### （一）辨证准确

膏方兼具补虚和治病两大功效，通过调节机体的气血阴阳，恢复脏腑的正常功能，达到"阴平阳秘，精神乃治"的目的。因此，必须辨证准确，最好以八纲辨证为总纲，以脏腑辨证和气血津液辨证为补充，辨证和辨病相结合，不可完全拘泥于辨病。

### （二）注重体质差异，量体用药

开具膏方时要考虑患者的年龄、性别、生活境遇、先后天因素等调整膏方用药。如老年人脏气衰退，气血运行迟缓，佐行气活血；妇女易肝气郁滞，宜辅疏肝解郁；小儿纯阳之体，"易虚易实"，不宜过补，多以甘淡之品调养；中年人负担重，多为七情劳逸所伤，治疗时多需补泻兼施等。

### （三）注意斡旋脾胃升降

膏方多滋补之品，需在胃中消化吸收，故膏方中一般多佐以运脾健胃之品，如炒麦芽、陈皮、苍术、白术等，消除补药黏腻之性，以资脾运之功，必要时可先服开路方调理脾胃功能，然后再行膏方调补。

### （四）注意口感

膏方是中医学的精华，一般甘怡爽口，带给患者美的享受，且膏方服用时间较久。所以医师在开具膏方时尽量避免选用对胃有刺激性的药物；膏方制作时要严格操作；膏方忌口不必过于严格。

膏方以调理滋补为主，治病祛邪为辅，在外邪未尽的情况下，不要过早使用补膏；服用膏方期间如遇伤风感冒、伤食、腹泻、慢性病急性发作等情况，应暂时停服膏方，先汤药调治，病情稳定后，再恢复服用膏方，防止"闭门留寇"。对于一般慢性虚证患者，只能缓缓调养，不宜骤补，防止"虚不受补"；在补益膏方中，酌加助运之品，以免滋腻呆胃；膏方组成药物众多，妊娠（尤其是前3个月之内）者最好不要服用膏方，避免滑胎、堕胎及可能对胎儿造成影响；小儿以及25岁前身体健康无恙者，一般不太主张服用膏方。

总之，膏方是中医学的精华，是大方、复方，是对中医师临床经验和临床水平的整体考验。开具膏方要求辨证准确、制作规范、运用得当，同时要注意调理患者的脾胃功能，顺应"脾升胃降"；膏方服用后最好对患者进行跟踪随访，及时处理可能出现的不适反应，使患者切切实实地感受到膏方的益处。

## 九、膏方的适用对象

### （一）体虚易感者

无论是因为先天不足或是后天失养（如外科手术、产后及大病、重病、慢性消耗性疾病等）所致的气血不足、脏腑亏损，均可导致机体卫外不固，不能抗邪，气候稍有变化即易诱发感冒，愈后不久再次复发，每月反复发作多次。通过膏方调治，弥补先后天的不足，从而增强机体抵抗外邪的能力，减少感冒发作次数，提高患者的生活质量。

### （二）亚健康状态

由于现代生活节奏加快，现代人的工作生活压力、劳动强度增大，加之应酬、烟酒嗜好、长期情绪紧张、睡眠不足等，造成人体的各项正常生理功能大幅度减退、抗病能力下降，身体虚弱、体力不支、精力不够，难以胜任紧张而烦劳的工作，平时无慢性疾病却容易感冒，机体处于亚健康状态。膏方以补为主，调补结合，纠偏祛病，可以恢复机体的阴阳平衡，纠正亚健康状态，从而使人体恢复到最佳的生活、工作状态。

## （三）慢性疾病

如慢性支气管炎、支气管哮喘、慢性腹泻、慢性心功能不全等，或因虚致实，或因实而致虚，导致机体阴阳失衡，脏腑功能不调，病情反复，或经久不愈等。通过膏方调理，补其不足，泻其有余，恢复机体功能的整体平衡，最终达到减少疾病复发次数、减轻疾病发作时的症状、提高患者的生存质量，并最终达到部分患者临床痊愈的功效。

## （四）特殊人群

特殊人群指儿童、女性、老年人等。小儿久咳不愈、厌食、贫血等，膏方服用时间较长，补益效果明显，且补而不腻，口感好，小儿易于接受，故治疗效果明显。脾主运化，具有统血功效，为后天之本，脾胃虚弱，元气不足，容易造成女性的衰老。若脾胃运化功能正常，饮食中的营养就可以充分滋养全身脏器及皮肤腠理，使全身的营养不断得到补充，人的抗衰老能力、生命力随之增强，面部红润、有光泽，皮肤充满弹性。另外，可通过安神等功效提高生活质量，达到驻容养颜、抗衰老的作用。随着年龄的增长，老年人整体功能减退，容易出现气血不足，脏腑功能低下等，通过在冬令进补膏方，恢复脏腑、气血、阴阳的平衡，达到抗衰延年的目的。


**思考题**

1. 方药养生保健应注意哪些原则？
2. 试述膏方的药物组成和制作经过。

# 下篇　审因施养与保健

# 第九章　因地养生保健

我国幅员辽阔，各地之间地理环境有较大差别，而人与天地相应，地理环境不同，人的体质禀赋也有差别，养生保健方法就不能一成不变，必须在了解当地环境的基础上，因地制宜，根据所在地区的环境特点做出相应的改变。

## 第一节　地域环境与养生

### 一、地域环境的划分

#### （一）传统的分类方法

我国古代书籍中，通常以地理方位和地形特点相结合，将地域分为东、西、南、北、中五方。其中，西方、北方地势高峻陡峭，东方、南方和中方相对平缓低洼，这种分类方法同我国疆土的形态特点基本吻合。

#### （二）现代的分类方法

我国现代地域的划分以地理和经济特征为基础，如以自然地理为主要分类基础的东部、中部和西部的三大地带划分，以经济地理为主要分类基础的六大经济区（东北、黄河中下游、长江中下游、东南、西南和西北）、七大经济区（东北、西北、华北、华中、华东、华南和西南）、八大经济区（东北、环渤海、黄河中游、长三角、长江中游、东南、西南和西北）划分等。

我国幅员辽阔，地形复杂，气候类型多样，很难用某种分类方法一以概之。如森林气候就不是一个独立的区域类型，它可存在于山地、高原、丘陵、平原和盆地等各类地形环境中。目前，一般将地域分为山地高原、平原盆地及海滨海岛地域等三部分。

## 二、地域环境与健康的关系

不同的地理区域形成不同的气候特点。《素问·阴阳应象大论》记载了我国东、南、西、北、中五方气候的基本特点，即"东方生风""南方生热""中央生湿""西方生燥""北方生寒"。《素问·异法方宜论》论述了我国五方气候变化、人们的生活方式、风俗习惯、体质差异与地理区域的关系，指出："东方之域，天地之所始生也，鱼盐之地，海滨傍水，其民食鱼而嗜咸……故其民皆黑色疏理……西方者，金玉之域，沙石之处，天地之所收引也，其民陵居而多风，水土刚强，其民不衣而褐荐，其民华食而脂肥……北方者，天地所闭藏之域也，其地高陵居，风寒冰冽，其民乐野处而乳食……南方者，天地所长养，阳之所盛处也，其地下，水土弱，雾露之所聚也，其民嗜酸而食胕（腐），故其民皆致理而赤色……中央者，其地平以湿，天地所以生万物也众。其民食杂而不劳……"《淮南子·坠形训》也提出在不同的地理区域生活的人们有不同的体质特点："坚土人刚，弱土人肥（柔），垆（黑色坚硬的土）土人大，沙土人细，息（多）土人美，耗（少）土人丑。"说明生活在不同的地理区域环境下，受着不同水土条件、气候变化、生活方式、风俗习惯的影响，在生理上会形成某些特殊的体质。正由于五方之人有体质差异，因此在某地居住习惯后一旦异地而居，常常不能适应新的地理环境，不仅会出现恶寒发热的现象，还会产生腹泻、荨麻疹等病证。如隋代巢元方在《诸病源候论》中即指出："不伏（服）水土者，言人越在他境，乍离封邑，气候既殊，水土亦别，因而生病。"水土不服，西医学认为是因为不同地区的水土及饮食结构的改变，导致肠道菌群紊乱而引起的消化道功能失调，或生活环境改变而出现的体质过敏。

中医学还认为，不同区域的地理环境对人的寿命也有一定影响。明代李时珍《本草纲目》记载："人乃地产，资禀与山川之气相为流通，而美恶寿夭，亦相关涉。"《淮南子·坠形训》即指出山地环境、寒冷气候有益于人类健康"山为积德，川为积刑；高者为生，下者为死""暑气多夭，寒气多寿"。《素问·五常政大论》解释为山地气候相对寒冷，而寒冷气候会相对延长人的生长期并进而延长人的寿命。《素问·五常政大论》论述了人之寿命因地而异的原因：认为地势高峻陡峭的地区气候寒冷，元气不易耗散，所以人易长寿；地势平缓低洼的地区气候湿热，元气易于耗散，所以人多夭折。唐代王冰注解此段时指出：寒冷地区的居民"腠理开少而闭多""阳不妄泄，寒气外持，邪不数中，而正气坚守，故寿延"；而湿热地区的居民"腠理开多而闭少""阳气耗散，发泄无度，风湿数中，真气倾竭，故夭折"。早在2500年以前，我国西北的青藏高原和新疆地区就被发现是一个长寿区。目前，据人口普查资料显示，青藏高原和新疆地区仍是我国的一个长寿区：西藏百岁老人的比重1982年为32.7/100万，1990年为26.9/100万，均居全国第2位；青海百岁老人的比重1982年为12.8/100万，居全国第3位，1990年虽下降为6.51/100万，也仍居全国第9位；新疆是我国长寿水平（80岁以上老人在60岁以上老人中所占的比率）最高和百岁老人比例最大的地区，1953年为9.34%，1964年为13.18%，1982年为11.79%，均居全国第1位，1990年虽下降至9.50%，亦仍居全国第4位。

### 三、地域环境与疾病的关系

许多疾病的发生与地域有密切关系，如《素问·异法方宜论》即记载了地域易发病证：东方之人好发痈疡、西方之人病生于内（内伤病）、北方之人脏寒生满病（胸腹满闷）、南方之人易患挛痹、中央之人常得痿厥寒热。由于人们居住地域之地势有高峻低洼的不同、水土有多少厚薄的差别、气候有寒热燥湿的区分，人们体质因而有强弱差异，因此必将产生不同的致病因素，对疾病的发生和发展也会产生不同的影响。一般来说，就病邪而言：东南地区因地势低洼，居处卑湿，水土薄弱，气候温暖或炎热潮湿，故多湿邪或湿热之邪，或暑湿之邪，或风湿之邪为病；西北地区因地势高峻，居处干燥，水土刚强，气候寒冷多风，故多风寒或燥邪为病。就病证来说：外感病南方人易感风、热、暑、湿之邪，若感受寒邪，由于阴虚内热之体而寒邪易于热化；北方人易感风、寒、燥邪，若感受热邪，由于阳虚内寒之体而热邪易于寒化。内伤病南方人多内热、阴虚，实热证、阴虚内热证较多见，内湿证亦不少见；北方人多痰湿、内寒，寒证和痰湿证较多见。如中风病南方患者多为阴虚有火、夹肝阳上亢，北方患者常为气虚夹痰、夹瘀证。

《吕氏春秋·尽数》指出不同地区的水质不同，有些地区水质差，长期居住此地的人们易患某些疾病："轻水所，多秃与瘿（地方性甲状腺肿）人；重水所，多尰（足肿）与躄（痿证）人；甘水所，多好与美人；辛水所，多疽与痤人；苦水所，多尪与伛人（鸡胸驼背）。"土质与疾病的关系，往往和水质分不开。《管子·地员》即记载了土质与疾病的关系："渎田"其泉苍色，其人强悍；"赤垆"其泉甘白，其人健康而长寿；"栗土"其泉黄白，其人娇美，"寡疾难老"；"沃土"其泉白青，其人劲悍，"寡有疥瘙，终无痟醒"。

现代流行病学研究发现，地域环境对人体的影响，除了地形、气候、生活方式、风俗习惯等因素外，亦有所处地域土地资源中各种微量元素（包括营养物质）的多寡、蕴藏矿物、环境条件，以及水源、空气与饮水的污染、植被破坏等因素。如地方性甲状腺肿与缺碘有关、克山病与缺硒有关、龋齿与缺氟有关、地方性氟病与氟过量有关、脚气病（维生素 $B_1$ 缺乏症）常见于以大米为主食的地区；铀矿、磷矿有强烈的放射线，与贫血、白血病、癌症的发病有关；某些病原微生物在某些特殊的环境条件下易于繁殖和传播，故在某些地区可以流行某些疾病，如森林脑炎仅限于森林地区、包虫病多见于西北牧区等。

综上所述，地域环境是自然环境的重要构成部分，地形、土壤、水源、阳光、温度、植被和各种化学元素的分布和变化，直接或间接地影响着人体的健康。养生应该在天人相应、人与自然和谐原则的指导下：首先，充分利用地域环境的有利因素进行养生保健，适应自然，努力达到天人合一的状态；其次，充分发挥人的主观能动性，针对地域环境的不利因素进行预防保健，改造、保护自然，努力构建天人合一、有利于人类健康长寿的自然环境。

## 四、主要地域环境与养生保健

中医学历来认为疾病的发生与外界地域环境、地理条件等自然环境有密切的关系，疾病种类和临床表现因地域有异，因此，养生保健、治疗手段也要与之相应，才能取得最佳效果，此即中医学"因地制宜"的养生保健原则。以下介绍山地高原、平原盆地及海滨海岛等主要地域环境与养生保健。

### （一）山地高原

地表形态为海拔 500m 以上、相对落差 200m 以上者称为山地，我国的山地大多分布在西部地区，如喜马拉雅山、昆仑山、唐古拉山、天山、阿尔泰山都是著名的大山。海拔在 1000m 以上、面积广大、地形开阔、周边以明显的陡坡为界、比较完整的大面积隆起地区称为高原，我国的高原如青藏高原、黄土高原、内蒙古高原、云贵高原等。我国山地约占全国面积的 33%、高原约占全国面积的 26%，习惯所说的山区包括山地、丘陵和比较崎岖的高原，约占全国面积的 2/3。

#### 1. 环境特点

随着海拔高度的增加，山地高原形成了一些不同于平原的地理环境特点。

（1）低压缺氧：大气压随高度而变化，组成大气的各种气体如氧气的分压，亦随高度而变化，即随高度增加而递减。一般海拔每升高 100m，大气压下降 5.9mmHg（1.3kPa），氧分压下降 1.2mmHg（0.27kPa）。山地高原大气压降低，大气中的含氧量和氧分压降低，人体肺泡内氧分压也降低，弥散入肺毛细血管血液中的氧会降低，动脉血氧分压和饱和度也随之降低，当血氧饱和度降低到一定程度，即可引起各器官组织供氧不足，从而产生功能或器质性变化，进而出现缺氧症状。

（2）寒冷干燥：气温的高低与海拔高度成反比。海拔高度每上升100m，气温下降0.5～0.6℃，所以山上的气温一般都比山下低，夏季更是如此。而且山上、山下两地相对高度差越多，气温差异就越大。另外，海拔越高，山上的植被和云量过少，无论白天得到的热量或是夜晚辐射冷却丧失的热量，都大大有别于平原，因此，山地高原的昼夜温差也比平原地区大。这种气温较低、昼夜温差大的状况，养生、预防稍有不慎，即易感寒受冻，发生感冒、上呼吸道感染、冻伤等病症。

我国除云贵高原因邻近太平洋而降水较多外，其余高原皆属内陆，降水少、气候干燥；加之地势高、日照时间长，强风、大风多，更加剧了水分的蒸发，高原地区水蒸发量比降水量大数倍或数十倍，冬季相对湿度接近零。山地高原气候寒冷干燥，所以皮肤皲裂、肺燥咳嗽、感冒、上呼吸道感染、冻伤等病较多。

（3）太阳辐射强烈：随着海拔的升高、空气的渐趋稀薄，大气层对太阳光的吸收减弱，同时云量较少、空气中的尘埃减少，造成海拔与太阳辐射成正比关系。所以山地高原太阳辐射比平原地区强烈，尤其紫外线辐射强度通常海拔每升高100m可增加13%。适量的紫外线照射对人体有益，但长时间、大剂量的紫外线辐射对人体有害，容易引起皮肤、眼睛与全身的损害，如急性角膜炎、白内障、日光性皮炎、皮肤癌等病。

（4）化学元素缺乏：在山地高原地区，地球化学元素受重力作用影响迁移较快，加上高海拔地区较强烈的风化作用，往往缺乏某些地球化学元素。因此，山地高原使人体必需的化学元素不能全部摄取，会影响人体的某些生理代谢，进而引发某些地方病。如地方性甲状腺肿、克山病即多见于山地高原地区。

**2. 利用有利因素养生保健**

山地高原地域环境中，对人体健康较为有利的是海拔高度在2000m以下的中低山区高原。其对人体健康的促进作用，主要表现在中低山区高原的疗养效应和山地高原的某些长寿因素两方面。

（1）中低山区高原的疗养效应：我国著名的山区疗养地有黄山、庐山、衡山、峨眉山、莫干山、鸡公山等，除峨眉山海拔高度在3000m以上外，其余都在500～2000m。1991年，国际自然医学会宣布的世界五大长寿之乡中，有四个都处于中低山区高原，它们分别是中国广西巴马、巴基斯坦罕萨、高加索地区及厄瓜多尔比尔卡班巴。

这些地区峰峦起伏，林木茂盛，山花烂漫，草木散发的芳香挥发性物质有一定的杀菌作用。山间溪流、泉水汇成壮观的瀑布，飞溅的水滴使周围阴离子富集，空气格外清新，呼吸这样的空气能改善肺的换气功能，使血中白细胞、血红蛋白增多，从而大大提高人体的活力。气温、气压较低，风速较大，太阳辐射尤其紫外线含量充沛，人体受适量的紫外线照射，皮肤黑色素氧化，抗病菌能力增强，对维生素D的合成、胃酸分泌、蛋白质代谢均有较强的促进作用。雄伟壮阔的大山，宁静透明的天际，变幻无穷的云海，花香鸟语，水流淙淙，使人心旷神怡，心境安定，对城市生活工作的人们来说是很好的放松，能调节和松弛紧张的神经系统功能，有助于呼吸、循环、内分泌和免疫系统功能的改善和提高。如南岳衡山自古以五岳独秀风光好、历史悠久名气大、佛道并存影响广、中华寿岳众人仰著称于世，近年又将旅游与养生结合，全力打造"中国健康旅游第一山"，受到人们的青睐。

人们可充分利用山地高原的自然环境条件度假、疗养，通过散步、爬山、赏景等活动，使心血管系统、呼吸系统功能得到锻炼，使神经系统、精神系统功能得到调节。所以，在山区疗养地短暂居住，对慢性心血管疾病、呼吸系统疾病与神经官能症等也有良好的养生保健作用。

（2）山地高原的某些长寿因素：《素问·五常政大论》指出："高者其气寿，下者其气夭。"世代居住在中低山区高原的居民，除接受上述山地高原气候的有益作用外，大致还有以下一些因素与长寿有关。首先是传染疾病较少：山地高原气温较低而空气干燥，蚊虫、病原微生物的繁殖受到抑制，不利于以蚊虫为媒介的传染病如疟疾、麻疹、伤寒的发生，加之人口密度低，居住分散，也不利于传染病的流行，因此传染病较少。其次是心境较为平和：山区高原居民与外界交流较少，长期过着自给自足的田园生活，也无复杂人际关系的干扰，所以心境平和、情绪稳定，心身疾病较少。再次是生活方式健康：山区高原居民以自然食物为主，摄入的维生素和纤维素较多而脂肪较少，加之经常爬山、辛勤劳作使消耗较大，因此心脑血管疾病的发病率较低。最后是环境污染较少：山地高原受现代环境污染较少，空气清新、水源清洁、少有噪声。以上这些因素都有利于延年益寿。

**3. 针对不利因素预防保健**

山区环境中除存在一些对人体健康有利的自然条件外，也包含部分危害健康的不利因素，主要表现为高山反应和某些地方病两方面。此外，如强烈的紫外线长期照射易引起急性角膜炎、白内障、日光性皮炎、皮肤癌，高寒地区易引起冻伤、生长发育缓慢、幼儿死亡率高等。

（1）低压缺氧引起高山适应不全症：低压缺氧引起高山适应不全症也称"高山病"，是发生于山地高原由于低气压性缺氧引起的一种特发性疾病。主要临床表现有头晕头痛、耳鸣重听、恶心呕吐、食欲不振、四肢麻木、身体发热、睡意朦胧、脉搏和呼吸加速等，重者可有反应迟钝、情绪不宁、精神亢奋、感觉异常等，也可出现水肿、昏迷等现象。给氧吸入后症状可缓解。此病又可分为高山反应、高山昏迷、高山肺水肿（以上属急性）、高山心脏病、高山高血压或低血压、高山红细胞增多症、高山适应不全症混合型（以上属慢性）等七型。

高山病形成的原因是海拔愈高空气愈稀薄、气压愈低，而人体所需要的氧气压力随之降低，但人体所需要的氧气含量仍然不变，为使血液中维持人体所需的含氧量就必须增加红细胞的含量，但人体自身增加红细胞的含量需要几天的时间。因此，人未经适应就迅速进入 3000m 以上的地区或由海拔较低的地区进入海拔更高的地区，人体来不及适应，即会产生体内氧气供应不足的状况。高山反应一般在到达高海拔地区后 6 ～ 12 小时以后发生，少数在 1 ～ 3 天后发生，一般 3 ～ 7 天内恢复，病重者可达 2 周以上。久居高原的居民因生理适应而不发生高山反应，但回低地短期居留后重返高地者其高山反应比初次到高地者要严重，多次重返高地者其反应一次比一次更严重。同时，海拔愈高、过渡时间愈短，反应愈剧烈；冬季比夏季多发且更严重；天气骤变如夏天的雷雨和冬天的暴风雪天气，反应急增；精神过度紧张、体力消耗过大、营养状况不良、体质较差及素有心肺疾病者更易患病。

在中医学中虽然没有"高山病"的名称，但在古医书如《肘后方》《医学正传》中记载有"瘴气""山岗雾露烟瘴湿热恶气"，即感受山地湿热杂毒可引发疾病，日常生活中群众所讲的从平原初到高原地区的人不能适应自然环境等引起的"水土不服"等与之相似。具体来说，中医学的"肺气虚证"的症状与西医学所述的"高山适应不全症"临床表现比较相像。

高山适应不全症的预防保健：首先是加强卫生宣传。对高山病要有正确的认识，解除思想顾虑，克服麻痹思想，进入高地前严格体检，患有急性感染性疾病者应痊愈后再进入高地，患有心肺等慢性疾病者应避免进入高地。其次是加强身体锻炼。平时应加强身体锻炼，提高身体素质，增强机体对环境的适应能力。再次是渐进方式进入。初进高地者要注意防寒保暖，避免劳累和感冒；不宜上升过快，采取循序渐进，逐步升高的办法，使机体各系统功能有个调整的过程，从而获得较好的适应性。最后是药物针灸预防。药物针灸预防的原则是提高机体对缺氧的耐受能力和减轻症状，如可使用益气活血、通脉平喘的红景天或补肺益气的人参、西洋参等，或直接泡茶、嚼食，或服用相关保健品；可服用中成药六君子丸等以补肺益气、祛湿降浊；可取双侧内关穴，用胶布贴生姜或直接贴敷伤湿止痛膏以活血通脉、调降气机。

另外，在山地高原居住者，应加强营养，保证足够的碳水化合物、脂肪、蛋白质和新鲜果菜摄入；活动不宜过多、负荷不宜过重，要有充足的休息；不宜大量饮酒，不宜经常洗澡。

（2）化学元素缺乏导致某些地方病：地球化学元素的缺乏导致某些地方病，如前所述，山区往往成为某些地球化学元素如碘、硒、钠、钾等缺乏的地区，易导致损失型地球化学病。其中，以人们熟知的地方性甲状腺肿、克汀病、大骨节病、克山病等疾病最为典型。以下仅介绍地方性甲状腺肿以说明。

地方性甲状腺肿是由于环境缺碘导致人体缺碘，引起甲状腺素长期分泌增多，促使甲状腺持续增生，从而形成以甲状腺肿大为主要表现的一种地方病。中医文献中《吕氏春秋》"轻水所，多……瘿人"，《淮南子·地形》"险阻气多瘿"以及《诸病源候论》"诸山水黑土中，出泉流者，不可久居，常食令人作瘿病"等描述即指因缺碘而导致的地方性甲状腺肿，而《三因极一病证方论》则根据瘿病的局部症状不同将瘿病分为石瘿、肉瘿、筋瘿、血瘿与气瘿五类，《备急千金要方》及《外台秘要》等记载的数十个治疗瘿病方剂也多用海藻、昆布、羊靥、鹿靥等富含碘药物或动物甲状腺脏器进行治疗，显然类似于现今地方性甲状腺肿的补碘疗法，说明中医学对本病的认识比较全面。

地方性甲状腺肿是远离海边的山区常见的地方病之一，主要流行于中山区、低山区、丘陵区地带，山区多于平原，内陆多于沿海，农区多于牧区，乡村多于城市，严重病区几乎分布在偏僻边远、经济欠发达、生活水平低下的地方，尤以西北、华北、西南等地的山区、丘陵地带为主。生活在本病流行地区，应针对其发病原因以各种方式补充适量的碘和防止环境中碘的流失。补碘（如在流行地区以碘化食盐，即 1kg 食盐中加入 5 ～ 10mg 碘化钾）预防即是本病流行区应用最广泛、最简便、最有效的措施之一，同时应提倡食用碘盐及各种海产品如海带、紫菜、海藻、鱼、虾等，此外也可食用碘化水、碘化油、碘化酱油等。防止环境中碘流失，如山区、丘陵地区对沙土、灰化土等瘠薄少碘的土地，应多施农家肥和腐植酸肥料；对泥炭沼泽等地带，应兴修水利疏通渠道，降低地下水位，提高土壤氧化性能，使被有机物禁锢、植物不能利用的碘释放出来。

### （二）平原盆地

陆地上海拔在 200m 以下、相对高差 50m 以内、地势低平、起伏和缓的地区称为平原，其以较低的高度区别于高原，又以较小的起伏有别于丘陵，我国的著名平原有东北、华北和长江中下游等三大平原，如东北地区的三江平原、松嫩平原、辽河平原，华北地区的海河平原、黄河三角洲、胶莱平原、淮河平原，长江中下游平原地区的两湖平原、鄱阳平原、皖中平原、长江三角洲、太湖平原、杭嘉湖平原、洞庭湖平原、江汉平原、赣抚平原、澧阳平原等。四周高（山地或高原）、中部低（平原或丘陵）的盆状地形称为盆地：我国大型的盆地有新疆的塔里木、准噶尔盆地，青海的柴达木盆地，陕甘宁地区的鄂尔多斯盆地，黑龙江的松辽盆地以及四川盆地等；中型的有新疆的吐鲁番盆地、哈密盆地，东北的辽河盆地等。我国平原约占全国面积的12%、盆地约占全国面积的19%。

由于平原和盆地在地质构造和对人体的影响方面有某些相近似处，故本节将两者放在一起介绍。

**1. 环境特点**

（1）地势低平：平原的地势低平，盆地底部一般也具有地势低平的特点。由于地势低平或周围有山岭阻隔，因此气流运动缓慢、有时甚至处于相对静止状态，所以风速小、湿度大，常出现沉雾和逆温层。

（2）雨水较多：我国三大平原均邻近海洋，受海洋气候的影响，每到夏季雨量非常充沛。平原和盆地因地势平坦、地下水位较高、许多地区矿泉资源丰富，加之充沛的雨量，使平原和盆地水域发达，因此地上水网纵横，江河湖泊、水塘、稻田和沼泽地较多。平原和盆地雨水较多给当地的生产和生活带来极大的便利，同时也使该地区易于发生灾难，如夏季长江中下游平原常发生洪涝灾害，湖港沟汊水流缓慢容易成为某些传染源宿主动物孳生场所。

（3）温暖潮湿：三大平原及四川盆地皆属温带气候，夏热冬冷，四季分明。华北和长江中下游平原因地势低平而气流缓慢、风速较小，加之雨水较多，故湿度大、易出现沉雾和逆温层。诸多盆地由于周围的山脉形成天然屏障，能阻挡侵入的冷空气，因此该地区冬季不甚寒冷而夏季气温较高。

（4）化学元素富集：由于平原与山地或丘陵相接处的地形缓倾，盆地四周山麓也常常形成缓倾的山前平原，同时平原和盆地皆由来自山地高原地区河流泥沙的长期冲击形成。因此，平原和盆地都容易形成地球化学元素的富集区，成为某些地方病如地方性氟中毒发病的地域环境条件。

**2. 利用有利因素养生保健**

平原和盆地环境对人体健康的促进作用，主要表现在湖滨风景气候的疗养效应和丰富矿泉资源的合理利用两方面。

（1）湖滨风景气候的疗养效应：我国著名的湖滨疗养地主要分布在长江中下游平原，如无锡和苏州的太湖、杭州的西湖、武汉武昌的东湖、江西的鄱阳湖和湖南的洞庭湖等。另外，还有一些江滨气候疗养地如浙江的钱塘江、黑龙江的松花江等，以及风景疗养地如苏州、杭州等，历来都为人们所向往。

这些疗养地由于湖水和江河对当地气温、气湿发挥调节作用，同时雨量充沛、风速较小、空气中含有大量的负离子，因此空气清新，气候温和、湿润。湖滨和江滨疗养区往往又是风景如画的地方，这里绿树成荫，繁花似锦，碧波荡漾，景色秀丽，名胜古迹点缀其中，令人赏心悦目、心旷神怡。

湖滨和江滨疗养区以其气候宜人、空气新鲜、风景秀丽、名胜众多等丰富的自然疗养因子、旅游疗养因子和人文景观等作为良性刺激，可促进机体新陈代谢、改善机体营养状况、增强机体的适应能力及免疫力、改善肺通气功能、调节大脑皮质兴奋抑制过程和自主神经平衡，使人心情舒畅、体质增强、精神振奋，并有助于心志、情操的陶冶。因此，在湖滨和江滨疗养区休养生息，对神经、心血管、呼吸、消化系统有良好的养生保健作用。当然在湖滨和江滨疗养区居住，对心血管、消化、呼吸、血液、神经等系统疾病也有良好的作用。

（2）丰富矿泉资源的合理利用：矿泉多指医疗矿泉，因其多为温热，故又称温矿泉、温泉、热矿水等。矿泉养生和医疗有悠久的历史，如北魏《水经注》记载："温泉水……其水温热若汤，能愈百疾"。明代李时珍《本草纲目》按照水温和化学成分将泉水划分为温、冷、热、苦、甘泉等几大类型，同时指出各种矿泉水养生和医疗的方法。明代姚可成《食物本草》对全国各地约650处泉水进行了较为详细的考证，并介绍了各地名泉的功效应用与水质特点。我国是一个医疗矿泉资源大国，据统计全国天然出露的医疗矿泉有2800余处，我国热矿水资源的勘查研究起始于20世纪50年代，起步较早，目前随着社会经济发展水平的提高，人们对生活质量的追求已由粗浅的物质追求向更为高级的养生保健和精神生活追求发展，而矿泉养生是其重要内容之一。因此，矿泉养生的发展前景是十分广阔的。

我国著名的矿泉疗养地大多分布在内陆平原或丘陵地带，如陕西临潼、北京小汤山、辽宁汤岗子、兴城和黑龙江五大连池、安徽半汤、南京汤山、四川攀枝花、江西庐山等地。矿泉中含多种化学微粒、气体及放射性物质，如碘、溴、钙、镁及二氧化碳、硫化氢、氡气等，一般采用浴用与饮用矿泉水养生保健。矿泉的温度、压力、浮力和化学成分，对人体都有一定的生理作用，并能防治某些疾病。如饮用矿泉水方面，含锂 $0.2 \sim 5.0mg/L$ 的矿泉水，其中的锂可强心安神，有利于治疗精神躁郁症，并有改善造血功能、提高免疫力的作用；含锌 $0.2 \sim 5.0mg/L$ 的矿泉水，锌能促进幼少儿生长发育，加速创口愈合，增强机体免疫力，预防衰老和耳聋症；含锶 $0.4 \sim 5.0mg/L$ 的矿泉水，锶有助于骨折的愈合，降低心血管疾病死亡率；含溴大于或等于 $1.0mg/L$ 的矿泉水，溴有镇静与催眠作用，有利于治疗神经衰弱与神经内科疾病；含碘 $0.2 \sim 1.0mg/L$ 的矿泉水，碘可防治地方性甲状腺肿大与咽喉疾病；含偏硅酸大于 $30mg/L$ 的矿泉水，硅能软化血管，预防动脉硬化、冠心病和高血压；含硒 $0.01 \sim 0.05mg/L$ 的矿泉水，硒可提高视力，增强机体免疫力和抗癌力，可预防克山病（即心肌病）、心血管病与癌症；含游离二氧化碳大于或等于 $250mg/L$ 的矿泉水，可促进消化，增强食欲，防治老年性便秘等。浴用矿泉多用温泉，浴用温泉一般对运动系统疾病、皮肤病、外伤后遗症等均有良好的治疗康复效果。

饮用矿泉水虽然是风靡全球的一大时尚，但并非喝得越多越好，更不能用它来代替城乡的日常饮用水。因为人体容纳矿物质是有一定限度的，一旦超过人体的代谢能力，即积累中毒而形成其他病患。如饮用游离碳酸矿泉水过多会影响胃和胆汁的分泌，可导致人体酸碱失调；饮用氯化钠矿泉水过多，可严重危害肾炎、高血压和心脏病患者；饮用含钙多的矿泉水可使人患肾结石等。至于人们在节假日、旅途、宴席与会议上针对个人体况，适量选择一些优质、卫生并合乎国家标准的矿泉水饮用是有益于健康的。

**3. 针对不利因素预防保健**

平原和盆地地域环境中除存在诸多对人体健康有利的自然条件外，也包含部分危害健康的不利因素，主要表现为地方性氟病、原发性肝癌及血吸虫病三方面。

（1）地方性氟病：氟在地球上分布广泛，岩石、土壤、水体和动物、植物体内都含有一定量的氟，它也是人体生命活动的必需微量元素之一。氟进入人体的途径除饮水和进食外，还有饮茶、吸烟和用柴草熏烤食物等方式。地方性氟病即地方性氟中毒是由于环境中氟含量过高，进入人体内的氟过多，蓄积引起全身慢性氟中毒，从而发生骨骼、牙齿、神经、肌肉、胃肠等的损害，出现以氟斑牙、氟骨症为特征的一种地方病。

地势越低，氟的含量越高，而氟中毒的患病率就越高，低洼地、盐沼地是氟中毒病区分布的显著地貌特点。我国是亚洲地方性氟中毒的重要流行病区之一，已知全国有 21 个省（市）区有本病发生，以北方平原如东北平原、华北平原以及甘肃的河西走廊、青海柴达木盆地和新疆的罗布泊洼地等为重病区带。地方性氟中毒是一种与地域环境密切相关的地方病，危害十分严重。生活在高氟区的人群，应提高警惕、高度重视，采取多种措施，加强养生保健，预防氟中毒。首先，改善水源的水质。据研究，饮水含氟量在 0.5mg/L 以下，龋齿发病率增高；在 0.5～1.0mg/L，龋齿和氟斑牙发病率最低，无氟骨症发生；在 1.0mg/L 以上，随水氟的增高而氟斑牙发病率上升；在 4.0mg/L 以上，氟骨症逐渐增多。因此，地方性氟中毒的主要原因是饮水中含氟过高。所以在浅层水含氟高而深层水含氟低的地区，可用深井水代替浅井水；在井水中含氟高的地区，可改饮地面水；在当地缺乏低氟水时，亦可在适当地区引进低氟水饮用。对含氟高的饮水不能改变水源时，若属集中式给水可采取活性氧化铝法除氟；分散式给水可采取碱式氧化铝法、明矾加碱法等除氟，水煮沸半小时亦可除氟。其次，减少食品含氟量。在高氟地区，尽量减少人体对氟的摄入量，如不用含氟牙膏，不饮浓茶，少吃鱼松等熏烤食物；尽量降低当地食用农作物的含氟量，如选种含氟低的农作物，禁用磷矿粉等含氟高的磷肥和氟酰胺等含氟农药。再次，多吃维生素 A、维生素 C。注意加强营养，多吃富含维生素 A、维生素 C 的食物。因为在饮水含氟量近似的情况下，若个体营养不良特别是维生素 A、维生素 C 缺乏时，易于促进氟骨症的发生。所以平素应多吃一些富含维生素 A、维生素 C 的食物，如猪肝、鸡蛋、瘦肉、胡萝卜和新鲜绿叶蔬菜、水果等。最后，严格执行"环保法"。严格执行《环境保护法》，有效治理"工业三废"污染，特别是对于氟排放大户企业如铝厂、水泥厂等的严格控制更具有重要意义。

（2）原发性肝癌：我国在原发性肝癌的地域分布上与平原低地有明显的相关性，发病首先主要集中在长江中下游平原、淮河平原、东南沿海平原、珠江三角洲，其次是东北地区的三江平原、松嫩平原及宁夏平原、华北平原北部。这些地区地势较低、水源闭塞、排泄不畅，污染物与有害物易于积聚，近年来发现沟塘中生长的蓝绿藻素、腐植酸等为强致癌、促癌物，居民长期饮用被污染的水容易引起发病，特别是长江三角洲平原因气候潮湿、梅雨季节长，食物易发霉，摄入黄曲霉毒素污染的食物特别容易诱发肝癌，研究发现我国肝癌的地域分布与黄曲霉菌的污染分布基本相一致，黄曲霉菌代谢产物黄曲霉毒素 $B_1$ 对实验动物有强致癌性。另外，当地居民喜食的咸鱼、咸肉及腌菜等富含亚硝酸类化合物的食物亦有较强的致癌性。

因地养生预防原发性肝癌：首先应注意饮水与食物卫生。在肝癌高发区，要以洁净的井水为水源，避免饮用污染的沟塘水、江河水等地面水；注意粮油等食品防霉去毒，不食用霉变食物。其次应提倡健康的生活方式。改变不良生活习惯，不吃或少吃咸鱼、咸肉及霉变的腌菜，不用亚硝酸盐加工肉类和蔬菜，不吃或少吃用亚硝酸盐加工的肉类和蔬菜，尽量减少亚硝酸类化合物的摄入；培养良好的生活习惯，经常食用防癌食物，如可多喝绿茶、多吃新鲜蔬菜水果和各种食用菌。

（3）血吸虫病：血吸虫病是由血吸虫所致的、经皮肤传染的、人畜共患的地方性寄生虫病。血吸虫病严重危害人民身体健康，影响社会和经济发展。血吸虫的尾蚴、童虫、成虫和虫卵均可对机体产生损害，尾蚴钻入宿主皮肤后可引起尾蚴性皮炎，童虫在宿主体内移行时可造成组织器官的机械性损伤，成虫寄生于血管内可引起静脉内膜炎，虫卵沉积在组织器官可引起慢性虫卵肉芽肿和纤维化。其中虫卵对机体造成的损害最为严重，它能造成组织持久性的结构与功能破坏。由于血吸虫的中间宿主钉螺多分布在湖汊、池塘、水田、水沟地带，因此血吸虫病的流行也有严格的地域性。血吸虫病在我国主要分布在长江中下游平原及西南各省区，尤其以长江中下游地势低洼平坦的洞庭湖、鄱阳湖及太湖周围地区较为严重。

过去本病流行猖獗，对广大劳动人民的健康危害极大。中华人民共和国成立后，积极开展了防治工作，江苏、上海、广东、广西、福建等五个省市和全国 270 多个县已基本消灭了血吸虫病。近年来，由于多种原因，中国血吸虫病疫区范围有所扩大，部分地区疫情死灰复燃。卫生专家发出警告：血吸虫病存在大范围流行的可能，防治工作形势严峻。预防血吸虫病：首先是查灭疫区钉螺。疫区在洪水漫滩之前，采取氯硝柳胺喷洒、浸杀、土埋等措施灭螺。其次是强化粪便管理。不随地大小便，厕所应建在水淹不到的地方，棚区粪便要集中处理而不要排入江河、湖塘。再次是健康教育和个体防护。提高疫区群众自我保健意识和防护能力，杜绝非必要性接触疫水。对防洪抢险等必须接触疫水的应在皮肤上涂擦皮避敌、邻苯二甲酸二丁酯油膏、15% 邻苯二甲酸二丁酯乳剂等防护药品。最后是治理环境。结合农田水利建设和生态环境治理，采取围垦、铲除杂草、修水库蓄水等措施，改变钉螺孳生地的环境以达到灭螺的目的；也可采用局部地区配合使用杀螺药物，如氯硝柳胺以彻底杀灭钉螺。

### （三）海滨海岛

海滨即位于陆地与大海之间的前沿线，其更正式的定义应是潮汐中间的地带。海岛则指海洋中四面环水的陆地。我国有辽阔的海疆，拥有渤海、黄海、东海和南海四大海域，有漫长的海岸线，大陆海岸线长达 18400km，加上岛屿共 32000km，有众多的港湾和星罗棋布的岛屿，海区内有 500m² 以上的岛屿 6536 个，前三位岛屿分别为台湾岛、海南岛和崇明岛，形成蔚为壮观的自然景象，为人们提供了一个不同于内陆高山和平原地区的生活环境。

**1. 环境特点**

（1）气候温和，气温平稳：海滨邻近海洋，海岛被海洋环绕，由于海洋的调节作用，海滨海岛的气候均较内陆温和。

地球上气候形成的原动力来自太阳的辐射能：首先，海水中阳光穿透的深度比在陆地土壤中要大得多，这使太阳不仅能使海水表面加热变暖，同时也使海水较深层加热变暖；其次，水是流体，随着水流，会把热量从一个地方带到另一个地方；最后，水的热容量特别大，约是土壤的 7000 倍。由于上述三个原因，在接受同样多太阳能的情况下，海水升温速度比陆地土壤慢；反之，夜晚和冬季海水的冷却也比陆地土壤慢得多。通过海洋这个巨大的、流动着的水体的调节，海滨海岛地区的气候变化比内陆缓和、平稳得多，不但昼夜和各季度之间温差比内陆小，而且冬季气温相对较高、夏季相对气温较低。

（2）空气清新，雨量丰富：生活在海边的人会感到海陆风环流：白天日出后有凉风从海上吹向陆地，送来清新的空气，尤其炎夏暑日，清凉的海风拂面而来，使人顿觉爽快，倦意全消；夜晚来临时，风向又转成从陆地吹向海面，送走污浊的空气。海滨海岛属海洋性气候，雨量丰富，如台湾岛、海南岛、广东的雷州半岛等终年气温较高，长夏无冬，年降水量在 1500～2000mL。由于海陆风明显、空气清新、雨量丰富、相对湿度大，因此气候宜人，能给人带来舒适之感。此外，在海滨海岛空气中碘、氯化钠、氯化镁与臭氧含量较高，不仅能补充人体生理需要，还有杀菌作用。

（3）日照充足，海滩松软：海滨海岛面临海洋，环境十分开阔，日照非常充足，即使在雨季日照百分率也在 50% 左右。由于海拔低，大气层较厚，空气中水汽较多，使太阳辐射紫外线仅有 1%～2% 照到地面，与高原相比，紫外线强度降低了 2.5～6 倍。海滨海岛绵延曲折的海岸线多为沙质结构，形成了许多松软的海滩，是天然的日光和海水浴场。

**2. 利用有利因素养生保健**

海滨海岛地域环境对人体健康的促进作用，主要表现在气候宜人、利于疗养和物产丰富、利于养生两方面。

（1）气候宜人，利于疗养：由于海滨海岛气候温润，冬暖夏凉，空气清新，凉风习习，日照充足，加上广阔的地平线、湛蓝的天空、翱翔的海鸟、此起彼伏的波涛声……构成的壮美景色，令人身心俱爽。宽广松软的沙滩，又为人们进行日光浴和海水浴提供了天然场所和适宜的气候条件。人们充分利用海滨海岛环境的这些有利因素，开辟了不少海滨疗养地，如北戴河、大连、青岛、鼓浪屿、烟台等地已成为我国著名的疗养胜地。海滨疗养地对缺铁性贫血、咽喉炎、鼻炎、哮喘、慢性胃肠病、佝偻病、偏头痛、精神郁闷等病症有良好的防治作用。海水浴，以海水对机体产生的物理作用和海水所含成分对人体产生的化学作用，对创伤性疾病和皮肤病如湿疹、疖疮和神经性、过敏性皮肤病等有良好的疗效。但海滨气候并非十全十美，它也有不利的一面，如对风湿病、结核病和慢性支气管炎患者，海滨气候又会使病情加重。

（2）物产丰富，利于养生：沿海区域与海岛既是海产品生产的主要基地，也是粮食、经济作物的主产地，物产非常丰富。海洋性食物富含蛋白质、脂肪、矿物质，最有利于满足人体对各种营养物质的需要。沿海地区气候温暖湿润，盛产各种蔬菜、水果，如烟台的苹果、秦皇岛的水蜜桃、海南的椰子即是闻名于世的水果。沿海与海岛居民，既食丰富的海产品，又食蔬菜、水果等陆产品，营养全面均衡，十分有利于养生保健。如海南岛以其丰富的海陆物产，以及温润的气候、充足的阳光、洁净的空气、清澈的海水、如雪的沙滩，还有各种海上运动、沙滩运动和休闲活动等，吸引着岛内外、国内外的游人，使海南不仅成为中国、世界的旅游胜地，还将成为中国颇具特色的养生旅游胜地。

**3. 针对不利因素预防保健**

海滨海岛地域环境中除存在诸多对人体健康有利的自然条件外，也包含部分危害健康的不利因素，主要表现为海洋污染与人体健康和地方性高碘甲状腺肿两方面。

（1）海洋污染与人体健康：污染海洋的物质众多，有石油、重金属、农药等。如原油和从原油中分馏出来的溶剂油、汽油、煤油、柴油、润滑油、石蜡、沥青等，以及经过裂化、催化而成的各种产品，目前每年排入海洋的石油污染物约一千万吨，主要是由工业生产包括海上油井管道泄漏、油轮事故、船舶排污等造成的，这种情况致使大片海水被油膜覆盖，引起海洋生物大量死亡，严重影响海产品的价值，以及其他海上活动。由人类活动而进入海洋的汞、镉，每年均达万吨以上，而汞污染可引起水俣病，镉污染可引起骨痛病。农业上大量使用含有汞、铜及有机氯等成分的除草剂、灭虫剂，以及工业上应用的多氯酸苯等，进入海洋经海洋生物体的富集作用，通过食物链进入人体，产生的危害性很大，每年因此中毒的人数多达10万人以上，人类所患的一些新型的癌症与此有密切关系。工业排出的纤维素、糖醛、油脂，生活排出的粪便、洗涤剂和食物残渣，以及化肥的残液等，这些物质进入海洋，造成海水的富营养化，能促使某些生物急剧繁殖，大量消耗海水中的氧气，易形成赤潮，继而引起大批鱼虾贝类的死亡。

海洋污染，给自然环境及人体健康带来很大的危害。而对海洋污染的治理，是一项错综复杂的浩大工程，需要各个国家相关部门的通力协作。

（2）地方性高碘甲状腺肿：区域环境缺碘是地方性甲状腺肿的基本病因，但是长期摄入过多的碘也可引起该病。如我国渤海、黄海以及北部湾海滨海岛等沿海高碘地区居民由于饮用高碘的深井水、食用高碘的食物，同样也造成地方性甲状腺肿的流行。因此，现在认为碘的摄入量以 50～1000mg/d 较适当。

地方性高碘甲状腺肿发病机理的传统解释是机体摄入高碘后高碘抑制了甲状腺合成或释放甲状腺激素的作用，因而导致了血液循环中甲状腺激素特别是 $T_4$ 的降低，从而反馈性地促进脑垂体分泌促甲状腺激素（TSH），在 TSH 的持续刺激下，甲状腺组织增生肥大形成了甲状腺肿。目前有人认为地方性高碘甲状腺肿是机体本身的一种保护机制。因为碘是合成甲状腺激素的必需原料，缺少碘可对人体造成严重危害，所以在高碘条件下，人体便自发地贮存碘，一旦碘缺乏时就动员出来供人体需要以防止碘缺乏病的发生，这就像在食物丰富时相当多的人就多进食物而出现较多的胖子一样。生活在海滨海岛高碘病区的居民，应根据高碘摄入的不同途径，采取相应措施，如不用深井水或离开高碘水源区到含碘合适的水源区居住、少吃含碘高的海产品及咸菜，限制或减少碘的摄入量，以预防地方性高碘甲状腺肿。

# 第二节　居住环境

人一生有一半以上的时间是在住宅里度过的，居住环境的适宜与否直接影响着人们的身心健康和寿命长短。因此，如何从实际出发，因地制宜选择住宅和建造房屋，创造一个科学合理、舒适清静的居住环境，对保障身心健康、延年益寿都非常重要，适宜的住宅环境是养生保健的基础。

适宜的住宅环境要从以下三个方面考虑。

## 一、住宅选址

一般而言，住宅选址应以"背山、面水、向阳"为原则。如养生家孙思邈曰："山林深远，固是佳境……背山临水，气候高爽，土地良沃，泉水精美……最为上地，地势好，亦居者安。"传统住宅选址上亦云："左有流水，谓之青龙；右有长道，谓之白虎；前有污池，谓之朱雀；后有丘陵，谓之玄武。是为最贵地。"也即北有山要高大或有高大建筑物，东有河流要蜿蜒，西有长道或建筑要直或低，南有水塘要清澈，是最为理想的住宅。

背山，冬季山体及山上的树木作为天然屏障，可阻挡冬天来自西北方向的寒流；夏季山上茂密的树林，可减少阳光的强烈辐射，调节炎热的气候。面水，不仅使日常生活用水方便，而且可以迎接夏天来自东南方向的凉风，调节气温。向阳，可以取得良好的日照。其中水源具有特殊的重要意义，如《管子·乘马》记载："凡立国（建房）者，非于大山之下，必于广川之上，高毋近旱而水用足，下毋近水而沟防省……"按此原则选择的住宅基址，可以形成优越的小气候和良性的生态环境，不仅有利于人的生存与健康，还有利于开展农林牧副渔多种生产活动，是繁荣昌盛、绵延生息的必要条件。

山区、高原、海滨由于空气清新、日照充足、环境污染较少，是理想的居住区域，有条件者应尽可能把住宅建在背山面水的地方。城市住宅虽无自然山水可依托，但可通过植树种花，开挖人工湖，建造街心花园、喷泉，保证楼群间有适当空旷地带以及假山、影壁等，营造人工景观。北京紫禁城就是人为地在都市里打造了依山傍水的环境，整个紫禁城外由一护城河环绕，流水潺潺，三大殿及其他建筑都背靠一座假山。这种营建方式，特别有助于人们的居住，对健康长寿十分有益，堪称古代城市建筑之楷模。

## 二、住宅方位

住宅方位是根据地理位置确定的。就我国大部分地区而言，住宅的方位是坐北朝南。住宅方位坐北朝南有两个益处。首先坐北朝南有利于室温调节：我国地处中低纬度，位于亚洲大陆东部，邻近太平洋，为大陆性季风气候。冬寒夏热，雨热同季。冬季尤其在北方，经常西北风怒吼，寒流袭人，如大门朝北，寒风会直入室内，不能保持一定的室温，使人易于感寒而得感冒、气管炎、关节炎等疾病。夏季东南风微拂，如房门朝北，凉风只能绕墙而过，室内空气不流通，室温高而闷热憋气，使人易于感热受暑而得热感冒、咽喉炎或是中暑。其次坐北朝南有利于室内采光：我国地处北半球，太阳位置多半偏南。夏天温度偏高，太阳光线与南墙的夹角小，墙面和窗户接受太阳的辐射热量反而减少，尤其中午前后，太阳的位置最高，阳光几乎直射地面，强烈的阳光照不到室内，避免了室温过高。反之，冬季太阳位置偏低，阳光从外面斜射进来，如房门、窗户朝南，阳光直接照射室内，并且光照时间较长。从养生保健角度来讲，室内每天应保证 2.5 ～ 4 小时的光照为宜，同时自然采光优于人工采光。

正因为坐北朝南营建房屋符合因地制宜的原则，符合我国大部分地区的实际。所以古代从京师到村镇、从皇宫到民居、从道观到寺庙所有的传统建筑，皆以面南为贵；民间也有"有钱不盖东西房，冬不暖来夏不凉"的说法；坐北朝南的房屋即北房又称正房和堂屋，是家庭中最有威望者的居所。因此，条件允许的情况下，大部分地区住宅的方位最好是坐北朝南。

北方的住宅方位最好是坐北朝南，而南方由于情况不同，又不可与北方一概而论。南方的住宅方位最好是偏向东南，偏东南建房能够在炎热的夏天更多地让清凉的东南风刮进住宅，同时又能顾及冬天的暖阳。

## 三、室内环境

一般的人每天除了工作之外，约有 2/3 的时间是在家中、室内度过，因此与前述地域环境、住宅环境相比，室内环境更直接地影响人们的生活和健康。良好的室内环境可提高人体各系统的生理功能，增强抵抗力，降低患病率和死亡率；反之，低劣的室内环境又对人体形成一种恶性刺激，有可能降低居民健康水平。

适宜的室内环境要从以下几个方面考虑。

## （一）居室布局与结构

### 1. 居室布局

一般来说，每户住宅应有自己独立的成套房间，包括主室和辅室。主室为一个起居室（或称客厅）和适当数目的卧室；辅室是主室以外的其他房间，包括书房、餐厅、厨房、卫浴间及过道、阳台（指楼房）或花园（指平房）等室外设施。

（1）主室布局：应与其他房间充分隔开，以免受其不良影响，并且应有直接采光。其中的客厅宜大、宜明：因为客厅是整个住宅中家人活动最多的场所及主人与客人来往的集散地，所以应该是整个住宅中面积最大的房间；明即明亮、通畅，给人以生理的宽大空间和心理的气势空间，因此风水术中将客厅称为"明堂"。卧室宜密，即卧室应当布局在既阳光充沛、委婉通风而又相对固密的地方，卧室门口或前后左右不可人流频繁、声光嘈杂，这符合风水术所谓"卧之归藏于密"的原则，也符合现代卧室需营造"私密性"的要求。

（2）辅室布局：书房宜静，不要布局在太邻近厨房等易于产生噪声的房间，也不宜将其安排在窗户临街嘈杂的房间。餐厅宜明，不可布局在阴暗之处，明亮的自然光线或人工采光，特别是通过灯光把精美菜肴和餐具照得通透明亮，能大大刺激人们的食欲，可使就餐者产生"垂涎欲滴"的感觉，使食物所谓"色、香、味、形"四大享受尽善尽美。卫浴间在古时被称为"污秽、潮湿之地"，对居住者的生理卫生和心理健康有着很大的影响，古文献所提到的卫浴间不可正对大门、不可正对房门、不可正对客厅、不可正对床铺、不可正对厨房、不可处于上风口等都是从这个角度出发提出的经验之谈。一般而言，卫浴间最好布局在东方或西北方，因为这两个方向既有阳光、通风，又不占据住宅的最佳方位——南方和东南方；特别是卫浴间的门尽可能不要正对着居住者会客、睡卧、就餐等地方。厨房在布局上无特殊要求，但由于燃料、油料是住宅中主要的污染源，对家庭成员尤其家庭主妇的健康影响很大，是引起肺癌的重要因素，因此必须在厨房安装排油烟机，同时提倡使用精制油和采用低温油即油未冒烟时炒菜，以减少燃料、油烟对人体的危害。

（3）室外设施：若住宅为平房，可根据条件营建小花园或小菜园，种花种菜，置棚搭架，躬耕自在，劳动形体，赏花看景，愉悦精神，同时环境绿化还能减轻污染、洁净空气。阳台（或露台）是现代社会城市、乡镇楼房住宅中我们接触最多、关注最多的室外设施，是居住者采光通风、呼吸新鲜空气、观赏户外美景、进行健身锻炼、冬晒阳夏纳凉的一个重要场所，可谓传统风水术中的"气口"；同时，也因为阳台多是开放式的，所以也极易受外界烈日、寒风、雨水、噪声、灰尘等不良环境因素的影响和干扰，对人体的健康有一定的影响，因此对阳台的布局和营建就显得非常重要。阳台在布局上要注意以下三点。首先是方位，古人认为"紫气东来，清气南来，炎气西来，煞气北来"，故阳台最宜朝向东方和南方，千万不能把阳台改建成厨房、卫生间、储藏室甚至成为乱堆杂物的地方，这样就破坏了居所的"气口"，使居住者完全被封闭在室内，断绝了人与大自然相通相合的"通道"，对健康非常不利。其次是面积，阳台宜大、宜畅，阳台宽大而通畅，才能发挥阳台诸多对人体有利的功效。最后是绿化，如果在前两者的基础上，再营建阳台的绿化，如选择万年青、金钱树、发财树、铁树、棕竹或者米兰、茉莉、月季、海棠等，朝东、朝南阳台宜选山茶、杜鹃、文竹、君子兰等半阴植物，朝北阳台宜选万年青、兰花等喜阴植物，就可把住宅里的"人"与室外设施——阳台自创环境的"天"完全吻合起来，达到天人合一的境界。营造阳台园林小空间，居室生机盎然，回归自然，花草植物还有释放氧气、调节气候、吸收噪声、减毒灭毒、调节情绪等多种功能，可使居者身心愉悦，对健康十分有益。

**2. 居室结构**

（1）居室高度：《吕氏春秋·重已》指出："室大则多阴，台高则多阳。多阴则厥，多阳则痿，此阴阳不适之患也。"即是说，居室不宜太高大，也不宜太低小，否则阴阳各有偏颇，会导致疾病的发生。

居室高度指地板至天花板的净高或平均高度。足够的高度可保证居室有必要的容积，能满足居室的采光和通风要求，也能降低夏季居室的温度。居室高度以平均身高 1.7 ～ 1.8m 和头顶至少留出 1m 的空间为标准来计算，居室净高应为2.7 ～ 2.8m。所以我国大部分地区规定居室高度的最低标准是 2.6 ～ 2.8m。当然炎热地区可稍高，寒冷地区可略低一些。

（2）居室面积：为保证每个人所必需的居室容积，安放必要的家具，并提供足够活动的范围，每个人在居室中必须拥有一定的面积。按照每个人所需的居室容积为 20 ～ 30m$^2$ 来计算，当居室高度为 3m 时则每个人的居住面积应为 8 ～ 10m$^2$。因此一般的居室面积应为 15m$^2$ 左右，城市住房每人平均 6 ～ 9m$^2$，农村住房每人平均8 ～ 12m$^2$。

（3）居室进深：居室进深是指开设窗户的外墙内表面至对面墙壁内表面的距离。其与采光和换气有关，通常一侧有窗的房间，进深不宜超过从地面到窗上缘距离的 2 ～ 2.5 倍，两侧开窗的房间，进深可增加到这个高度的 4 ～ 5 倍。另外，居室进深与居室宽度之比，不宜大于 2 ∶ 1，最好是 3 ∶ 2，以便于室内家具的安置。

**（二）室内采光与通风**

**1. 室内采光**

居室采光要求明暗适中、随时调节。如《遵生八笺》指出："吾所居座，前帘后屏，太明即下帘以和其内映，太暗即卷帘以通其外耀。内以安心，外以安目。心目皆安，则身安矣。"

室内采光包括自然采光（日照）和人工采光两种。自然采光优于人工采光，阳光中的紫外线有抗佝偻病、提高免疫力、杀菌消炎等作用。一层清洁的窗玻璃可透过波长为 318～320nm 以上的紫外线，但有 60%～65% 的紫外线量被玻璃反射和吸收。为保证室内有适宜光照，一般认为，北方较冷的地区冬季南向居室每天至少应有 3 小时日照，其他朝向的居室日照时间还需多些；夏季则应尽量减少日照，防止室温过高。夜间或白天自然光线不足时，要利用人工光线照明。人工照明要保证照度充足、光亮均匀、少有闪烁，光源组成接近日光，同时要防止照度过量产热和空气污染等。

**2. 室内通风**

居室的自然通风可保证室内的空气清洁，排除室内的湿热秽浊之气，加强蒸发散热，改善人们的居家休息环境。夏季炎热地区应使主室内形成穿堂风。外廊式住宅（一侧为房间，另一侧为开放式走廊）的外廊，除能起到阳台和遮阳作用外，易于形成穿堂风，因此非常适合于炎热地区。厨房和卫浴间应有良好通风，最好有窗户直排，或配置排油烟机、排风扇等排风，以排除室内的油烟、秽浊、湿热之气，确保居家者的健康。

另外，现代家庭使用空调较多，为了确保健康，不得"空调综合征"或其他相关疾病，使用空调时必须注意通风，每天应定时打开窗户，关闭空调，增气换气，使室内保持一定的新鲜空气。

**（三）微小气候的营造**

室内微小气候，指室内由于维护结构（墙、屋顶、地板、门窗等）的作用，形成的与室外不同的室内气候，其主要由气温、气湿、气流和热辐射四种气象因素组成。这四种气象因素综合作用于人体，直接作用是影响人体的体温调节。

室内微小气候要能保证机体的温热平衡，不使体温调节功能长期处于紧张状态，确保居家者有良好的温热感觉，能正常地生活和作息。室内微小气候的标准：夏季室内适宜温度为 21～32℃，气湿（相对湿度）为 30%～65%，气流速度为 0.2～0.5m/s；冬季室内适宜温度为 16～20℃，气湿为 30%～45%，气流速度为 0.1～0.5m/s。

**思考题**

1. 如何根据各地不同的气候环境进行养生保健活动？

2. 良好的室内环境应具有哪些特点？

# 第十章　因时养生保健

天地阴阳的规律变化，使自然界中的万事万物的运动变化都有一定的节律性，如四季转换的年节律、月亮圆缺的月节律、昼夜晨昏的日节律等，人与之相应，脏腑气血、精神情志等也有着周期性的变化。养生要根据自然界及人体的变化规律，制订相应的保健措施，因时制宜，才能更好地达到却病延年的目的。

## 第一节　时间气候

### 一、时间与人体生理的关系

人体阴阳之气的盛衰消长、经脉气血的循环流注及其五脏六腑的功能活动等有其明显的规律性，并随着自然界的日月运行、季节变迁、昼夜更替而出现周期性的变化，如《灵枢·岁露论》即认为"人与天地相参，与日月相应"。

《素问·四时刺逆从论》之"春气在经脉，夏气在孙络，长夏气在肌肉，秋气在皮肤，冬气在骨髓中"，即从天人相应的观点阐释了人体气血在一年不同季节的分布特点。《素问·八正神明论》之"天温日明，则人血淖液而卫气浮，故血易泻，气易行；天寒日阴，则人血凝泣而卫气沉。月始生，则血气始精，卫气始行；月郭满，则血气实，肌肉坚；月郭空，则肌肉减，经络虚，卫气去，形独居"，又提出人体气血的运行及盛衰，不仅随季节气候的更替而变化，还同日照之强弱、月郭之盈亏密切相关。

同时，人体脉象受气血变化的影响也多种多样，当季节更替、气候变换而使气血运行发生变化时必然引起脉象的不同变化。如《素问·脉要精微论》指出："天地之变，阴阳之应……四变之动，脉与之上下，以春应中规，夏应中距，秋应中衡，冬应中权。"关于四时脉象形成的机理，目前研究认为是气温、气压对人体皮肤、肌肉、血管、血流量、血流速等因素综合影响的结果。

人体生理不仅随年、月时间节律变化，日节律、一日时辰变化对其也有一定的影响，如《素问·生气通天论》指出"平旦人气生，日中而阳气隆，日西而阳气已虚，气门乃闭"，说明人体阳气随平旦、日中、日西不同而发生相应的变化。清代陈修园之《医学实在易》中有气血注流歌云"肺寅大卯胃辰宫，脾巳心午小未中，膀申肾酉心包戌，亥三子胆丑肝通"，表明人体气血于脏腑经络之中的流注变化，可随着时辰的不同而各有其时应至。

## 二、时间与人体疾病的关系

人体生理随不同的时间节律而发生相应的调整性及应激性变化，从而保证人体正常的生理功能。然而，这种适应性的变化是有限的，一旦这种适应能力被超越，即会打乱机体内有序的周期性节律状态，从而导致人体阴阳气血、脏腑经络等恒定状态紊乱，出现病理反应，引起疾病。

在时序季节里的"寒暑相推者时之常"的正常转换规律中，人能及时地适应，但自然气候一旦出现反常现象"非其时而有其气"时，人体就会发生疾病。正如《素问·六微旨大论》所云："至而不至，来气不及也；未至而至，来气有余也。"说明自然界气候的季节性时序变化存在着两种异常类型，即按常规的季节时序的周期已到，而相应的自然气候却没有应时而替换相生，相反，季节性的时序未至，而不应有的季节性气温已至，从而使气候与时序不相协调，打乱机体内有序的周期性节律状态，导致内环境的阴阳气血、脏腑经络等恒定状态紊乱而出现病理改变。各时序都有其特点和规律，除一般疾病外，还常常诱发一些季节病和时令性流行病。如《素问·金匮真言论》记载"春善病鼽衄，仲夏善病胸胁，长夏善病洞泄寒中，秋善病风疟，冬善病痹厥"；清代雷丰《时病论》也认为，春季多春温、风温与伤风，夏季多泄泻、痢疾与寒中，秋季多疟疾、湿温与秋燥，冬季多咳嗽、伤寒与冬温。

同时，由于人体内存有阴阳盛衰的生物钟节律，因此人体一旦发病，在一天内的病情变化也有一定规律，《灵枢·顺气一日分为四时》有云："夫百病者，多以旦慧、昼安、夕加、夜甚……朝则人气始生，病气衰，故旦慧。日中人气长，长则胜邪，故安。夕则人气始衰，邪气始生，故加。夜半人气入脏，邪气独居于身，故甚也。"由此说明了病情在一天中的变化规律，并从人体阳气的生、长、收、藏的变化阐释了旦慧、昼安、夕加、夜甚的机制。

## 三、天气气候与人体的关系

一日昼夜晨昏、一月阴晴圆缺的变化，一年四季风寒暑湿燥火六气的更迭，皆为天体运行、日月升降、天地交合综合作用的结果。由于"人以天地之气生，四时之法成"(《素问·宝命全形论》),因此不仅时间与人体关系密切,而且天气气候与人体关系亦密切。《灵枢·五癃津液别》指出:"天暑衣厚则腠理开,故汗出……天寒则腠理闭,气湿不行,水下留于膀胱,则为溺与气。"上述内容提示天气气候与人体生理活动密切相关。《素问·阴阳应象大论》记载:"天有四时五行,以生长收藏,以生寒暑燥湿风……寒暑过度,生乃不固……故曰:冬伤于寒,春必温病;春伤于风,夏生飧泄;夏伤于暑,秋必疟;秋伤于湿,冬生咳嗽。"《素问·至真要大论》记载:"夫百病之生也,皆生于风寒暑湿燥火,以之化之变也。"说明风寒暑湿燥火六气合于四季五时,在正常情况下有利于人的生长发育、身体健康,六气太过则成为六淫,反而成为引起外感病的致病因素,影响健康。现代医疗气象学即主要研究天气气候对人体健康的新兴学科,与中医学天人相应、因时制宜的观点非常接近。天气中涉及的主要因素有气温、气压、风、湿度、降水等,而天气即指一个地区短时间内大气温度、气压、湿度等要素的综合状况,气温是构成天气的基本要素。

人类最适宜的环境温度在 16～22℃。若综合考虑气温、湿度与风速,则下列三种情况,多数人都感觉舒适,且舒适感相同:气温 17.7℃,相对湿度 100%,风速为"零";气温 22.4℃,相对湿度 75%,风速 0.5m/s;气温 25℃,相对湿度 20%,风速 2.5m/s。

天气诸因素中对人体影响最显著的是气温,但是人体对环境冷热的舒适感并不能仅根据气温或其他任何单一的气象要素来评价。通常人的皮肤温度大约是 32℃,比体温略低一些。从理论上讲,当气温高于 32℃时人体就应该产生炎热的感觉,然而事实并非如此,如在气温 35℃的环境中,如果空气的相对湿度在 40%～50%、平均风速在 3m/s 以上,人们就不会感到很热;但是同样的温度环境下,湿度若增大到 70% 以上、风速在很小时,就会产生闷热难熬的感觉,甚至出现中暑现象。同理,在低温环境下,不同的湿度和风速也会给人们带来不同的寒冷感受。

研究表明,影响人体舒适程度的气象因素,首先是气温,其次是湿度,最后就是风向、风速等。同时,反映气温、湿度、风速等综合作用的气象指标,人体感受各不相同。人体舒适度指数就是建立在气象诸要素对人体的综合作用的基础上,较好地反映多数人群的身体感受的综合气象指标或参数。人体舒适度指数预报,一般分为 9 个等级对外发布:4 级(指数数量 86～88):人体感觉很热,极不适应,注意防暑降温,以防中暑;3 级(指数数量 80～85):人体感觉炎热,很不舒适,注意防暑降温,以防中暑;2 级(指数数量 76～79):人体感觉偏热,不舒适,可适当降温;1 级(指数数量 71～75):人体感觉偏暖,较为舒适;0 级(指数数量 59～70):人体感觉最为舒适,最可接受;–1 级(指数数量 51～58):人体感觉略偏凉，较为舒适；–2 级（指数数量 39～50）：人体感觉较冷（清凉），不舒适，注意保暖；–3 级（指数数量 26～38）：人体感觉很冷，很不舒适，注意保暖防寒；–4 级（指数数量 <25）：人体感觉寒冷，极不适应，需注意保暖防寒，防止冻伤。

# 第二节 四时养生

顺应四时气候，是养生防病的原则和方法。如《素问·宝命全形论》指出"人能应四时者，天地为之父母"，《素问·四气调神大论》更是根据四季"春生""夏长""秋收"与"冬藏"的规律，提出了"春夏养阳，秋冬养阴"的养生原则，以增强体质，提高人体适应自然的能力，取得人与自然的整体统一。因此，人们必须按照不同季节气候特点进行养生保健，如此才能与自然界万物一样在生长收藏的生命过程中运动不息，身心健康，延年益寿。四时调神的内容在第五章"精神养生法"中已有论述，以下着重介绍四季养生的其他内容。

## 一、春季养生

春季即正月、二月、三月三个月，自立春日始至立夏前一日止，包括立春、雨水、惊蛰、春分、清明、谷雨六个节气。春季为四时之首，自然界阳气生发，天气由寒转暖，万物因此复苏，草木发芽，枝叶舒展，天地间焕然一新，万物姿容得以布陈、显现，《素问·四气调神大论》称其为"发陈"。春季是自然界阳气生发之时，天人相应，春季亦是人体阳气生发之时，而春季应于肝脏，故春季也是肝气条畅之际。因此，春季养生在精神情志、生活起居、饮食调养、运动锻炼诸方面，都应保养此生发之气。

### （一）生活起居

"春眠不觉晓"，春天风和日丽，气候温和，多数人春天似乎总也睡不够，白天也时常觉得昏昏欲睡、精神不振，这种现象即谓"春困"。春困是因春天气候转暖，皮肤和肌肉微血管处于迟缓舒张的状态，血流缓慢，体表血液供应量增加，流入大脑的血液就相应减少，中枢神经系统兴奋性刺激信息减弱，抑制性功能相对增强引起。改善"春困"：一要保证睡眠，早卧早起，克服消极懒惰思想情绪；二要积极参加运动项目和户外活动，改善血液循环，持之以恒可使精神饱满、神清气爽；三要适当增加营养，多吃一些富含优质蛋白的食物，以满足春季因人体代谢旺盛而蛋白质需求的增加；四要保持室内空气流通，少吸烟，如不太冷，适当减些衣服，或用冷水洗脸，都会使困意尽快消除。

春季乍暖还寒，气候反复无常，特别是早春之时早晨还是阳光明媚、春风送暖，到下午或者晚上却又寒风乍起、寒流突袭、气温骤降，甚至飘来阵阵雪花。由于冬季人们大部分时间都在居室内度过，对外界的适应能力下降，难以抵挡初春忽冷忽热的多变气候，加上春季毛孔初开、易于感受病邪，此外，春天又是各种病原微生物繁殖、复苏的季节，各种传染病很容易流行。因此春季养生应特别重视"春捂"，防风御寒，预防疾病。如民间就有"二月休把棉衣撇，三月还有梨花雪""吃了端午粽，再把棉衣送"等养生箴言，清代曹庭栋《老老恒言》亦云："春冻未泮，下体宁过于暖，上体无妨略减，所以养阳之生气。"所以在早春从棉衣换到毛衣或者夹衣不要匆忙，要根据天气的变化，随热随减，一件一件地减，此外被褥也不应该马上减薄，以符合"春捂"的养生之道。

### （二）饮食调养

《素问·脏气法时论》指出"肝主春……肝苦急，急食甘以缓之……肝欲散，急食辛以散之"，即春季阳气初生，宜食辛甘发散之品以顺应肝脏的生发；元代丘处机《摄生消息论》有云"当春之时，食味宜减酸增甘，以养脾气"，因为春季肝气偏旺，为了避免肝旺克伐脾气而引起脾胃病，所以应减少助肝的酸味而增加补脾的甘味。如米粥、红薯、土豆、山药、鸡蛋、鸭蛋、鹌鹑蛋、鸡肉、鸭肉、鹌鹑肉、牛肉、瘦猪肉、鲜鱼、花生、芝麻、大枣、栗子、蜂蜜、胡萝卜、菜花、大白菜、柿子椒、芹菜、菠菜、韭菜、豆芽、豆腐、莲藕、荸荠、蘑菇等均为春季适宜的食物。

同时，春季不宜多进大辛大热如参类、鹿茸、附子、高度数白酒等，以免助热生火；不可过早贪吃冷饮等食品，以免伤胃损阳而影响脾胃消化功能。

此外，春季万物复苏，一般宿疾如高血压、哮喘、皮肤病及过敏性疾病等容易在此时复发，所以在饮食上应忌发物，诸如虾、雄鸡、海鲜等应尽量少吃。

### （三）运动锻炼

在寒冷的冬季里，人体的新陈代谢藏精多于化气，各脏腑器官的阳气都有不同程度的下降，因而开春后，为促进春气的升发、阳气的增长，符合春季养"生"的要求，应加强锻炼。

春季可根据个人自身身体状况选择适宜的运动项目，如慢跑、放风筝、太极拳、春游踏青等，将身心融入大自然之中，天人合一，修身养性，强健身体。

春季适量运动，有助于人体阳气的生发，改善机体新陈代谢，调和气血，增强血液循环和心肺功能，调节中枢神经系统，提高思维能力，并使下肢力量增强，筋骨更加灵活。

另外，春季忌独居、默坐，免生郁结之气，妨碍春气、阳气的舒发。

### （四）春季调神

《素问·四气调神大论》云："春三月，此谓发陈，天地俱生，万物以荣……以使志生，生而勿杀，予而勿夺，赏而勿罚，此春气之应，养生之道也。"此句明确告诉人们：春季养神的关键是"使志生"。春天的 3 个月是自然界万物推陈出新的季节，天地俱生，万物开始发育生长，自然界一派生机勃勃之势。人在精神上也要使自己的情志舒展条达，乐观恬愉，以顺春季升生之性。"以使志生"的核心是要精神愉快，以满足"肝主疏泄"的功能特点。因肝属木，与春相应，在志为怒，恶抑郁而喜条达，故而在春天应让情志生发，切不可扼杀；应助其畅达，而不能剥夺；应赏心怡情，不可抑制摧残，由此才能使情志与"春生"之气相适应。

在春光明媚、风和日丽、鸟语花香的春天，宜踏青赏柳，临溪戏水，使自己的情绪与春季的大自然相适应，充满勃勃生机，以利春阳之生发。

## 二、夏季养生

夏季即四月、五月、六月三个月，自立夏日起至立秋前一日止，包括立夏、小满、芒种、夏至、小暑、大暑六个节气。夏季自然界阳气旺盛，烈日炎炎，雨水充沛，天之阳气盛极而下交于地，地之阴气微微萌发上交于天，万物因此繁荣茂盛，《素问·四气调神大论》称其为"蕃秀"。夏季自然界阳气旺盛，夏季应于心脏，故夏季亦是人体阳气旺盛、心气长旺的季节，因此，夏季养生应保养此长养之气。

### （一）生活起居

《素问·四气调神大论》提出："夏三月……夜卧早起，无厌于日。"夏季自然界阳热之气旺盛，人们应晚睡早起，无厌于日，适当参加户外活动，顺应自然，保养阳气。

夏季昼长夜短，气温较高，汗泄较多，阳气极易损伤，使人感觉疲劳，因此，夏季保持充足的睡眠对于促进身体健康、提高工作和学习效率都具有重要的意义。为了保证充足的睡眠：首先应做到起居规律；其次应注意卧室通风、凉爽；再次要保持宁静的心境，力求"心静自然凉"；最后要有适当的午睡时间，午睡可使大脑和身体各系统都得到放松，有利于下午的工作和学习，这也是预防中暑的良好措施。

夏季酷热多雨，暑湿之气容易乘虚而入，易致疰夏、中暑等时令病。预防疰夏，在夏令之前，可服用生脉散、升阳益胃汤等补肺健脾、益气养阴之方以提高机体对夏季的适应能力，并少吃油腻厚味以减轻脾胃负担；进入夏季，宜服香薷散、霍朴夏苓汤等芳香化浊、清解湿热之方以清解时令邪气。预防中暑，注意劳逸结合，睡眠要充足，避免在烈日下过度暴晒，注意室内降温，讲究饮食卫生，另外，也可饮用绿豆汤、酸梅汤等饮料和使用十滴水、清凉油等药物来防暑。

夏季虽然闷热难眠，但亦应避免过分贪凉就阴，如室外露宿，对扇当窗坐卧，空调温度过低，睡卧露腹不盖衣被等。如果不注意调摄，极易使贼风虚邪乘虚侵袭，很容易引起手足麻木、半身不遂、面瘫等病。

酷热盛夏，每天洗一次温水澡，不仅能洗掉汗水、污垢，清爽皮肤，消暑防病，还有很好的保健作用。因为温水冲洗时水压及机械按摩作用，可降低神经系统兴奋性，扩张体表血管，加快血液循环，改善肌肤和组织的营养，降低肌肉张力，消除疲劳，改善睡眠，增强抵抗力。因此，夏季热天洗温水澡，是一项值得提倡的养生保健措施。

### （二）饮食调养

五行学说认为夏时心火当令，心火过旺则克肺金，味苦之物亦能助心气而制肺气。故唐代孙思邈《备急千金要方》主张："夏七十二日，省苦增辛，以养肺气。"

酷暑盛夏，出汗很多，常感口渴，可适当用些冷饮，帮助体内散发热量，补充水分、盐类和维生素，起到清热解暑的作用，如西瓜、绿豆汁、赤小豆汤等可常吃，但切忌因贪凉而暴吃冷饮凉菜、生冷瓜果等。否则，食冷无度会使胃肠受寒，引起疾病，如元代丘处机《颐身集》即云："夏季心旺肾衰，虽大热不宜吃冷淘冰雪、蜜水、凉粉、冷粥。饱腹受寒，必起霍乱。"

盛夏，烈日炎炎，暑气逼人，汗液大出，阳气易耗散于外，加之乘凉饮冷，使阳气进一步挫伤，所以阳气多有亏虚。据此丘处机主张夏季"宜桂汤、豆蔻、熟水"，在东北、西北农村也有夏季吃狗肉、羊肉、鹿茸、附子等补养阳气的习俗。

夏季气候炎热，人体气血趋向体表，常形成阳气在外、阴气内伏的状况；同时夏季胃酸分泌减少，加之饮水较多，冲淡胃酸，导致机体消化功能较弱。因此，饮食调养应清热消暑、健脾益气，宜选清淡爽口、少油腻易消化的食物，并适当选择酸味的、辛香味的食物以增强食欲。但是，清淡不等于素食，长期吃素容易导致营养失衡。所以在夏日不要拒绝荤菜，可适当摄入一些瘦肉、鱼肉、蛋、奶及豆制品，关键是在烹调时多用清蒸、凉拌等方法，不要做得过于油腻。

另外，夏季致病微生物极易繁殖，食物极易腐败、变质，肠道疾病多有发生。因此，必须讲究饮食卫生，谨防"病从口入"。

### （三）运动锻炼

夏季自然界阳热之气旺盛，人体气血亦趋向体表，阴静阳动，宜于进行运动锻炼。

夏季经常参加锻炼，可增强体质，提高机体的抗病能力。实验观察发现，夏天经常参加运动锻炼比不坚持运动锻炼的人其肺活量、心脏功能、消化功能都要好，而且发病率也较低。

夏季宜于运动锻炼，但夏天气候炎热，对人体消耗较大，若长时间在阳光下锻炼可能引起中暑。所以，只有安排合理才能收到良好的健身效果。首先，运动的时间，最好在清晨或傍晚天气凉爽时进行室外运动锻炼。清晨起来到公园、河畔、湖边、庭院等空气新鲜处，迎着朝阳，选择合适的项目锻炼，如慢跑、太极拳、太极剑、广播体操、保健气功等；晚饭之后到户外悠闲地散散步，对身体都大有好处。其次，夏日锻炼也要做好必要的防暑措施。最后，夏天锻炼的运动要适度，不要过度疲劳。另外，运动后出汗较多时，可适当饮用盐开水或绿豆盐汤，不要立即用冷水冲头淋浴，否则易招致感冒、头痛，或引起风湿痹痛、皮肤皱痉。

**（四）夏季调神**

《素问·四气调神大论》云："夏三月，此谓蕃秀，天地气交，万物华实……使志无怒，使华英成秀，使气得泄，若所爱在外，此夏气之应，养长之道也。"明确告诉人们：夏季养神的关键是"使志无怒"。夏季的3个月，天地之气交会，万物繁荣，人们的精神情绪经过了春天的生发也应像含苞待放的花一样饱满，以顺应夏日自然繁茂之势。夏季是一年中阳气最盛的时节，人的气血因自然界阳热之气的推动而趋向于体表，人的情志亦因之外泄，因此，夏季应使机体的气机宣畅、通泄自如、情绪外向，亦即《内经》所言"使气得泄，若所爱在外"之意。由此才能使情志与"夏长"之气相适应。

夏属火，与心相应，炎炎夏日，往往令人心烦生怒，为此遇事戒怒最为重要，怒虽为肝志，但怒气一发，不仅伤肝，还伤心、肾、脑，从而导致各种疾病。故"使志无怒"的关键是保持心神的宁静。


# 三、秋季养生

秋季即七月、八月、九月三个月，自立秋日起至立冬前一日止，包括立秋、处暑、白露、秋分、寒露、霜降六个节气。秋季自然界阳气收敛，阴气微生，天气由热转凉，万物因此成熟而形态平定、不再生长，《素问·四气调神大论》称其为"容平"。秋季自然界阳气收敛，阴气微生，秋季应于肺脏，故秋季亦是人体阳气收敛、阴气微生与肺气清肃的季节，因此秋季养生应保养此收敛之气。

**（一）生活起居**

秋季，自然界的阳气由向外疏泄趋向于向内收藏，人们的起居作息也要做相应调整，《素问·四气调神大论》指出："秋三月，早卧早起，与鸡俱兴。"早卧，以顺应阳气的收藏、阴精的内蓄，以养"收"气；早起，以顺应阳气的疏泄，使肺气得以舒展。为了保养肺的秋收之气，在秋季要适当延长睡眠时间，与春夏季节之早起比较宜稍稍迟点起床。

我国自古以来流传着"春捂秋冻，不生杂病"的养生谚语，即要适当"秋冻"。夏去秋来，秋风拂面，虽凉还不至于寒，人们还能耐受，因此一般人或某些呼吸道抵抗力较弱而易患感冒、气管炎的人，为了能使机体从夏热顺利地与秋凉接轨，为了提高人体对冬天的御寒能力，应进行秋冻。秋冻不仅能提高人体在冬天的御寒能力，同时还可避免多穿衣服产生的身热汗出、汗液蒸发、阴津耗伤、阳气外泄，也符合秋季应阴精内蓄、阳气内收的养生要求。秋冻一般宜在初秋，当然还要根据天气变化来决定，应以自己感觉不过于寒冷为标准。况且，初秋，暑热未尽，凉风时至，天气变化无常，即使在同一地区也会有"一天有四季，十里不同天"的情况。所以应多备几件秋装，做到酌情增减。特别是老年人由于阳气虚衰、肺气不足，阴精亏乏、血虚不足，既怕冷，又怕热，对天气变化非常敏感，应及时增减衣被。进入深秋则应注意保暖，若遇天气骤变，气温明显下降，阴雨霏霏，应加衣添被，无论出门在外的人，还是居家的人，都应注意防寒保暖，避免受凉感冒或旧病复发，否则就违背了"秋冻"的本意。

**（二）饮食调养**

秋季肺脏当令，肺气较强，而肺属金、味辛，肝属木、味酸，肺强则易于伤肝，因此秋季饮食宜减辛增酸。秋季宜多食葡萄、石榴、柠檬等酸味食物，食酸味食物可以强肝以防肺金克伐肝木，同时酸甘之味可以化阴以润燥。秋季宜少食葱、姜、蒜、辣椒及韭菜等辛温食物，少食辛味，既可避免肺气过强伤肝，也可减少辛散耗伤津液而预防燥病的发生。

秋季过了"秋分"之后，由于雨水逐渐减少，空气中湿度较小，秋燥便成了中秋到深秋的主要气候。秋季又是肺金当令之时，稍有疏忽保健，即易被秋燥病邪耗伤津液，引发口干舌燥、咽喉疼痛、皮肤干燥、肺热咳嗽、大便干结等证。因此，秋季宜常吃养阴润肺、清热生津的食物，如梨、甘蔗、柑橘、红枣、莲子、白果、芝麻、百合、山药、白木耳、蜂蜜、牛奶、泥鳅、鲫鱼、鸭肉等都是秋季最好的食物。

秋季是肠炎、痢疾等病的多发季节，预防工作显得尤其重要。除搞好环境卫生外，要特别注意饮食卫生，不喝生水、不吃腐败变质和被污染的食物，群体可大剂量使用板蓝根、马齿苋等中药煎剂，对肠炎、痢疾的流行可起到一定的防治作用。

**（三）运动锻炼**

金秋时节，天高气爽，是全民开展各种健身运动的最好时期。健身锻炼，应因人而异选择锻炼项目：中青年人可跑步、打球、爬山、游泳等；老年人可散步、慢跑，打太极拳，做健身操，练五禽戏、八段锦，自我按摩等。在进行"动功"锻炼的同时，可配合"静功"锻炼，如松字功、意守功、真气运行五字功等，动静结合，动则强身，静则养神，可达到心身康健之养生功效。

### （四）秋季调神

《素问·四气调神大论》云："秋三月，此谓容平，天气以急，地气以明……使志安宁，以缓秋刑，收敛神气，使秋气平，无外其志，使肺气清，此秋气之应，养收之道也。"明确告诉人们：秋季养神的关键是"使志安宁"。秋季的3个月是由热转凉、阳消阴长的时节，阳气渐收，阴气渐长，万物经过夏季的长养开始收获，为冬季的闭藏做准备，所以秋季养神也必须遵循"养收"的原则，即人们一定要注意不断地收敛神气，以适应秋季的特征，不使神志外驰，保持精神上的安宁，只有这样才能减缓秋季肃杀之气对人的影响。

秋内应于肺，肺在志为忧，秋日自然界的萧瑟景象易使人触景生情，尤其对于老年人，更易在心中引起凄凉、垂暮之感，勾起忧郁的心绪。所以对老年人更应调节秋日之心境，通过体育活动或登高望远等秋游活动，到大自然中领略"霜叶红于二月花"的秋日美景，以缓解萧瑟秋季对人心情的负面影响。

## 四、冬季养生

冬季即十月、十一月、十二月三个月，自立冬日起至立春前一日止，包括立冬、小雪、大雪、冬至、小寒、大寒六个节气。冬季自然界阳气闭藏，阴气最为隆盛，天寒地冻，生机潜伏，万物因此闭藏，《素问·四气调神大论》称其"闭藏"。冬季自然界阳气闭藏，阴气隆盛，冬季应于肾脏，故冬季是人体阳气闭藏、肾气内藏的季节，因此冬季养生应保养此闭藏之气。

### （一）生活起居

《素问·四气调神大论》指出：冬季养生宜"早卧晚起，以待日光"。即人们在寒冷的冬天要早睡晚起，起床时间最好在太阳出来之后。早睡可以保证充足的睡眠，利于阳气潜藏、阴精积蓄；待日出再起床则能躲避严寒，求其温暖。

冬季气温较低、天亮较迟，在日出之前，林中植物尚未进行光合作用而吸收二氧化碳、释放氧气；同时大气层在天亮前结构稳定，空气中积存了许多的二氧化碳等各种污染物质。因此凌晨外出锻炼，容易遭受寒气、浊气的伤害，并且容易增加诱发呼吸系统和心脑血管疾病的风险。所以，冬季晨练特别是老年人冬季晨练时间不宜过早，应于太阳出来之后再进行晨练。

冬季寒为主时之气，若气温骤降，或机体抵抗力下降，寒邪侵袭，常引起感冒、急性支气管炎等病症，或致使支气管哮喘、慢性支气管炎等急性发作、痹痛等病症加重，或诱发心肌梗死、脑卒中等心血管病症。因此防寒护阳非常重要，如使用室内取暖设施、年老体弱者穿棉马甲等即为很好的保健措施。同时，也要注意颜面、四肢的保护，防止冻伤。

《素问·金匮真言论》指出："夫精者，身之本也，故藏于精者，春不病温。"说明冬季节制房事，蓄养阴精，对于预防春季温病具有重要意义。

### （二）饮食调养

冬季气候寒冷，阳气闭藏，人体处于能量蓄积的时期，饮食宜温热，应以"藏热量"为主。所以，冬季饮食应多选含有优质蛋白质与有防寒保暖作用的食品，如羊肉、狗肉、鸡肉、蛋类、豆制品、核桃、栗子等都是绝好的冬季应季养生食品。同时，生冷、黏硬如瓜果、冷饮、黏糕、粽子等性质属阴，容易伤阳，极易损伤脾胃阳气，冬季也要少食或忌食。由于冬季肾脏当令，肾气偏亢，而肾属水、味咸，心属火、味苦，肾强则易于伤心，因此冬季饮食养生还要"多食苦、少食咸"。另外，冬季人们若取暖无度，食用或使用温热的食物或药物补益太过，又易引起阴精虚损而出现口干舌燥、心烦上火、大便干结等病证，对此可多食鹅肉、鸭肉、百合、银耳等平补养阴食物或梨子、苹果、荸荠、香蕉等甘凉养阴清热食物，以调理阴阳失衡的状况。

冬令或冬至是进补强身的最佳时机。冬令进补，是因冬季是潜藏的时节，由于气候寒冷，人体对能量与营养的要求较高，同时人体的消化吸收功能相对较强，故适当进补不但能提高机体的抗病能力，而且还可以把补品中的有效成分储存在体内，为新一年的健康打下良好的基础。至于冬至进补，又是因为从冬至起阳气开始生发、生机旺盛，乘此进补，补品有效成分容易积蓄而能发挥最佳效能。所以民间有"冬令进补，来年打虎""三九补一冬，来年无病痛"的养生谚语。进补的方法有食补与药补两种，食补用食品药膳、药补用药物药剂。不论食补还是药补，均应遵循辨证进补和不虚不补的原则。具体补法详见第八章"方药养生保健法"有关内容。

### （三）运动锻炼

俗语云："冬天动一动，少生一场病；冬天懒一懒，多喝药一碗。""夏练三伏，冬练三九。"事实证明，冬季多参加室外活动，使身体受到适当的寒冷刺激，可使心脏跳动加快，呼吸加深，体内新陈代谢加强，身体热量增加，有益健康。但冬季不宜运动过度，特别不宜在大风、大寒、大雪、雾露中锻炼，避免阳气、阴精的损耗，以符合养"藏"的养生要求。

### （四）冬季调神

《素问·四气调神大论》云："冬三月，此谓闭藏，水冰地坼，无扰乎阳……使志若伏若匿，若有私意，若已有得，去寒就温，无泄皮肤，使气亟夺，此冬气之应，养藏之道也。"明确告诉人们，冬季养神的关键是"使志若伏若匿"。冬季的3个月是一年中阴气最盛的时节。此时寒风凛冽，草木凋零，阳气潜藏，阴气盛极，蛰虫伏藏，以便为来春生机勃发做准备。此时人体的阴阳消长也处于相对缓慢的水平，成形胜于化气，因此，冬季养神也应着眼于藏。就如《内经》所言：好像把自己的隐私秘而不宣，又如得到渴望之珍品那样满足。其中心思想：在冬季人们要把神藏于内，保持安定、伏匿与满足的情绪。

冬季精神调养除做到"神藏"外，还要防止季节性情感失调症，亦即人们熟知的冬季忧郁症。其发生机制为寒冷使机体的新陈代谢和生理功能处于抑制和降低状态，体内调节物质代谢的环磷酸腺苷、环磷酸鸟苷的含量减少，核糖核酸和脱氧核糖核酸的合成代谢减慢，脑垂体、肾上腺皮质功能亦受到明显抑制，使血液循环变慢，脑部供血不足，自主神经功能发生紊乱，出现精神萎靡、注意力不集中等证候。该症可通过延长光照时间，加强体育锻炼，以及增加食用富含维生素 C 及 B 族维生素的食物等措施缓解，以调节因寒冷而受到抑制的大脑功能。


### 思考题

1. 如何根据四季特点进行养生保健?
2. 如何根据昼夜晨昏的自然规律进行养生保健活动?

# 第十一章　因人养生保健

人是一个复杂的有机体，个体差异较大。个体的心理和生理不同，对外界环境的适应性和对疾病的易感性也不相同。中医学的长处是整体、动态和个性，因人而治、因人而养则是中医诊治的显著特点。在养生保健的过程中，应遵循因人制宜的养生原则，根据不同的年龄、性别、体质等特点，有针对性地选择适宜的养生方法，以保持身心健康，达到却病延年的目的。

## 第一节　不同年龄的养生保健

不同年龄阶段的人群，有不同的心理、生理特点，因此，摄生保健方法也应有区别。需注意的是，每个人的生物学年龄与实际年龄并非完全一致，在相同年龄人中往往相差较大，有的未老先衰，有的却显得年轻，生物学年龄甚至可相差 10 年以上。因此也宜因人而养，不可拘泥于实际年龄。

根据生长发育特点，现多将年龄分为以下五期：胎儿期，少儿期，青少年期，中年期，老年期。

### 一、胎儿期

从受孕到分娩共 40 周，称为胎儿期。胎儿的养生，则是指从受孕至分娩这段时间，为促进胎儿智力和体质的良好发育所采取的一系列措施，包括古人所谓的种胎、养胎、护胎、胎教的全部内容。

由于形质未成，人神未定，所以胎儿的养生是被动的，依靠父母的主动行为来完成。

## （一）择优受孕

此即《育婴家秘》所谓"预养以培其元"。受孕的好坏很大程度上决定了胎儿的孕育情况，因此要做到择优受孕，在父母最佳身心状态下的最佳时机受孕。

### 1. 做好孕前准备

（1）心理准备：保持精神心理轻松愉悦的良好状态，可促进夫妻双方积极地为孕育小孩做好各方面的工作，因此对孕育健康胎儿有重要的意义。一是要形成渴望拥有小孩的心态；二是要避免重男轻女的不良心理，增加心理负担；三是了解妊娠知识，避免心理恐慌。保持良好的心理，需要家庭成员共同完成，如：老人不给晚辈压力，丈夫疼爱鼓励妻子，妻子心态平和等。

（2）生理准备：父母健康的身体状况可确保胎儿禀赋充足，而且孕育孩子意味着家人的压力增大，也必须要强健的身体作为保障。近亲禁止结婚，以减少遗传性疾病的可能性。父母在受孕前，应同去医院检查，确认有无疾病，以保证妊娠的顺利进行。如发现贫血、结核病、心脏病、肾病、高血压、肝病、糖尿病、膀胱炎、子宫肌瘤、妇科炎症等，都应在受孕前治疗。同时应避免接触放射线和铅、苯、汞等化学物质，尽量不吸烟、酗酒及慎用药物。

### 2. 择时受孕

应尽量在适宜的时候妊娠，一般来说男子 25～35 岁、女子 25～30 岁较为适宜。过早则夫妻自身发育未完善，精力未至鼎盛而不利于孕育小孩；过晚则双方孕育能力减退而不易受孕，女子还会增加孕产危险。

不应盲目增加性生活次数来增加受孕机会，这样既耗伤夫妻的身体又难以真正提高受孕率和妊娠质量，而且不在最佳时刻受孕，会增加孩子禀赋不足和流产的概率。正确的受孕应该通过掌握自身身体节律（如通过测基础体温，或注意透明白带等），选择恰当的房事时机，使最鲜活的卵子和充满活力的精子结合而怀孕。

## （二）养胎和胎教

此即所谓《育婴家秘》"胎养以保其真"。

胎儿在母腹中的发育情况关键取决于母体各方面的状况，因此需要利用外界环境，直接或间接地为胎儿生长发育创造一个舒适愉快的环境。而这主要包括养胎、护胎和胎教。

养胎即古人所谓的胎养学说，主要记载在历代妇科与儿科的书籍中，如《备急千金要方》中称"养胎"，《产孕集》中称"养孕"，《育婴家秘》中称"胎养"。名称虽不同，但防止流产、死胎、畸形的基本思想是一致的，现在的妊娠保健学说与之类似。

胎教是指有目的、有计划地创设和控制母体内外环境，依据胎儿身心特点，采用科学的方法，对胎儿实施各种有益刺激，如音乐、触摸、语言等，促进胎儿发育。胎教学说是建立在"形象始化，未有定仪，因感而变，外象而内感"理论基础上的。宋代陈自明《妇人大全良方》专立"胎教论"作为人之初的超早教育。广义的胎教是在精神、饮食、劳倦等方面，对母亲和胎儿实行保健措施，以促进胎儿智力和体格的发育，包括养胎和护胎的全部内容。而狭义的胎教，则是使孕妇加强精神品德的修养和教育，保持良好的精神状态，以期"外感而内应"，促进胎儿的智力发育。因此，胎养是胎教的前提，是胎教的物质基础，两者的目的都是优生。

胎教之说，古有记载。汉代贾谊《新书·胎教》曰："周后妃妊成王于身，立而不跛，坐而不差，笑而不喧，独处不倨，虽怒不詈，胎教之谓也。"指出孕妇要注意自己的视听言行情绪变化。唐代孙思邈认为应注意房事的环境、时间及房事时的生理、心理卫生，以避免胎儿先天"癫痴顽愚，瘖痖聋聩"。

**1. 节饮食**

母亲自受孕伊始，就应注意饮食的合理调配，以适应胎儿发育的需要。早在唐代，孙思邈就指出："儿在胎日月未满，阴阳未备，脏腑骨节皆未成足，故自初讫将产，饮食居处皆有禁忌。"调节孕妇饮食，目的在于滋生气血，使胎儿化育有源，并为分娩、哺乳打下基础。孕妇的饮食当以种类多样、新鲜清淡、富有营养、易于消化、饥饱适度为原则。而且，在不同阶段有不同的要求。

怀孕早期（自受孕至妊娠 3 个月），胎儿发育缓慢，乃胚胎细胞的分化增殖和主要器官形成的重要阶段。由于妊娠反应，饮食宜少而精，饮食以清淡易消化为宜，避免油腻食物，可采用少食多餐的方法。尽量选择优质蛋白质的食物如奶类、蛋类、鱼类和禽类。也可适量使用一些强化食品以增加营养素的摄入。补充足量的 B 族维生素有时可改善食欲。每日至少摄入 40g 蛋白质、150g 碳水化合物，相当于粮食 200g 加鸡蛋 2 只与瘦肉 50g，才能维持孕妇的最低需要。在食物的烹调上可以多用酸味或凉拌菜，以引起孕妇的食欲。另外，应适当补充叶酸以防止孕妇发生贫血、早产，防止胎儿畸形，以及补充维生素 E 可以增强胎儿对缺氧状况的耐受性，并促进母乳的分泌。怀孕中期（妊娠 4～7 个月），胎儿增长加快，孕妇宜摄食富含蛋白质、钙质的食品，如豆类及动物性食品含有丰富的蛋白质，乳类、虾皮、鱼等含大量的钙，以满足胎儿迅速增长的需要。怀孕晚期（妊娠 8～10 个月），胎儿生长发育最快，体重增长约占整个孕期的一半。此期又是大脑发育的关键时期，而且胎儿体内还需储存一定量的钙、铁和脂肪等营养物质。为了满足这些需要，孕后期的膳食要增加优质蛋白质、钙、铁的摄入量，应多吃高蛋白质、高卵磷脂、高钙、高维生素的食物。当然在保证营养充足全面的同时，要防止营养过剩的发生。孕后期应适当活动，增强肠胃的蠕动，既可消耗多余的能量，又可避免胎儿过大，预防或减少难产的发生。妊娠水肿是此期的高发病症，少吃盐和碱性食物可防止其发生。

孕妇当忌食辣椒、胡椒等刺激性食物、螃蟹等易过敏食物及獐兔等野味，勿饮浓茶。同时亦应戒酒醴，《备急千金要方》等书认为，孕妇饮酒会使胎儿胎热过重，或发生先天性神经精神异常等疾病。而现代医学研究证明，孕妇嗜好烟酒，有可能引起畸胎和某些先天性疾病，也有可能造成流产、早产、死胎、出生后智力低下和发育不良，故孕妇不宜吸烟、饮酒，严禁酗酒。

**2. 调起居**

（1）适寒温：顺应季节的变化增减衣被，避免邪气的侵犯。如若起居不慎，邪气侵袭，可能对胎儿产生影响，导致多种胎病，甚则流产。《诸病源候论》已提出多种时行之气伤胎的问题，现代医学亦证明孕妇感染风疹等病毒可以导致胎儿流产或畸形等。

（2）调劳逸：适当的运动，保持气血运行流畅，二便通利，对于孕妇及胎儿极为有益。过劳则伤胎，过逸则易使气滞而胎儿禀受气血不足，分娩时易滞产。动静结合，多小劳有助于养胎和顺利分娩。

（3）慎用药：妊娠期母体各系统都发生了一系列的生理变化，如果用药不当，可能造成医源性疾病，还会损胎致畸，甚则引起难产、流产。如《育婴家秘·胎养》所云："妊妇有疾，不可妄投药饵。必在医者审度病势之轻重，药性之上下，处以中庸，不必多品。视其病势已衰，药宜便止，则病去于母，而子亦无殒矣。凡孕妇无疾，不可服药。设有疾，只以和胎为主，其疾以末治之。中病即已，勿过用剂也。"

（4）远房事：《达生篇》云："保胎以绝欲为第一义。"妊娠最初3个月及末3个月应完全戒除房事，尤其是婚后多年不孕或曾经有过自然流产史的人更应避免同房。其余时间亦应慎房事。有习惯性流产病史的则应全程戒房事。孕期行房容易引起流产、早产及感染。历代医家把节欲、绝欲当作养胎护胎第一要务，主张孕妇清心寡欲，分房静养。国内研究证实，临产前1个月有性生活的孕妇，羊水感染和胎儿死亡率较高；临产前性生活频繁者，新生儿患黄疸的概率是通常的两倍。

（5）防外伤：孕妇要防跌仆损伤，以免胎儿受损，引起流产、早产，或新生儿胎惊、胎痫等病。现代除有形外伤之外，无形外伤，诸如放射线损伤等也应注意避免。

（6）讲卫生：孕期要经常用温水洗乳头，保持清洁；每天应以温水洗净外阴部、更换内裤；孕8个月后不宜盆浴，以免污水进入阴道引起感染。

**3. 畅情志**

叶氏《竹林女科》明确指出"宁静即是胎教"，要求孕妇遇事冷静，使心静于内，不为七情所伤。北宋徐之才在《逐月养胎法》中强调孕妇应"无悲哀思虑惊动"，孕妇始终保持稳定乐观的情绪、平和的心态，可使气血和顺，有利于胎儿的生长发育。西医学研究亦表明，母子间虽没有直接的神经联系，但母亲的情绪引起的内分泌变化，可以通过胎盘直接影响胎儿的大脑发育。母亲情绪变化会影响激素分泌和血液的化学成分。积极的情绪会使血液中增加有利于胎儿健康发育的化学物质，而消极的情绪则会使血液中增加有害于胎儿神经系统和其他组织的物质，在孕期，母亲的情绪过度紧张或长期处于焦躁不安的状态，会使肾上腺皮质激素分泌过多，若为怀孕早期，则可能引起胎儿发育畸形，严重的还会形成低体重儿，造成死胎，甚至对出生后孩子的性格和智力发育都带来不利的影响。据临床观察，孕妇的情绪状态对妊娠和胎儿的活动、发育有很大影响。母亲心平气和则胎动规律，情绪过于紧张或焦虑则胎动剧烈，这样的胎儿出生后也往往多动，容易激怒，好哭闹，甚至影响喂奶和睡眠。因此这就要求孕妇学会调畅情绪，要有意识地培养宽广的胸怀、愉快的心境、稳定的情绪。同时家庭内部也要密切配合，努力为孕妇创造一个良好的生活环境，让孕妇充分体会家庭的温馨，安然度过孕期。

我国胎孕教育在世界医学史上遥遥领先，早在《烈女传》中，就有周文王母太壬实施胎教的记载，提出孕妇应"目不视恶色，耳不听淫声，口不出傲言"。外感内应，孕妇的言谈举止、所见所闻及喜恶爱好会通过一定的途径对胎儿产生潜移默化的作用。因此孕妇在怀孕期间，要多接触美好的事物诸如诵读优美的散文、诗歌等，避免各种不良的外界刺激，更应注重思想道德的修养，培养高尚的情操和美好的心灵，这些均有助于胎儿良好气质与性格的形成。

**4. 及时的胎儿训练**

孕妇应在胎儿感觉系统功能发展的最佳期，及时对胎儿进行有计划、有步骤的感觉功能与动作训练，以促进各种感官与脑的信息渠道形成稳定的联系，有助于胎儿出生后智力与行为的发展。

（1）听觉训练：胎儿听觉器官的发育是听觉训练的前提。胎儿的听觉器官由发育到成熟，经过几个时期：在第2个月末，外耳、中耳及内耳已有雏形，已有基本形态结构，但尚无听觉功能；到4个月时对来自外界的声音有所感知；从6个月（孕26周）起，胎儿就具备听到声音的条件，对来自外界的声音刺激产生生理性反应，如眨眼、心律加强、打哈欠和头部转向等。孕28周（即第7个月）起听觉器官通过听神经与脑建立联系，把听到的信息传导到脑，并储存起来构成记忆。事实表明，孕妇从妊娠的第13周开始，坚持有计划地对胎儿说话、诵读诗歌，为其唱歌或放录音磁带，让胎儿听悠扬动听的乐曲或歌曲，可以使胎儿的注意力集中。此外，母亲与别人的谈笑声、林间鸟语、昆虫鸣叫及瀑布的流水声，都是促进胎儿听觉神经系统发育的良好信息。研究发现，孕妇多听轻快悦耳的音乐，胎儿躁动减少，生长发育良好；如果孕妇经常听嘈杂震耳的摇滚乐，会使胎儿躁动增加。

音乐是胎教不可缺少，又无法代替的重要内容。首先，音乐训练有助于促进人的右脑发育、增强人的创造力，所以对胎儿进行音乐胎教是一种直接培养孩子音乐素养、兴趣的好方法，也是培养孩子创造力的最好开端。其次，妇女对声音的感受比较敏感。美妙的音乐能唤起孕妇美好的情感和艺术想象力，同时能使她气血畅通、细胞活动显得活跃、心情愉快，这对孕妇的生理、心理都极有好处，胎儿同时也会产生共鸣，感到身心愉悦，从中受益。为孕妇选择的胎教音乐以旋律舒缓、流畅、优美、高雅为主，这样可以促使孕妇保持心情的愉悦和恬静，有利于孕妇保持血脉畅通、气血调和、身体健康，正气能主导身体，并且内心有美感，这对胎儿的综合素质提高有积极的意义。为胎儿选择的胎教音乐可与为孕妇选择的音乐相同，也可选择适合胎儿性格特点的欢快、活泼、明朗并且美妙的音乐，如儿童歌舞曲等，以有助于培养胎儿活泼、明朗的个性，也有利于保持胎儿大脑、身体的健康。需注意的是，现在有许多孕妇进行胎教时，把音响设备直接放在肚皮上，这样是不正确的，可能会伤害胎儿的听力。轻者，婴儿出生后可能听到说话声，却听不见高频的声音；重者将会给宝宝造成一生无法挽回的听力损害。

（2）动作训练：孕妇躺在床上，双手放在腹部，用手指轻轻地抚摸胎儿，胎儿便开始活动。母亲的抚摸可激发胎儿运动的积极性，使站立行走早于未受训练的婴儿。运动训练时手法一定要轻柔，一定要坚持每日进行，一般于睡前施行较好，怀孕末期尤为重要，但有早期宫缩的孕妇忌用此法。另外，在妊娠早期和分娩前期都不宜进行。

西医学认为，胎儿压觉、触觉等受体，自怀孕10周后即已发生并有其功能。如胎儿对音响反应大约在怀孕20周前后即已发生，耳、目和感觉在出生前已渐趋完善。这时胎儿能对外界丰富的信息刺激及孕妇的生理、心理变化做出敏锐的感觉，触觉、听觉尤其敏感，这正是胎教的生理学依据。实际上，胎教是在胎儿神经系统形成过程中所采取的培育手段，也是婴儿早期教育的发端。

## 二、少儿期

此处的少儿是指从出生到12岁这段时期，此期的养生保健特点是养教并重，寓教于养，以启蒙发智、培养良好习惯为目的。

### （一）少儿的生理、心理特点

古代医家在长期的临床实践中，对小儿的生理特点已有较深刻的认识，古代医家对其生理特点概括为"纯阳之体"和"稚阴稚阳"。所谓"纯阳"，乃指小儿在生长发育的过程中，表现为生机旺盛，蓬勃发展，而"稚阴稚阳"则是指小儿脏腑娇嫩，形气未充。其五脏六腑功能尚未完善，可概括为"三有余，四不足"，即阳常有余，阴常不足，心、肝常有余，肺、脾、肾多虚。小儿的心理发育也未臻完善，尤其是神经系统发育还未健全，其神气怯弱，故易受惊吓致病。因此，为了保证儿童身心健康成长，必须针对他们的生理、心理特点，采取科学的保健措施。

### （二）少儿的分期养生保健

少儿根据其生长发育的特点，可分为新生儿期、婴儿期、幼儿期、幼童期、儿童期五个阶段，针对这五个阶段分别施予相应的养生保健措施。

**1. 新生儿期**

自出生至 28 天为新生儿期，类似《育婴家秘》所谓的"蓐养以防其变"。新生儿需经历一段时间的调整，才能适应宫外环境。新生儿期，特别是生后 1 周内的新生儿发病率和死亡率极高，婴儿死亡中约 2/3 是新生儿，小于 1 周的新生儿占新生儿死亡数的 70% 左右。故新生儿保健是儿童保健的重点，而生后 1 周新生儿的保健是重中之重。离开母体后，新生儿开始呼吸和调整循环，依靠自己的消化系统和泌尿系统来摄取营养和排泄代谢产物。新生儿体重增长迅速，大脑皮层主要处于抑制状态，兴奋性低，患病后反应性差，故死亡率高；且易患呼吸道感染、脐带风、黄疸、消化不良等疾患，这与胎儿时期、分娩过程及护理有关。因此，以保暖、合理喂养和预防感染为保健重点。

万氏《育婴家秘》已有详备的初产育儿诸法。如拭口法"儿初生，稳婆急以绵裹指，拭儿口中恶物令净，方可浴秽，若不急拭，啼哭一声、咽下，则生百病矣。然仓卒之际或有不及如法者，古人有甘草法、黄连法、朱蜜法，用之殊佳。"浴儿法，其中又分初产与产后三日。临产时，预取猪胆一枚，以水七升，煮取四升，澄清浴儿，令长大及终身永无疮疥。而三日则浴用"五枝汤"：桃、柳、棘、梅、槐各取嫩枝，加苦参、白芷，煎汤，去渣澄清，入猪胆汁浴之，不生疮疥。断脐法：生下浴后，方可断脐，口咬最好，或以火燎而断之，或以剪刀放火烧热剪之。断后，艾炷从断处烧三壮，令暖气入腹，可免脐风之疾。断脐后用蕲艾杵烂和棉絮包护其脐，勿令犯脱。还有嚏儿法、刮泡法与通便法等。

出生时产房室温应保持在 25 ～ 28℃。新生儿娩出时应清理口腔内羊水或秽液，严格消毒，结扎脐带。

（1）注意保暖：新生儿居室的温度与湿度应随气候变化调节。有条件的家庭在冬季应使室内温度保持在 20 ～ 22℃，对体温不足者应给予保暖，如用防烫的暖水袋等。生火炉、烧炕的家庭，严防煤气中毒和火炕烫伤。

（2）合理喂养：出生后应提倡母婴同室，尽早喂奶。母乳所含的多种营养物质含量适中，比例合适，既能满足婴儿的营养需要，又利于吸收，且能增加抗病能力。尽早开乳有促进乳汁分泌的作用。若暂无乳汁，可先喂温开水，多为每2～4小时喂一次，有乳汁后当母乳喂养。哺乳应有定时，每3～4小时一次。民间一些地区小儿出生后3天不给哺乳，只用棉花甘草水、荆芥薄荷水滴儿嘴，或用红糖水滴嘴。有的用大黄，或黄连汁滴儿嘴，以解胎毒。

（3）预防感染：主要是预防脐带及皮肤感染。脐带应进行科学无菌处理。但每天应检查一次，如有周围红肿或渗出液，甚而渗血，可选用食用菜油、百草霜、血余炭外敷；红肿痛者选地丁草、菊花、露蜂房捣烂外敷；红肿有渗出液者选用枯矾、黄柏、青黛各19g，研细外敷。古代医家为防止新生儿"四六风"（破伤风），采用干净瓷器新打破锋刃断脐，或用烙铁、新破竹片断脐。《备急千金要方》提倡用蒸后晾干的新白布裹脐，用牙断脐。《幼科发挥》说："儿之初生，断脐护脐，不可不慎，断时隔衣咬断者上也；以火燎而断之次也；以剪断之，火烙之又其次之。"护脐之法，脐既断矣，用软布缠裹，待干自落，勿使犯水也。三朝洗儿，当护其脐，勿使水渍人。脐落之后，当换包裙，勿使尿湿浸及脐中也。新生儿皮肤娇嫩，易感染，故新生儿的衣物应舒适、柔软。脸可用母乳清洗，新生儿勿用刺激清洁剂，勤换尿布，会阴部潮湿或有红疹者易盐水外洗。

新生儿居室必须有充足的阳光，容易通风，应尽量让亲戚、朋友少来探望新生儿，奶瓶、奶嘴及装奶的用具要每日消毒，接触新生儿的人一定要保持手部洁净，要避免面对新生儿谈笑、咳嗽，更不要去亲吻宝宝的面颊部，从细节来预防感染。另外，及早开奶，一定程度上也可提高新生儿的机体免疫力。该阶段应接种乙肝疫苗及卡介苗。

**2. 婴儿期**

从出生后28天到1周岁为婴儿期。这是人一生中生长发育最迅速的阶段，周岁时的体重为出生时的3倍，身长为1.5倍，被称作人生中第一个飞跃时期。但由于脏腑娇嫩，抗病能力较弱，故易患病。此期的保健重点是注意寒温调护，做好预防接种工作；同时要合理营养，以母乳为主，逐渐添加辅食，以满足其生长发育之需要。此之谓"鞠养以慎其疾"。

（1）合理喂养：母乳喂养者，母乳喂养前应用肥皂水洗手。用棉花蘸开水或硼酸水洗涤乳房及乳晕。应该使新生儿醒着喂，一次只吸一个乳房，下次交换。每次吸乳后应无乳汁残留，若仍有残留着，应用吸奶器吸出，足月健康婴儿，每3小时喂乳1次，夜晚间隔6小时，昼夜共7～8次。每次哺乳量约150mL，一天哺乳量500～800mL。3～6个月，可喂6次，白天间隔3～5小时，夜晚间隔6小时。6个月到1岁，每4小时1次，夜晚间隔3～5小时1次。半岁前，每日最多不超过

1000mL 乳量，应给蛋白质、脂肪、碳水化合物适量，其比例是 1：3：6。具体增加品种如下：1～3 个月，增加鱼汤、骨头汤、菜水、果汁、米汤。4～5 个月，增加蛋黄、菜泥、土豆泥为糊。6～8 个月，增加碎菜、粥蛋、饼干、馒头片、烂面、肉汤、鱼。9～10 个月，增加碎肉末、豆制品。11～12 个月，加食烂饭、烂糊面等。添加辅食的原则是由一种到多种，由少量到多量，由稀到稠，由细到粗。添加辅食应注意事项如下：必须在小儿健康、大便正常时；当送托或做预防接种，生活条件改变时，不可添加辅食；开始少量，软硬搭配，用茶匙喂养辅食，以不烫嘴为宜；对旧辅食已适应后，再加新辅食；添加多少，应根据喂养节律及小儿年龄而定。

人工喂养者（直接用牛、羊乳喂养者）应注意糖的调配及维生素补充。牛奶与人乳明显差别是热量供给不足，因此奶中必须增加含糖量以提高热量。牛奶含蛋白质较多，多以酪蛋白为主，在胃形成凝块，不易消化，含乳糖较少，故喂时最好加 5%～8% 的糖。6 个月以前的婴儿服牛奶时应加水稀释，以降低蛋白质及矿物质含量。小儿有腹泻时，可加麦芽糖、乳糖，出生 1 个月后，牛奶中的维生素 C 和维生素 D 都不够，维生素 C 每日可增加 30mg，待稍大后给予菜汁、果汁等，维生素 D 的补充可用鱼肝油，日用量 400 国际单位。

饮食当以七分饱为宜。婴儿每日所需糖牛奶 110mL/kg，需水每日 150mL/kg，小儿脾胃发育未全，饮食不知节制，喂养稍有不当，就会损伤脾胃。即万全所云"乳多终损胃，食壅即伤脾"。

（2）预防接种：婴儿接种百日咳、白喉、破伤风、脊髓灰质炎、麻疹疫苗，以达到控制疾病的目的。婴儿期儿童计划免疫程序：6 个月口服预防小儿麻痹糖丸，6～10 个月接种麻疹、百日咳、白喉、破伤风疫苗（初种）。

除此之外，还应给婴儿养成良好的卫生习惯，如有规律的喂养，按时大小便，不吮手指等。同时，还应注意婴儿的体格锻炼，以促进其飞跃式的生长发育，提高抵抗力。

**3. 幼儿期**

从 1 周岁到 3 周岁为幼儿期。这一时期机体逐渐对外界适应，生长发育速度较前缓慢，各种生理功能趋于成熟，乳牙渐已萌生，语言、动作及思维活动发展迅速，应重视早期教育，促进智力增长。俗话说，一岁看大，三岁看老。主要指 1 岁到 3 岁孩子的身体及智力发育往往对孩子一生的健康发展起着关键的作用。现代科学研究亦显示，孩子性格的形成和能力的培养，其关键时期就在 3 岁之前。而一个人的身高 1/3 以上是出生至 2 岁形成的，而 2 岁前营养对身高的影响要远远超过遗传因素。因此，家长应抓住该期，培养小儿良好的生活习惯并注意教养方法，使其很好地发育成长。此时还要注意断奶后的合理喂养，幼儿饮食尚不知自节，不知饱足，若喂养不当，易致脾胃功能失常，使乳食消化不良。

关于小儿饮食居处，陈氏养子十法概括为一要背暖，二要肚暖，三要足暖，四要头凉，五要胸凉，六勿令忽见一非常之人，七脾胃要温，八儿哭未定勿使饮乳，九勿服轻粉、朱，十宜少洗浴。大凡小儿冬不可久洗，浴则伤冷；夏不可久浴，浴则伤热。频浴则背冷而发惊。若遇热时，以软绢蘸汤拭之可也。《育婴家秘·鞠养》曰小儿宜频见风日，并于天气和暖之时，宜抱向日中嬉戏，认为可令小儿肌肤坚实，可耐风寒，不致疾病。

（1）合理营养：以往多主张1周岁停母乳喂养，但现在认为母乳喂养应到2周岁，或每日给予不少于350mL的液体乳制品。满2周岁的，可逐渐停止母乳喂养，但每日应继续提供幼儿配方奶粉或其他的乳制品；同时，应根据幼儿牙齿的发育情况，适时增加细、软、烂、碎的膳食，种类不断丰富，数量不断增加，逐渐向食物多样化过渡。每日应摄入足量优质蛋白质以保证生长发育的需要，增加富铁食物，防止缺铁性贫血的发生。另外，鱼类脂肪有利于儿童的神经系统发育，可适当多选用鱼虾类食物，尤其是海鱼类。平时应注意幼儿的膳食习惯，吃饭定时，每餐定量，不随意吃零食。培养不挑食、不偏食的好习惯。同时可通过变换食物品种、花样，创造愉快的进食气氛来激发幼儿的进食兴趣。

（2）加强护理：幼儿胆小怯弱，易受惊吓，对外界危险事物没有识别能力，容易发生意外事故，故须谨慎看护。尤其需注意异物吸入、烫伤、跌伤等损伤的预防。

（3）早期教育：由于感知能力和自我意识的发展，对周围环境产生好奇、乐于模仿，该期是社会心理发育最为迅速的时期。此时儿童有较强的模仿能力和初级游戏能力，应重视与孩子的语言交流，通过游戏、讲故事等促进幼儿语言发育和运动能力的发展，帮助幼儿养成良好的生活习惯如睡眠、进食、排便等和健康的心理状态。若出现不良的生活习惯或行为，要注意引导、说教，并要以身作则。周围人的榜样是非常重要的。此时是孩子学习口语的最佳年龄，家长可适当教给一定的词汇和诗句。要养成孩子饭前洗手、饭后漱口等卫生习惯。

**4. 幼童期**

从3周岁到7周岁为幼童期，亦称学龄前期。这个时期神经系统发育较为迅速，抗病能力增强，对外界新鲜事物充满兴趣，初步具有某些抽象概念，理解和模仿能力强，能用语言和简单的文字进行交流、学习，是性格形成的关键时期。在日常生活中，不论在家或在集体机构中，成人应更多地对幼童加强引导和启发教育，注意培养优秀品德及初步的独立生活能力，养成良好的公共卫生习惯，使孩子懂得文明礼貌，成为有道德风尚的好儿童。同时要加强看护与安全教育，防止意外事故的发生，并继续做好预防保健工作。此期尤其应注意培养子女的良好性格。

重视培养儿童的健康人格，使儿童在德、智、体各方面得到全面发展，有利于儿童形成意志坚强的性格，将来工作中有主见、善分析，具有一定的工作能力。国外学者研究认为，社会和家庭环境对儿童人格健康与否，都起着潜移默化的关键性影响。因此，父母和家庭成员应和睦相处，不争吵、不打骂，不违法乱纪，给家庭创造一个良好的生活环境。

培养儿童的良好性格，要从以下几个方面入手：营造和谐的家庭氛围，建立和谐的亲子关系；鼓励孩子充分表达情感，使孩子学会疏泄不良情绪，同时应教会孩子控制情绪；净化生活和学习环境。俗话云：近墨者黑，近朱者赤。环境会潜移默化地影响儿童个性的形成。应重视生活学习环境的净化，如选择合适的电视节目及画册等，以使其多接受和模仿正面人物的形象。

**5. 儿童期**

从 7 周岁到 12 周岁为儿童期，亦称学龄儿童期。这时体重、身高增长加快，乳牙更换。各脏腑功能日趋稳定，对各种疾病的抵抗力增强。此期应重视德、智、体、美教育，使之全面发展，还要注意预防近视、龋齿和脊柱变形，参加多种文体活动，使体格和智慧得到进一步发展和提高。

养成吃早餐的良好饮食卫生习惯。科学研究证明，不吃早餐有如下坏处：易出现精力不集中、情绪低落、容易衰老、引发肠炎、罹患心血管疾病的机会加大且容易发胖。一般于 7 点到 8 点吃早餐最合适，因为这时人的食欲最旺盛。早餐前应先喝水。因人经过一夜睡眠，从尿、皮肤、呼吸中消耗了大量的水分和营养，起床后处于一种生理性缺水状态。如果只进食常规早餐，远远不能补充生理性缺水。因此，早上起来不要急于吃早餐，而应先饮水 500 ~ 800mL，既可补充一夜流失后的水分，还可以清理肠道，但不要在吃早餐前喝较多的水。儿童处于生长发育的旺盛阶段，注重补充丰富的蛋白质和钙相当重要。首先要尽量少吃含糖量较高的食物，以防引起龋齿和肥胖。在条件许可的情况下，儿童的早餐通常以一杯牛奶、一个鸡蛋和一两片面包为最佳。牛奶可与果汁等饮料交替饮用。面包有时也可用饼干或馒头代替。

养成良好的学习姿势以预防近视及脊柱变形等。在学校和家庭继续培养，引导在德、智、体、美各个方面的全面发展。学校应注意学习和游戏结合。而家庭要给予充足的自由活动机会和学习环境。父母培养子女的健康心理，需客观地爱子女，而不是主观和盲目地爱。进行法制教育，学习交通规则和意外伤害的防范知识。

### 三、青少年期

青少年是指12岁至24岁，此期称为青春期，具体又可分为青春发育期和青春期。12岁至18岁为青春发育期，18岁至24岁为青春期。

#### （一）生理和心理特点

青春发育期是人一生中生长发育的高峰期。其特点是体重迅速增加，第二性征明显发育，生殖系统逐渐成熟，其他脏器亦逐渐成熟和健全，神经系统也已发育完全。机体精气充实，气血调和。随着生理方面的迅速发育，心理行为也出现了许多变化，表现为思维活跃，记忆力强，对事物反应能力提高，精细动作比较准确协调，分析推理能力和记忆力都有加强，充满幻想，追求异性，逆反心理强，感情易激动，个体独立化倾向产生与发展。到了青春期，身体各方面的发育与功能都达到更加完善和完全成熟的程度，最后的恒牙也长了出来。青春期是青少年生理发育和心理发展急剧变化的时期，是童年向成年过渡的时期，也是人生观和世界观逐步形成的关键时期。

#### （二）养生要点

**1. 心理素质的培养**

青少年处于心理上的"断奶期"，表现为半幼稚、半成熟及独立性与依赖性相交错的复杂现象，具有较大的可塑性。他们热情奔放、积极进取，却好高骛远，不易持久，在各方面会表现出一定的冲动性。他们对周围的事物有一定的观察分析和判断能力，但情绪波动较大，缺乏自制力，看问题偏激，有时不能明辨是非。他们虽然仍须依附于家庭，但与外界的人及环境的接触亦日益增多，其独立愿望日益强烈，不希望父母过多地干涉自己，但又缺乏社会经验，极易受外界环境的影响。师长如有疏忽，青少年往往误入歧途。针对青少年的心理特征，培养其健康的心理素质极为重要，可从以下三个方面着手。

（1）言传身教、循循善诱：家长和教师要以身作则，加强自身心理状态的调适与人格的提升，给青少年以良好影响，同时要尊重他们独立意向的发展和自尊心，采用说服教育、积极诱导的方法，与他们交朋友谈心，关心他们的学习与生活，并设法充实和丰富他们的业余生活。不把自己的压力、喜怒转移到孩子身上。有事多与他们商量，尊重他们的正确意见，逐渐给他们更多的独立权利。为他们创造一个愉快的、愿意讲话的环境，以便了解孩子的交友情况及周围环境的影响，探知他们的心理活动与情绪变化，从而有的放矢地予以教导和帮助。可以有意识、有针对性地提出问题与他们讨论，通过辩论以明确是非观念，再向他们提出更高的要求。要从积极方面启发他们的兴趣与爱好，激发他们积极进取、刻苦奋斗的精神，培养良好的个性与习惯。要教他们慎重择友，避免与坏人接触。要向他们推荐优秀书刊，取缔不健康的读物。要鼓励他们积极参加集体活动，培养集体思想，逐渐树立正确的世界观和人生观，使他们有远大的理想与追求，集中精力积累知识，在实际工作中锻炼坚强的意志和毅力，以求德智体美全面发展。对于他们的错误或早恋等问题，不能采取粗暴、压制及命令的方式，要谆谆诱导。

（2）加强自身修养：青少年的身体发育虽已接近成人，可是对环境、生活的适应能力和对事物的综合处理能力仍然很差。青少年应该在师长的引导协助下，在自己所处的环境中，加强思想意识的锻炼和修养，力求养成独立自觉、坚强稳定、直爽开朗、亲切活泼的个性。做到遇事冷静，言行适度，文明礼貌，尊老爱幼，切忌恃智好胜，恃强好斗。要有自知之明，培养正确的自我观念，抱负要适度，培养青少年承受挫折的能力，正确地对待就业问题、情感问题，处理好与他人、与集体的关系，明确自己在不同场合所处的不同位置，善于角色变换，采用不同的处事方法，从而有利于社交活动，建立和谐的人际关系。

（3）正确的性教育：贯穿于青春期的最大特征是性发育的开始与完成。男女青年，肾气初盛，天癸始至，具有了生育能力。其心理方面的最大变化也反映在性心理领域，性意识萌发。由于青年人的情绪易于波动，自制力差，若受社会不良现象的影响，常可使某些青少年滋长不健康性心理，以致早恋早婚，荒废学业，有的甚至触犯刑法，走上犯罪道路。因此，青春期正确的性教育尤为重要。

青春期的性教育，包括性知识和性道德教育两个方面。调查显示，80%～90%的中学生缺乏对青春期性基本知识的了解。因此要想解除性成熟造成的好奇、困惑、羞涩、焦虑、紧张的心理，就得帮助青少年正确理解正常的生理变化。教育男青年不要染上手淫习惯，如已染上者，则要树立坚强意志，坚决改正。女青年要做好经期卫生保健。安排好他们的课余时间，把他们引导到健康的活动中去，鼓励他们积极参加文体活动，把主要精力放在学习上。另外，帮助他们充分了解两性关系中的行为规范，破除性神秘感。正确区别和重视友谊、恋爱、婚育的关系。提倡适龄婚恋，力戒早恋，宣传优生优育及性病（包括艾滋病）的预防知识。

**2. 饮食调摄**

青少年生长发育迅速，代谢旺盛，日常饮食应多样化，以提供充足、全面、均衡的营养，特别应注重蛋白质、维生素和钙等营养素的补充，对于先天不足体质较弱者，更应抓紧发育时期的饮食调摄，培补后天以补其先天不足。

青少年期饮食要摄入足够的热量，不可盲目减肥。如热量摄入不足，则易疲劳，影响体力。注重各营养素的搭配均衡，比例协调，不挑食、不偏食。合理规定膳食的次数、时间及各餐的热量分配。含蛋白质和脂肪丰富的食物（肉、鱼、蛋、豆类和豆制品等）应安排在早餐和午餐。早餐对青少年的健康尤其重要。理想的早餐应该是有粮食、足量的蛋白质和脂肪，干稀搭配。

### 3. 起居规律

青少年身心发育迅速，培养良好的习惯，有规律地日常生活起居，对其生活、学习、工作的正常进行至关重要。其中，尤其是科学地安排作息时间，做到起居有时，睡眠充足，才能保证精力充沛，提高学习、工作的效率，有利于身心健康。

这个时期骨骼生长非常迅速，骨骼加长、变粗，骨骼的钙化过程在紧张地进行着，韧带也加强了，但骨关节的结构仍然柔软，因此，读书、写字、站立时应保持正确姿势，以促进正常发育。

变声期首要的是保护好嗓子：不要过度地使用嗓子，否则会加重声带的负担，使声带更加充血和水肿；不食或不宜吃辛辣与油腻食物；青少年应禁止吸烟和喝酒；一旦声音变嘶哑时，立即休息、少说话，更不能大声说话，要心平气和、不生气。平时应坚持体育锻炼，提高身体抵抗力，做好上呼吸道感染的预防和治疗工作。

青少年的衣着宜宽松、朴素大方。女青年不可束胸紧腰，以免影响乳房发育和肾脏功能。男青年不要穿紧身衣裤，以免影响睾丸正常的生理功能，引起不育症或引起遗精、手淫，再者于夏秋两季容易引起腹股沟癣或湿疹。女青年平时要注意用温开水擦洗外阴，以防阴道及尿路发生感染，穿宽松及透气的棉质内裤，还要注意内裤不要过紧。

### 4. 运动保健

适量运动可促进青少年生长发育、改善心肺功能、提高人的耐久力、减少身体脂肪和改进心理状态等。要注意身体的全面锻炼，选择项目时，要同时兼顾力量、速度、耐力、灵敏度等各项素质的发展，重点应放在耐力的培养上。力量的锻炼项目有短跑，耐力的锻炼项目有长跑、游泳等，灵敏度的锻炼项目有跳远、跳高、球类运动，尤其是乒乓球。上述有些体育项目可使各项素质全面发展，如游泳，既可锻炼耐力，又可锻炼速度和力量，是青少年最适宜的运动项目之一。

青少年参加体育锻炼，要根据自己的体质强弱和健康状况来安排锻炼时间、内容和强度，要注意循序渐进。一般一天锻炼两次，可安排在清晨和晚饭前1小时。每次1小时左右。锻炼前要做准备活动。要讲究运动卫生，注意运动安全。

### 5. 健康教育

尤其应注重青春期的生理卫生知识及个人卫生知识。首先，使青少年了解其生理发育特点，养成良好的卫生习惯，诸如注意外阴的清洁，月经期应适寒温、防感染。了解青春期学习相关疾病并做好预防措施，了解青春期常见疾病，了解性病、艾滋病的预防知识。其次，要对青少年进行心理卫生教育。对其进行正确的性道德教育，使其能正确面对并解决青春期常见心理卫生问题，顺利度过青春期。

## 四、中年期

中年是指从青年到老年之间这段时间，但对中年和老年期的划分，世界各国标准不统一，我国常把 35 岁以下的成年人列为青年，把 60 岁作为步入老年的年龄界限，所以中年的年龄界定为 35～59 岁。

### （一）生理和心理特点

中年是生命历程的转变时期，它存在两个特点：一是无论从体力上还是脑力上，进入稳定而健全的时期，二是生命活动开始由盛转衰，进入了生理衰老过程。《灵枢·天年》说："四十岁，五脏六腑十二经脉，皆大盛以平定，腠理始疏，荣华颓落，发颇斑白，平盛不摇，故好坐。"《素问·阴阳应象大论》曰："年四十，而阴气自半也，起居衰矣。"《素问·上古天真论》所说女子"五七，阳明脉衰，面始焦，发始堕"，而男子则"五八，肾气衰，发堕齿槁"。这里的"大盛以平定""阴气自半"等集中地概括了中年人的生理特点。

中年是心理成熟阶段，情绪多趋于稳定状态。但随着脏腑生理功能的变化，心理也有相应的变化。中年又是家庭、社会的中坚力量，要承担来自多方面的压力和重任，心理负担较重。重视身心的全面调摄，保养得当，可以保持精力旺盛地投入到工作生活中去，预防早衰。

### （二）养生要点

#### 1. 精神调摄

现代生活节奏日益加快，使人易患心理方面的疾病，甚或导致躯体疾病。而中年人是社会的栋梁，常受到来自事业、生活、人际关系各方面的压力，容易造成心理上的不平衡，易出现抑郁、焦虑、紧张等负性情绪变化。孔子在《论语·季氏》中对不同年龄阶段的养生提出不同要求："君子有三戒：少之时，血气未定，戒之在色；及其壮也，血气方刚，戒之在斗；及其老也，血气既衰，戒之在得。"中年易争强好胜，斗气，斗勇，常处于情绪紧张的应激状态，易得冠心病和高血压。因此，人在中年时期要克服争强好胜的心理状态并注意调整心态，要知足常乐，方是养生却病延寿之道。注意合理用脑，保持良好的性格，工作、学习之余，可通过种花养鱼、作画习字、欣赏音乐等方式调摄精神，或者宁心静坐，使自己跳出紧张的思虑氛围，让大脑得以充分休息，保持相对稳定的心理环境，使个体能以积极、主动、平衡、灵活的心理状态来适应、协调复杂多变的社会环境。当情绪不佳时，可对亲朋好友倾吐自己的苦闷，或适当参加文体活动，使焦虑情绪释放出来，从而缓解心理压力，从心理上缓解早衰。

**2. 劳逸结合**

中年人年富力强，工作上被委以重任，又担负着赡养老人、抚育子女和安排家庭生活等多项工作，要注意劳逸结合，防止过度劳累，导致早衰或积劳成疾。要科学合理地安排工作，对于繁多的事物，宜分清轻重缓急、主次先后，有节奏、有步骤地逐一完成。工作之余，学会自我放松，如洗温水澡、蒸桑拿、保健按摩、唱歌等，均能缓解或减轻心理压力，不失为很好的休息方式，当然充足的睡眠是休养生息的最好方式，也是白天精力旺盛地工作的重要保证。

30 岁以后，人体的多种功能开始逐渐减退，骨骼和肌肉组织也不例外，出现退行性变化。表现为骨密度降低，关节软骨再生能力减弱，脊椎骨略有压缩，背部和下肢各部位的肌肉强度减弱。骨骼中矿物成分增多，骨软骨发生纤维性变化或钙化，骨骼的脆性增加，骨骼易于增生，颈椎病、腰椎病等开始出现。适度的体育锻炼，可以提高机体的功能，延缓肌肉骨骼的衰退性变化。如太极拳、八段锦、五禽戏等中国传统保健功法及游泳、登高、垂钓等，既可怡情养性，又能锻炼身体，增强骨骼肌肉的活力，如能持之以恒，必受益无穷。

**3. 饮食调养**

人到中年，消化功能和基础代谢率均明显下降，50 岁以后消化能力可下降 2/3 多，基础代谢率平均每年以 0.5% 的速度下降。可见，无论从消化功能，还是从热量的需要来看，中年人都要注意饮食调养，防止肠胃病、高脂血症、肥胖症、糖尿病等病症的发生。

进入中年后，因消化系统功能逐渐减弱，应特别注意控制饮食量，养成良好的进餐规律和进食方法，保持脾胃功能良好。中年后期，由于激素水平下降、钠钙钾离子代谢平衡失调等原因，易发生肥胖症、糖尿病、高血压、心脏病等疾患。应避免大量摄入高脂肪、高蛋白、高糖食物，禁烟酒；适当补充富含钙、钾的食物，可以促进体内代谢平衡，降低血管紧张性，保护心脏，避免中风。牛奶含钙量高。含钾丰富的蔬菜有马铃薯、豆类、蘑菇等；海产品有紫菜、海带、虾、贝类等；水果有香蕉、西瓜、哈密瓜、柑橘、桃、梨等。

**4. 节制房事**

人到中年体力下降，加之工作紧张，家务繁忙，故应节制房事。如果房事频繁，势必使身体过分消耗，损伤肾气。中年人应根据个人的实际情况，相应减少行房次数，以秘固阴精，保护生命的根本。

## 五、老年期

### （一）老年人的生理和心理特点

人到老年，机体的器官组织形态和功能都发生了退行性变化，脏腑气血生理功能自然衰退，机体调控阴阳和谐的稳定性降低；社会角色、社会地位的改变，带来心理上的变化，易产生孤独寂寞、忧郁多疑、烦躁易怒、失落等心理状态，整体表现为生命活力下降。由于适应环境和自我调控能力低下，若遇不良因素的刺激，易于诱发或加重多种疾病。老年人摄生保健时应注意这些特点，才能预防疾病的发生，达到延年益寿之目的。

### （二）老年养生要点

#### 1. 心理调摄

老年人心理调摄的关键在于培养乐观情绪，保持神志安定。明代养生家郑瑄《昨非庵日纂》中"坐忘铭"："常默元气不伤，少思慧烛内光；不怒百神和畅，不恼心地清凉。不求无诌无媚，不执可圆可方，不贪便是富贵，不苟何惧公堂。"告诫人们保养元气应"常默"勿多言，"少思"勿过虑，"不怒"恐伤神。此对老年退休尤其是退位待休者催人醒悟。"不求""不执""不贪""不苟"才能精诚坦荡，心情愉快。著名生理学家巴甫洛夫曾说过："愉快可以使你对生命的每一跳动、对于生活的每一印象易于感受，不论躯体上和精神上的，愉快都是如此。可以使身体发展，身体强健。"说明重视心理调摄十分重要。可经常参加一些有益于身心健康的娱乐活动，培养广泛业余爱好，从事自己感兴趣的事，保持乐观的情绪；通过练功调息摄神保持心神安宁；勤思考，适度用脑，以保持神机灵敏。除一般的调摄法外，以下几种方法特别适于老人。

（1）欣赏音乐：古希腊哲学家柏拉图说："音乐能用最强烈的力量深入心灵的最深处，如果教育的方式适合，它们就会用美来浸润心灵，使它因此美化。"不同的音乐可起到不同的作用：庄严的旋律赋予人以丰富的想象；悠扬的曲子能让人安静地休息；轻快抒情的音乐可使人心身愉悦。许多研究证明音乐能通过其旋律、音调和节奏来改变人的情绪，轻快的乐曲、动听的旋律能加速人体分泌一些有益健康的激素、酶等生物化学物质，促进胃肠道的蠕动和消化腺的分泌，调整大脑的功能，缓解疲劳，使血压平稳、心律稳定，心情轻松、愉快。

（2）习字作画：书画能摄心养生，使人精力充沛。书画是心神精细的表现，练习书画艺术时，必须平心静气，精神集中，消除杂念，举止舒展。任何心猿意马、心慌意乱的神情均是不可取的。所谓"书画之道，先要养心"，即是此意。故习字作画需用意念控制手中之笔，"用心不杂，乃是入神要路"，绝虑凝神，便能以静止动。这对改善大脑皮质功能、促进大脑思维的敏锐和沉着、调节人的精神活动是很有帮助的。书画活动是一种高雅的艺术活动。它能培养人愉快的情绪和豁达的胸怀。运笔时呼吸与笔画的运行自然地协调配合，达到精神、动作、呼吸三者的高度统一，这对人体的神经系统，以及心、肺等内脏器官均能起到调节作用。宣纸之上，各种字体形态肥瘦的风趣，山水画引人入胜的意境，人物画栩栩如生的神态，这一切均使人兴趣盎然，获得一种美的享受。所以有人说，挥笔习字作画，既寄托了雅兴，又涵养了情致，是一举多得的养生方法。

（3）垂钓怡情：垂钓是一项我国古老的传统运动项目。钓鱼不仅在于获鱼，更在于怡情养性，调节心身。过去许多文人雅士把"烟波垂钓"视为高雅的活动，唐代诗人李白有"闲来垂钓碧溪上"的诗句。垂钓是一种很好的养生保健手段，能排解忧愁，消除杂念，使人的郁闷及忧愁荡然无存，确实对健康有益。明代医学家李时珍也认为垂钓能解除"心脾燥热"。据报道，人们在安静的情况下垂钓，心跳搏动最正常，血压也最稳定。垂钓又是用脑、手、眼配合，静、意、动相助而成的。垂钓之际，眼和脑专注于浮标的动静，不声不响，意守鱼塘和江河之水，形静实动，好似在练气功，这对提高人的视觉和灵敏的反应能力，都能起到积极的作用。另外，垂钓对一些慢性病如神经衰弱、高血压等还有一定的治疗作用。尤其是高血压患者往往不宜剧烈运动，并且遇事易急躁，心率也随之加快，血压也会陡然升高。通过垂钓，不少高血压患者会有良好的自我感觉，血压逐渐趋于正常。

**2. 饮食调养**

人到老年，脏腑功能呈现广泛退行性变化，消化系统功能减弱尤为明显，牙齿松动脱落，消化液分泌减少，胃肠蠕动缓慢等，基于这些特点，老年人的饮食调摄至关重要，应以营养丰富、清淡易消化为原则。具体内容有以下几方面。

（1）食宜多样："凡所好之物，不可偏耽，耽则伤身生疾，所恶之物，不可全弃，弃则脏气不均。"年高之人，精气渐衰，应该摄食各种饮食，使营养丰富全面，以补益精气，延缓衰老。老年人不要偏食，不要过分限制或过量使用某些食品。尤应适当补充一些机体缺乏的营养物质，以获得均衡的营养。

（2）食宜清淡："味薄神魂自安；饮食要去肥浓，节酸咸；薄滋味养血气。"由于老年人味觉减退，因此特别喜欢吃味浓油腻和油炸的食物，但这类食物不易消化，应该节制。中医学认为，过食肥甘厚味，容易助湿生痰，甚至化热为毒，所以应以清淡饮食为主。以谷为养，果菜为充，肉类益之，既可满足各种营养素的供应，又可保持大便通畅。但清淡不等于吃素。老年人脾胃虚弱，消化能力下降，其饮食宜清淡，宜多吃鱼、瘦肉、豆类食品和新鲜蔬菜水果，肥腻或过咸的食品常规不宜。

（3）食宜熟软：老年人脾胃虚弱，加上牙齿磨损、松动或脱落，咀嚼能力降低，各种消化酶分泌减少，消化能力差，因此应该把食物切碎煮烂，肉可以做成肉糜，蔬菜宜用嫩叶。烹调多采用焖、炖、蒸、氽等方法，少用煎炸油腻食品及刺激性调味品。同时还要注意荤素搭配，干稀相得，色香味俱好，以增进食欲，促进消化。历代医家认为粥是最适宜老人的食品，认为粥不仅容易消化，还益胃生津，对老年人脾胃有养护作用。

（4）进食宜缓："饮食缓嚼有益于人者三：滋养肝脏；脾胃易于消化；不致吞食噎咳。"细嚼慢咽，不仅使食物消化吸收充分，且可避免"吞、呛、噎、咳"的发生。故老年人进食尽可能缓慢，不要过急过快。

（5）食要限量：老年人胃肠道适应能力较差，应避免暴饮暴食。暴饮暴食会使运化功能失常，气血郁滞，食物腐败，从而引起腹胀、泄泻、嗳气等症状，甚至因发生急性胃扩张或诱发心肌梗死而死亡。因此，应提倡进食八分饱，但要做到食物的营养素合理搭配，使其与身体的需要保持大体平衡，有利于保持正常体重。

有人总结老年人饮食"八要"：一要香、二要好、三要杂、四要少、五要细、六要烂、七要热、八要淡。可作参考。

**3. 起居调摄**

老年人的气血不足，卫外功能减弱，易致外邪侵袭。故老年人的生活起居应当谨慎，做到起居规律，睡眠充足，这是老年养生之大要。

老年人的居住环境以安静清洁、空气流通、阳光充足、湿度适宜、生活起居方便为好。要根据季节气候的变化而随时增减衣衫，谨避外邪，减少感染性疾病发生的机会。还应注意劳逸适度，要尽可能做些力所能及的体力劳动或脑力劳动，但切勿过度疲倦，以免劳伤致病。

老年人应保持良好的卫生习惯。面宜常洗，发宜常梳，早晚漱口。临睡前，宜用热水洗泡双足。定时大便，经常保持大小便通畅，及时排除导致二便障碍的因素，防止因二便失常而诱发疾病。

**4. 运动锻炼**

年老之人，气血运行迟缓，故多瘀多滞。积极的体育锻炼可以促进气血运行，延缓衰老，并可产生一种良性心理刺激，使人精神焕发，对消除孤独垂暮、忧郁多疑、烦躁易怒等情绪有积极作用。

老年人运动锻炼要遵循因人制宜、适时适量、循序渐进、持之以恒的原则。参加锻炼前要请医师进行全面检查，了解身体健康状况及有无重大疾病。在医师的指导下，选择恰当的运动项目，掌握好活动强度、速度和时间。一般来讲，老年人的运动量宜小不宜大，动作宜缓慢而有节律。适合老年人的运动项目有太极拳、八段锦、慢跑、散步、游泳、乒乓球、羽毛球等。老年人应掌握自我监护知识。运动时，要根据主观感觉、观测心率及体重变化来判断运动量是否合适，随时酌情调整。必要时可暂时停止锻炼，不要勉强。锻炼3个月以后，应进行自我健康小结，总结睡眠、二便、食欲、心率、心律正常与否。一旦发现异常情况，应及时就诊，采取措施。

### 5. 合理用药

老年人由于生理上的退行性改变，机体功能减退，无论是治疗用药还是保健用药，都不同于中青年。一般而言，老年人保健用药应遵循以下原则：宜多进补少用泻；药宜平和，药量宜小，药物品种宜少，疗程宜短；用药方式宜偏中不宜偏西；注重脾肾，兼顾五脏；辨体质论补，调整阴阳；掌握时令季节变化规律用药，定期观察，多以丸散膏丹，少用汤剂；药食并举，因势利导。如此方能收到补偏救弊、防病延年之效。

### 【附】

#### 1. 临终关怀的概念

临终关怀，就是对临终者的关怀，也是对死亡的尊重。美国国立图书馆《医学主题词表》解释为"对临终病人和家属提供姑息性和支持性医护措施"。

临终是临近死亡的阶段；关怀是一种社会及亲属对临终者总体的、特殊的、人文的态度，自始至终体现了人道主义精神。

1993年，世界卫生组织将生命质量定义为个体根据其所处的文化背景、价值系统对自身生活的主观感受，它受个体目标、期望值标准和个体关注点等因素的影响。

生命的本质就是由生到死的阶段，人的完整生命，既有生物体存在的形式，又有精神、心理活动的方式，两者互为依存，缺一不可。临终生命质量是生命质量的一个组成部分，是人生终点。临终也是生活，是一种特殊生活。应当正确认识和尊重临终患者最后生活的价值，要维护和延长患者生命，更要提高临终生命质量。

提高临终生命质量的主要内容：镇痛；维持正常生活形态和生理需要；心理慰藉；社会支持和进行优死教育。目的在于让痛苦远离人生终点。对临终患者而言，生命的尊严往往是他们最重要的、第一的要求。

临终关怀的对象与范围：凡诊断明确且病情不断恶化，现代医学不能治愈，属不可逆转的慢性疾病终末期，预期存活期3～6个月者。临终患者多有循环、呼吸衰竭或同时伴有多脏器功能衰竭、免疫力减退等症状。

临终关怀就是有组织地提供完整照顾方案的一种特殊服务，主要为临终患者缓解痛苦，维护尊重，提高生存质量所采取的医护关怀的综合措施。

临终关怀＝安宁病房（形式）＋缓和疗法（治疗）＋安宁护理（方法）

**2. 安宁护理**

安宁护理：这是一种组织化的医疗护理，注重团队精神。为临终患者及其家属提供缓解性及支持性的人道主义服务，主要对患有不可逆转的疾病患者给予尊重生命，维护尊严，提高生命质量，并进行缓和医疗、支持和解除患者痛苦，陪伴患者安宁温馨、无痛苦、无遗憾地走完人生终点。

目的：提高临终患者生存质量达到"优死"的目的；达到生理、身体、心理、心灵的完整关怀的医治；使患者安详地走完人生最后一程；使家属敢于面对病患死亡，使生死两相安。

原则：舒服，解除病痛，尽量让患者舒服；倾听，鼓励患者说出感受，尽情沟通；同情，尽专业能力并给予帮助，让患者及家属信赖；持续性，只要情况许可，尽量生活照常，生活保持连续性。

桑德斯博士提出安宁护理五大目标：内心冲突的消除；人际心态的复合；特殊心愿的实现；未竟事业的安排；亲朋好友的道别。

安宁护理强调四全服务：

（1）全人照顾：身体、心理、心灵完整医疗照料。

（2）全家照顾：不只关心患者，也关心照顾家属。

（3）全程照顾：对临终者照顾到临终，也帮助家属度过忧伤期。

（4）全队照顾：团队服务结合医疗、护理、志愿者、社会工作者、心理、营养及宗教等人员共同照顾临终患者及其家属。

临终关怀是近代医学领域中一门新兴的边缘性交叉性学科，是一种社会学、医学、护理学、伦理学、心理学等多种学科的融合。随着人类社会的进步与医学科学的迅速发展，临终关怀越来越得到社会的重视。

# 第二节　不同性别的养生保健

男女性别不同，其在生理、心理上有着很大的区别，故养生保健也宜分别采取相应的措施和方法。

## 一、男性保健

### （一）生理和心理特点

#### 1. 生理特点

（1）男性为阳刚之质：《灵枢·寿夭刚柔》曰："人之生也，有刚有柔，有弱有强，有短有长，有阴有阳。"中医学认为，男性禀受自然界的阳气为主，女性则禀受自然界的阴气为主，故男为阳，女为阴。因此，在生理情况下，男性处于一种相对阳强阴弱的阴阳动态平衡的状态之中，呈现出一派"阳刚之气"，从而决定了男性具有剽悍勇敢、争强好胜、喜动恶静的性格特征。

（2）男子以精为本：精血是人类生命活动不可缺少的基本物质，但相对而言，男性以精为基础，女性以血为基础，正如明代医家万全在《广嗣纪要》所说："男子以精为主。"男子在性生活过程中，通过排精，消耗相当数量的精液，以满足生理和心理上的需求。加之人的情欲无涯，若不能加以节制，易于出现精亏、精少的状况。男性这种独特的排精功能，决定了男性易于精亏的生理特点，故孙思邈在《备急千金要方》中告诫"男子贵在清心寡欲以养其精"，不可"以欲竭其精"。

#### 2. 心理特点

男子为阳刚之躯，一般处事果断刚毅，具有敢想敢说敢为、做事干脆利落的气质。心胸较为开阔，坦诚大度，感情粗犷，性格豪放。然较女性而言，刚强有余而柔韧不足，在事情的处理上自制能力相对较弱，易于出现亢奋的情绪变化。男性的进取心较强，他们在社会交往、家庭生活和事业上都表现出较强的好胜心与自尊心。

此外，男性还有某些特殊的心理特点，一是慕异心情急迫。男性对女性常有一种主动亲近、探求和倾慕的心理，这种心理在男子的不同阶段，会有不同的表现，以达到性心理的平衡。二是男性喜动恶静，在性生活过程中多表现出主动性和急切性，男性的性兴奋较快，阴茎勃起迅速，性冲动一经激发，立即有性交欲望和要求，男性达到性兴奋高潮的时间比女性早。若男性只追求自身心理满足，而不加控制，可能会造成夫妻性生活的不协调。

### （二）男性保健要点

"男子以精为本"，肾精在男性健康中具有十分重要的作用，因此，男性日常保健重在顾护阴精。

#### 1. 节欲保精

男性肾精亏耗，多由房事不节所致。因此，节欲保精至关重要。少年男子应晚近女色，"待壮而婚"，不可过早婚育，以免耗伤肾精，否则会对身体造成伤害，诚如《寿世保元》引褚澄语言："精未通而御女以通其精，则五体有不满之处，异日有难状之疾。"已婚男子，应节制房事，合理安排性生活，切忌纵欲，以免精液屡泄，而致精竭气衰，神疲形损，未至天年而早夭。

**2. 调神养精**

自古以来，中医学非常重视精与神的关系，认为精是神产生的物质基础，而神对精又有支配作用，两者相互为用，维持正常的生命活动。精可养神，神可御精，积精可以全神，宁神可以保精。因此，男子应注重自身的道德修养，增强心神的安定性，以期神清情静。只有思想清净，少思寡欲，戒除杂念，情绪安宁，精气才能内守，不易外泄。若心神不宁，神驰于外，或思虑过度，所欲不得，则精易走失或暗耗，如《格致余论》所说："心动则相火亦动，动则精自走，相火翕然而起，虽不交会，亦暗流而疏泄矣。"

**3. 药食补精**

民以食为天，肾所藏的先天之精，须赖后天饮食水谷精微不断化生，才能泉源不竭，行使其正常的生理功能。所以饮食上应做到饥饱适度，荤素结合，膳食平衡，不可过饥过饱，更忌醉酒入房，以免伤精耗气，戕伐肾元。

药物补精为历代养生家所倡导。如明代张介宾认为熟地黄"以至静之性，以至甘至厚之味，实精血形质中第一品纯厚之药"，乃补精填精之佳品。清代名医叶天士主张用血肉有情之品补精，如鹿角胶、龟甲胶、牛骨髓、紫河车、鱼鳔之类，具有较好的补益肾精的作用。

## 二、女性保健

### （一）生理和心理特点

**1. 女子以血为用**

《广嗣纪要》说："女子以血为主。"另外，《灵枢·五音五味》亦提出"妇人之生，有余于气，不足于血"，正是对妇女的体质特点做了概括说明。女子为阴柔之体，无论是月经的形成，还是孕育胎儿、泌别乳汁等均以血为物质基础，因此女子以血为本，以血为用。相应的，女性保健以养血补血为要。

**2. 情感丰富**

中医学认为，女子以肝为先天，说明女性生理变化与肝关系最为密切，易受不良情绪变化的影响，具有感情丰富、情难自制的心理特点。因此女性养生保健要顾及此特点，保持肝之疏泄功能正常。

### （二）养生要点

女性在解剖上特有胞宫，在生理上特有月经、胎孕、产育、哺乳等时期。由于其生理心理特点，女性较男性更容易出现身心失调。因此，女性养生保健应特别注意青春期、经期、孕期、产褥期、哺乳期及更年期的养生保健。孕期保健已包括在胎儿养生之中，下面着重介绍其他几方面的内容。

**1. 青春期保健**

青春期是女性生殖功能从开始发育到逐渐成熟的过渡时期。此期子宫发育成熟，第二性征逐渐明显，月经初潮。

（1）进行卫生宣教：使少女了解女性生殖器官的解剖特点和生理卫生知识。了解性的发育、月经等生理现象。

（2）普及性教育：使青少年认识到性的自然发展规律，懂得并能自觉遵守社会关于性的道德规范和法制规范。通过科学的性教育，消除她们对性的神秘感，避免她们受到不良影视书刊的影响。

（3）注意个人卫生：勤换洗内裤，增加营养，以满足身体正常发育的需要。积极参加各种体育活动，促进新陈代谢，强健体魄。

**2. 经期保健**

经期保健应从青春期开始，行经期间，冲任气血下注，血室正开，邪气易于入侵。《妇人大全良方·调经门》指出："若遇经行时，最宜谨于将理，将理失宜，似产后一般受病，轻为宿疾，重可死矣。"故行经期间的预防与保健，应注意以下几方面。

（1）讲究卫生：行经期间，血室空虚，邪毒易于入侵致病，必须保持外阴清洁，卫生垫要清洁消毒，勤换洗内裤，并置于阳光下晒干。禁止盆浴、游泳、房事和阴道灌洗。经期一般不做妇科检查，如病情需要必须严格消毒外阴，用消毒手套，动作轻柔，尤勿用力挤压子宫。

（2）避寒就温：《诸病源候论》认为："妇人月水来腹痛者，由劳伤血气，以致体虚，风冷之气客于胞络，损伤冲任之脉。"女性在经期气血偏虚，抵抗力较弱，易于感受外来的邪气，尤其是寒邪的侵袭常是引起月经失调、痛经、闭经等月经病的主要原因。因此，月经期间，尤当注意御寒保暖，切勿涉水、淋雨、冒雪、坐卧湿地及冷水浴。

（3）饮食有节：月经期间经血溢泄，多有乳房胀痛、少腹坠胀、纳少便溏等肝强脾弱现象。应进食清淡而富有营养之食品，不宜过食辛辣燥热及寒凉生冷之品，以免发生月经过多、痛经等经期疾病。

（4）舒畅心情：情志因素对月经的影响极大。经期经血下泄，阴血偏虚，肝失濡养，疏泄不及，易产生紧张忧郁、烦闷易怒之心理，出现乳房胀痛、腰酸疲乏、少腹坠胀等症。因此，在经期及其前后都应保持心情舒畅，避免七情过度。否则，会引起脏腑功能失调，气血运行逆乱，轻则加重经期不适感，导致月经失调，重则出现闭经、不孕等。

（5）运动适量：正常的月经期可以从事一般的工作和学习，适当运动有利于气血畅行，但不宜过劳，过度紧张疲劳、剧烈运动及重体力劳动，可耗气动血，导致月经过多，经期延长，甚至出现崩漏等。

**3. 产褥期保健**

产后6～8周为产褥期。由于分娩时耗气失血，机体处于虚弱的状态，新产后可出现畏寒怕冷、微热多汗等"虚"象，需要较长时间的精心调养，又分娩后子宫缩复而有腹痛及排出余血浊液等"瘀"候，故产褥期的生理特点是"多虚多瘀"。因此，产后正确地调摄对于产妇的身体恢复、婴儿的哺乳具有积极作用。传统观点中对于产妇保健也有一定的误区，诸如产后不能洗澡、紧闭门窗不能受风、多吃少动等，应予以纠正。

（1）注重休息静养，劳逸适度：产后元气未复，故要充分休息，不宜过早过度操劳，以免产后血崩、子宫脱垂等。但过犹不及，也应适当活动，以促进身体的复原。通常产后6小时就能下地排尿，24小时后就可以坐起哺乳和下地进行洗漱，10天左右就可以适当做一些产后保健之类的活动，这对于全身肌肉韧带张力和功能的恢复，防止日后腰腿痛是很有好处的。冬季居室要注意保暖和空气流通，不可当风坐卧，衣着厚薄适中，以防感冒；夏季室温不宜过高或过加衣被，以免中暑。在室内温度适当的情况下，要注意开窗通风呼吸新鲜空气，这对于产妇和婴儿都有利。有的产妇怕受风着凉，经常门窗紧闭，造成室内空气污浊，生活在这种环境里更容易得病。

（2）加强营养，合理饮食：产妇于分娩时，消耗气血，产后又需哺乳，故当加强营养补充身体消耗及为哺乳做好准备，主副食都应多样化。但需注意补不碍胃，饮食宜清淡可口、易于消化吸收，又富有营养及足够的热量和水分，可适当增加蛋、肉、豆类等食物。饮食宜少量多餐，每日可进餐4～5次，不可过饥过饱。传统观点认为产妇要忌口，诸如牛羊肉、鱼虾和其他腥膻之物都不准吃，而鸡蛋吃得越多越好，现代观点认为，产后需要丰富的营养素，主副食都应多样化，牛羊肉等可适当食用。而鸡蛋虽然营养丰富，易于消化，适合产妇食用，但并不是吃得越多越好。若食用鸡蛋过多，不但吸收不了，还影响其他食物的摄取。一般产后每天吃两三个就足够了。

（3）讲究卫生：产后子宫未闭，恶露未尽，淫邪易入胞中而致病，故要特别注意外阴清洁、干燥。可用温开水擦洗外阴，勤换护垫及内衣裤。产后百日之内严禁房事，《备急千金要方》强调"产后满百日，乃可合会"是合理的，可减少产后病的发生。通常分娩后 2 ～ 3 天可洗淋浴，产后 7 ～ 10 天即可用热水洗头。如用温开水坐浴，最好是在 5000mL 水中加入 1g 高锰酸钾，以达到灭菌的作用。产后身体排出的汗液、恶露以及溢出的乳汁，不及时清洗会使抵抗力弱的产妇感染病菌，引起毛囊炎、子宫内膜炎、乳腺炎等。需注意的是，浴室宜暖和、避风，洗澡时间一般 5 ～ 10 分钟。

（4）定期检查：产后 6 周应到医院做产后健康检查，了解子宫、阴户等复原情况，及时发现乳房、阴户、子宫及产科手术伤口的异常情况，给予指导与治疗。

**4. 哺乳期保健**

哺乳期是指产妇用自己的乳汁喂养婴儿的时期，通常为 10 个月。母乳营养丰富，最适合婴儿的营养、消化与吸收，而且含有多种免疫物质，能增强婴儿的抗病能力，因而母乳是婴儿最理想的食物。另外，母乳喂养可加速产妇的子宫复旧，减少恶露量，故应鼓励母乳喂养。

（1）哺乳卫生：每次哺乳前，产妇要洗手，并用温开水清洗乳头，避免婴儿吸入不洁之物。哺乳后也要保持乳头清洁，不要让婴儿含着乳头入睡。如仍有余乳，可用手将乳汁挤出，或用吸奶器吸净，以免壅积成痈。刚开始哺乳时，可出现蒸乳反应，乳房往往胀硬疼痛，可局部热敷，使乳络通畅，乳汁得行，也可用中药促其通乳。若出现乳头皲裂或乳痛，应及时医治。

（2）定时哺乳：传统观点认为产后 24 小时才可以给新生儿喂奶，开奶早不好。其实正好相反，开奶越早越好。因为婴儿吸吮奶头既可以促进乳腺分泌乳汁，又有利于子宫收缩，使子宫早日恢复，同时，新生儿也能及早得到营养丰富的初乳。一般情况下，产后半小时即可哺乳，每隔 3 ～ 4 小时一次，哺乳时间为 15 ～ 20 分钟，亦可根据需要调整时间。6 个月开始适时添加辅食，哺乳期限应在 10 个月至 1 年为宜，现在亦有认为当适当延长母乳喂养的期限，可至 2 年再停止。

（3）饮食营养：产后乳汁充足与否、质量如何，与脾胃盛衰及饮食营养密切相关。乳母应加强饮食营养，多喝汤水，如鱼汤、鸡汤、猪蹄汤等，以保证乳汁的质量。

（4）起居保健：乳汁为气血所化生，泌乳与肝的疏泄功能相关，故哺乳期要保持情志舒畅，要有充足的睡眠。疲劳过度，情志不畅，可影响乳汁的正常分泌。另外，要节制房事、注意避孕。在哺乳期孕胎，危害女性的健康，对其孕育的胎儿也很不利。避孕最好采用工具避孕法，服避孕药会抑制乳汁分泌。

（5）慎服药物：许多药物可以经乳母的血循环进入乳汁，尽管药物经乳汁的排泄量很小，但因为乳儿体稚身嫩，器官功能尚不健全，可能会引起严重不良反应。因此，哺乳期应在医师的指导下谨慎用药。其药物主要分为两种，一种是影响泌乳的药物诸如中药炒麦芽、花椒、芒硝等，西药左旋多巴、麦角新碱、维生素 $B_6$、阿托品和利尿药物等，这些药能使乳母退乳，故母亲在哺乳期不可轻易服用。而口服避孕药可有 1.1% 的药量移向乳汁，虽然已失去雌激素的作用，对食乳儿无直接毒性反应，但药物能直接作用于母体，使母乳分泌减少，并影响母乳成分。另一种则是对胎儿有不良影响的。如苯巴比妥、异戊苯巴比妥等通过血浆乳汁屏障后，在婴儿肝脏比脑内浓度高，长期用药时一旦停药则婴儿可出现停药反应，表现为不安定、睡眠时有惊扰、过多啼哭、抖动等。现代研究表明，阿托品、抗生素、抗病毒药物、抗结核药物、解热镇痛药物、麻醉性镇痛药物、抗甲状腺素药物、抗癌药物、抗凝药物、镇静催眠药物等均可对婴儿造成不同程度的影响，轻者出现皮疹，重者死亡。因此，哺乳期服用药物应注意。

**5. 更年期保健**

妇女在 45～50 岁进入更年期。更年期是妇女生理功能从成熟到衰退的一个转变时期。由于肾气渐衰，冲任二脉空虚，可致阴阳失调。此期出现头晕目眩、头痛耳鸣、心悸失眠、烦躁易怒或忧郁、月经紊乱、烘热汗出等症，称为更年期综合征，轻重因人而异。如果调摄适当，可避免或减轻更年期综合征，或缩短反应时间。更年期妇女应注意以下几个问题。

（1）精神调摄：更年期妇女应当正确了解自身的生理变化过程，解除不必要的思想负担，排除紧张恐惧、消极焦虑的心理状态。尽可能减少或避免不良的精神刺激，防止过度的情志变动，嵇康在《养生论》说："喜怒悖其正气，思虑消其精神，哀乐殃其平粹。"更年期可能面临着各种变故，特别是丧偶的哀痛，职务的降低，离退休的失落感，以及家庭成员的减少等变故，子女成长离家的孤独等精神创伤。这些心理、社会因素难免使许多器质性疾病处于容易感染状态，要保持开阔的襟怀和愉快的精神，需要在精神上有所寄托，扩充事业和爱好，适当地参加社会活动和体力劳动来排除忧伤，转移注意力。如有知心朋友交谈体会可以释放许多精神忧郁，可有效减少症状的发生。此外，了解和掌握一些更年期保健知识对预防和治疗更年期综合征也有帮助。同时留心别人的更年期性格变异和精神心理变化，做到自我克制，保持心理平衡，精神愉快。生活要有规律，保证充足的睡眠，可根据自己的爱好选择适当的方式怡情养性，保持乐观情绪，胸怀开阔，树立信心。

（2）饮食调养："药补不如食补"。妇女在更年期除了注意精神心理卫生外，合理膳食也十分重要。刘完素认为"妇人童幼天癸未行之间，皆属少阴，天癸既行，皆从厥阴论之，天癸已绝，乃属太阴经也"，率先提出妇人不同生理阶段应分别从肾肝脾论治。中医学认为更年期妇女大多表现为肝肾亏虚、阴阳失调，故饮食营养以调补肝肾为主，可选食鸡蛋、瘦肉、牛奶、桑椹、黑芝麻、黑木耳、银耳等食物，不宜食用辛辣燥烈之品，如酒、咖啡、浓茶、胡椒等，以免助火伤阴，加重不适。另外，小米、麦片、玉米等粗粮及蘑菇、香菇等蕈类食物中含较丰富的 B 族维生素，对维护神经功能，促进消化，预防头痛、头晕，保持记忆力等大有裨益。更年期妇女水盐代谢紊乱，糖代谢、脂肪代谢也常紊乱，所以，更年期妇女要限制食盐的摄入，少吃甜食、动物脂肪和动物内脏，多吃些粗粮。更年期妇女钙磷代谢紊乱，容易发生骨质脱钙，骨质疏松，故应补充钙，可多吃些鱼、虾皮、芝麻、豆制品等含钙丰富的食品。牛奶中钙含量多，且易吸收，是理想的补钙佳品。酸枣、红枣等具有安神降压作用，可多食用。研究表明植物性雌激素可抑制子宫颈腺癌与鳞状表皮细胞癌生长，阻止癌细胞侵犯或转移，至于植物性食物方面，可以多吃的黄豆类与其制品如豆腐、豆浆、豆干，蔬菜类的芹菜、花椰菜、毛豆、甜豆等食物，都含有丰富的异黄酮素。一般妇女每天摄取 47g 豆腐或一杯 500mL 豆浆，就能补充适量的植物性雌激素。更年期妇女若能注意心理卫生，合理饮食，不仅可以安然渡过更年期，许多不适之症也可不治而愈。

（3）体育锻炼：更年期进行体育活动，可以调整神经系统兴奋和抑制过程，提高大脑皮层对自主神经的调节作用，改善各种因自主神经功能紊乱而出现的症状。妇女更年期如何进行体育锻炼，这要看她原来是否有经常参加体育活动的习惯。如果有锻炼习惯，那么在更年期可以继续坚持体育锻炼甚至还可以参加中老年人的比赛活动；如果没有锻炼习惯，那么最好的体育活动是散步。因为散步时可以欣赏自然美景，有助于陶冶性情，调节情绪。其他如慢跑、打太极拳、做广播操、打乒乓球和羽毛球、练气功等。结合中老年妇女的生理和病情特点，专家认为步行、游泳、骑自行车及水中步行对中老年人最为适合，因为这类运动可使中老年人达到最大氧气摄取量。此外，运动强度还要根据运动者在运动时的心率而定。对于中老年妇女的长期有氧运动研究表明，每周只有一次运动，对于身体状况不会产生改善作用，而每周 3 ～ 5 次运动较为合适。至于运动时间，每次活动至少应达到 15 分钟，持续运动 30 ～ 60 分钟者，可获得最大效果，但超过这个时间和强度，效果也不会再增加。

（4）定期做好身体检查：女性更年期常有月经紊乱，此时也是女性生殖器肿瘤的好发年龄。若出现月经来潮持续 10 天以上仍不停止，或月经过多时，则应就医诊治；若绝经后阴道出血或白带增多，应及时就诊做有关检查，及时处理。在更年期阶段，最好每半年至一年进行一次包括妇科检查在内的体格检查，宫颈刮片被列为常规的检查项目。通过妇科检查可以早期发现子宫颈癌、卵巢癌等妇科疾病，进而进行早期治疗。

# 第三节　不同体质的养生保健

中医学很早就观察和认识到人与人之间的身心素质存在差异，称之为体质。如《内经》通过对人的阴阳五行、脏腑特点、形态特征、形志苦乐及年龄、性别、地域等特点认识体质；其后，医圣张仲景的《伤寒论》通过疾病的传变和预后特点认识体质。中医体质大多按以下几种方式进行分类：①按病理概念分类；②按生理功能分类；③按中医学理论、脏腑功能特点、阴阳气血津液状况综合评估分类；④按人群分类。现代中医体质分型方法相对较多，如北京中医药大学王琦教授提出的九种体质分类，每种体质都有其不同的形体特征、常见表现、心理特征和对外界环境的适应能力，并有特定的发病倾向。因其具有代表性，故本教材采用王琦教授的九种体质作为纲要阐述体质养生保健。

## 一、体质概念

### （一）体质概念及内涵

体质，是人体生命过程中在先天遗传和后天获得的基础上，所形成的形态结构、生理功能和心理状态方面综合的、相对稳定的固有特质，表现为人在生长、发育过程中与自然、社会环境相适应的人体个性特征。

体质是先后天共同作用的结果，既有父母的遗传因素，又受外界环境、年龄、性别及生活习惯等各方面的影响。体质具有相对稳定的特性，个体体质的形成，需要一个较长的过程。体质具体包括人的身体形态、新陈代谢的功能、身体素质、运动能力、心理状态、对环境的适应能力和抵抗力等。体质没有好坏、优劣之分，只是人在自然、社会、人文环境作用下形成的相对稳定的特性或状态。

### （二）体质与相关概念

#### 1. 偏颇体质与证的区别

偏颇体质包括气虚体质、阴虚体质、阳虚体质、痰湿体质等，从字面看与证颇为相似。但体质研究的是健康和病前范畴，是人体处于未病或欲病状态下所表现出的气血阴阳的偏颇，与遗传密切相关，具有稳定性，形成需要较长时间；中医证候研究的是病理状态，是人体疾病状态下脏腑气血阴阳盛衰情况，是暂时的，病愈后就会消失，且证往往瞬息万变。

偏颇体质与证也有联系：特定体质易受某些病因或病理产物的影响。因此，体质因素决定疾病的发生、证型、转归及预后，在疾病治疗中要考虑体质因素。

**2. 西方学者对体质的认识**

西医很早就有体质分类的概念，现代生理病理也重视体质因素的研究。西方学者对体质分类的研究主要有：①希波克拉底体液说（多血质、黏液质、胆汁质和抑郁质）；②以人体外观为分类依据的体形说，如德国学者克雷奇米尔将体形分为瘦长型、强壮型和矮胖型；③根据人的内分泌系统发达程度，将人分为甲状腺型、脑垂体型、肾上腺型、副甲状腺型、胸腺型和性腺过分活动型；④德国心理学家冯德所倡导的神经反应与意志说；⑤俄国生理学家和心理学家巴甫洛夫提出的高级神经活动类型学说，认为每一种高级神经活动的类型都对应这一种气质类型；⑥血型说（A、B、AB、O 四型）。另外，韩国有四象医学，将人分为太阳人、太阴人、少阳人、少阴人四种类型，对应相应的药物归象；日本汉方医学亦有专门的体质研究机构和医学杂志。

## 二、体质差异形成的原因

### （一）先天因素

先天因素，即禀赋，是指子代出生以前在母体内所禀受的一切，包括父母生殖之精的质量，父母血缘关系所赋予的遗传性，父母生育的年龄、身体状态，以及养胎、护胎、胎教和妊娠期疾病所造成的一切影响。先天禀赋是体质形成的基础，是体质强弱的前提条件。决定体质形成的先天因素主要有以下方面。

种族繁衍：种族对体质的作用即是遗传性因素对体质形成的决定性作用，它决定了种族及个体来自遗传的体质差异。不同种族，由于地理区域不同，受水土性质、气候类型、生活习惯、饮食结构、社会民俗等因素的长期影响可形成不同的体质，并形成该种族群体较为鲜明的体质特征。

家族遗传：人体的形体结构是体质的形态学基础。父母体质特征和生殖之精的盈亏盛衰决定着子女禀赋的厚薄强弱，父母体内阴阳的偏颇和功能活动的差异，可使子女也有同样的倾向性，人体的形态、相貌、肤色等很大程度上受亲代的遗传信息影响。比如父母双亲身材瘦小的，其子女矮小的概率则偏大。至于那些先天性、遗传性所致的畸形，则更是与先天遗传有直接的关系。

性别因素：人类由于先天遗传的作用，男女性别不仅形成各自不同的解剖结构和体质类型，而且在生理特征方面，也显示出各自不同的特点。一般来说，体形上，男子的肩部宽、臀部窄，而女子则是臀部宽、肩部窄；男子性多刚悍，女子性多柔弱；男子以气为重，女子以血为先。

### （二）后天因素

后天因素，主要包括年龄阶段、膳食营养、生活起居、精神状态等方面。这些因素既可影响体质强弱变化，也可改变人的体质类型。

**1. 年龄阶段**

生、长、壮、老、已是生命的正常过程，不同的年龄阶段具有不同的体质特点，这些体质特点不同程度地表现于形态结构上。正如《灵枢·天年》所说："人生十岁，五脏始定，血气已通，其气在下，故好走。二十岁，血气始盛，肌肉方长，故好趋。三十岁，五脏大定，肌肉坚固，血脉盛满，故好步。四十岁，五脏六腑十二经脉，皆大盛以平定，腠理始疏，荣华颓落，发颁斑白，平盛不摇，故好坐。五十岁，肝气始衰，肝叶始薄，胆汁始灭，目始不明。六十岁，心气始衰，苦忧悲，血气懈惰，故好卧。七十岁，脾气虚，皮肤枯。八十岁，肺气衰，魄离，故言善误。九十岁，肾气焦，四脏经脉空虚。百岁，五脏皆虚，神气皆去，形骸独居而终矣。"

**2. 膳食营养**

膳食营养是体质形成中重要的影响因素之一。人们长期的饮食习惯和相对固定的膳食结构均可形成稳定的功能趋向和体质特征。科学的饮食习惯、合理的膳食结构、全面充足的营养，可增强人的体质，甚至可使某些偏颇体质转变为平和体质。如果饮食失当，则影响脾胃功能，造成阴阳气血失调，体质发生不良改变。如长期饮食摄入不足，影响气血的生化，易使体质虚弱；饱食无度，久而久之则损伤脾胃，可形成形盛气虚的体质；饮食偏嗜，可造成人体内营养成分的不均衡，出现一部分营养成分过剩，另一部分营养成分缺乏，引起脏腑气血阴阳的偏盛偏衰，而形成偏颇体质。如长期偏嗜寒凉之品，易致阳虚体质；长期偏嗜温热的食物，易致阴虚体质；长期偏嗜辛辣则易化火伤津，形成阴虚火旺体质；长期偏嗜甘甜可助湿生痰，形成痰湿体质；长期嗜食肥腻，易致痰湿内盛，或化热生火，多形成痰湿或湿热体质；长期酗酒，易内生湿热，形成湿热体质。总之，饮食营养因素对体质的形成有重要影响作用。

**3. 生活起居**

生活起居主要包括劳逸、起居等日常生活和工作情况，是人类生存和保持健康的必要条件。起居无常，生活不规律会直接影响人体的生理功能，其中，房劳也是影响体质的一个重要因素。一般情况下，房事是人的正常生理活动，但由于房事主要依赖于肾的功能活动，并要消耗一定量的肾中精气，故当有所节制，才能强肾保精，保持体质强健。若性生活不节，房事过度，则精气阴阳大伤，肾脏受损，势必影响其他脏腑的生理活动和整个生命活动，从而致使体质虚弱。

#### 4. 精神状态

人的精神状态多受情志因素直接影响，情志包括喜、怒、忧、思、悲、恐、惊等心理活动，它是人体对外界客观事物刺激的不同反应，属正常的精神活动范围。精神情志活动与脏腑气血阴阳有着密切的关系，脏腑所化生和储藏的气血阴阳是精神情志活动产生的物质基础，同时人的精神状态和七情的变化，也时刻影响脏腑气血的功能活动，从而影响人体的体质。经常保持良好的精神状态对体质的形成有重要影响，对健康十分有益。

#### 5. 疾病与药物因素

疾病对于个体体质改变有着重要的影响，尤其是一些重病、慢性消耗性疾病，不仅可以损害人体各个部位，还可以使脏腑失和，气血阴阳失调，从而影响体质状态。如艾滋病患者，发病前可能体格健壮，身体状况良好，但由于感染艾滋病病毒，从而导致体质状态的急剧变化，这种病毒破坏了人体的免疫功能，使得患者全身状况极差，免疫功能低下，体重急剧减轻，疲倦无力、低热、气短等。药物因素可能影响胚胎的发育，从而导致胎儿体质特征发生改变，如先天畸形、胎儿先天性耳聋。药物使用不当或药物的副作用，可能导致个体体质的损害，如过服寒凉药物，可导致阳虚湿盛体质出现，过服辛燥温热药物，会导致阴虚体质出现。

### （三）环境因素

环境是人类赖以生存和发展的社会和物质条件的综合体，可分为自然环境和社会环境。体质的形成和变化与自然环境和社会环境都有密切关系。

#### 1. 自然环境

人的体质与人所处地域的气候条件、气象因素也密切相关。南方多湿热，北方多寒燥，东方沿海为海洋性气候，西部内地为大陆性气候。因此，中国西北方的人，形体多壮实，腠理偏致密；东南方的人，体质多瘦弱，腠理偏疏松。

地方区域不同，地势高下有异，气候有寒热燥湿的不同变化，再加上饮食习惯的差异，可形成不同的体质状态。如南方之人易感受风、热、暑、湿之邪，阴虚内热体质较为多见；北方之人易感受风、寒、燥邪，其阳虚内寒体质较多见。不同地质环境的居民，亦有不同的体质状态，正如通常所说"一方水土养一方人""因地异质"等。

另外，环境的污染所产生的有毒物质，对体质的形成也有影响，如化学及放射性物质、病原体、噪声、废气、废水、废渣等环境污染物。环境污染对体质的危害可以通过影响禀赋，也可以通过疾病的发生而起作用。一般可有三种情况：一是由于环境污染而形成地方性疾病，如地方性甲状腺肿、克山病、大骨节病等；二是致敏作用，形成过敏体质；三是使体质类型的相对稳定性发生变化，如致畸、致癌等。

**2. 社会环境**

社会环境一方面是人类精神文明和物质文明发展的标志，另一方面又随着人类文明的演进而不断丰富和发展。在现代的社会中，由于生活条件的改善，"三高"食品的过量摄入，生活方式的不合理，缺乏锻炼等因素，导致湿热内蕴体质类型的人群增多。现代社会发展迅速，竞争激烈，心理压力增加，精神紧张、情绪躁动等，亦可对体质的改变产生影响。另外，社会习俗对体质的形成和变化也有重要影响，如服食丹药、盲目进补、酗酒吸烟等不良习惯也可产生影响。

## 三、常见体质及其养生保健要点

现代中医学常用的体质分类法着眼于阴阳气血津液的盛衰虚实，把中国人群体质分为平和质、气虚质、阴虚质、阳虚质、痰湿质、湿热质、血瘀质、气郁质、特禀质9种类型。

### （一）体质辨识

（1）气虚体质：气虚体质是指人体脏腑功能失调，气的化生不足，易出现气虚表现，常表现为元气不足，语声低微，面色苍白，气短懒言，易疲乏，自汗出，动则尤甚，舌淡红，舌边有齿痕，苔白，脉虚弱。造成气虚体质的原因各异，因涉及脏腑不同而症状各异，临床常见心、肺、脾、肾的气虚，总的发病倾向为易患感冒、内脏下垂，平素抵抗力弱，病后康复缓慢。

（2）阳虚体质：阳虚体质指由于阳气不足，失于温煦，以形寒肢冷等虚寒现象为主要特征的体质状态。多表现为面色㿠白，体形虚胖，肌肉松软，平素怕冷，手足不温，喜热饮食，精神不振，睡眠偏多，舌淡胖嫩边有齿痕，苔润，不耐受寒冷，性格内向，情绪不稳定，胆小不喜欢冒险。

（3）阴虚体质：阴虚体质指由于体内津液精血等阴液亏少，以阴虚内热等表现为主要特征的体质状态。形体多偏瘦，易口燥咽干，手足心热，鼻微干，口渴喜冷饮，大便干燥，舌红少津少苔，平素不耐热邪、不耐燥邪，耐冬不耐夏秋；性情急躁，外向好动，活泼。

（4）痰湿体质：痰湿体质指由于水液内停而痰湿凝聚，以黏滞重浊为主要特征的体质状态。常见体形多肥胖，腹部肥胖松软，面部皮肤油脂较多，多汗且黏，胸闷，痰多，容易困倦，性格偏温和，稳重恭谦，和达，多善于忍耐，舌苔白腻，口黏腻或甜，身重不爽，对梅雨季节及潮湿环境适应能力差，易患湿证。

（5）湿热体质：湿热体质指以湿热内蕴为主要特征的体质状态。形体多偏胖，平素面垢油光，易生痤疮、粉刺，性格多急躁易怒，舌质偏红，苔黄腻，容易口苦口干，身重困倦，对潮湿环境或气温偏高，尤其夏末秋初，湿热交蒸气候较难适应。

（6）血瘀体质：血瘀体质指体内有血液运行不畅的潜在倾向或瘀血内阻的病理基础，以血瘀表现为主要特征的体质状态。形体多偏瘦，面色晦暗，皮肤偏暗或有色素沉着，容易出现瘀斑，易患疼痛，口唇暗淡或紫，舌质暗有瘀点，或片状瘀斑，舌下静脉曲张，不耐受风邪、寒邪，性格内郁，心情不快易烦，急躁健忘。

（7）气郁体质：气郁体质指由于长期情志不畅、气机郁滞而形成的以性格内向不稳定、忧郁脆弱、敏感多疑为主要表现的体质状态。形体多偏瘦，忧郁面貌，神情多烦闷不乐，善太息，或嗳气呃逆，或咽部有异物感，对精神刺激适应能力较差，不喜欢阴雨天气，性格内向不稳定，忧郁脆弱，敏感多疑。

（8）特禀体质：特禀体质指由于先天禀赋不足和禀赋遗传等因素造成的一种特殊体质。包括先天性、遗传性的生理缺陷与疾病，或过敏反应等。特禀体质人因其特殊禀赋而表现各异，如过敏体质者对过敏季节适应能力差等。

（9）平和体质：平和体质是先天禀赋良好，后天调养得当，体态适中，面色红润，精力充沛，脏腑功能强健为主要特征的一种体质状态。形体匀称健壮，面色肤色润泽，头发浓密有光泽，双目有神，鼻窍通利，味觉正常，齿白唇红，精力充沛，不易疲劳，耐寒热，睡眠安，胃纳好，二便正常，性格随和开朗。

**（二）体质干预**

**1.气虚体质**

（1）精神调养：气虚体质之人在日常生活中，应振奋精神，逐渐培养乐观豁达的生活态度。保持平和心态，避免过度思虑、精神紧张。当烦闷不安、情绪不佳时，可倾听音乐，欣赏戏剧，观看幽默的相声或小品，以消除烦恼，振奋精神。

（2）饮食调养：饮食以选择性质平和而偏温补的食物为佳，如常食粳米、糯米、小米、黄米、大麦、山药、籼米、小麦、马铃薯、大枣、胡萝卜、鸡肉、鹅肉、兔肉、鹌鹑、牛肉、狗肉、青鱼、鲢鱼等。若气虚甚，可选用"人参莲肉汤"补养。不宜多食生冷、黏滑、苦寒、辛辣刺激性食物，少食油腻及不宜消化的食物。

（3）体育锻炼：气虚体质者体能、耐力常显不足，故以选择较为柔缓的锻炼方式为宜，如跳广播操、练太极拳、散步、慢跑、按摩四肢及胸腹等，对纠正体质，增强身体素质有很好的帮助。气功可练"六字诀"中的"吹"字功。如运动强度过大、运动时间过久，则易出现疲劳、汗出、气短喘促等正气耗散之象，加重气虚，故应防止过度运动。

（4）药物调养：气虚之人可选用味甘性温、具有健脾益气作用的药物，如人参、黄芪、茯苓、白术、大枣、山药等。气虚明显者加用补气方剂，偏于脾气虚常见纳呆、腹胀者，宜选四君子汤、参苓白术散或人参健脾丸、补益资生丸等；偏于肺气虚经常感冒者，宜选补肺汤、玉屏风散；偏于肾气虚有夜尿频多者，可选肾气丸。

**2. 阴虚体质**

（1）精神调养：阴虚体质之人应遵循"恬惔虚无""精神内守"之养神大法。平素加强自我修养，常读提高涵养的书籍，聆听优雅和缓的古典音乐，自觉地养成冷静、沉着的习惯。学会控制自己的情绪，在生活和工作中，对非原则性问题，少与人争，以减少激怒。尽量避免参加争胜负的文娱活动，减少上网次数，缩短在线时间，远离辐射。注意节制欲念，保持平和心态，以保精养神。

（2）饮食调养：饮食调养以保阴潜阳为原则，宜食用芝麻、糯米、蜂蜜、乳品、甘蔗、蔬菜、水果、豆腐等清淡之品，并着意食用寒凉清润之沙参粥、百合粥、枸杞粥、桑椹粥、山药粥等。条件许可者，可食用燕窝、银耳、海参、淡菜、龟肉、蟹肉、冬虫夏草、老雄鸭等。不宜食用温燥、辛辣、香浓的食物，如葱、姜、蒜、韭、薤、椒等。饭菜以蒸煮为主，不宜采用油煎、油炸、烧烤等烹调方式。

（3）体育锻炼：阴虚体质者，阳气偏亢，应尽量避免剧烈、耗氧量大的运动方式，以防汗出过多，耗损气阴。着重调养肝肾功能，以练太极拳、八段锦等平缓柔和的锻炼方式较为适合。静气功锻炼，如固精功、保健功、长寿功等可调节人体气血经络，交通心肾，保精养神，有利于改善阴虚体质。

（4）药物调养：可选用滋阴清热、滋养肝肾之品，如女贞子、五味子、墨旱莲、麦冬、天冬、黄精、玉竹、玄参、枸杞子、桑椹、龟甲诸药。常用方剂有六味地黄丸、大补阴丸等。由于阴虚体质又有肾阴虚、肝阴虚、肺阴虚、心阴虚等不同，故应随其阴虚部位和程度而调补之，如肺阴虚，宜服百合固金汤；心阴虚，宜服天王补心丸；脾阴虚，宜服慎柔养真汤；肾阴虚，宜服六味地黄丸；肝阴虚，宜服一贯煎。慎用辛温燥烈方药。

**3. 阳虚体质**

（1）精神调养：阳虚体质的人常表现出情绪不佳，精神萎靡，因此要善于调节自己的感情，运用多种方法振奋精神，调节情绪，消除或减少不良情绪的影响。要经常自我排遣或与人倾诉，以愉悦改变心境，提高心理素质。还可采用歌舞的方法，结合肢体舞蹈和歌曲演唱调动活力，提升阳气，振奋精神。

（2）饮食调养：应多食味甘、辛，性温热，具有温补作用的食品，如羊肉、鸡肉、黄鳝、樱桃、龙眼肉、生姜、大葱、韭菜、辣椒等。此类食物可温脾补肾，温阳化湿，有利于改善阳虚体质。根据"春夏养阳"的法则，夏日三伏，每伏可食附子粥或羊肉附子汤一次，配合天地阳旺之时，以壮人体之阳。不宜多食生冷、苦寒、黏腻的食物。即使盛夏，也不可过食寒凉之物，而生姜、羊肉等温热食物反宜多食，正所谓"冬吃萝卜，夏吃姜"。饮料以白开水为主，不宜饮用凉茶及可乐等碳酸饮料。

（3）体育锻炼：因"动则生阳"，故阳虚体质之人，要加强体育锻炼，宜采取振奋、提升阳气的运动锻炼方式。具体项目可视体力强弱而定，如散步、慢跑、太极拳、五禽戏、八段锦、内养操、工间操、球类活动和各种舞蹈活动等。在运动的同时，可结合做日光浴、空气浴以强壮卫阳。气功方面，可坚持做强壮功、站桩功、保健功、长寿功等功法。阳虚之人要选择在温暖明媚的天气进行户外锻炼，不宜于阴冷天气或潮湿之地进行长时间运动锻炼。运动量不宜过大，运动形式不宜过激、过猛，切忌大汗淋漓，否则大汗伤阳，加重阳虚。

（4）药物调养：可选用补阳祛寒、温养肝肾之品，常用药物有鹿茸、海狗肾、蛤蚧、冬虫夏草、巴戟天、淫羊藿、仙茅、肉苁蓉、补骨脂、胡桃、杜仲、续断、菟丝子等，方药可选用金匮肾气丸、右归丸、全鹿丸等。若偏心阳虚者，宜桂枝甘草汤加肉桂常服，虚甚者可加人参；若偏脾阳虚者，选择理中丸或附子理中丸；脾肾两虚者可用济生肾气丸。慎用甘寒、苦寒药物。

**4. 痰湿体质**

（1）精神调养：痰湿体质者要调节心境，以主动积极的心态面对生活和工作，多与家人和朋友沟通，可多听令人欢快愉悦的音乐，观看喜剧或励志的影视作品。

（2）饮食调养：饮食以清淡为主，常食用具有健脾利湿、化痰降浊作用的食物，如薏苡仁、赤小豆、绿豆、白萝卜、荸荠、枇杷、白菜、芹菜、扁豆、蚕豆、包菜等。尽量减少肉类、海鲜等肥甘厚味之品的摄入。

（3）体育锻炼：痰湿之体质，多形体肥胖，身重易倦，故应长期坚持体育锻炼，散步、慢跑、球类、武术、八段锦、五禽戏，以及各种舞蹈均可选择。活动量应逐渐增强，让疏松的皮肉逐渐转变成结实、致密之肌肉。气功方面，以站桩功、保健功、长寿功为宜，加强运气功法。

（4）药物调养：痰湿生成与肺脾肾三脏关系最为密切，故药物调养以调补肺脾肾三脏为重点。若因肺失宣降，津失通调，液聚生痰者，当宣肺化痰，方选二陈汤；若因脾不健运，湿聚成痰者，当健脾化痰，方选六君子汤或香砂六君子汤；若肾虚不能制水，水泛为痰者，当补肾化痰，方选金水六君煎。

**5. 湿热体质**

（1）精神调养：湿热体质之人平日要加强道德修养和意志锻炼，培养良好的性格，如常读古代文学经典，聆听古典音乐，陶冶情操，沉静心智。还应有意识地控制自己，遇到可怒之事，用理性克服情感上的冲动。

（2）饮食调养：饮食以清淡为主，主食多选择薏苡仁、赤小豆、绿豆、大米等清热利湿之品。可多食蔬菜、水果，如空心菜、苋菜、芹菜、丝瓜、苦瓜、黄瓜、莲藕等。少食油炸、烧烤及肥甘滋腻助湿生热的食物。忌辛辣燥烈食物，如辣椒、蒜、姜、葱等。另外，牛肉、狗肉、鸡肉、鹿肉等温阳食物宜少食用。酒性辛热上行，湿热之人力戒酗酒。

（3）体育锻炼：积极参加体育活动，可经常进行大运动量的锻炼，因适当汗出，可使湿热邪气有外泄之机，游泳锻炼是首选项目。此外，跑步、武术、球类等，也可根据爱好进行选择。

（4）药物调养：可以常用黄连、黄芩、茵陈、苦丁茶等以沸水泡服代茶饮。大便黏滞不爽者，可用荷叶、丝瓜络等泡水代茶饮。心烦易怒，口苦目赤者，宜服龙胆泻肝丸。

**6. 血瘀体质**

（1）精神调养：在情志调摄上，应培养乐观、快乐的情绪，精神愉快则气血和畅，营卫流通，有益于瘀血体质的改善。在日常生活中可采取适合自己的调理方法，例如，正确对待现实生活，正确对待自己和周围的人，建立良好的人际氛围；多一份关怀和爱心，互相理解，互相支持；养成高尚的人生志趣，有困难主动寻求他人和社会的帮助；把精力用在事业上，乐善好施，不计较个人恩怨；经常参加集体公益活动，培养广泛的兴趣爱好；在非原则问题上，也要得理让人，使自己恬恢超然。

（2）体育锻炼：血气贵在流通，瘀血体质的经络气血运行不畅，通过运动使全身经络、气血通畅，五脏六腑调和。应多采用一些有益于促进气血运行的运动项目，坚持经常性锻炼。一般而言，年轻人运动量可适当加大，如跑步、登山、游泳、打球等。中老年人心血管功能较弱，不宜做大强度、大负荷的体育锻炼，而应该采用中小负荷、多次数的健身锻炼，以促进全身气血运行，如易筋经、保健功、导引、按摩、太极拳、太极剑、五禽戏及各种舞蹈、步行健身法、徒手健身操等，以达到改善体质的目的。

瘀血体质的人在运动时要特别注意自己的感觉，如胸闷或绞痛，呼吸困难，特别疲劳，恶心、眩晕，头痛，四肢剧痛，足关节、膝关节、髋关节等疼痛，两腿无力，行走困难，脉搏显著加快等。若有上述情况之一，应当停止运动，到医院进一步检查。

（3）饮食调养：瘀血体质者具有血行不畅甚或瘀血内阻的特征，应选用具有健胃、行气、活血化瘀功效的食物。如鸡内金、陈皮、黑豆、黄豆、山楂、黑木耳、平菇、洋葱、韭菜、茴香、香菇、茄子、油菜、羊血、杜果、玫瑰花、海参、红糖、黄酒、葡萄酒等。对非饮酒禁忌者，适量饮用葡萄酒，对促进血液循环有益。

凡寒凉、温燥、油腻、涩滞的食物都应忌食，如乌梅、苦瓜、柿子、李子、石榴、花生米等。高脂肪、高胆固醇的食物也不可多食，如蛋黄、虾、猪头肉、奶酪等。

（4）起居调护：瘀血体质者具有血行不畅的潜在倾向。血得温则行，得寒则凝。瘀血体质者起居作息应有规律，不要熬夜，保证良好睡眠。要避免寒冷刺激，居室环境要温暖舒适。生活习惯良好，看电视时间不要太久，注意动静结合，不可贪图安逸，以免加重气血郁滞。春秋季加强室外活动，夏季不可贪凉饮冷，冬季谨避寒邪，注意保暖。

（5）药物调养：可选用活血养血之品，如地黄、丹参、山楂、川芎、当归、三七、茺蔚子等。

### 7. 气郁体质

（1）精神调养：气郁体质者性格内向不稳定、忧郁脆弱、敏感多疑，严重者不能参与正常的人际交往，常与血瘀状态同时出现。长期郁闷寡欢得不到合理的调摄，可导致孤独的不良心态。在情志调摄上，应培养乐观、快乐的情绪，精神愉快则气血和畅，营卫流通，有益于气郁体质的改善。

针对性格比较内向，精神常处于抑郁状态者，可采取下面一些调摄方法：培养积极进取的竞争意识和拼搏精神，胸襟开阔、开朗、豁达，树立正确的名利观，知足常乐；热爱生活、积极向上，提高学习和工作热情；主动寻求生活的乐趣，多参加有益的社会活动，广泛结交朋友，热爱生活，丰富和培养生活情趣；多参加集体文娱活动，看喜剧、听相声，以及欣赏鼓励、激励性的电视、电影等，听轻松、开朗、激动的音乐，怡情养性，塑造开朗乐观的性格；处世随和，克服偏执，不苛求他人，以赢得外界的认同和真挚的友情；还可适当安排外出旅游、访问等活动，以增加学识，这样便可以开阔胸怀，使自己生活在愉快的环境中，创造生活，享受生活。

（2）体育锻炼：气郁体质是由于长期情志不畅、气机郁滞而成，运动锻炼的目的是调理气机，舒畅情志。应尽量增加户外活动，可坚持较大量的运动锻炼。气郁体质的锻炼方法主要有大强度、大负荷练习法，专项兴趣爱好锻炼法和娱乐游戏法。大强度、大负荷的练习是一种很好的发泄式锻炼，如跑步、登山、游泳、打球、武术等，有鼓动气血，疏畅肝气，促进食欲，改善睡眠的作用。有意识地学习某一项技术性体育项目，定时进行练习，从提高技术水平上体会体育锻炼的乐趣，是最好的方法。体娱游戏则有闲情逸致、促进人际交流、分散注意、理顺气机的作用，如下棋、打牌、练气功、练瑜伽、打坐放松训练等。抑郁的人还常伴有焦虑状态，因此要在兴奋的同时相对平静，宜做打太极拳、练武术、练五禽戏、叩齿、甩手等活动，以调息养神，还可习练"六字诀"中的"嘘"字功，以疏畅肝气。

（3）饮食调养：气郁体质者具有气机郁结而不舒畅的潜在倾向，甚者可影响肝、心、肺、脾等脏的生理功能，肝主疏泄，调畅气机，并能促进脾胃运化。应选用具有理气解郁、调理脾胃功能的食物，如大麦、荞麦、高粱、刀豆、蘑菇、豆豉、柑橘、萝卜、洋葱、苦瓜、丝瓜、菊花、玫瑰等。气郁体质者应少食收敛酸涩之物，如乌梅、南瓜、泡菜、石榴、青梅、杨梅、草莓、杨桃、酸枣、李子、柠檬等，以免阻滞气机，气滞则血凝。亦不可多食冰冷食品，如雪糕、冰淇淋、冰冻饮料等。

（4）起居调护：中医学认为"郁而发之"。四时起居顺应四时变化，起居有常，生活规律；调节性情，舒畅情志；居室环境宽敞明亮，温度、湿度适宜，衣着宽松，舒适大方；适当增加户外活动，回归自然；增加社会交往，融于社会，放松身心，享受生活。

（5）药物调养：常用香附、乌药、川楝子、小茴香、青皮、郁金等善于疏肝理气解郁的药物为主组成的方剂，如越鞠丸等。若气郁引起血瘀，当配伍活血化瘀药。

### 8. 特禀体质

（1）精神调养：特禀体质是由于先天遗传因素及后天因素造成的特殊体质，其心理特征因特禀体质特异情况而不同，但多数特禀体质者因对外界环境适应能力差，会表现出不同程度的内向、敏感、多疑、焦虑、抑郁等心理反应，应针对不同情况采取相应的精神调摄方法。

（2）体育锻炼：特禀体质的形成与先天禀赋有关，可练"六字诀"中的"吹"字功，以调养先天，培补肾精肾气。同时，可根据各种特禀体质的宜忌选择有针对性的运动锻炼项目，逐渐改善体质。例如，对于环境因素花粉过敏者，尤其要注意在春秋季节，避免长时间在野外锻炼，防止过敏性疾病的发作；对冷空气过敏者，不宜在寒冷的环境中锻炼；对紫外线敏感者，做好防护，不宜在强阳光下暴晒等。

（3）饮食调养：特禀体质者应根据个体的实际情况制订不同的保健食谱。其中，过敏体质者要做好日常预防和保养工作，避免食用各种致敏食物，减少发作机会。一般而言，饮食宜清淡，忌生冷、辛辣、肥甘油腻及各种"发物"，如酒、鱼、虾、蟹、辣椒、肥肉、浓茶、咖啡等，以免引动伏痰宿疾。过敏体质可以配合膳食和中药进行综合调治。饮食调养的原则要体现在"因时施膳""因地施膳""因人施膳"和"因病施膳"的具体过程中，以求达到人体自身的阴阳平衡和机体与生态环境的动态平衡。

（4）起居调护：特禀体质者应根据个体情况进行起居调护。过敏体质者由于容易出现水土不服，在新的环境中要格外注意日常起居、饮食等各种保健，减少户外活动，避免接触各种过敏原，适当服用预防性药物，减少发病机会。在季节更替之时，要及时增减衣被，增强机体对环境的适应能力。

（5）药物调养：对于一些先天性特禀体质，可选用补益脾肾药物，如紫河车、人参、冬虫夏草、党参、黄芪等；对于过敏体质特别是药物过敏者，应禁用致敏药物，减少发作机会。

### （三）量表的运用

**1. 编制量表原则**

编制量表的依据：通过量表测评，对中医体质类型进行科学评价和量化分类，对受试者做出体质分类或体质类型的倾向性评价。因此，编制量表的原则为在中医体质学说的指导下，依据中医体质类型设计量表，内容要符合中医体质类型的内涵。

对量表条目的要求：代表性好，独立性强，敏感性高。量表应适宜自评，因此要易于理解。若因文化程度等原因无法自评时，由测试者逐条询问并记录。量表要采用标准化计分方式，易于操作。量表应具有一定的信度、效度等心理测量工具的特点。

体质类型的概念内涵主要包括形体特征、心理特征、病理反应状态、发病倾向、适应能力等方面的内容，这是编制中医体质量表的基础。

条目的形成：在充分理解体质类型概念内涵的基础上，结合临床及理论研究，整理成九种体质类型的特征性的条目。最终形成了包含9个亚量表、60余个条目的《中医体质分类与判定表》。

**2. 运用原则**

《中医体质分类与判定表》中的每一问题按5级评分，回答：没有（根本不）得1分，很少（有一点）得2分，有时（有些）得3分，经常（相当）得4分，总是（非常）得5分，然后计算原始分及转化分，依标准判定体质类型。

原始分＝各个条目的分值相加所得。转化分数＝［（原始分－条目数）／（条目数×4）］×100。

判定标准：平和质为正常体质，其他八种体质为偏颇体质。判定标准见表11-3-1。

表 11–3–1　平和质与偏颇体质判定标准表

| 体质类型 | 条件 | 判断结果 |
|---|---|---|
| 平和质 | 转化分 ≥ 60 分<br>其他八种体质转化分均 < 30 分 | 是 |
| | 转化分 ≥ 60 分<br>其他八种体质转化分均 < 40 分 | 基本是 |
| | 不满足上述条件者 | 否 |
| 偏颇体质 | 转化分 ≥ 40 分 | 是 |
| | 转化分 30 ～ 39 分 | 倾向是 |
| | 转化分 < 30 分 | 否 |

**3. 注意事项**

注意有些条目（标有 * 的条目）需先逆向计分，即：没有（根本不）得 5 分，很少（有一点）得 4 分，有时（有些）得 3 分，经常（相当）得 2 分，总是（非常）得 1 分，然后计算原始分及转化分。

**附：体质量表**

《中医体质分类与判定表》标准于 2009 年由中国中医药出版社出版。

表 11–3–2　中医体质分类与判定表

| | 条目 | 没有<br>（根本不） | 很少<br>（有一点） | 有时<br>（有些） | 经常<br>（相当） | 总是<br>（非常） |
|---|---|---|---|---|---|---|
| 平和质 | 1. 您精力充沛吗？ | | | | | |
| | 2. 您容易疲乏吗？ * | | | | | |
| | 3. 您说话声音低弱无力吗？ * | | | | | |
| | 4. 您感到闷闷不乐、情绪低沉吗？ * | | | | | |
| | 5. 您比一般人耐受不了寒冷（冬天的寒冷，夏天的冷空调、电扇等）吗？ * | | | | | |
| | 6. 您能适应外界自然和社会环境的变化吗？ | | | | | |
| | 7. 您容易失眠吗？ * | | | | | |
| | 8. 您容易忘事（健忘）吗？ * | | | | | |

| | 条目 | 没有<br>（根本不） | 很少<br>（有一点） | 有时<br>（有些） | 经常<br>（相当） | 总是<br>（非常） |
|---|---|---|---|---|---|---|
| 气虚质 | 1. 您容易疲乏吗？ | | | | | |
| | 2. 您容易气短（呼吸短促，接不上气）吗？ | | | | | |
| | 3. 您容易心慌吗？ | | | | | |
| | 4. 您容易头晕或站起时晕眩吗？ | | | | | |
| | 5. 您比别人容易感冒吗？ | | | | | |
| | 6. 您喜欢安静、懒得说话吗？ | | | | | |
| | 7. 您说话声音低弱无力吗？ | | | | | |
| | 8. 您活动量稍大就容易出虚汗吗？ | | | | | |
| 阳虚质 | 1. 您手脚发凉吗？ | | | | | |
| | 2. 您胃脘部、背部或腰膝部怕冷吗？ | | | | | |
| | 3. 您感到怕冷、衣服比别人穿得多吗？ | | | | | |
| | 4. 您冬天更怕冷，夏天不喜欢吹电扇、空调吗？ | | | | | |
| | 5 您比别人容易患感冒吗？ | | | | | |
| | 6. 您吃（喝）凉的东西会感到不舒服或怕吃（喝）凉的吗？ | | | | | |
| | 7. 您受凉或吃（喝）凉的东西后，容易腹泻、拉肚子吗？ | | | | | |
| 阴虚质 | 1. 您感到手脚心发热吗？ | | | | | |
| | 2. 您感觉身体、脸上发热吗？ | | | | | |
| | 3. 您皮肤或口唇干吗？ | | | | | |
| | 4. 您口唇的颜色比一般人红吗？ | | | | | |
| | 5. 您容易便秘或大便干燥吗？ | | | | | |
| | 6. 您面部两颧潮红或偏红吗？ | | | | | |
| | 7. 您感到眼睛干涩吗？ | | | | | |
| | 8. 您感到口干咽燥、总想喝水吗？ | | | | | |

| | 条目 | 没有<br>（根本不） | 很少<br>（有一点） | 有时<br>（有些） | 经常<br>（相当） | 总是<br>（非常） |
|---|---|---|---|---|---|---|
| 痰湿质 | 1.您感到胸闷或腹部胀满吗？ | | | | | |
| | 2.您感到身体沉重不轻松或不爽快吗？ | | | | | |
| | 3.您腹部肥满松软吗？ | | | | | |
| | 4.您有额部油脂分泌多的现象吗？ | | | | | |
| | 5.您上眼睑比别人肿（上眼睑有轻微隆起的现象）吗？ | | | | | |
| | 6.您嘴里有黏黏的感觉吗？ | | | | | |
| | 7.您平时痰多，特别是感到咽喉部总有痰堵着吗？ | | | | | |
| | 8.您舌苔厚腻或有舌苔厚厚的感觉吗？ | | | | | |
| 湿热质 | 1.您面部或鼻部有油腻感或者油亮发光吗？ | | | | | |
| | 2.您脸上容易生痤疮或皮肤容易生疮疖吗？ | | | | | |
| | 3.您感到口苦或嘴里有异味吗？ | | | | | |
| | 4.您大便黏滞不爽、有解不尽的感觉吗？ | | | | | |
| | 5.您小便时尿道有发热感、尿色浓（深）吗？ | | | | | |
| | 6.您带下色黄（白带颜色发黄）吗？（限女性回答） | | | | | |
| | 7.您的阴囊潮湿吗？（限男性回答） | | | | | |
| 血瘀质 | 1.您的皮肤在不知不觉中会出现青紫瘀斑（皮下出血）吗？ | | | | | |
| | 2.您的两颧部有细微血丝吗？ | | | | | |
| | 3.您身体上有哪里疼痛吗？ | | | | | |
| | 4.您面色晦暗或容易出现褐斑吗？ | | | | | |
| | 5.您会出现黑眼圈吗？ | | | | | |

| | 条目 | 没有<br>（根本不） | 很少<br>（有一点） | 有时<br>（有些） | 经常<br>（相当） | 总是<br>（非常） |
|---|---|---|---|---|---|---|
| 血瘀质 | 6. 您容易忘事（健忘）吗？ | | | | | |
| | 7. 您口唇颜色偏暗吗？ | | | | | |
| 气郁质 | 1. 您感到闷闷不乐、情绪低沉吗？ | | | | | |
| | 2. 您精神紧张、焦虑不安吗？ | | | | | |
| | 3. 您多愁善感、感情脆弱吗？ | | | | | |
| | 4. 您容易感到害怕或受到惊吓吗？ | | | | | |
| | 5. 您胁肋部或乳房胀痛吗？ | | | | | |
| | 6. 您无缘无故叹气吗？ | | | | | |
| | 7. 您咽喉部有异物感，且吐之不出、咽之不下吗？ | | | | | |
| 特禀质 | 1. 您没有感冒也会打喷嚏吗？ | | | | | |
| | 2. 您没有感冒也会鼻塞、流鼻涕吗？ | | | | | |
| | 3. 您有因季节变化、温度变化或异味等原因而咳喘的现象吗？ | | | | | |
| | 4. 您容易过敏（药物、食物、气味、花粉、季节交替时、气候变化等）吗？ | | | | | |
| | 5. 您的皮肤起荨麻疹（风团、风疹块、风疙瘩）吗？ | | | | | |
| | 6. 您的皮肤因过敏出现过紫癜（紫红色瘀点、瘀斑）吗？ | | | | | |
| | 7. 您的皮肤一抓就红，并出现抓痕吗？ | | | | | |

# 第四节　不同体表部位的保健

人体是一个有机的整体。在组织结构上，人体以五脏为中心，配合六腑，联系五体、五官九窍等形成五大功能系统。在生理状态下，五大系统分工合作，共同完成人体的生理活动；病理状态时，内在脏腑的病变可以相互传变。所以局部和整体是密不可分的，任何局部功能障碍也必然会影响到整体功能。每个人根据个人的实际情况，有针对性地对某个特定部位进行防护保健，对人体整体生理功能都有直接的影响。其基本特点是，从整体观念出发，从局部保健入手。

## 一、头颈部位的保健

### （一）头发保健

头发生长状况是健康与衰老的重要标志之一，它反映"肾气"的盛与衰，而"肾"在人体生长、发育、衰老过程中起着决定性作用。

一般地说，从童年开始，头发越长越黑。50岁左右，头发中的色素颗粒逐渐减少乃至消失，头发开始变白。头发变白常常先从颞部开始，逐渐扩展到其他部位的头发。老年人的头发不仅变白而且变细变脆，毛囊萎缩，容易脱落，这都与中医学所说的"肾虚"有关。肾衰，精血不足，发失其所养，故变脆、变白、易落。因此，通过头发的变化，可以推测其衰老的程度。保养头发，可以采取下列具体措施。

#### 1. 顾护肾气

房劳过度则伤肾。过度的性生活会耗伤肾精，进而导致肾气的损伤。节制性生活，可以保肾气而使头发生长正常。

#### 2. 发宜常梳

发为血之余，常梳头能使气血流通，有利于白发返黑，推迟衰老，此外，还有助于降低血压，预防脑出血。具体做法：以指代梳由前到后，再由后到前，由左向右，再由右向左，如此循环往复，梳头数十次至百余次，但动作宜轻柔。可在清晨、午休、晚睡前梳头即可。梳头时还可结合手指按摩，即双手十指自然分开，用指腹或指端从额前发际向后发际，做环状揉动，然后再由两侧向头顶揉动按摩，用力均匀一致，如此反复，至头皮微热为度。

### 3. 避免不良情绪刺激

不良情志的刺激会影响毛发的荣枯，故须调摄七情，避免不良情绪刺激，特别是七情中的惊恐可伤肾，尤应注意。

### 4. 食养用药

可常服胡桃，但应渐渐食之。初服1日1颗，每5日加1颗，至30颗为止，周而复始。常服令人能食，皮肤细腻光润，须发黑泽，血脉通调。若用六味地黄丸与何首乌合服，具有防治发白脱发的良好效果。如已头发花白、脱发、头发焦枯者，应服用延寿丹。延寿丹不仅可防治头发变白、脱发，还可以防治动脉硬化、冠心病、高血压。此外，七宝美髯丹有固精乌发作用，也可选用。

## （二）颜面保健

颜面保健，又称美容保健。颜面是反映机体健康状况的一个窗口，中医学认为，心主血脉，其华在面。面部是脏腑气血上注之处，血液循环比较丰富。中医学还将面部不同部位分属五脏。即左颊属肝，右颊属肺，头额属心，下颏属肾，鼻属脾。面部与脏腑经络的关系非常密切，尤以心与颜面最为攸关。颜面部位暴露在人体上部，六淫之邪侵犯人体，颜面首当其冲，外界六淫侵袭，防护不周，皮肤易变得粗硬老化，尤其是阳光暴晒，还易使皮肤老化。另外，不良习惯和不良动作也是促使皮肤早衰的一个原因，如经常蹙眉、托腮、眯眼睛、吹口哨、脸贴枕头睡觉等，可加深面部皱纹线条，加速老化。

### 1. 面部按摩

按摩美容：美容按摩可分两类，一类是直接在面部进行的，即直接按摩美容法，另一类是通过按摩远离面部的经络而达美容效果的，即间接按摩美容。按摩方法很多，现仅介绍一种传统按摩保健美容法。

彭祖浴面法（《千金翼方》）：清晨起床用左右手摩擦耳朵，然后轻轻牵拉耳朵；再用手指摩擦头皮，梳理头发；最后把双手摩热，以热手擦面，从上向下操作14次。此法可使颜面气血流通，面有光泽，头发不白，还可预防头部疾病。

### 2. 针灸美容

通过针灸刺激穴位，调整各脏腑组织功能，促进气血运行，抵御外邪入侵而延缓皮肤衰老。一般认为，对美容有良效的经络有七条：足太阳膀胱经、足少阴肾经、足厥阴肝经、足阳明胃经、手少阳三焦经、手太阳小肠经、手阳明大肠经。可根据具体情况，辨证取穴组方进行调整。

（1）除皱防皱保健：可针刺丝竹空、攒竹、太阳、迎香、颊车、翳风等，配中脘、合谷、曲池、足三里、胃俞、关元、漏谷等，其功用可益气和血，增加皮肤弹性、除皱防皱。

（2）灸法美容保健：常用穴位主要有神阙、涌泉、足三里、关元、气海、中脘、肾俞、脾俞、胃俞等，可培补元气、健脾补肾，使皮肤润泽、美容防衰。

### 3. 饮食美容

中医古籍中记载有很多食品有美容作用，如芝麻、蜂蜜、香菇、人乳、牛乳、羊乳、海参、南瓜子、莲藕、冬瓜、樱桃、小麦等。饮食美容是在因人施膳的原则下进行的，对于肥胖多痰湿者，多饮茶，食黄瓜、冬瓜等食物，可助减肥防胖；而桑椹、黑芝麻等对于须发早白者食之则有美容乌发之功。此外，还可进行食疗药膳美容保健。

美容粥：糯米、燕窝（干品）适量煮粥叫作燕窝粥，有润肺补脾、益颜美容之效。胡萝卜、粳米适量煮粥，有健胃补脾、润肤美容的作用。薏苡仁、百合适量煮粥，可清热润燥，治疗面部扁平疣、痤疮、雀斑等。

阿胶美容羹：阿胶、核桃仁、黑芝麻、黄酒、冰糖加工制成羹，早晚服食，具有滋阴养血、美容驻颜之效。

### 4. 药物美容

药物美容，就是运用美容方药使皮肤细腻洁白，滋养肌肤，祛皱防皱，并祛除面部的皮肤疾患。具有美容作用的方药很多，可分为内服美容方药和外用美容品两类。

内服美容方药：本方法又可分为两类。一类是通过内服中药，起到调整脏腑、气血、经络的功能，达到润肤、增白、祛皱减皱、驻颜美容的目的；另一类是通过活血祛瘀、祛风散寒、清热解毒、消肿散结等法，治疗各种影响颜面美容的疾病。

还可适当饮用药酒，例如，枸杞子酒（《延年方》），可补益肝肾、驻颜美容。桃花美容酒（《图经本草》），可润泽颜面，使人面如桃花。根据历代研究和实践，认为下述药物有润泽皮肤，增加皮肤弹性的作用，如白芷、白附子、玉竹、枸杞子、杏仁、桃仁、黑芝麻、防风、猪肤、桃花、辛夷等。

外用美容品：外用美容品涂敷于面部或洗面，通过皮肤局部吸收，达到疏通经络、滋润皮肤、除去污秽、增白祛皱、防御外邪侵袭的目的。

玉容西施散（《东医宝鉴》）：绿豆粉 60g，白芷、白及、白蔹、白僵蚕、白附子、天花粉各 30g，甘松、山柰、茅香各 15g，零陵香、防风、藁本各 6g，肥皂荚 2 锭。诸药研为细末，每次洗面用之，其作用是祛风润肤，通络香肌，令面色如玉。

### 5. 心理美容

情绪的好坏不仅会影响人体的生理功能，而且还会直接影响人的肤色。现代社会竞争激烈，工作和生活节奏都很紧张，要想"冰肤玉肌""面若桃花"，除了具备一定的物质生活条件和必要的美容措施之外，更重要的是具备调理情绪和心态的

"内功"。坦然从容地面对喧嚣外界的各种诱惑，要善于释放心理压力，在日常生活中要保持乐观的情绪，豁达的胸怀，避免情志过极，消除不良情绪，保持平和的心态。所有这些都对预防面部早衰有重要意义。

### （三）口腔保健

做好口腔卫生保健，不仅可以预防口腔和牙齿的疾病，而且可以有效地防治多种全身性疾病。

#### 1. 固齿保健法

（1）口宜勤漱：漱口能除口中的浊气和食物残渣，清洁口齿，进食之后皆需漱口。漱口用水种类很多，如水漱、茶漱、津漱、盐水漱、食醋漱、中药泡水漱等，可根据自己的情况，选择使用。古人喜欢用茶水漱口，因为苦涩的茶水中含有分解某些有害物质的成分，此外茶水中还有少量的氟，可以起到促进牙体健康的作用，同时茶水又有清热解毒、化腐的功效。在历代医书中多推崇以清热解毒、芳香化湿类中药煎水漱口，所用药物有金银花、野菊花、藿香、佩兰、香薷、薄荷等，不仅能保持口腔清洁，还有香口却秽作用。

（2）齿宜常叩：叩齿是健康长寿的重要方法，尤其清晨叩齿意义更大。具体方法：排除杂念，思想放松，口唇轻闭，然后上下牙齿相互轻轻叩击，先叩臼齿50下，次叩门牙50下，再错牙叩犬齿部位50下。所有的牙都要接触，用力不可过大，防止咬舌。每日早晚各做1次，亦可增加叩齿次数。经常叩齿可增强牙齿的坚固，不易松动和脱落，使咀嚼力加强，促进消化功能。

（3）牙龈按摩：牙龈按摩是在刷牙时，将刷毛压于牙龈上，牙龈受压暂时缺血，当刷毛放松时局部血管扩张充血，反复数次，使血液循环改善，增强抵抗力。也可用食指做牙龈按摩，漱口后将干净的右手食指置于牙龈黏膜上，由牙根向牙冠做上下和沿牙龈水平做前后方向的揉按，依次按摩上下、左右的内外侧牙龈数分钟。通过按摩牙龈，增强牙龈组织血液循环，提高牙周组织对外界损伤的抵抗力，减少牙周疾病的发生。

唇部按摩是将口唇闭合，用右手四指并拢，轻轻在口唇外沿顺时针方向和逆时针方向揉搓，直至局部微热发红为止。其作用是促进口腔和牙龈的血液循环，健齿固齿，防治牙齿疾病，且有美容保健作用。

（4）正确咀嚼：咀嚼食物应双侧，或两侧交替使用牙齿，不宜只习惯于单侧牙齿咀嚼。使用单侧牙齿的弊端有三：一是使用的一侧，因负担过重而易造成牙本质过敏或牙髓炎；二是不使用的一侧易发生牙龈失用性萎缩而致牙病；三是往往引起面容不端正。

（5）饮食保健：口腔、牙齿患病与营养不平衡有一定关系。因此营养要合理，应适当多吃些含有维生素C、维生素A、维生素D较丰富的新鲜蔬菜、水果、动物肝脏、蛋黄及牛奶等。多摄入含有牙齿发育所需营养素的食物，例如核桃、梨、芹菜、乳酪、绿茶、洋葱、香菇、薄荷、枸杞子、大枣、蜂蜜等，可防治牙周病。妊娠期、哺乳期妇女，以及婴幼儿童尤应注意适当补充这类食品，保证牙釉质的发育。

（6）药物保健：古代健齿术中有固齿秘方，其方药：生大黄、熟大黄、生石膏、熟石膏、骨碎补、杜仲、青盐、食盐各30g，明矾、枯矾、当归各15g，研成细末，做牙粉使用，可健齿、固齿。对胃热牙痛，尤为适用。

**2. 咽津保健法**

唾液，为津液所化。中医学认为，它是一种与生命密切相关的天然补品，所以古人给予"金津玉液"等美称。漱津咽唾，古称"胎食"，是古代非常倡导的一种强身方法。唾液在养生保健中具有特殊价值，其作用如帮助消化、保护消化道、解毒杀菌、延缓衰老等。

漱津咽唾的方法：每日清晨睡醒时，坐、卧姿均可，平心静气，以舌舔上，或将舌伸到上颌牙齿外侧，上下搅动，然后伸向里侧，再上下左右搅动，古人称其为"赤龙搅天池"，待到唾液满口时，再分3次把津液咽下；或者与叩齿配合进行，先叩齿36次，后漱津咽下。每次三度九咽，时间以早晚为好。若有时间，亦可多做几次。初时可能津液不多，久则自然增加。此法可使口腔内多生津液，帮助消化并可清洁口腔，且能防止口苦口臭。

配合气功服食法：以静功为宜，具体功法可根据自己的爱好选择。具体做法：排除杂念，意守丹田，舌抵上腭，双目微闭，松静自然，调息入静，吸气时，舌抵上齿外缘，不断舔动以促唾液分泌；呼气时，舌尖放下，气从丹田上引，口微开，徐徐吐气，待到唾液满口时，分3次缓缓咽下。每日早晚可各练半小时。

上述二法，简而易行，只要长期坚持练功，就可收到气足神旺、容颜不枯、耳目聪明、新陈代谢旺盛、保健延寿的效果。

**（四）眼睛保健**

随着现代学习、工作、生活节奏的加快，电视、计算机等普及应用，人类使用眼睛的时间不断延长，视疲劳的人群不断壮大。视疲劳一般表现为眼干不适，目珠胀痛，头胀头痛，甚则眩晕、心烦欲呕，经休息后，症状缓解。

《灵枢·大惑论》指出："五脏六腑之精气，皆上注于目。"视力是人体精气神的综合反映。若脏腑功能失调，精气不足，就会引起视功能障碍。因此，眼睛保健既要重视局部，又须重视整体与局部的关系。

眼睛保健首先要养成良好的生活习惯，起居有常，劳逸结合，积极锻炼，惜精固肾，平时注意用眼卫生，目不久视，目勿妄视，不长时间看电视、用计算机，不在光线暗弱或动荡的车厢里看书，不用脏手揉眼，及时清洁眼部分泌物。历代养生家都把眼睛的护养作为一项重要的养生内容，并积累了不少行之有效的方法和措施，兹简述如下。

**1. 运目保健**

（1）运目：即指眼珠运转，以锻炼其功能。此法有增强眼珠光泽和灵敏性的作用，能祛除内障外翳，纠正近视和远视。具体做法：早晨醒后，先闭目，眼球从右向左，从左向右，各旋转 10 次；然后睁目坐定，用眼睛依次看左右、左上角、右上角、左下角、右下角，反复 4～5 次；晚上睡觉前，先睁目运睛，后闭目运睛各 10 次左右。

（2）远眺：用眼睛眺望远处景物，以调节眼球功能，避免眼球变形而导致视力减退。例如，在清晨，或夜间，有选择地望远山、树木、草原、蓝天、白云、明月、星空等。但又不宜长时间专注一处，否则反而有害。

**2. 按摩健目**

（1）熨目：双手掌面互相摩擦至热，在睁目时，两手掌分别按在两目上，使其热气煦熨两目珠，稍冷再摩再熨，如此反复 3～5 遍，每天可做数次，有温通阳气、明目提神的作用。

（2）捏眦：即闭气后用手捏按两目之四角，直至微感闷气时即可换气结束。连续做 3～5 遍，每日可做多次，只要坚持练习，就可提高视力。

（3）按双眉：用双手拇指关节背侧按摩双眉，自眉头至眉梢，经攒竹、鱼腰、鱼尾、丝竹空等穴。做时可稍稍用力，自己感觉略有酸痛为度，可连续按摩 5～10 次。本法有明目、醒神之功效。对于假性近视，或预防近视眼发展有好处。

**3. 闭目养神**

历代养生家都主张"目不久视""久视伤血"，说明养目和养神密切相关。在日常生活、学习、工作中，看书、写作、看电视、用计算机等时间不宜过久，尤其不宜过度近距离或在昏暗视线下阅读和工作。闭目养神是简单有效的预防和缓解视疲劳的方法。具体方法：当视力出现疲劳时，可排除杂念，全身自然放松，闭目静坐 5～10 分钟，每日早、中、晚各 1 次。此法有清除视觉疲劳、调节情志的作用，特别是有屈光不正、长时间近距离使用眼睛者，更应持之以恒，效果颇佳。

**4. 导引健目**

（1）低头法：身体呈下蹲姿势，用双手分别扳住双脚五趾，并稍微用力向上扳，用力时尽量朝下低头，这样有助于五脏六腑的精气上升至头部，从而起到营养耳目之作用。

（2）吐气法：腰背挺直坐，以鼻子徐徐吸气，待气吸到最大限度时，用右手捏住鼻孔，紧闭双眼，再用口慢慢地吐气。

（3）折指法：每天坚持早、晚各做一遍，小指向内折弯，再向后拉升的屈伸运动，每遍进行 30～50 次，并在小指外侧的基部用拇指和食指揉捏 50～100 次。此法坐、立、卧皆可以，坚持经常做，不仅能养脑明目，对白内障和其他眼病也有一定的疗效。

以上诸法可以单独做，也可任选一两种同做，只要坚持练习，就会获得提高视力的效果。

**5. 饮食养目**

一般可选猪、羊、兔、鱼等动物肉及猪肝、羊肝类，牛奶、海参、黄鳝、淡菜、青豆、黄豆、黑豆、马铃薯、菠菜、大白菜、芹菜、韭菜、胡萝卜、葡萄籽、红枣、苹果、核桃、莲子等，对保护视力有一定作用，切忌贪食膏粱厚味及辛辣大热之品。同时，还可配合药膳食疗方法，以养肝明目。

**6. 药物养目**

养目药物分外用和内服两类。

明目枕：荞麦皮、绿豆皮、黑豆皮、决明子、菊花等，做成枕芯。本药枕有疏风散热、清肝明目的作用。

根据需要选服中成药，如视物易疲劳，双目干涩，属于肝肾阴亏，可选用补益肝肾的六味地黄丸、杞菊地黄丸、石斛夜光丸等；视物易疲劳，平素体弱无力，属于气血不足，可选用气血两补的八珍丸；视物易疲劳，素体虚弱，纳食不香，属于脾气虚弱，可选用补中益气丸。

**（五）耳部保健**

耳为肾之窍，通于脑，是人体的听觉器官。耳的功能与五脏皆有关系，与肾的关系尤为密切。耳的听觉能力能够反映心、肾、脑等脏腑的功能。随着现代科学技术和现代文明的高度发展，导致听力下降和耳聋的原因越来越多，噪声污染、环境污染和药物的副作用等都不同程度地损害了听力。先天性耳聋、噪声性耳聋、中毒性耳聋、外伤性耳聋、感染性耳聋、老年性耳聋等都较常见，而且治疗起来也很棘手。因此，耳功能保健应以预防为主。人的衰老往往从耳朵听力下降开始，因此人们常把耳聪作为长寿的标志。

**1. 耳勿极听**

所谓极听，有主动和被动之分。前者是指长时间专心致志运用听力去分辨那些微弱、断续不清的音响；后者为震耳欲聋的声响超过了耳膜的负荷能力。极听耗伤精气，损害听力。特别是长期在噪声环境中，对听力会产生缓慢性、进行性损伤，久而久之，可发生听力下降或耳聋。因此，在有噪声环境中工作和学习应做好必要的保护性措施，如控制噪声源；在噪声大的环境有意识地张开些口，以利进入耳道的声波能较快扩散开来，减轻对耳膜、内耳鼓膜的过大压力，做好个人防护等。孕妇和婴幼儿尤应注意避免噪声的影响。

**2. 按摩健耳**

按摩保健是健耳的一个重要方法。摩耳功法可分如下几步。

按摩耳根：用两手食指按摩两耳根前后各 15 次。

按抑耳郭：以两手按抑耳轮，一上一下按摩 15 次。

摇拉两耳：以两手拇食二指摇拉两耳郭各 15 次，但拉时不要太用力。

弹击两耳：以两手中指弹击两耳 15 次。

鸣天鼓：以两手掌捂住两耳孔，五指置于脑后，用两手中间的三指轻轻叩击后脑部 24 次，然后两手掌连续开合 10 次。此法使耳道鼓气，以使耳膜震动，称之为"鸣天鼓"。

耳部按摩可增强耳部气血流通，调动体内正气，以增强机体对疾病的抵抗力，保持生理相对平衡。耳部按摩能润泽外耳肤色，抗耳膜老化，预防冻耳，防治耳病，还能活跃肾脏元气，强壮身体，抗衰老，利健康，助长寿。

**3. 防病护耳**

很多疾病的发生，都能导致耳部炎症出现。患感冒、鼻炎时，应当采用正确的揩鼻涕方法排出鼻涕等分泌物，即交替将左右鼻翼压向鼻中隔，不要用手捏紧双侧鼻孔擤鼻涕，以免增加鼻、咽部压力，使鼻涕倒流进入耳内。因此，预防感冒是预防耳部炎症的积极措施。发生麻疹、腮腺炎、风疹中任何一种急性传染病，机体的抵抗力都会明显下降，如果病菌的毒力较强，很容易诱发中耳炎。因此，预防这些传染病，是防止耳部炎症的有效措施。

使用药物不当而引起耳聋占有相当的比例，特别是耳毒性抗生素，如链霉素、庆大霉素，以及治疗肿瘤的化疗药物，如氮芥、长春碱类等，都能使听觉传导系统受到严重损害。因此，临床使用应严格控制，避免药物副作用引起听觉损伤而造成耳聋。

**（六）鼻部保健**

鼻是呼吸道的门户。《内经》指出："肺气通于鼻。"从鼻的作用来看，鼻是呼吸道的出入口，又是防止致病微生物、灰尘、污垢等侵入的第一道防线。鼻腔内有鼻毛，又有黏液，故鼻内常有很多细菌、污垢，有时会成为播散细菌的疫源。因此，做好鼻的保健，十分重要。

### 1．"浴鼻"锻炼

鼻与外界直接相通，增强鼻对外界的适应能力，才能提高其防御功能。浴鼻锻炼，就是用冷气和冷水浴鼻。坚持体育锻炼，尤其是室外锻炼，多呼吸点新鲜空气。一年四季提倡冷水洗鼻，尤其是早晨洗脸时，用冷水清洗几次鼻腔，可改善鼻黏膜的血液循环，增强鼻对天气变化的适应能力，可预防感冒及其他呼吸道疾患。

### 2．按摩健鼻

鼻的保健按摩分拉鼻、擦鼻、摩鼻尖和"印堂"按摩，可增强鼻部的血液流通，使鼻的外部皮肤润泽、光亮，还能养肺，预防感冒，防治各种鼻炎。

拉鼻：用拇指和食指夹住鼻根两侧，用力向下拉，连拉 16 次。

擦鼻：用两手鱼际相互摩擦至热后，按鼻两侧，顺鼻根至迎香穴，上下往返摩擦 24 次。

刮鼻：用手指刮鼻梁，从上向下 36 次。

摩鼻尖：分别用两手手指摩擦鼻尖各 36 次。

"印堂"按摩：即用中指和食指、无名指的指腹点按"印堂"穴（在两眉中间）16 次，也可用两手中指，一左一右交替按摩"印堂"穴位。通过按摩，可增强鼻黏膜上皮细胞的增生能力，并能刺激嗅觉细胞，使嗅觉灵敏。

### 3．药物健鼻

平常鼻腔内要尽量保持适当湿度，若过于干燥，易使鼻黏膜破裂而出血。在气候干燥的情况下，可配合药物保健，如在鼻内滴一些复方薄荷油，或适量服用维生素 A、维生素 D 等，以保护鼻黏膜。还可服些中药，下列二方可供参考。

润鼻汤：天冬 9g，黑芝麻 15g，沙参 9g，麦冬 9g，黄精 9g，玉竹 9g，生地黄 9g，川贝母 9g。本方有润肺养脾之效，加减服用，可收滋润护鼻之功。

健鼻汤：苍耳子 27g，蝉蜕 6g，防风 9g，白蒺藜 9g，玉竹 9g，炙甘草 4.5g，薏苡仁 12g，百合 9g。本方以御风健鼻为主，润肺健脾，使肺气和，脾气充，对易伤风流涕之人，有良好的保健预防作用。

另外，养成正确擤鼻涕的方法，克服挖鼻孔、拔鼻毛或剪鼻毛等不良习惯。鼻毛和鼻黏膜是鼻的主要结构，操作之后，不但伤害鼻腔，还可导致其他疾患。

### （七）颈椎保健

人的颈椎上连头颅，下接身体，支配着颈部、躯干及四肢的诸多活动，在人体生命活动中起着非常重要的作用。近年来，颈椎病的发病率不断上升，且表现出低龄化趋势。这提示年龄的增长已不再是颈椎病发病的首要因素，而职业因素越来越被人们所重视。如果对颈部保养方法不当，使颈部长期处于不良姿势，极易导致颈椎周围组织形成慢性劳损而发生纤维组织炎或逐步退变。

**1. 端正坐姿**

经常伏案工作的人颈椎病发病率较高，这提示姿势不良是颈椎病的重要诱因之一。因此端正坐姿是非常重要的预防措施。

正确的坐姿：保持自然舒服的端坐位，上身挺直，收腹，下颌微收，两下肢并拢，头部略微前倾，头、颈、肩、胸保持正常生理曲线为准。同时，还要注意桌与椅的距离适中。

注意纠正一些生活中的不良习惯，如：看电视时最好不要倚着沙发，或半躺半卧靠在床头；打麻将时间不可过长，还要经常变换身体姿势等。

**2. 功能锻炼**

对长时间伏案工作者，每工作1小时左右，就要进行适当活动，可根据颈椎运动功能特点进行颈部锻炼，也可进行耸肩、双臂画圈等局部运动。在此过程中，还要注意轻柔、缓慢及重复的连贯性，以达到最大运动范围为佳。随着对运动的适应可逐渐增加运动幅度和次数。这样既有利于消除疲劳感，又能起到预防颈椎疾病的作用。

颈部锻炼活动的准备姿势：双脚分开与肩同宽，两手臂放在身体两侧，指尖垂直向下（坐时两手掌放在两大腿上，掌心向下），眼平视前方，全身放松。可进行以下运动。

（1）伸颈训练：缓慢向上抬头，要尽可能地把头颈伸长到最大限度，并将胸腹一起向上伸（不能单纯做成抬头运动）。将伸长的颈慢慢向前向下进行运动。再缓慢向后向上缩颈，恢复到准备姿势。

（2）屈颈训练：取坐位，双手置于头后部。双手向前用力，缓慢、持续并尽力地牵拉颈后部肌肉，使项部肌肉有紧绷感。取坐位，左手越过头顶，抓住右侧耳上方，向左用力，头部用力向右侧偏，这样相向用力，使右侧项部肌肉有紧绷感。反之亦然。取坐位，双肘支撑桌面，合掌置于前额部，用力屈颈，保持躯干不动，使颈前部肌肉有紧绷感。

（3）旋颈训练：取坐位，左手绕过头后，放于头右侧耳部，用力向左拉，头用力向左旋，眼看左侧大腿部，使右侧项部肌肉有紧绷感。反之亦然。

（4）悬颈训练：取坐位或站位均可，双手伸直用力做类似于撑地动作（立地），颈项向上方伸展（顶天），相当于一个"顶天立地"的姿势，使项肩部肌肉有拉伸的感觉。

（5）缩颈训练：取坐位或站位均可，双手自然下垂，双侧同时用力耸肩，颈项用力向下，似有头向胸腔内缩入的感觉，使两侧项肩交界处肌肉有牵拉感。

**3. 合理用枕**

枕头以选择符合颈椎生理曲度要求的，质地柔软，透气性好者为佳。枕头形状最好为圆柱形，直径大约 20cm。卧床休息时，枕头应放在头颈下，这样可使颈后部的肌肉松弛，颈椎保持正常生理曲度。枕头形成中间低两端高的形状，这样对头部起到相对固定作用，可减少在睡眠中头颈部的异常活动，还可以对颈部起到保暖作用。

药枕保健：川芎、吴茱萸、川乌、草乌、当归、没药、细辛、威灵仙、甘草、冰片、樟脑、薄荷。将方中前 9 味共研细末，用醋在微火上炒至有焦味时加入冰片、樟脑及薄荷粉拌匀。然后用晾干的绸布包药末做成枕芯，夜间枕，白天用塑料袋封装。对于顽固性失眠、颈椎病、高血压、神经性头痛、紧张性头痛、偏头痛、头晕、焦虑症、抑郁症等，有一定的防治效果。

**4. 推拿按摩**

自我按摩：选腕骨、外关、肩中、风池等穴位进行按摩，同时缓缓转动颈部，每次 10～15 分钟，每日 2 次。拿颈项：将手掌握在后项部以四指和掌根用力捏起后项 6～9 次，每日 3 次。

## 二、胸背部位保健

### （一）胸部保健

**1. 衣服护胸**

"胸宜常护"，胸部的保护以保暖避寒为主，目的在于保护胸阳，年老体弱者更应注意。日常生活中，人们穿的背心、上衣，均是以保护胸背的阳气为主。

**2. 胸部按摩**

取坐位或仰卧位，用左手掌在胸部从左上向右下推摩，右手从右上向左下推摩，双手交叉进行，推摩 30 次。然后，两只手同时揉乳房正反方向各 30 圈，再左右与上下各揉按 30 次。女性还可做抓拿乳房保健：两小臂交叉，右手扶左侧乳房，左手扶右侧乳房，然后用手指抓拿乳房，一抓一放为 1 次，可连续做 30 次。胸部按摩可以振奋阳气，促进气血运行，增强心肺功能。

### （二）背部保健

**1. 背部保暖**

背部受寒会直接侵犯脏腑，故应时刻注意保暖。背部保暖方法有三：第一，衣服护背。平时穿衣注意背部保暖，随时加减衣服，以护养背部。第二，晒背取暖。避风晒背，能暖背通阳，增进健康。第三，慎避风寒。

### 2. 背部捶搓

历代医家和养生家都强调保护背部的重要性，而且提出了捶背、捏脊等护养背部的方法。

（1）捶背：捶背又分自我捶打和他人捶打。本法可以舒筋通络，振奋阳气，强心益肾，增强人体生命活力。

自己捶打：两腿开立，全身放松，双手半握拳，自然下垂，捶打时，先转腰，两拳随腰部的转动，前后交替叩击背部及小腹。左右转腰 1 次，可连续做 30 ～ 50 次。叩击部位，先下后上，再自上而下。

他人捶打：坐、卧均可。坐时，身体稍前倾；卧时，取俯卧位，两臂相抱，枕于头下。捶打者用双拳沿脊背上下轻轻捶打，用力大小以捶击身体，震而不痛为度。从上而下为 1 次，可连续打 5 ～ 10 次。

（2）搓背：搓背也分自搓和他人搓。自搓方法，可在洗浴时进行。以湿毛巾搭于背后，双手拉紧毛巾两端，用力搓背，直至背部发热为止。他人搓法：取俯卧位，裸背，他人以手掌沿脊柱上下按搓，至发热为止。注意用力不宜过猛，以免搓伤皮肤。搓背法有防治感冒、腰背酸痛、胸闷腹胀等病症之功效。

（3）捏脊：取俯卧位，裸背，他人用双手（拇指与食指合作）将脊柱中间的皮肤捏拿起来，自大椎开始，自上而下，连续捻动，直至骶部，可连续捏拿 3 次。此法成人、小儿皆宜，可调和脏腑、疏通气血、健脾和胃，对高血压也有一定作用。注意用力不宜过大、过猛，速度不宜太快，动作要协调。

## 三、腰腹部位保健

### （一）腰部保健

#### 1. 正确用腰

在搬、抬重物时，应将两足分开与肩等宽，屈膝，腹肌用力，再托运物体。此时大腿和小腿的肌肉同时用力，分散了腰部的力量。在膝关节伸直状态下，从地上搬取重物，腰部承受的压力可增加 40%，极易损伤腰部的韧带、肌肉和椎间盘。搬物时不要弯腰，而应屈膝，要保持腰部正常直立位置时的曲度，避免力量集中在腰部。如物体太重，不可强行用力。

直立挺直的姿势对腰椎关节是最好的，弯腰时，对腰部组织的负担均有不同程度的加重，长时间弯腰可致腰肌劳损，继而发展为脊柱的劳损退变。因此，在日常生活中尽量保持背部挺直，避免长时间弯腰工作，以减轻腰部的负担。

#### 2. 运动健腰

转胯运腰法：取站立姿势，双手叉腰，拇指在前、其余四指在后，中指按在肾俞穴上，吸气时，胳膊由左向右摇动，呼气时，由右向左摆动，一呼一吸为 1 次，可连续做 8 ～ 32 次。

俯仰健腰法：取站立姿势，吸气时，两手从体前上举，手心向下，一直举到头上方，手指尖朝上；呼气时，弯腰两手触地或脚。如此连续做 8 ～ 32 次。

旋腰转脊法：取站立姿势，两手上举至头两侧与肩同宽，拇指与眉同高，手心相对，吸气时，上体由左向右扭转，头也随着向右后方扭动；呼气时，由右向左扭动，一呼一吸为 1 次，可连续做 8 ～ 32 次。

仰卧、俯卧训练：取仰卧位，双脚、双肘和头部五点支撑于床上，将腰、背、臀和下肢用力挺起稍离开床面，坚持到疲劳时，再恢复平静的仰卧休息。然后取俯卧位，将双上肢伸直平放于身体两侧，用力将头、胸部和双腿（伸直不能屈曲）挺起离开床面，使身体呈反弓形，坚持至稍感疲劳为止。如此两法反复进行 10 分钟，每天早晚各锻炼 1 次。

**3. 腰部按摩**

两手搓热，以两手掌面紧贴腰部脊柱两旁，直线往返摩擦腰部两侧，一上一下为一遍，连做 10 遍，使腰部有热感。每天摩擦腰部，具有行气活血、温经散寒、壮腰益肾等作用。

**（二）腹部保健**

**1. 腹部保健保暖**

除日常注意腹部的保暖外，年老和体弱者可用"兜肚"或"肚束"保健。

（1）兜肚：将艾叶捶软铺匀，盖上丝绵（或棉花），装入双层肚兜内。将兜系于腹部即可。

（2）肚束：又称为"腰彩"。即为宽七八寸的布系于腰腹部。此法前护腹，旁护腰，后护命门。

兜肚和肚束均可配以有温暖作用的药末装入其中，以加强温暖腹部的作用。

**2. 腹部保健按摩**

腹部按摩不仅起到局部治疗作用，而且对全身组织、器官功能起着调节作用。

具体做法：先搓热双手，然后双手重叠，置于腹部，用掌心绕脐沿顺时针方向由小到大转摩 36 周，再沿逆时针方向由大到小绕脐摩 36 周，立、卧均可。饭后、临睡前均可进行。它可健脾胃、助消化，并有安眠和预防胃肠疾病的作用。

**3. 腹部减肥**

（1）躺卧屈膝：平躺，屈膝至胸前，两膝与水平面垂直，双手放两侧；吐气并将膝盖拉往右肩，两臂水平放置，再将膝拉往左肩，如此重复 10 次，以锻炼后腰肌肉。

（2）仰卧支腰：仰卧，双手托盆骨，支起下身及腰部，足尖挺直，背、头、两臂着地；左右下肢交替向头部靠拢，膝关节不弯曲，重复进行以锻炼腰、腹部。

（3）直立弯腰：站立位，两下肢分开等肩宽，双手叉腰，使腰部向前、后、左、右侧弯约45°，四个方向轮流进行弯腰5次。

（4）直立扭腰：站立位，两下肢分开等肩宽，两手叉腰，上身正直，向左右两侧纵轴向扭转，尽量转至不能转动为度，双侧轮流进行5次。

（5）弯腰触足：站立位，两下肢分开等肩宽，腰部向前弯，先用右手摸左脚，再用左手摸右脚，各摸10次。

## 四、四肢部位保健

### （一）手的保健

#### 1. 日常保健

在日常生活中，手被污染的机会最多，因此应勤洗双手，保持清洁卫生。洗手时应使用肥皂或香皂，不但去油腻污垢，还可杀菌。但切忌用汽油清洗手上的油垢，因汽油对皮肤有侵蚀作用，使手变得粗糙，易引起皮肤病。

洗手后可擦些甘油、护手霜之类的润肤化妆品，这样能及时补充洗手时所失去的皮肤油脂。若洗手后发现皮肤较黑，可用醋搓洗双手，使双手白皙、红嫩；若洗手后发现皮肤粗糙，可用黄瓜、西红柿等水果蔬菜敷手，以改善皮肤粗糙现象。

#### 2. 方药润手

采用药物方法，保护手部皮肤，使其滋润润嫩、沽白红润。兹列举一方。

千金手膏方（《千金翼方》）：桃仁、杏仁各20枚（去皮尖），橘核20g，赤芍20g，辛夷、川芎、当归各30g，大枣60g，牛脑、羊脑、狗脑各60g。诸药加工制成膏，洗手后，涂在手上擦匀，忌火炙手。本品有光润皮肤、护手防皲之效。

太平手膏方（《太平圣惠方》）：瓜蒌瓢60g，杏仁30g，蜂蜜适量，制作成膏，每夜睡前涂手。本品防止手部皲裂，使皮肤白净柔嫩，富有弹性。

#### 3. 按摩护手

双手合掌互相摩擦至热，一手五指掌面放在另一手五指背面，从指端至手腕来往摩擦，以局部有热感为度，双手交替。按摩时间可在晚上睡前和早晨醒后，本法可促进肌肤血液循环，增进新陈代谢及营养的吸收，使肌肉强健，可柔润健手，防治冻疮。

### （二）足的保健

#### 1. 日常保健

首先是泡洗。用温水洗脚非常有利于健康长寿。一方面可以清除附在足部皮肤上的微生物和细菌，减少足病发生；另一方面可以促进血液循环，疏通经络，调整脏腑，安神定志，从而达到强身健体的目的。

除温水泡脚外，还可以用药浴的方法。

（1）取夏枯草 30g，桑叶 30g，钩藤、菊花各 20g，煎水浴足，每日 1 ～ 2 次，每次 15 ～ 20 分钟，主要适用于高血压患者。

（2）取透骨草、寻骨风、老鹳草各 30g，黄蒿 20g，乳香、没药、桃仁、独活各 10g，水煎趁热洗足，每日 2 次，主要适用于下肢关节炎症。

（3）取苏木 30g，桃仁、红花、乳香、血竭、土鳖虫各 10g，自然铜 20g，水煎，趁热浸浴患足。主要适用于足部损伤。

（4）取苦参、明矾、大黄、地肤子各 30g，丁香 15g，黄柏、地榆各 20g，水煎取汁，待药温后洗足，每次 10 ～ 15 分钟，每日 5 ～ 6 次，每日 1 剂，主要用于脚癣。

其次是宜保暖。人的双脚温度为 28 ～ 33 ℃时，感觉最舒服。若降至 22 ℃以下时，则易患感冒等疾病。中医学认为，诸病从寒起，寒从足下生。所以，在寒冷的天气要保持足部适当的温度，鞋袜宜保暖、宽大、柔软、舒服，鞋子透气性能好，并要及时更换。脚部保暖对于预防感冒、鼻炎、哮喘、心绞痛等有一定的益处，保持双足的适当温度是预防疾病的一种重要方法。

**2. 足部按摩**

足部按摩主要是通过按摩穴位和刺激脚部反射区，舒筋活络，改善血液循环，协调脏腑功能，平衡阴阳，解除疲劳。

对足部按摩，可用手指头、指关节，也可使用按摩棒、按摩球等按摩工具。根据身体情况用揉搓或按压等方法按摩。可在每个反射区按摩 2 ～ 3 分钟，先左脚后右脚，每次按摩半小时左右。按摩力度顺序为轻—重—轻，以能忍受为度。此外，也可每晚洗脚后临睡前，一手握脚趾，另一手摩擦足底涌泉穴 30 ～ 60 次，以热为度，两脚轮换摩擦，具有调肝、健脾、安神、强身的作用。

**3. 踮足运动**

双脚并拢，用力踮起脚尖，收缩小腿三头肌，使足背跖屈，然后放松，放松小腿三头肌，使足背背屈，再重复，每天连续做数十次，每次 5 ～ 10 分钟。

**思考题**

1. 体质差异形成的原因主要有哪些方面？
2. 常见体质主要有哪些类型？各有何主要特征？
3. 常见体质的养生保健方法有哪些？

4. 体力劳动者和脑力劳动者养生保健方法的主要区别是什么？

5. 如何进行梳理、按摩护发保健？

6. 颜面保健的主要方法和措施有哪些？

7. 咽津保健法有何重要意义？

8. 简述"浴鼻"锻炼和按摩健鼻的方法和意义。

9. 如何进行颈椎保健？

10. 简述胸背腰腹的主要保健方法。

11. 足部保健措施主要有哪些？

# 第十二章　辨病施养

却病延年，是养生保健的目的，虽然不能完全杜绝疾病的发生，但是尽量减少疾病发生的次数、控制疾病的深浅、降低疾病的危害还是切实可行的。因此，对一些常见疾病有所了解，并根据疾病的不同特点，在疾病将来的时候及时预防，已患疾病之时通过保养以辅助治疗、控制病情发展，做到辨病施养与其他养生方式结合，才是较为完整的养生保健措施。

## 第一节　冠心病

冠心病是冠状动脉粥样硬化性心脏病的简称，又称缺血性心脏病，是指供给心脏营养物质的血管——冠状动脉发生严重粥样硬化或痉挛，使冠状动脉狭窄或阻塞，以及血栓形成造成管腔闭塞，导致心肌缺血缺氧或梗死的一种心脏病。

冠心病是动脉粥样硬化导致器官病变的常见类型，也是危害中老年人健康的常见病。本病的发生与冠状动脉粥样硬化狭窄的程度和支数有密切关系，但少数年轻患者冠状动脉硬化虽不严重，甚至没有发生粥样硬化，但也可以发病。也有一些老年人冠状动脉粥样硬化虽较严重，但并不一定都有胸痛、心悸等冠心病临床表现。该病是导致脑中风的众多危险因素之一。

冠心病的发病机制十分复杂，以器质性多见，属中医学"胸痹""真心痛"的范畴。如心绞痛、心肌梗死、心肌硬化及萎缩等心脏病，以心绞痛症状最为多见，其发病率有随着年龄增长而增高的趋势。中医学根据临床表现，辨证分为心脉瘀阻、痰浊寒凝、阴虚阳亢、气阴两虚和心肾阳虚等五型，其中以心脉瘀阻、痰浊寒凝和气阴两虚为常见。

## 一、发病原因

1. 年龄——本病多见于 40 岁以上的中老年人。

2. 性别——冠心病男性死亡率明显高于女性。但女性绝经期后的发病率明显上升，有资料表明，60 岁以后，女性发病率大于男性。

3. 职业——脑力劳动者大于体力劳动者，常有紧迫感的工作者较易患病。

4. 饮食——过食较高热量、动物脂肪、高胆固醇者，易患本病。

5. 血脂——由于遗传因素或脂肪摄入过多，或脂质代谢紊乱而致血脂异常。

6. 血压——血压升高是冠心病发病的独立危险因素。

7. 吸烟——吸烟是冠心病的主要危险因素。

8. 肥胖——体重迅速增加，超标准体重的肥胖者，易患本病。

9. 糖尿病——糖尿病易引起心血管病。

10. 遗传——家族中有年轻时患本病者，其近亲患病的概率可 5 倍于无这种情况的家族。

以上十大因素中，血压过高、体重超标、胆固醇过高，是导致冠心病、脑卒中的最危险因素之一。

## 二、证候表现

心绞痛是冠心病的临床类型之一，常因劳累、情绪激动、受寒、饱餐而发作。其特点为阵发性前胸压榨性疼痛、发闷或紧缩感，面积手掌大小，可放射至左胸与左上肢，常在劳动或情绪激动时发生，持续 3～5 分钟，休息或用硝酸酯类药后消失，患者多有表情焦虑、皮肤冷、出汗等症状，也有部分患者的心绞痛在夜里或清晨发生。

## 三、施养要点

### 1. 精神调摄

冠心病患者大多具有痰湿、瘀血、气郁的体质，常有心烦、急躁、健忘、忧郁、苦闷、多疑等表现，三种体质状态可同时出现，或其中两种兼而有之，易导致孤独或焦躁的不良心态。因此，在情志调节方面，应培养愉悦的情绪，塑造开朗乐观的性格，严于律己，宽以待人，处世随和，克服偏执，不苛求他人，**精神愉快则气血和畅**，营卫流通，有利于体质的改善。冠心病患者要避免过度劳累、紧张及情绪激动。

**2. 饮食调养**

要想远离心脏病，防治血脂异常是第一要务，而合理的饮食和规律运动则是防治的根本手段与基础。

（1）合理膳食，避免饱餐，避免肥胖：选用低脂、低胆固醇饮食。宜选用新鲜的蔬菜，如香菇、洋葱、茄子、油菜、胡萝卜、莲藕等；水果可选杧果、山楂、番木瓜、柑橘、橙子等；高膳食纤维食物，如各种粗粮、魔芋、红薯、脱脂牛奶、豆类等；补充适量的肉类、蛋类、鱼类等；选用的油类如豆油、菜籽油、茶油等。醋有软化血管的作用，可以适量食用。此外，适当食用生姜、大豆、蘑菇、大蒜、洋葱、牛奶、深海鱼油等对冠心病患者都具有养生保健的作用。

（2）饮食禁忌：少食盐，不食肥甘厚味之品如黄油、鱼油、猪油、牛油；不食动物内脏，如脑、肝脏、肾脏、鱼子等；限制肉类的摄入，吃蛋黄每周不超过两个；少食过于甜腻的食品，如奶油蛋糕、甜点心、甜饮料等；少食辛辣刺激食品，如辣椒、极浓的咖啡、浓茶等。

（3）禁止吸烟，饮烈性酒：冠心病患者必须戒除烟酒，同时有高血压者要控制血压，伴高血压者宜低盐饮食。

**3. 起居调护**

冠心病患者起居作息要有规律，少熬夜，保证良好的睡眠。居室环境要温暖，避免寒冷的刺激。注意动静结合，防止气滞血瘀。春、秋季加强室外活动，夏季不可贪凉求爽、饮冷过度，损伤脾胃，冬季谨避风寒，注意保暖。

**4. 运动锻炼**

适当运动，增强体质。如步行、慢跑、游泳、扭秧歌、跳健身舞、爬山、骑自行车、打门球等活动，有利于改善血脂状况。如果能坚持日行万步，可有效预防冠心病。

**5. 特别提示**

冠心病患者在运动时，要注意自己的感受，如出现胸闷或绞痛、呼吸困难、特别疲劳、恶心、眩晕、头痛、四肢剧痛、足膝髋关节等疼痛、双腿无力、行走困难、脉搏显著加快等情况之一，应立即停止运动，到医院做进一步检查。

# 第二节　高血压

高血压是最常见的心血管疾病之一，亦是导致各种心脑血管疾病重要的危险因素。世界卫生组织建议的血压判别标准：①正常血压，收缩压 < 140mmHg，舒张压 < 90mmHg。②成人高血压，收缩压 ≥ 140mmHg，舒张压 ≥ 90mmHg。高血压是主要以动脉血压增高为主的临床症候群。早期症状可见头晕、头胀、胸闷、失眠、注意力不集中等，约半数人可出现不同程度的头痛，常伴后颈部牵拉或板样感觉。对人体心、脑、肾、血管等重要脏器损害严重。当前，我国高血压患者人数已经超过 2 亿人。该病是导致脑中风的众多危险因素之一。

中医学中虽没有高血压的病名，但根据其临床表现，本病相当于中医学"眩晕""头痛"等病的范畴。中医学根据辨证施治，在这一领域已经发挥了重要的作用，取得了明显效果，得到广泛的关注。

## 一、发病原因

高血压的发病机制尚待阐明，但遗传和生活方式对血压都有影响。

（1）肥胖体质：成年人的体重和血压有明显的关系，体重升高的人与体重稳定的人相比，前者血压升高明显，而随着体重的下降，血压也随之下降。

（2）饮食不节：过多摄入动物脂肪或大量饮酒，低钾、高盐，均可使血压升高。

（3）精神因素：长期精神紧张、不良情绪、心理压抑等因素，可导致血压升高。

（4）遗传因素：大约半数高血压患者有家族史。

（5）环境与职业：有噪声的工作环境，过度紧张的脑力劳动，均易发生高血压，城市中的高血压发病率高于农村。

发病类型：高血压分为 2 型。

原发性高血压——约占本病的 90%，是指以血压升高为主要表现而病因尚未清楚的一种独立疾病。发病与情绪波动、精神紧张、遗传、肥胖、高盐饮食等有关。

继发性高血压——血压升高仅是某些疾病的表现之一。城市的患病率高于农村，脑力劳动高于体力劳动，男女之间无明显差异。随着年龄的增长，40 ～ 50 岁女性发病显著。

## 二、证候表现

高血压的患者，虽多无明显症状，或仅感头晕、头痛、眼花、耳鸣、失眠及乏力，但心、脑、肾等重要器官都在不知不觉地受到损害，并最终可能导致脑卒中、尿毒症、冠心病等严重并发症而致死亡。部分患者可在短期内发生血压急剧增高，并可出现心、脑、肾等重要器官的功能障碍，表现为头痛、烦躁、多汗、恶心、呕吐、面色苍白或潮红、视力模糊、意识不清、抽搐及昏迷等高血压急症征象。

## 三、施养要点

凡明确诊断为原发性高血压患者，应长期坚持药物治疗，而且应保护重要脏器心、脑、肾等免于受损。西医学研究证实，心脑血管病是老年人多发疾病，高血压为其祸根之一。但高血压是能够防治的，其办法主要是改变长期不良的生活方式与生活习惯，加强自我保健。

**1. 精神调摄**

高血压患者大多具有痰湿、瘀血、气郁、阴虚阳亢的体质。外向好动，活泼，性情较急躁，情志过极，易于化火，或暗耗阴血，或助火生热，加重阴虚质、痰湿质的偏颇倾向，常有心烦易怒、急躁、健忘、忧郁、苦闷等表现，多种体质状态可同时出现，或其中两种兼而有之，易导致孤独或焦躁的不良心态。故应学会调节情志，释放不良的情绪，培养愉悦的心情，保持开朗乐观的性格，严于律己，宽以待人，处世随和，克服偏执，精神愉快则气血和畅，营卫流通，有利于体质的改善。高血压患者要避免过度劳累、紧张及情绪激动，脑力劳动者，应避免用脑过度，劳逸结合，保持乐观情绪。

**2. 饮食调养**

饮食宜清淡，少进食盐及胆固醇高的食物，控制体重，食量以不使体重超重为度，避免发胖。少吃动物脂肪、内脏、蛋类等含脂肪、胆固醇多的食物，多吃鱼、水果、蔬菜、黑木耳等。保持低盐饮食，食盐每天 6g 左右。不吸烟，不饮酒。

**3. 起居调护**

应注意劳逸结合，保证充足的睡眠、避免过度精神紧张，生活要有规律，有条件者午饭后不妨躺卧半小时。大便要通畅，多吃含纤维素的食物。从卧位或蹲位起立时，动作应缓慢，以防气血不和、脑府失荣而发生意外。

**4. 运动锻炼**

经常参加体育活动，但宜采用舒缓运动，如散步、慢跑步、游泳、做体操、打太极拳、练气功等，以调畅气血，舒畅经络。

# 第三节　中风

中风又名"卒中"，是在气血内虚的基础上，遇到劳倦内伤、忧思恼怒、嗜食厚味、烟酒等诱因，进而引起脏腑阴阳失调，气血逆乱直冲犯脑，形成脑脉痹阻或血溢脑脉之症。临床以突然昏仆、半身不遂、口舌㖞斜、失语或语言謇涩、偏身麻木为主要表现，具有发病急骤、变化快如风邪善行数变的特点。中风是目前我国三大致死病因之一，其发病率为219/10万，死亡率为116/10万，患病率为719/10万，致残率为80%，严重威胁人类的健康。该病是多发于中老年的一种常见病，近年来，该病有年轻化的趋势。尤其如高血压、高脂血症、肥胖、吸烟、酗酒、久坐不动等，是导致脑中风的众多危险因素之一。

中风按病理性质可分为出血性中风和缺血性中风。相当于西医学颈内动脉系统的脑血管病变。至于椎－基底动脉系统血管病变出现风眩、风痹、风痴、风癫、风搐等证，而不以偏枯为主症者，定病名为类中风。

## 一、发病原因

七情失调、饮食不节、偏嗜膏粱美味、劳倦内伤；寒冷刺激是本病的发病基础，又是重要的诱发因素。

## 二、临床表现

以突然昏仆、半身不遂、口舌㖞斜、失语或语言謇涩、偏身麻木为主要表现。

发病类型：中风按病理性质可分为两类。

出血性中风——如西医学之脑出血、蛛网膜下腔出血。

缺血性中风——如西医学之短暂性脑缺血、脑血栓形成、脑梗死、脑腔隙性梗死。

## 三、施养要点

中风患者的发病与高血压、高脂血症、肥胖、心脏病、糖尿病等有密切关系，因此对这些病进行积极有效的治疗是十分必要的。中风病强调综合性的防治，积极发现"卒中倾向个体"，采取相应的措施，如对心脏病、糖尿病、血液系统疾病的积极治疗，可减少危险因素的损害，起到预防或延迟作用。同时，由于中风患者往往有长期高血压病史，所以中风病的施养要点与高血压有颇多相似之处，可以相互参考。

**1. 精神调摄**

除参照高血压的"精神调摄"相关内容外，还需注意，中风病患者要心情舒畅，尽量避免过劳、精神刺激，保持心理平衡，调整心理状态，树立正确的人生观，积极配合治疗，早日康复。积极参加健康教育，病友之间互相交流，学习疾病自我管理知识和技能，有助于疾病的康复。

**2. 饮食调养与起居调护**

可参照高血压的相关内容进行养生保健。

**3. 运动锻炼**

经常参加体育活动，如散步、慢跑步、游泳、做体操、打太极拳、练气功等。太极拳、气功等是我国传统的医疗保健方法，通过自我调整和自我控制作用，达到心静、体松、气和，从而有利于调解血压，预防中风发生，同时也有利于中风病后遗症的康复。长期打太极拳、练气功等锻炼，可使脑卒中发生率降低。

# 第四节　支气管哮喘

支气管哮喘是以反复发作性咳嗽、喘鸣和呼吸困难为主要临床特征的变态反应性疾病。该病是由多细胞（如嗜酸性粒细胞、肥大细胞、T淋巴细胞、中性粒细胞、气道上皮细胞等）和细胞组分参与的气道慢性炎症性疾患。这种慢性炎症导致气道高反应性增加，通常出现广泛多变的可逆性气流受限，引起反复发作性的喘息、气急、胸闷、咳嗽等症状。常在夜间或清晨发作、加剧，多数患者可自行缓解或经治疗缓解。本病的临床特点是反复发作、暂时性、带哮鸣音的呼气性呼吸困难。

中医学虽没有支气管哮喘的名称，但根据临床表现可归属于"哮证""喘证"等范畴。其发病原因较复杂，外因多为感受六淫侵袭，内因多由宿痰内伏于肺，饮食伤脾，劳欲戕伐于肾所致。而痰阻气道，肺气上逆则是本病的病机关键。临床常分为风寒袭肺、痰热壅肺、肺肾虚损、气郁痰阻型等。

## 一、发病原因

支气管哮喘是由于各种刺激，使支气管的平滑肌痉挛，炎性细胞浸润、气道黏膜水肿及分泌物增加，造成气管管腔狭窄，致使气道阻力增加而出现哮喘。哮喘病发作有较明显的季节性，以春、秋季发病率较高，寒冷地区比温暖地区发病率高。任何年龄均可发病，但多数在儿童期开始发病。

## 二、临床表现

1. 症状突然发作，而且多有一些诱因，如吸入某种过敏原或刺激性气味。
2. 某些患者哮喘发作具有一定季节规律。
3. 容易在夜间或清晨发作或加剧。
4. 症状可自行缓解或经治疗后缓解。
5. 症状缓解后容易反复发作。

## 三、施养要点

支气管哮喘除积极治疗外，还需要注意预防，日常要着意消除或避免哮喘发作的各种因素：如脱离过敏原、控制感染等，同时预防复发，做好卫生宣传工作，加强心理教育，提高患者与疾病斗争的信心和方法；加强身体锻炼；寻找过敏原，进行脱敏治疗；避免接触过敏原等。在此基础上，中医养生保健方面尚有一些注意要点。

**1. 精神调摄**

支气管哮喘患者的体质多与阳虚、气虚、血瘀、痰湿体质有关。此类患者性格多内向，情绪不佳，易于低沉。在日常生活中，应学会调节不良的情绪，和喜怒，去忧伤，防惊恐。保持良好的精神状态，消除不必要的焦虑和忧郁，以平和的心态对待疾病，树立战胜疾病的信心。

**2. 饮食调养**

支气管哮喘患者的饮食要喝牛奶、蔬菜汁，多吃青菜及止咳平喘食物，如白果、枇杷、柚子、北瓜、山药、栗子、百合、海带、紫菜等；避免寒凉刺激之品，不宜食生冷、过咸、辛辣、油腻等难于消化的食品。根据哮喘的中医分型，可以有针对性地选食药膳：如风寒袭肺型，可以选择紫苏粥、姜枣粥等疏风散寒之品；痰热蕴肺型，可以选择萝卜猪肺汤、川贝牛肺汤等清热肃肺化痰之品；肺肾虚损型，可以选择桂枝补骨脂汤等温补脾肾之品。日常生活中要戒烟戒酒。

### 3. 起居调护

支气管哮喘患者衣物应以纯棉制品为主，少选择羊毛、羊绒、动物毛皮材料的衣物。哮喘患者的内衣以纯棉织品为宜，且要求面料光滑、柔软平整。保持室内空气清新，以及室内环境的温暖湿润，同时要早晚定时开窗通风；避免饲养猫犬等绒毛较多的宠物及各类花卉，以防接触过敏原；关注天气预报，在季节和节气交替之时，以及天气变化之际，要及时增减衣物，尤其注意保暖，避免受凉感冒而诱发疾病。

# 第五节　慢性阻塞性肺疾病

慢性阻塞性肺疾病是呼吸系统的常见病、多发病，该病患者人数多，死亡率高，社会经济负担重，已成为一个重要的公共卫生问题。大多数阻塞性肺疾病由慢性支气管炎发展而来；也可由于有害因素的刺激，引起终末细支气管末端气管的弹性减低，过度膨胀、充气和肺容量增加，并伴气管壁的破坏，长期发展形成，两者临床上统称为慢阻肺（COPD）。临床主要表现为慢性咳嗽、咳痰、气短或呼吸困难、喘息和胸闷。

根据 COPD 的主要临床表现特点，中医学将其归属于"咳嗽""喘证""肺胀"等范畴。COPD 的形成是一个反复迁延的过程，因此，COPD 的咳嗽当属内伤咳嗽范畴，当疾病急性加重时，应属内伤基础上的咳嗽。当病情逐渐发展，肺功能进一步损伤，患者出现气促、喘息时，诊断为喘证。疾病进一步发展，病理表现有肺气肿出现，或临床有肺心病表现时，当属"肺胀"范畴。

## 一、发病原因

目前普遍认为，个体易感因素和环境因素（包括吸烟、职业粉尘、化学物质、大气污染、感染、社会经济地位等）是 COPD 发病的重要危险因素，其中吸烟是最主要的致病因素。严重的肺气肿可因通气和换气功能障碍导致低氧血症及高碳酸血症，进而发展为肺源性心脏病，最后出现呼吸衰竭和心力衰竭。

## 二、临床表现及诊断要点

临床表现：有慢性咳嗽、咳痰、气短或呼吸困难、喘息和胸闷等症状；逐渐加重的呼吸困难；桶状胸，两肺呼吸音低，有时肺底或闻干、湿啰音；严重者发绀、水肿及颈静脉怒张。

诊断要点：咳嗽、咳痰等原发病的症状；呼吸困难；肺气肿的体征；X射线片：双肺透亮度增加，肺纹理稀疏，肋间隙增宽，横膈低平等；通气和换气功能障碍；残气量增加。

### 三、施养要点

#### 1. 精神调摄

慢阻肺患者多见阳虚、气虚、血瘀、痰湿体质，由于患病时间较长，性格多内向、压抑，情绪不佳，易于低沉。在日常生活中，应学会调节不良的情绪，和喜怒，去忧伤，防惊恐。保持良好的精神状态，消除不必要的焦虑和忧郁，以平和的心态对待疾病，树立战胜疾病的信心。

#### 2. 饮食调养

慢阻肺患者的饮食要喝牛奶、蔬菜汁，多吃青菜及止咳平喘化痰的食物，如白果、枇杷、柚子、橘子、芦柑、北瓜、山药、栗子、百合、海带、紫菜、杏仁等；避免寒凉刺激之品，不宜食生冷、过咸、辛辣、油腻等难于消化的食品，要照顾肺脾肾三脏的功能，禁忌峻补滥补，以免产生"虚不受补"的现象。饮食勿过饱，避免伤脾气，致水湿内停，酿生痰浊。可多食健脾利湿化痰的食物，如白萝卜、荸荠、海蜇、扁豆、薏苡仁、赤小豆、蚕豆等；一定要戒除烟酒，包括各种含有酒精的饮食，如醪糟等，慢阻肺患者长期带病，肺气已虚，肺体已弱，肺络已不能耐受烟毒熏灼和酒气攻冲。

#### 3. 起居调护

要保持室内空气新鲜，定时开窗通风；室内定期做空气消毒，如醋熏蒸等；避免各种诱发因素如烟雾、粉尘、刺激性气味、花粉等的接触和吸入；不宜居住在潮湿的环境里，尤其是阴雨季节，要注意湿邪的侵袭。在寒冷季节或气候骤变时，注意保暖，要切记避免受凉，预防感冒的发生，预防呼吸道感染。注意清除口腔痰浊，痰多者应尽量将痰液排出；注意口腔清洁、勤漱口，皮肤勤洗，保持干净，每于饭后、睡前漱口，预防口腔感染。

#### 4. 运动锻炼

（1）加强呼吸肌功能锻炼：慢阻肺患者可在呼吸科医护人员指导下进行呼吸肌功能锻炼，如做保健操、登梯练习等；应长期坚持体育锻炼，可选择不太激烈的运动项目，如散步、慢跑、球类、武术、八段锦、五禽戏，以及各种舞蹈，活动量以不感到疲劳为宜，从而增大肺活量，改善肺通气功能，促进肺的吐故纳新运动。防止感冒，增强对寒冷和疾病的抵抗能力，增强体质，提高呼吸道防御功能。还可进行腹式呼吸锻炼，每日可多次进行，每次 10 ～ 20 分钟，长期坚持，一般 2 ～ 3 个月后，可改善通气功能。

（2）耐寒锻炼：每日清晨到室外呼吸新鲜空气，冬天开始用温热水洗手、洗脸、洗脚，以后逐渐用冷水代替，经过一段时间的耐寒锻炼，可提高机体耐寒能力，减轻或缓解疾病的发作。

# 第六节　高脂血症

血脂是血液中所含脂质的总称，主要包括胆固醇、甘油三酯、脂肪酸等。脂质不溶于水，必须与蛋白质结合，成为水溶性复合物才能运转全身，如果脂肪代谢或运转异常，致使血浆中一种或多种脂质（主要是胆固醇、甘油三酯）含量异常升高，超出规定的指标时，即称为高脂血症，又称为高脂蛋白血症。一般认为，血清胆固醇含量超过 4.1mmol/L，而且连续测定两次都高于上述水平时，即可诊断为高脂血症。近年来由于疾病谱发生改变，高脂血症不仅是导致动脉粥样硬化、心脑血管疾病（冠心病、脑中风等）的重要因素，还可以引起脂肪肝、肥胖症、胆结石等病。

高脂血症属中医学"痰湿""眩晕""湿阻""血瘀"等范畴。中医学认为，高脂血症主要是血液中膏脂、湿浊、污血类的物质沉积于中，加之饮食水谷之浊气，水谷不化之痰浊，瘀滞不通之血液，结于脉中而成。

## 一、发病原因

原发性：素体阳虚或痰湿体质或湿热之人。

继发性：多与饮食方式、生活方式有密切关系。饮食不节，嗜欲无度；七情侵扰，脏气虚衰，六淫侵冒，玄府不通，致使郁而生涎、生痰，停滞脉内。如糖尿病、肝病、肾脏疾病、甲状腺疾病、肥胖等。

## 二、临床表现

本病早期可无明显症状，随着病程进展可见眩晕、胸闷、气短、乏力、肥胖等症。

### 三、施养要点

**1. 精神调摄**

高脂血症的人多肥胖，痰湿体质者居多。精神懒散，易倦怠乏力，情绪易低落消沉，不善言语，性格多内向，偏于温和，概括而言其特征有"软、懒、散"之象。因此，平常应注意适当增加社会交往，参加集体公益活动，培养广泛的兴趣爱好。

**2. 饮食调养**

高脂血症的饮食既要科学合理，又要充分注意饮食禁忌。提倡饮食清淡，荤素搭配，低盐食谱，控制热量，节制主食的膳食原则。

（1）养成良好的饮食习惯：高脂血症的人多肥胖，喜食肥甘厚味，暴饮暴食，过饥过饱，嗜酒无度等，都是引发肥胖进而引起高血脂的重要因素。因此，应养成良好的饮食习惯，注意每餐定时定量，控制脂肪摄入量，合理搭配主副食，使营养丰富而不过剩。

（2）食物选择：如主食最好选用粗纤维的面类、玉米、全麦面、小米、薏苡仁、赤小豆、扁豆、红薯、芋头、菌类等具有宣肺、健脾、化湿、通利作用的食物；蔬菜可选用山药、萝卜、丝瓜、冬瓜、洋葱、紫菜、竹笋、茼蒿等；水果可选用杏仁、枇杷等；食用油宜用豆油、花生油、菜油、麻油等。

（3）食物禁忌：体质肥胖者，应少吃肥甘、油腻、滋补、酸涩及苦寒之品。禁用或少用含有高饱和脂肪酸的食物，如肥肉、动物油等；少食含有高胆固醇的食物，如蛋黄、动物脑子、鱼子、奶油、肝脏等；少食甜食、纯糖类的食物，如甜点心、奶油等。

（4）控制饮食，控制体重：保证每日早餐是维持体内胆固醇正常的重要措施。欲使人体阴阳平衡、气血充盛、脏腑协调，必须均衡地摄入五味，不可偏颇。

（5）必须戒烟忌酒，适量饮用茶水。

**3. 起居调护**

高脂血症的人以湿浊偏盛为特征，湿性重浊，易阻滞气机，遏伤阳气。应多进行户外活动，舒展阳气，通达气机。保持人体自身与外在环境的协调统一，防止疾病的发生。居室应朝阳，保持居室干燥。不宜居住在潮湿的环境里，在阴雨季节，要注意湿邪的侵袭，避免湿冷的气候、雨淋对人体的伤害。衣着应透湿散气，经常晒太阳或进行日光浴，借助自然界之力，宣通人体之阳气。

**4. 运动锻炼**

高脂血症的人大多不愿意活动，而适当运动，加强体育锻炼是十分必要的，这是控制体重的前提。健康的生活方式可以使血液流动顺畅，心脏跳动更加有力，如坚持散步、慢跑、练武术、打太极拳、练八段锦、练五禽戏、打球、练习舞蹈等，均可选择。

# 第七节　痛风

痛风是长期嘌呤代谢异常，血尿酸增高引起组织损伤的一组疾病。临床特点是高尿酸血症、急性关节炎反复发作、痛风结石、痛风石性慢性关节炎和关节畸形、痛风性肾病如慢性间质性肾炎和尿酸肾结石形成。痛风的急性关节炎发作与血尿酸增高有关，而血尿酸浓度又与进食高嘌呤的饮食有直接关系。本病患病率随年龄而渐增，发病高峰在 40～50 岁，多见于男性，约占 95%。60 岁以上女性发病相对较高，约占 29%。脑力劳动者、体形较肥胖者发病率较高。儿童和老年痛风患者中，继发性痛风的发病率较高。

痛风中急性痛风性关节炎以关节红肿热痛为主要表现，可归属于中医学"热痹"范畴。慢性痛风性关节炎以关节肿痛、活动不利为主要表现，可归属于中医学"痹证"的范畴。若因痛风引起肾结石者，则属中医学"石淋""腰痛"，兼有肢体水肿者，则可参考"水肿"病辨证。

## 一、发病原因

本病的发生分为原发性和继发性两大类。

原发性者多有家族史，有明显的遗传倾向，与先天禀赋有密切关系，常伴有高脂血症、肥胖、糖尿病、原发性高血压、动脉硬化和冠心病等。

继发性者可与常食高嘌呤、高蛋白、高脂肪食物，大量饮酒，肾病、血液病、药物等有关。与高脂血症、高血压、糖尿病是姊妹病。

临床特点：多见于体形肥胖的男性；女性若发病多在绝经期后。发病前常有漫长的无症状高尿酸血症史和反复发作的关节红肿热痛，常见发病部位为第 1 跖骨，也可累及踝、膝、腕、肘和掌指关节等。痛风患者还常出现痛风石，多位于关节周围皮下或耳郭处，影响关节的外形和功能。

## 二、临床表现

急性关节炎：起病急骤，常在午夜痛醒，伴有发热，发作后可自行缓解。

痛风石性慢性关节炎和关节畸形：反复发作引起关节僵硬、畸形，关节处呈黄白色隆起，由软变硬，关节附近可导致瘘管并排出糊状物。

痛风性肾病：高蛋白尿、血尿、等渗尿；高血压；氮质血症。

尿酸性尿路结石：小的泥沙样结石无症状，大的结石可造成肾绞痛、血尿。

## 三、施养要点

防治痛风，宜采取综合措施。

### 1. 精神调摄

痛风患者大多呈现痰湿、瘀血、阳虚的体质，常有畏寒、倦怠乏力、四肢关节疼痛、心烦、急躁、忧郁、苦闷等症状，三种体质状态可同时出现，或其中两种兼而有之，易导致烦闷、低沉的情绪和不良心态。情志调节方面，应和喜怒、去忧悲、防惊恐。培养愉悦的情绪，塑造开朗乐观的性格，改变心境，提高心理素质。

### 2. 饮食调养

痛风与长期饮食不节，损伤脾胃，脾虚生湿，日久化热；或恣食膏粱厚味、酗酒，酿生湿热，湿热流注关节经络，筋脉痹阻，气血流通不畅，瘀血内生有关。因此，只有合理调控饮食才能远离痛风病，所以对饮食宜忌的要求十分严格。

（1）饮食选择：宜清淡，低脂低糖低盐，适量摄取蛋白质，保证充足蔬菜水果的摄取，这样可保证机体对维生素等营养素的需要，有利于尿酸的排出。

（2）注意饮水：每天可饮水 2～3L，以保证尿量，促进尿酸的排泄（排除肾功能不全者）。

（3）绝对戒酒：尤其是啤酒要少喝，戒咖啡及茶水，少吃辛辣刺激性食物。

（4）宜选食品：低嘌呤的食物，如精白米、富强粉、玉米、通心粉、馒头、面条、洋葱、胡萝卜、芹菜、茄子、南瓜、西红柿、土豆等；牛奶及脱脂奶粉；黄色或绿色蔬菜，水果。

（5）禁用食品：禁用高嘌呤的食物，如动物肝脏、肾脏、胰脏、脑、虾、蟹、鲤鱼、凤尾鱼、沙丁鱼等；肥肉、禽类、贝类、熏火腿等；干豆类、菠菜、蘑菇、四季豆、带皮谷物等。

### 3. 起居调护

痛风病患者适应寒暑变化的能力较差，严寒季节，应避寒就温，注意保暖；盛暑之季，防贪凉饮冷。注意室内干燥，避免潮湿；早起早睡，保持作息规律；多进行户外活动，舒展阳气，通达气机。

**4. 运动锻炼**

痛风病患者除了药物治疗外，控制和矫正过重的体重是养生重点之一，所以应坚持适宜的体育锻炼。最简单的方法是步行锻炼，其他运动亦可选择，如打太极拳、慢跑、练五禽戏、游泳、骑车等。但不宜采用剧烈运动，以免汗出过多而伤阴耗气。

# 第八节　慢性胃炎

慢性胃炎是指不同病因引起的慢性胃黏膜炎性病变。其病理变化多局限于胃黏膜层，病变实质主要是胃黏膜上皮受到各种致病因子的经常反复侵袭，胃黏膜上皮发生再生改造，最后导致不可逆的固有腺体萎缩，甚至消失，并可伴有肠上皮化生的癌前组织学病变。本病是一种常见病、多发病，占门诊接受胃镜检查患者的80%～90%，其发病率居各种胃病之首。本病男性多于女性，且发病率随年龄的增长呈上升趋势。慢性胃炎缺乏特异性症状和体征，症状轻重与胃镜所见的病变程度往往不一致。大多数患者无自觉症状，如有症状多表现为饭后饱胀、上腹部疼痛不适、嗳气、食欲减退、泛酸、烧心、呕吐、恶心和消瘦、贫血、腹泻等。

中医学无"慢性胃炎"之说，根据临床类似本病描述的症状可归属于"胃脘痛"的范畴。其具体描述详见于历代文献"胃脘痛""痞满""吐酸""嘈杂""纳呆"等病症中。

## 一、发病原因

1. 生活不规律，如寒、湿、热邪乘虚而入。

2. 饮食无度，如过冷或过热、过粗糙坚硬；长期、大量地饮酒和吸烟；浓茶、咖啡和辛辣刺激性食物等都易诱发或加重病情。

3. 情志因素，如喜怒忧思戕伐脾胃。

慢性胃炎一般分为以下两个类型。

慢性浅表性胃炎（CSG）：炎症病变比较表浅，局限于胃黏膜表面的一层（不超过三分之一）者。

慢性萎缩性胃炎（CAG）：炎症病变波及胃黏膜的全层，并伴有胃腺体萎缩者。

## 二、临床表现

大多数慢性胃炎患者有消化不良的现象，临床上常见症状有胃部疼痛和饱胀感，尤其饭后症状加重，空腹时比较舒适，还可见到上腹部不适、疼痛、食欲不振、反酸、嗳气及上消化道出血等，结合胃液分析检查，胃镜检查或胃活组织病理检查，在胃活组织中查找幽门螺杆菌可进一步明确诊断。

萎缩性胃炎患者主要表现为胃部似有异物堵塞感，但按之虚软。每次进食量虽不多，却觉得过饱而不适，常伴有嗳气、反酸、烧心、恶心呕吐、食欲不振、纳差、腹胀等症状。由于进食少、消化不良，可产生营养不良、消瘦、贫血和虚弱。

一些患者还伴有神经系统症状如精神紧张、心情烦躁、情绪低落、眩晕、失眠、心悸、健忘等，这些现象又可加重慢性胃炎的胃部症状，形成恶性循环，使病情复杂，不易治愈。

## 三、施养要点

### 1. 精神调摄

慢性胃炎患者的常见体质有气虚质、阳虚质、气郁质，兼有瘀血质，常为几种体质的组合。可根据体质的不同选择精神调摄的方式。

气虚质者多性格内向、胆小，不喜欢冒险。在日常生活中，应培养豁达乐观的生活态度，不可过度劳神，避免过度紧张，保持稳定平和的心态。脾为气血生化之源，思则气结，过思伤脾，因此，气虚体质之人应保持一个好心情和平和的心态。肺主一身之气，悲则气消，悲忧伤肺，所以气虚质不宜过思过悲。

阳虚质者性格多沉静、内向，常常情绪不佳，易于低沉。应学会调节自己的不良情感，和喜怒，去忧悲，防惊恐。要善于自我排遣或与人倾诉，常保持快乐，逐渐改变心境，提高心理素质。

气郁体质者性格内向不稳定、忧郁脆弱、敏感多疑，有时不能参与正常的人际交往，常与血瘀状态同时出现。长期郁郁寡欢得不到合理的调摄可导致孤独的不良心态。在情志调摄上，应培养乐观、欢乐的情绪，精神愉快则气血和畅，营卫流通，有益于气郁体质的改善。同时，应培养积极进取的竞争意识和拼搏精神，保持胸襟开阔、性格开朗豁达、树立正确的名利观，知足常乐；热爱生活、积极向上，提高学习和工作热情；主动寻求生活的乐趣，多参加有益的社会活动，广泛结交朋友，热爱生活，丰富和培养生活情趣；多参加集体文娱活动，看喜剧、听相声，以及欣赏富有鼓励、激励性的电视、电影等，听一听轻松、开朗、激动的音乐，怡情养性；适当安排外出旅游、访问等活动，以开阔胸怀，缓解精神紧张，激励积极进取的动力和精神，使自己生活在愉快的环境中，充分享受生活。

瘀血体质的人常心烦、急躁、健忘，或忧郁、苦闷、多疑，常与气郁状态同时出现，两者均可导致孤独的不良心态。在情志调摄上，应培养乐观、欢乐的情绪，精神愉快则气血和畅，营卫流通，有益于气郁质和瘀血质的改善。在日常生活中可采取适合自己的调理方法，例如，正确对待现实生活，正确对待自己和周围的人，建立良好的人际氛围；养成高尚的人生志趣，有困难主动寻求他人和社会的帮助；把精力用在事业上，本着严以律己、宽以待人的态度处世，乐善好施，不计较个人恩怨；经常参加集体公益活动，培养广泛的兴趣爱好；在非原则问题上，要学会"看淡"，使自己恬恢超然。

### 2. 饮食调养

慢性胃炎患者饮食要规律、少食多餐、以软食为主。应细嚼慢咽，忌暴饮暴食。避免刺激性食物，忌烟戒酒、少饮浓茶与咖啡，少进食辛辣、过热和粗糙食物。

胃酸过低和有胆汁反流者，宜多吃瘦肉、禽肉、鱼、奶类等高蛋白低脂肪饮食。避免服用对胃有刺激性的药物。

脾主运化，为气血生化之源，饮食调养可选用具有健脾益气作用的食物，如小米、粳米、糯米、扁豆、红薯、牛肉、兔肉、猪肚、鸡肉、鸡蛋、鲢鱼、刀鱼、黄鱼、比目鱼、菜花、胡萝卜、香菇、豆腐、马铃薯等。由于气虚者多脾胃虚弱，因此，要注意调理和顾护脾胃功能。不宜多食生冷苦寒、辛辣燥热等偏性较大的食物及滋腻、难于消化的食品。可选用补气药膳缓缓调补，但禁忌峻补、滥补，以免影响消化，加重病情。

气郁体质者具有气机郁结而不舒畅的潜在倾向，故应选用具有理气解郁、调理脾胃功能的食物，如大麦、荞麦、高粱、刀豆、蘑菇、豆豉、柑橘、萝卜、洋葱、苦瓜、丝瓜、菊花、玫瑰等。应少食收敛酸涩之物，如乌梅、南瓜、青梅、杨桃、酸枣、李子等，以免阻滞气机。不可多食冰冷食品，如雪糕、冰淇淋、冰冻饮料等。

### 3. 起居调护

要做到四季起居有常，做好预防保健，免受外界风寒雾露等邪气的侵袭。

如气虚者易于感受外邪，应注意保暖，不要汗出当风，防止外邪侵袭。可采用舒缓运动，以活动四肢，流通气血，促进脾胃运化，改善气虚质。过劳则气耗，在日常生活中注意避免过度体劳伤脾气和过度房劳伤肾气。

阳虚者平素应特别注意保暖避寒，宜暖衣温食，以养护阳气，尽量避免强力劳作，大汗伤阳，也不可恣意贪凉饮冷。在阳光充足的情况下应适当进行户外活动，不宜在阴暗潮湿寒冷的环境下长期工作和生活。

**4. 运动锻炼**

对于气虚体质者，慢跑、散步等是有效加强心肺功能的锻炼方法，可适当选用。根据自己的体能，可选用一些传统的健身功法，如太极拳、太极剑、保健功等，气功可练"六字诀"中的"吹"字功，常练可以固肾气、壮筋骨，还可经常自行按摩足三里穴位，以健脾益气，调整气虚状态，逐渐改善体质。

阳虚体质者以振奋阳气的锻炼方法为主。肾藏元阳，故当温补肾阳，以增强生命的活力。命门乃元阳之所居、精血之海、元气之根，常意守此处，可以充养元阳。经脉中督脉统领诸阳，因而可以采用古代道家养生长寿术中的核心功法卧功进行锻炼，该功法以脊柱、腹部运动调节督脉、任脉，有滋阴养阳的效果。自行按摩气海、足三里、涌泉等穴位也可以补肾助阳。而按摩疗法中的捏脊法是改善小儿阳虚质的很好方法。阳虚者要选择和暖的天气进行户外运动锻炼，不宜在阴冷天气或潮湿之处长时间锻炼，如水中游泳易受寒湿，一般不适宜。根据中医学"春夏养阳，秋冬养阴"的养生理论，阳虚质人在春夏季加强锻炼效果更好，一天中又以阳光充足的上午为最好的时机，其他时间锻炼则应当在室内进行。运动量不能过大，尤其注意不可大量出汗，以防汗出伤阳。可选择适合自己的项目，如散步、慢跑、打太极拳、练五禽戏、跳绳及进行各种球运动，以振奋阳气。

# 第九节　糖尿病

糖尿病是由于胰岛素分泌绝对不足或相对不足而引起的代谢性疾病。当胰岛素分泌不足时，葡萄糖利用及储存受阻，血液中葡萄糖浓度就会升高。血糖浓度超过一定水平，部分葡萄糖通过肾脏排出体外，这时化验小便会发现尿糖阳性，故称糖尿病。本病基本特征是长期高血糖伴糖、脂肪、蛋白质代谢紊乱综合征。其发病与遗传因素、病毒感染、自身免疫、饮食因素、不良情绪等多种因素相关。调治失宜，可发生酮症酸中毒等急性代谢紊乱；病程迁延日久，易发生心、脑、肾、眼底、足等多种慢性血管神经并发症。根据其临床症状口渴、多饮、多食、多尿、身体无力、消瘦等，相当于中医学"消渴病"。

## 一、发病原因及分型

**1. 1 型糖尿病的诱发因素**

主要是感染，此外与牛乳喂养亦有一定关系。

**2. 2 型糖尿病的诱发因素**

肥胖：肥胖是诱发 2 型糖尿病的最重要因素之一。

饮食：不良的饮食习惯，如进食过多、高糖高脂肪饮食，可诱发糖尿病。

年龄：糖尿病的发病率随年龄的增长而增高。

体力活动：体力活动的减少亦是目前糖尿病患病率增高的一个重要因素。

应激因素：应激是当人体受到外界致病因素时机体的保护性生理反应。

妊娠：有人认为多次妊娠可能是糖尿病的诱发因素之一。

药物：某些药物可诱发或加重糖尿病，如氢氯噻嗪、糖皮质激素（泼尼松、地塞米松等）、口服避孕药及普萘洛尔等。

**3. 分型**

根据 1997 年美国糖尿病协会（ADA）委员会提出更新糖尿病分型的建议，具体分型如下。

1 型糖尿病：胰岛素绝对缺乏，包括自身免疫性（急性型、迟发型），特发型。

2 型糖尿病：胰岛素抵抗为主，伴胰岛素相对缺乏；或胰岛素分泌不足为主，伴有胰岛素抵抗。

其他特殊类型糖尿病：继发于胰腺外分泌疾病，内分泌疾病，药物或化学制剂损伤、感染，非常见型免疫介导性糖尿病，其他伴有糖尿病的遗传综合征等。

妊娠糖尿病：多次妊娠流产者。

## 二、临床表现

口渴、多饮、多尿和多食，身体消瘦、乏力；皮肤易长疖或痈；妇女有外阴瘙痒，老年人有皮肤瘙痒；妇女在怀孕过程中曾出现过糖尿，或易发生流产、早产、死胎或巨大儿；中老年人在餐后 3 小时出现心悸、出汗和饥饿感；手术或创伤后曾出现过糖尿。

## 三、施养要点

**1. 精神调摄**

糖尿病患者中痰湿体质、阴虚体质与湿热体质者较多，兼有瘀血体质。

痰湿体质者多性格偏温和、稳重，多善于忍耐。应适当增加社会交往活动，多参加集体公益活动，培养广泛的兴趣爱好，增加知识，开阔眼界。合理安排休闲、度假、休假活动，以舒畅情志，调畅气机，改善体质，增进健康。

阴虚体质与湿热体质者均性情较易急躁，外向好动，常常心烦易怒。五志过极，易于化火，或暗耗阴血，或助火生热，会加重阴虚质和湿热质的偏颇，故应学会调节自己的情志，释放不良情绪，安神定志。学会正确地对待喜与忧、苦与乐、顺与逆，保持稳定的心态。

**2. 饮食调养**

饮食调养总原则：通过规划总热量，使体重努力接近和达到理想重量，并长期维持之；适当限制碳水化合物、动物性脂肪摄入，保证必要的蛋白质（优质）摄入量；适当限盐；保证微量元素、维生素、纤维素、水分等营养成分的摄入；戒酒；进食应定时定量。

糖尿病患者在饮食上，既要科学合理地摄取饮食，又要充分注意饮食禁忌。一般而言，饮食宜清淡，应适当多摄取能够宣肺、健脾、益肾、化湿、通利三焦的食物。常用的食物可选薏苡仁、赤小豆、扁豆、蚕豆、花生、海蜇、鲫鱼、鲤鱼、鲈鱼、羊肉、橄榄、萝卜、山药、洋葱、豆角、冬瓜、紫菜、荸荠、竹笋等。还可以配合药膳调养体质。

糖尿病患者中体形肥胖的痰湿体质人，应少吃肥甘、油腻、滋补、酸涩及苦寒之品，如油炸食品、肥肉、龟鳖、燕窝、银耳、芝麻、核桃、板栗、西瓜、桃子、梨、香蕉、枇杷、甘蔗、醋等。

偏于阴虚体质者，由于阴不制阳而阳气易亢，故应该多食一些滋补肾阴的食物，如芝麻、糯米、绿豆、牛奶、牡蛎、海蜇、豆腐、银耳、蔬菜、水果等。这些食品味多甘寒性凉，皆有滋补机体阴气的功效。阴虚火旺之人，忌吃辛辣刺激性食品，忌食温热香燥、煎炸炒爆的食物，忌吃脂肪含量过高的食物。可适当配合补阴药膳，有针对性地调养。也可服用一些中成药调养，如长生保命丹。阴虚体质者应戒烟限酒，防止湿热内生，加重病情。

**3. 起居调护**

糖尿病患者中痰湿体质之人所居居室应该尽量朝阳，保持居室干燥。平时应多进行户外活动，以舒展阳气，通达气机。衣着应透湿散气，经常晒太阳或进行日光浴，以宣通人体之阳气。在湿冷的气候条件下，要减少户外活动，避免受寒雨淋。

属于阴虚体质者，尤其要注意"秋冬养阴"的调养原则，居住环境宜安静，选择坐南朝北的房子。阴虚质者应保证充足的睡眠时间，以藏养阴气。工作紧张、熬夜、剧烈运动、高温酷暑的工作等能加重阴虚倾向，故应尽量避免。特别是冬季，更要注意保护阴精。肾阴是一身阴气之本，要节制房事，惜阴保精。

**4. 运动锻炼**

糖尿病患者中痰湿体质者，形体多肥胖，身重易倦，故应根据自己的具体情况循序渐进地长期坚持运动锻炼，如散步、慢跑、乒乓球、羽毛球、网球、游泳、武术，以及适合自己的各种舞蹈。运动时间应当选 14：00 ～ 16：00 自然界阳气较盛之时。对于体重超重、运动能力差的人，推荐游泳锻炼。

糖尿病患者中阴虚体质者，体内津液亏少，因此只适合做中小强度的锻炼，其运动锻炼应重点调养肝肾之阴，如可经常打太极拳、八段锦，练固精功、保健功等比较柔和的功法，也可经常练习传统动静结合的健身项目，如可练习"六字诀"中的"嘘"字功。锻炼时要控制出汗量，及时补充水分。皮肤干燥甚者，可选择游泳，能够滋润肌肤，减少皮肤瘙痒，但不宜桑拿。

# 第十节　前列腺增生

前列腺增生是一种老年男性的常见病，一般在 40 岁后开始发生增生的病理改变，多在 50 岁以后出现相关症状，随着年龄增长其发病率不断升高。其病理改变主要为前列腺组织及上皮增生，故称前列腺增生。

中医学无前列腺增生病名，参考其排尿困难，甚者小便闭塞不通的临床表现，可归属于中医学"癃闭"范畴。中医学认为主要是由于肾和膀胱气化失司而导致尿量减少，排尿困难，甚至小便闭塞不通。本病虽在膀胱，但与三焦、肺、脾、肾、肝密切相关。

## 一、发病原因

本病的发生与环境、饮食等因素有关。工业化程度高、生活水平高、动物蛋白摄入多的国家或地区的发病率亦高。从职业来看，脑力劳动者的发病率也明显高于体力劳动者。

## 二、临床表现

早期：常见的症状是尿频、尿急，且逐渐加重，尤其是夜尿次数增多。

中期：进行性排尿困难，或尿失禁，或急性尿潴留，或血尿。

晚期：由于长期尿路梗阻导致肾功能减退而出现氮质血症，表现为食欲不振、恶心、呕吐及贫血等。

其他症状：由于长期排尿困难而依赖增加腹压排尿，可引起或加重痔疮、脱肛及疝等。

## 三、施养要点

### 1. 精神调摄

前列腺增生的患者大多为阳虚体质者，兼有湿热、痰湿或血瘀体质，性格多沉静、内向，常常情绪不佳，易于低沉。应学会调节自己的不良情感的方法，和喜怒，去忧悲，防惊恐。要善于自我排遣或与人倾诉，以改变心境，提高心理素质。

### 2. 饮食调养

前列腺增生患者宜适当多吃一些甘温的食物，以温补脾肾阳气。常用的补阳食物可选用羊肉、猪肚、鸡肉、带鱼、黄鳝、虾、刀豆、荔枝、龙眼、樱桃、杏、核桃、栗子、韭菜、茴香、洋葱、香菜、胡萝卜、山药、生姜、辣椒等。平时不宜多食生冷、苦寒、黏腻之品，如田螺、螃蟹、西瓜、黄瓜、苦瓜、冬瓜、芹菜、绿豆、蚕豆、绿茶、冷冻饮料等。

### 3. 起居调护

冬天应避寒就温，采取相应的保健措施。还可遵照"春夏养阳"的原则，借自然界阳光之助以培补阳气，亦可坚持做空气浴或日光浴等。宜住坐北朝南的房子，不要贪凉而在室外露宿或在温差变化大的房子中睡眠，以免受风寒而患病。

阳虚质者耐春夏不耐秋冬，在寒冷季节宜暖衣温食，以养护阳气，尤其要注意腰部和下肢保暖。夏季暑热多汗，也易导致阳气外泄，使阳气虚于内，要尽量避免强力劳作，大汗伤阳，也不可恣意贪凉饮冷。在阳光充足的情况下适当进行户外活动，不宜在阴暗潮湿寒冷的环境下长期工作和生活。

### 4. 运动锻炼

要选择和暖的天气进行户外运动锻炼，不宜在阴冷天气或潮湿之处长时间锻炼，如水中游泳易受寒湿，一般不适宜。根据中医学理论"春夏养阳，秋冬养阴"的观点，在春夏季加强锻炼效果更好，一天中又以阳光充足的上午为最好的时机，其他时间锻炼则应当在室内进行。运动量不能过大，尤其注意不可大量出汗，以防过汗伤阳。可选择适合自己的项目，如散步、慢跑、打太极拳、练五禽戏、跳绳及进行各种球类运动，以振奋阳气。还可以平素自行按摩气海、足三里、涌泉等穴位，有补肾助阳的养生效果。

# 第十一节　肥胖症

肥胖症是指体内脂肪积聚过多，体重超过按身长计算的平均标准体重20%者，是常见的营养性疾病之一，其发病率由于诊断标准不一而差异较大。肥胖症分两大类：无明显病因者称单纯性肥胖症，儿童患者大多数属此类；有明显病因者称继发性肥胖症，常由内分泌代谢紊乱、脑部疾病等引起。

中医学没有此病名，根据其临床表现可归属于中医学"痰湿""脾约"等范畴。

## 一、发病原因

### 1. 营养过剩

肥胖症患儿食欲极好，喜食油腻、甜食、煎烤食品，营养过多致摄入热量超过消耗量，多余的热量储存于体内致肥胖。

### 2. 心理因素

肥胖症患儿常有心理障碍如孤僻、自卑感等，可作为肥胖的起因或维持肥胖的因素之一。

### 3. 缺乏运动锻炼

由于懒于运动，体态肥胖，皮下脂肪丰厚，肥胖患者大多行动不便，不愿意活动，以致体重日增，形成恶性循环。某些疾病如瘫痪、原发性肌病或严重智能落后等，导致活动过少，消耗热量减少，发生肥胖症。

### 4. 遗传因素

肥胖症有一定家族遗传倾向。双亲肥胖，子代有较大概率出现肥胖；双亲之一肥胖，子代有40%～50%概率出现肥胖；双亲均无肥胖，子代则较少出现肥胖。

### 5. 中枢调节因素

正常人体存在中枢能量平衡调节功能，控制体重相对稳定。肥胖症患者调节功能失平衡，导致机体摄入过多，超过需求，引起肥胖。

## 二、临床表现

肥胖症可见于任何年龄小儿，以1岁以内，5～6岁儿童或青少年为发病高峰，以面颊、肩部、乳房、腹壁脂肪积聚明显，腹部偶可见白色或紫色纹。男孩会阴部脂肪堆积，阴茎被掩盖，而被误认为外生殖器发育不良。

肥胖症患儿常有心理障碍如孤僻、自卑感等，可作为肥胖的起因或维持肥胖的因素之一。单纯性肥胖者血中胰岛素水平升高，糖耐量试验和空腹血糖无明显异常，血总脂、胆固醇、甘油三酯及游离脂肪酸均增高。超声检查可见不同程度的脂肪肝。

严重肥胖者可因胸壁肥厚、横膈抬高、换气困难，造成 $CO_2$ 潴留、缺氧，以致气促、发绀、继发性红细胞增多、心脏扩大及充血性心力衰竭，称为肥胖性肺心综合征。

40 岁以上肥胖者，其临床特点是肥胖、畏热多汗、易疲劳、气促、下肢浮肿。

## 三、施养要点

### 1. 精神调摄

肥胖症患者大多与阳虚质、痰湿质、气郁质、湿热质或血虚质有密切关系，其中受先天遗传因素影响较大。肥胖者常常是三种体质的综合体，其性格内向、较沉稳、不喜多言，惰性明显，顺应四季气候变化的适应性差，故抵抗力较弱。要加强沟通与外界的交往，参加室外运动锻炼，培养开朗的性格、愉悦的心境，与人为善。

行为管理：对于儿童肥胖者，要教会患儿及其父母行为管理方法。年长儿应学会自我监测，记录每日体重、活动、摄食及环境影响因素等情况，并定期总结。父母应帮助患儿评价执行治疗情况及建立良好饮食行为习惯。用奖赏方式以强化已获得的进步行为是十分有效的。鼓励患儿放慢进食动作，学会在进食时品尝食物滋味，并享受进食时的乐趣，可达到减少食量的目的。

### 2. 饮食调养

（1）建立良好的进食行为：树立正确的饮食观念，克服偏食、快速进食、暴饮暴食等不良习惯，限制吃零食和甜食及高热量食物，如巧克力等。尽量少食油腻食物、饮料等。7～12 岁的儿童早餐要合理，不要草率；晚餐不可过饱，尤其睡前最好不要进食；吃饭时禁止看电视或玩游戏。

（2）限制饮食：限制饮食既要达到减肥目的，又要保证正常的营养需求，以利于小儿生长发育。因此，开始时不宜操之过急，可将目标定为控制体重增长，渐渐使其体重下降至超过该身长计算的平均标准体重的 10% 即可，不需要过于严格限制饮食。为满足小儿食欲，消除饥饿感，可多进食热量少、体积大的食物如蔬菜及瓜果等。

### 3. 起居调护

肥胖体质之人以湿浊偏盛为特征，湿性重浊，易阻滞气机，遏伤阳气。所居居室应该朝阳，保持居室干燥。平时应多进行户外活动，以舒展阳气，通达气机。衣着应透湿散气，经常晒太阳或进行日光浴。在湿冷的气候条件下，要减少户外活动，避免受寒雨淋。生活规律化，起居有常，不宜居住在潮湿的环境里，阴雨季节要注意湿邪的侵袭。

### 4. 运动锻炼

肥胖者一般多喜欢运动量较低的体育活动，缺乏对运动的主动性和自信心，好静不好动，所以对肥胖者包括肥胖儿童在内，应引导其改变懒动的习惯，坚持每日运动，尤其是参加户外锻炼，逐渐养成运动锻炼的习惯。可先从小运动量活动开始，逐渐增加活动量和活动时间，应避免剧烈活动。总之，要根据具体情况循序渐进，长期坚持运动锻炼，如散步、慢跑、乒乓球、羽毛球、网球、游泳、武术，以及适合自己的各种舞蹈。

# 第十二节　抑郁症

抑郁症是一种常见的情绪障碍，是指一种持久的抑郁状态，伴情绪低落、躯体不适和睡眠障碍等症。该病多由于社会、心理因素引起。抑郁症是一种非常高发的精神障碍性疾患，许多学者称为精神障碍中的"普通感冒"。中医学没有抑郁症的病名，其相关描述散见于"郁证""脏躁""百合病""不寐""梅核气""癫证""怔忡"等疾病中。

## 一、发病原因

与精神情志因素有关，如谋虑不遂、忧思气结、郁怒不解等情志失调；或慢性疾病困扰、紧张的人际关系、严重的失落感、缺乏自信心、生活压力过大等。

## 二、临床表现

抑郁症的临床表现比较复杂。

（1）情绪抑郁：以明显而持久的情绪过度低落（抑郁）为主，心情郁闷，有压抑和委屈感，对过去、现时、未来产生自责、无助、无望感，常悲伤欲哭，甚至产生自杀的念头等。

（2）兴趣减退或丧失：对曾经爱好和感兴趣的事物，丧失了兴趣和热情，生活态度消极。

（3）注意力下降：精力不足，对事情缺乏热情和主动性，常觉疲乏且难以恢复，注意力不集中，记忆力明显减退，反应迟钝。

（4）自主神经功能紊乱的各种表现：部分患者表现为睡眠障碍，体重减轻，腹泻或便秘，性欲减退，阳痿，或月经紊乱，甚则闭经等。

## 三、施养要点

### 1. 精神调摄

培养积极进取的竞争意识和拼搏精神，开阔胸襟、树立正确的名利观，知足常乐；热爱生活、积极向上，提高学习和工作热情；主动寻求生活的乐趣，多参加有益的社会活动，广泛结交朋友，热爱生活，丰富和培养生活情趣；多参加集体文娱活动，看喜剧小品、听相声，以及欣赏富有鼓励、激励性的电视、电影等，根据个人爱好听一些轻松、动感的音乐，塑造开朗乐观的性格；克服偏执，不苛求自己和他人，以减少精神压力，赢得外界的认同和真挚的友情；还可适当安排外出旅游、访问等活动，以增加学识和见识，使自己生活在愉快的环境中，创造生活，享受生活。

### 2. 饮食调养

应选用具有理气解郁、调理脾胃功能的食物，如大麦、荞麦、高粱、刀豆、蘑菇、豆豉、柑橘、萝卜、洋葱、苦瓜、丝瓜、菊花、玫瑰等。尽量少食收敛酸涩之物，如乌梅、南瓜、泡菜、石榴、青梅、杨梅、草莓、杨桃、酸枣、李子、柠檬等，亦不可多食冰冷食品，如雪糕、冰淇淋、冰冻饮料等。

### 3. 起居调护

日常生活要顺应四时变化，起居有常，保持生活规律；居室环境要保持宽敞明亮，温度、湿度适宜，衣着应宽松、舒适大方；适当增加户外活动，融入大自然之中；增加社会交往，多交朋友，融入社会，放松身心，享受生活。

### 4. 运动锻炼

抑郁症患者运动锻炼的目的是调理气机，舒畅情志。应尽量增加户外活动，可坚持较大量的运动锻炼。锻炼方法主要有大强度、大负荷练习法、专项兴趣爱好锻炼法和体娱游戏法。大强度、大负荷的练习是一种很好的发泄式锻炼，如跑步、登山、游泳、打球、练武术等，有鼓动气机、促进食欲、改善睡眠的作用。可以有意识地学习某一项技术性体育项目，定时进行练习，以转移注意力并培养生活乐趣。

也可以多参加体育游戏，如下棋、打牌、玩计算机游戏等，以分散注意力，有利于抑郁症的恢复。

# 第十三节　慢性乙型肝炎

慢性乙型肝炎是指由感染乙型肝炎病毒（HBV）引起的、病程超过 6 个月以上、肝脏病理学呈现慢性炎症或坏死的疾病。其特点是病程长久、缠绵不休、症状复杂、易传他脏。目前，我国约有乙型肝炎病毒携带者 7000 万人，需引起高度重视。

根据慢性乙型肝炎的临床表现中医学将其归属于"黄疸""胁痛"等病的范畴。其病机有虚实之分。因肝郁气滞、瘀血停着、湿热蕴结导致者属实证，因肝阴不足或肝肾精血亏虚、肝络失养导致者属虚证。

## 一、发病原因

慢性乙型肝炎发病原因以情志所伤、饮食不节、久病体虚、跌仆损伤为多见。不论肝气郁结、瘀血阻络、湿热蕴结所致的脉络不通，还是肝阴不足所致的络脉失养，均可引发"不通则痛"的病理变化。

## 二、临床表现

慢性乙型肝炎常见胁痛，或胸胁胀满、恶心、呕吐、纳差、乏力或急躁易怒、口苦等症状。

## 三、施养要点

### 1. 精神调摄

应培养乐观、欢乐的情绪，精神愉快则气血和畅，营卫流通。在日常生活中可采取适合自己的调理方法，例如，正确对待现实生活，正确对待自己和周围的人，建立良好的人际氛围；培养高尚的人生志趣，有困难主动寻求他人和社会的帮助；把精力用在事业上，本着严以律己、宽以待人的态度处世，乐善好施，不计较个人得失；经常参加集体公益活动，培养广泛的兴趣爱好；在非原则问题上，要学会少与人争，使自己恬恢超然。

## 2. 饮食调养

乙肝患者应选用具有健胃、行气、活血化瘀功效的食物，如陈皮、黑豆、黄豆、山楂、黑木耳、平菇、洋葱、韭菜、茴香、香菇、茄子、油菜、羊血、杧果、玫瑰花、番木瓜、海参、红糖、黄酒、葡萄酒等。凡具有寒凉、温燥、油腻、涩血的食物都应忌食，如乌梅、苦瓜、柿子、李子、石榴等。高脂肪、高胆固醇的食物也不可多食，如蛋黄、虾、猪头肉、奶酪等。

乙肝患者中偏于阴虚体质者应该多食一些滋补阴精的食物，如芝麻、糯米、绿豆、乌贼、龟、鳖、海参、螃蟹、牛奶、牡蛎、蛤蜊、海蜇、鸭肉、豆腐、甘蔗、银耳等。可适当配合补阴药膳，有针对性地调养。阴虚火旺之人，忌吃辛辣刺激性食品，忌吃温热香燥食品，忌吃煎炸炒爆的食品，忌吃性热上火食物，忌吃脂肪含量过高的食物。

## 3. 起居调护

乙肝患者具有血行不畅的潜在倾向。血得温则行，得寒则凝。因此起居作息要有规律，不要熬夜，保证良好睡眠。要避免寒冷刺激，居室环境要温暖舒适。生活习惯良好，看电视时间不要太久，注意动静结合，不可贪图安逸，以免加重气血郁滞。春秋季加强室外活动，夏季不可贪凉饮冷，冬季谨避寒邪，注意保暖。

## 4. 运动锻炼

血气贵在流通，乙肝患者应多采用一些有益于促进气血运行的运动项目，坚持经常性锻炼。一般而言，年轻人运动量可适当加大，如跑步、登山、游泳、打球等。中老年人心血管功能较弱，不宜做大强度、大负荷的体育锻炼，而应该采用中小负荷、多次数健身锻炼，以促进全身气血运行，如易筋经、保健功、导引、按摩、太极拳、太极剑、五禽戏及各种舞蹈、步行健身法、徒手健身操等，以达到改善体质的目的。

乙肝患者中阴虚体质者，由于体内津液精血等偏于亏少，运动时易出现口渴干燥、面色潮红、小便少等，因此只适合做中小强度的锻炼，其运动锻炼应重点调养肝肾，如可经常打太极拳、八段锦，练固精功、保健功等比较柔和的功法。

# 第十四节　更年期综合征

更年期综合征是指妇女在围绝经期或其后，因卵巢功能逐渐衰退或丧失，以致雌激素水平下降所引起的以自主神经功能紊乱代谢障碍为主的一系列症候群。

妇女进入更年期以后,卵巢功能开始衰退,雌激素和孕激素的产生减少,正常下丘脑－垂体－卵巢之间的平衡关系失调,因而产生下丘脑和垂体功能亢进的现象,表现为促性腺激素分泌增多,引起自主神经功能紊乱,从而出现一系列程度不同的症状。

中医学根据其临床表现,将更年期综合征统称为"经断前后综合征",又称"绝经前后诸症"。亦可参照"年老血崩""脏躁""百合病"等病。

## 一、发病原因

中医学认为妇女在绝经期前后,肾气渐衰,天癸将竭,冲任二脉亏损,精血不足,生殖能力降低,以至消失,脏腑失于濡养,阴阳失调而致本病。西医学研究认为卵巢功能衰退及其功能失调为更年期综合征发病的主要因素。

## 二、临床表现

月经紊乱,间隔时间延长,出血时间缩短,逐渐停经,但也有月经量增多,伴有大量血块等情况;潮热出汗,头晕目眩,头痛耳鸣,腰痛,口干,喉部有烧灼感,思想不易集中,而且紧张激动,情绪复杂多变,性情急躁,失眠健忘;心悸、肥胖、下肢浮肿、关节疼痛等。

## 三、施养要点

### 1. 精神调摄

更年期妇女要不断学习和掌握有关更年期生理、心理变化规律的知识,正确认识自身的身心变化,以平常心对待更年期,平稳度过反应期。出现不良反应时,应保持积极、客观、理智的态度,消除不必要的思想负担和心理压力。必要时寻求心理医师的帮助,通过心理咨询、心理疏导和治疗,改善自己的症状。更年期妇女还应当保持乐观、开朗、豁达、向上的情绪,消除猜疑、悲观、失落、孤独、恐惧、忧虑等消极和不良情绪。

积极进行自我调节和控制。自我调节和控制对更年期所带来的身心变化和诸多不适具有很重要的"自疗"作用。更年期妇女应当主动学习自我放松、自我暗示、自我激励、自我疏导的心理调节和控制方法,积极进行自我调节和控制,通过放松、暗示、领悟等心理自我疗法,树立战胜疾病的信心,减轻更年期症状和心理反应。

**2. 饮食调养**

更年期妇女应适当补充维生素E、B族维生素、维生素C等。饮食要多样化，不可偏食。每日的饮食中要含有一定量的蛋白质、脂肪、纤维素，以及微量元素钙、锌等，可吃瘦肉、鸡蛋、牛奶、鱼、虾、豆类、南瓜、白菜、油菜等食物。菌类如香菇、蘑菇、黑木耳等也要常吃，因这类菌菇含有人体所必需的氨基酸、微量元素及多种酶，能提高人体的免疫力，减少疾病的发生。还可常吃桑椹、枸杞子、大枣、莲子、黑芝麻、胡桃肉等。

女性更年期忌吃辣椒、花椒、丁香、茴香、胡椒、芥末、榨菜、葱、蒜等刺激性食品；忌食肥肉和各种蛋黄、鱼子、猪脑、羊脑等高脂肪、高胆固醇食物；忌饮可可、咖啡、浓茶、白酒等兴奋性饮料；忌抽烟。

**3. 起居调护**

居住环境应安静舒适，室内空气清新，房间整洁有序，这些有利于保持心情舒畅。房间应保持干燥，因为潮湿环境易导致寒湿入侵机体。

日常生活要有规律，切勿劳逸过度。要保证充足的睡眠，中午最好有半小时的午睡。要适当参加体育活动如慢跑、倒走路、打太极拳、跳扇子舞等，或经常按摩足底进行保健。可进行适度的户外活动，多晒太阳，增加钙的吸收，预防更年期的骨质疏松症。

**4. 运动锻炼**

宜选择轻柔缓和、小运动量、大肌肉群运动的项目来健身，所谓的大肌肉群运动是指躯干肌肉和四肢近心端大肌肉的协调运动。动作速度宜缓慢放松，运动时心率在每分钟110次左右。太极拳、散步、慢跑、登山、体操、健身舞、传统国术中的一些保健功法，皆可因人制宜地使用。

# 第十五节　骨质疏松症

骨质疏松症是以骨密度减低和骨组织微细结构发生退变为特征，骨质脆性增加，并容易导致骨折的一种全身骨代谢障碍疾病。骨质疏松症一般分两大类，即原发性骨质疏松症和继发性骨质疏松症。

原发性骨质疏松症是随着年龄的增长必然发生的一种生理性退行性病变，其又分为2型，Ⅰ型为绝经后骨质疏松，见于绝经不久的妇女。由于雌激素缺乏，而使骨代谢呈负平衡，骨吸收相对增强而引起；Ⅱ型为老年性骨质疏松，多在 65 岁后发生，因人体老化伴随的钙调节激素紊乱，骨形成功能降低而引起的。

继发性骨质疏松症是由其他疾病或药物等一些因素所诱发的骨质疏松症。

本节重点论述原发性骨质疏松症的养生保健。

骨质疏松症根据其临床表现属中医学"骨痿""骨痹"等范畴。

## 一、发病原因

骨质疏松症的发病与下列因素密切相关。

（1）中、老年人性激素分泌减少是导致骨质疏松的重要原因之一。绝经后雌激素水平下降，致使骨吸收增加而引起。

（2）随年龄的增长，钙调节激素的分泌失调致使骨代谢紊乱。

（3）老年人由于牙齿脱落及消化功能降低，故纳差少食，多有营养缺乏，致使蛋白质、钙、磷、维生素及微量元素摄入不足。

（4）随着年龄的增长，户外运动减少是老年人易患骨质疏松症的重要原因。

（5）分子生物学研究表明骨质疏松症与维生素 D 受体基因变异有密切关系。

## 二、临床表现

本病初起先有周身不适、乏力、腰背酸楚，继之见腰背酸痛、膝软无力，由安静状态开始，活动时出现腰背痛，此后逐渐发展为持续性疼痛，在久坐、久站等长时间维持固定姿势时加剧；在日常生活中可因绊倒、开窗等情况而诱发和加剧；胸腰椎出现压缩骨折时，腰背部疼痛剧烈，被动侧卧位，同时有相应部位脊椎棘突的强叩击痛。患者出现驼背畸形或非暴力性骨折时，已是严重骨质疏松的表现。

## 三、施养要点

### 1. 精神调摄

保持心情舒畅，精神愉悦可以防止骨质疏松症的发生。要避免精神紧张，当面临发怒时，应立即调整呼吸，全身放松，做深呼吸运动。或者可以闭目静心几分钟，排除一切杂念，通过自控而平抑怒气。每周可安排一定的娱乐、消遣或运动时间。经常运动是缓和精神紧张的良方。

### 2. 饮食调养

一是摄取高钙饮食，对防治骨质疏松症具有重要作用，含钙丰富的食物有牛奶及奶制品、虾皮、鲜鱼、牡蛎、海藻、芝麻酱、豆腐及其他豆制品等。若饮食中含钙不足，也可适当补充钙片，同时应注意晒太阳，补充适量维生素 D，有利于钙质吸收。

二是摄取适量蛋白质。蛋白质是骨质合成必不可少的物质，蛋白质中的氨基酸可促进钙的吸收。每日每千克体重蛋白质摄入量 1～1.2g 为宜，最好选用优质蛋白质，如奶类、蛋类、瘦肉类、鱼、虾、鸡、豆腐及其他豆制品等食品。

还应多食用含维生素 C 丰富的食物，如新鲜蔬菜和水果，能促进钙的吸收，对骨质形成有利。值得注意的是，一些蔬菜如菠菜、空心菜、茭白、冬笋等含草酸较多，能与钙结合形成不溶解的草酸钙，使钙不易被身体吸收利用。因此，在食用这类蔬菜之前，最好先用水把菜焯一下，使草酸溶于水。菜肴烹调制作时，可放点醋以促进食物中的钙溶解，有利于钙的吸收。应采用少油饮食，因脂肪会影响钙的吸收。

**3. 起居调护**

生活科学规律。宜早睡早起；宜睡硬板床，忌睡软床；食不宜饱，饭后宜行；多晒太阳；养花种草，怡畅心情；不嗜烟酒，少饮咖啡，少食糖、盐。进行适度的户外活动晒太阳有助于补钙。钙的吸收依赖于足够的维生素 D，而太阳的紫外线照射皮肤后，可使皮肤中的维生素 D 前体转化为维生素 D。

**4. 运动锻炼**

以经常、适度、慢运动为原则；运动量以能耐受为度；运动时间每天坚持1～2 小时，运动和休息间隔循环，循序渐进；运动方式根据季节和个人爱好，选择打太极拳、跳健身操、游泳、散步、慢跑等，同时加强防摔、防碰、防绊、防颠等保护性措施。

# 第十六节　阿尔茨海默病

阿尔茨海默病是指老年老化程度超过生理性老化，或过早老化，致使脑功能障碍，引起获得性、持续性智能障碍。

本病起病隐匿，早期症状是近记忆力减退，人格改变，智能有所下降，空间定向不良，常有走丢、不识归途，或主动性减少，情感不稳，但日常生活尚能保持。进一步发展则认知功能减退，出现失语、失认，有时有意识障碍，生活起居难以自理，伦理道德行为可有改变。甚至出现幻听、幻视、妄想、躁狂或抑郁。晚期则全面智能障碍，卧床、无自主运动，缄默无语，或言语支离破碎，生活完全不能自理，最终因并发症导致死亡。

中医学文献中无阿尔茨海默病这一病名，但根据本病的常见症状，属中医学中的"痴呆""癫狂""郁证"等范畴。

## 一、发病原因

病因以内因为主，由于七情内伤，久病不复，年迈体虚等致气血不足，肾精亏虚，痰瘀阻痹，渐使脑髓空虚，脑髓失养。

西医学认为阿尔茨海默病的病因复杂，其发生为多种因素相互作用的结果。对病因认识的焦点集中在遗传学、神经递质学说、病毒感染及免疫学等方面。

## 二、临床表现

轻者可见寡言少语，反应迟钝，善忘等症；重则表现为神情淡漠，终日不语，哭笑无常，分辨不清昼夜，外出不知归途，不欲食，不知饥，二便失禁等，生活不能自理。

## 三、施养要点

### 1. 精神调摄

注意智力训练，勤于动脑，以延缓大脑老化，如多看书、学习新事物，培养多种业余爱好，可活跃脑细胞。广泛接触各方面人群，对维护脑力有益。与朋友聊天、打麻将、下棋等，都可激发脑力，刺激神经细胞活力。

注意保持乐观情绪，应节思虑，去忧愁，防惊恐。要宁静无惧，恬恢虚无，与世不争，知足常乐，清心寡欲。做到外不受物欲的诱惑，内不存情虑的激扰，这样气血调和，脑神不乱。

### 2. 饮食调养

强调做到"三定、三高、三低和两戒"，即定时、定量、定质，高蛋白、高不饱和脂肪酸、高维生素，低脂肪、低热量、低盐和戒烟、戒酒；避免使用铝制用具；保持矿物质及微量元素的摄入充足；平时多吃海鱼及水产贝壳类食物；多吃植物性蛋白、含钙食品，适量补充维生素 E 和卵磷脂。

### 3. 起居调护

生活要有规律，保证足够的睡眠，坚持午睡，看电视时间不宜过长。保持温馨和睦的家庭气氛及舒适美观的居室环境，并可在家中开展一些有益的活动，如养花、养鱼、绘画等。多与他人交流，保持良好的人际关系。

**4. 运动锻炼**

有几种简单有效的运动，能延缓脑神经细胞的硬化，可预防阿尔茨海默病。每天清晨及傍晚在空气清新的地方快步走 1 小时，能刺激脑细胞，防止脑细胞退化；经常做能刺激十指指尖的细致活动，如手工艺、雕刻、制图、剪纸、打字，以及用手指弹奏乐器等，能预防阿尔茨海默病；经常使用手指旋转钢球或胡桃，或用双手伸展握拳运动，可延缓脑神经细胞老化；常做头颈左右旋转运动，可延缓脑动脉硬化，改善脑部供血，预防阿尔茨海默病，其方法是先将头颈缓慢地由左向右旋转 100 圈，再将头颈由右向左旋转 100 圈，随时随处可做，简单有效；经常按摩百会穴，即以食指左右旋揉轻压百会穴 50 次；按揉足三里穴，以拇指或中指左右旋揉轻压两足三里穴各 50 次；按摩涌泉穴，坐在床上，抬起右脚，以左手顺、逆时针方向各按摩涌泉穴 36 次，然后以同样的方法按摩左脚的涌泉穴。

# 第十七节　肿瘤

肿瘤是机体在各种致瘤因素作用下，局部组织的细胞在基因水平上失去对其生长的调控，导致异常增生而形成的新生物。这种新生物常形成局部肿块，因而得名。

根据肿瘤的生物学特性及其对机体的危害性的不同，一般分为良性肿瘤和恶性肿瘤两大类。

良性肿瘤对机体的影响较小，主要表现为局部压迫和阻塞症状，其影响主要与发生部位和继发变化有关。若发生在重要器官也可产生严重后果，如消化道良性肿瘤可引起肠套叠、肠梗阻；颅内的良性肿瘤如脑膜瘤、星形细胞胶质瘤可压迫脑组织、阻塞脑室系统而引起颅内压升高和相应的神经症状。

恶性肿瘤由于分化不成熟、生长较快，浸润破坏器官的结构和功能，并可发生转移，因而对机体影响严重。恶性肿瘤除可引起与上述良性肿瘤相似的局部压迫和阻塞症状外，还可有发热、顽固性疼痛，晚期可出现严重消瘦、乏力、贫血和全身衰竭。

中医学中的瘤、岩、癥瘕、乳岩、噎膈、积聚、骨瘤、鼓胀、黄疸、肠覃、石瘕等都属于肿瘤的范畴。所称的"瘤"，有留滞不去之义，凡瘀血、痰滞、浊气停留于人体组织之中，所形成的赘生物称为"瘤"，大多属于良性。"岩"是发生于体表的恶性肿物的统称，因其表面不平，质地坚硬，宛如岩石而言。

## 一、发病原因

中医学认为肿瘤发生与饮食不节、情志郁结、六淫之邪侵袭，引起机体脏腑功能失调，阴阳气血亏虚，气血运行失常，从而导致寒热、瘀血、浊气、痰凝毒聚等互相交结而发病。

西医学认为各种环境和遗传的致癌因素以协同或序贯的方式引起DNA损害，从而激活原癌基因和（或）灭活肿瘤抑制基因，继而引起表达水平的异常，使靶细胞发生转化，形成恶性肿瘤。

常见的环境致癌因素：化学致癌因素如多环芳烃，芳香胺类与氨基偶氮染料，亚硝胺类，真菌毒素、烷化剂与酰化剂；物理致癌因素如离子辐射、热辐射，金属元素镍、铬、镉、铍等对人类也有致癌的作用；生物致癌因素如病毒和细菌致癌。

现代亦有研究发现忧郁、焦虑、失望和难以解脱的悲伤等不良情绪常常是癌瘤发生的前奏，社会心理的紧张刺激会降低或抑制机体的免疫能力，造成免疫能力缺损而引起癌症。

## 二、临床表现

肿瘤因其细胞成分、发生部位和发展程度有所不同，可呈现多种多样的临床表现。一般而言见肿块、疼痛、溃疡、出血、梗阻、胸水或腹水、食欲不振、腹胀、乏力、消瘦、发热、贫血等。

## 三、施养要点

### 1. 精神调摄

精神因素和肿瘤的发生有很大的关系，不良的心理、精神刺激会促使肿瘤的发生与发展。如发现患癌后，患者思想受到打击，恐惧、悲观、失望、抑郁、焦虑等情绪接连产生，严重影响治疗效果，甚至使病情迅速恶化。因此精神调摄在肿瘤患者的养生保健、临床治疗和康复中均具有重要意义。

患者首先要面对现实，积极配合医护人员进行治疗，对治疗充满信心或相信治疗会取得好的效果。

其次要了解有关知识，正确认识肿瘤。患者自己对肿瘤要有正确的认识，需要了解一些肿瘤的基础知识，了解目前医学界对肿瘤防治的观点、研究动态及发展趋势，改变自己的习惯看法和陈旧观念。

最后要提高心理素质，善于自我调节，这是每一个肿瘤患者必须重视的问题，应积极努力地去进行调整，保持稳定的心理状态。

### 2. 饮食调养

癌症患者经过多种方法的治疗后，脾胃功能均会受到一定损伤，所以，在饮食方面应以易消化、富有营养、清淡的食物为宜。忌食过多辛辣、生冷、油煎炸食品，尽量戒除烟酒。饮食中的蛋白质和热量应比其他疾病患者高出 20% 以上，应多食肉类、鱼、虾、奶、蛋等高蛋白食品。

具体的食物选择：灵芝、香菇、蘑菇、黑木耳、枸杞子、薏苡仁等，含有多糖类物质，可提高免疫功能，并有抑制肿瘤生长的作用；蔬菜中的胡萝卜、卷心菜、莴笋、白菜、蕨菜、大枣、龙眼肉、莲子肉等含有人体必需的各种营养成分及维生素和微量元素，能提高机体的抗病能力；大蒜、洋葱、芦笋等，所含的挥发油有抑制和阻断硝酸盐转变为致癌物质亚硝胺的作用。

在癌肿手术前，食疗应以配合手术顺利进行为主，一般可用扶助元气、补益气血的食品为主，常用平补的食品，如龙眼、红枣、莲子之类；手术后恢复期，则应以补益气血、调整脾胃功能的食品为主，如莲子、红枣、山楂、金橘、橘络等；在放射治疗过程中，应以开胃、增加食欲为主，饮食宜清淡，滋味鲜美、营养丰富；在放射治疗后期，常出现津液亏耗的情况，饮食中要增加养阴生津类的食品如山药、芡实、鸭肉、鳖肉等。

### 3. 起居调护

癌症患者的养生保健应注意"起居有常，不妄作劳"。要慎起居，适气候，避邪气。注意劳逸结合，运动和劳作均应循序渐进，不宜操之过急。

### 4. 运动锻炼

癌症患者的锻炼应选择不致引起患病脏器负担过重的运动项目。散步、爬楼梯、慢步跑、体操运动、气功等都是很好的锻炼方法，可增强体质，保持肌肉张力。气功疗法在患者中很受欢迎，有"静功""动功""动静结合功"等，可引导人的精神专一，利于养病，通过肢体锻炼还可调动内气，调整气血，平衡阴阳，疏通经络，恢复脏腑功能，达到祛病健身的目的。

## 第十八节　慢性肾炎

慢性肾小球肾炎简称慢性肾炎，是由多种原因引起的原发于肾小球的一组免疫性疾病，病理类型多样，预后不尽相同。临床特点为起病隐匿，可有一段时间的无症状期，但尿常规检查有不同程度的蛋白尿、红细胞及管型尿。病程长，呈缓慢性进展，多数患者有程度不等的腰酸、疲乏、水肿、高血压及肾功能损害。随着病情的进一步发展，少则2～3年，多则20～30年，健存肾单位越来越少，纤维组织不断增生，肾脏萎缩。其病顽固，反复发作，迁延不愈，最终导致肾衰竭。

中医文献中虽无慢性肾炎这一名称，但有与之有相似临床表现的一些病名。水肿是该病的主要临床症状，故慢性肾炎的大部分内容可归于"水肿"的范畴。当水肿不明显，而以疲乏无力、腰痛、头晕、蛋白尿及血尿等为主要表现时，可归于"虚劳""腰痛""眩晕""尿血"等范畴。

## 一、发病原因

中医学认为，慢性肾炎与外感风寒湿热、疮毒内攻、水湿浸渍、饮食失节、久病劳伤等原因有关，上述原因引起肺、脾、肾功能失调，三焦水道壅塞而成为水肿。

西医学对慢性肾炎的病因尚不完全明了，可能与细菌、病毒感染，过敏等因素有关。

## 二、临床表现

1. 腰酸或痛、疲乏、食欲减退、面色无华或灰暗。

2. 浮肿，以双下肢多见，急性发作时也可见眼睑和颜面浮肿。

3. 持续的中等程度以上的高血压，还可有头晕或头痛。眼底检查有视乳头水肿、眼底出血。

4. 贫血。慢性肾炎早期水肿明显时，可出现轻度的贫血；后期肾衰竭时红细胞生成素减少，可发生中度至重度的贫血。

## 三、施养要点

### 1. 精神调摄

患者应重视调养精神，以宁静、乐观、愉快、恬恢的心情对待病情，良好的精神状态可使脏腑气血功能旺盛，使病情保持平稳，延缓进展。情绪不可过度波动，切忌看到自己病情缠绵难愈而悲观失望，以致饮食不佳，夜眠不宁，使病情加重。此外，还应节制情欲。

### 2. 饮食调养

慢性肾炎的饮食应根据肾功能损害的程度来确定蛋白质的摄入量，如果病程长、肾功损害不严重者，食物中的蛋白质不必严格限制，但每天不宜超过每千克体重 1g，优质蛋白质要达到 50% 以上。

控制钠盐的摄入。严重水肿及高血压时，钠盐的量要控制在 2g/d 以下，甚至给予无盐饮食，一般以低盐为宜。

要给予充足的维生素，适当食用西红柿、绿叶蔬菜、新鲜大枣、西瓜、黄瓜、柑橘、猕猴桃和天然果汁等富含维生素 C 的食品。忌吃皮蛋、咸鸭蛋、火腿、咸板鸭、虾米、咸萝卜干、各类腌菜、豆腐乳、面酱、酱油等含盐量过多的食物；忌吃葱、大蒜、生姜、咖喱、芥末、胡椒、辣椒、肉桂、茴香、花椒等辛辣刺激性的调味品；忌吃韭菜、芹菜、洋葱、咖啡、可可、香椿、带鱼、海腥发物；肾功能不全，血中非蛋白氮增高时，又忌吃河虾、禽蛋、肉类及动物的内脏等高蛋白、高胆固醇食物。

### 3. 起居调护

要注意休息，多数肾炎患者发病与长期过度劳累有关。人在疲劳状态下，加上工作、精神紧张，容易造成抵抗力下降，导致细菌、病毒感染，引发肾脏损害。还要避风寒，防感冒，因感冒是加重慢性肾炎恶化的诱因之一。

### 4. 运动锻炼

一般而言，慢性肾炎急性发作期应以休息为主，尽量减少运动；缓解期应以散步、打太极拳、练十二段锦功、慢骑自行车、做广播体操等较为缓和的、耗能较少的运动为主，对于长跑、球类运动等大运动量者应该避免。

### 思考题

如何根据社区常见疾病的特点进行预防保健活动？

# 第十三章　亚健康的干预

1948 年，世界卫生组织（WHO）对健康的定义是"健康不仅是没有疾病和虚弱，而是身体、心理和社会适应处于完全的完满状态"。WHO 在提出健康新概念和健康标准后，继而又修改了《国际疾病分类标准》，并出台了 WHO 新方案，特别指出了有一种介于健康与疾病之间的非健康非疾病的"第三状态"，就是不完全健康的状态即亚健康状态，国外也称灰色状态。

目前，人口老龄化、疾病负担已成为广泛的社会经济问题，以预防为主的医疗策略及服务模式已成为众望所归。而对亚健康的干预，则是中医药在"预防为主"中最能发挥优势作用的环节之一。中医学在养生调摄方面的优势，为亚健康的干预提出了有效的理论和方法。

近年来随着人们健康意识的不断增强，亚健康也越来越受到人们的广泛关注，如何行之有效地帮助人们解决亚健康带来的问题就摆在了我们面前。由于亚健康并不仅是医学问题，它涉及心理学、社会学、哲学、人文学等多个领域，所以只有从心理、行为、生活方式等各个方面采取综合措施，才能真正远离亚健康。亚健康的综合干预非一朝一夕能够取得立竿见影的效果，要实现提高全民健康水平的目标，尚需全社会的长期努力。

## 一、亚健康干预中的中医优势

对于亚健康的预防与调摄，现代医学的现行思维和研究方式，使其在这一领域存在着一定的局限性，中医学虽没有亚健康一词，但在其渊博的理论体系和漫长的实践活动中早已广泛地融入了对亚健康的防治思想，中医学针对不同情况有着丰富的调治方法，在预防与调摄亚健康方面具有独特的优势。

### （一）丰富多样的治疗方法与手段有利于亚健康的调摄

中医学在长期的临床实践中，形成了食疗、针灸、推拿、气功、导引、内外药物治疗等多种调治方法，正所谓"杂合以治，各得其所宜"（《素问·异法方宜论》）。中医学治疗方法的多样化，在亚健康状态预防及治疗上拥有毋庸置疑的优势。

### （二）天然药物和自然疗法是亚健康调摄的基本物质和手段

当今在人们提倡回归大自然，倡导自然疗法、天然药物的时代，中医中药更加显示出其治疗的优势。中药材多为纯天然的植物、动物和矿物，绝大多数毒副作用较低，对亚健康的调治尤为适宜，不仅能用中药直接治疗，还可将一些药物加到食物和饮料中，通过食用药膳和饮品达到调治亚健康的目的。

另外，针灸按摩疗法均是通过针灸和手法，刺激身体的某些穴位和区域，达到舒筋活血、提高机体免疫力、调节人体新陈代谢的作用，通过"泻其有余""补其不足"，促使机体气血流通，阴平阳秘。

## 二、中医养生保健学对干预亚健康的重要性

中医养生保健学主张人的活动应适应气候、环境的变化，在提高自身适应能力的同时，也要注意养神。古人素重修身养性，强调"形与神俱""形神俱养"，内在修德，外在健体。

### （一）中医养生保健学孕育了预防亚健康的丰富思想

在中医学数千年的历史长河中，中医养生保健学的形成与发展具有独特的内涵。中医养生保健学强调人与自然相应即"生气通天"，在对健康和疾病的认知过程中，将人与自然、社会有机地结合在一起。中医养生保健学自古强调饮食有节、起居有常、情志调畅、劳逸适度等养生观点。

《素问·上古天真论》曰："上古之人，其知道者，法于阴阳，和于术数，饮食有节，起居有常，不妄作劳，故能形与神俱，而尽终其天年，度百岁乃去。"懂得养生之道才能形体与精神都很健旺，不仅可以预防疾病，而且可以延年益寿，活到天赋的自然寿命。"今时之人不然也，以酒为浆，以妄为常，醉以入房，以欲竭其精，以耗散其真，不知持满，不时御神，务快其心，逆于生乐，起居无节，故半百而衰也。"此句指出没有疾病的人如果不遵守养生之道，也会很快出现疾病或衰老，不能尽享天年。

人类通过各种调摄保养，可以增强人的体质，提高正气，使对外界环境的适应能力、抗病能力增强，从而减少或避免亚健康状态及疾病的发生；能使机体的生命活动过程处于阴阳协调、体用和谐、身心健康的最佳状态，从而延缓人体衰老的进程。科学的养生方法有利于亚健康的预防和改善。

### （二）中医养生保健学为亚健康的干预提供了理论基础

中医养生保健学的文献浩如烟海，上至先秦，下至当代的医学、哲学、宗教、历史、文学、农学、民俗等著作，又有许多养生学的专著，还形成了众多学术流派，有道家养生、儒家养生、医家养生、释家养生和武术家养生之分，如道家重身

轻物，淡泊名利，主张避世、无为，追求长生不老；儒家以"仁"为最高境界，强调道德教化，积极入世，追求齐家、治国、平天下；释家主张出世，强调在自觉的基础上而"觉他"，追求普度众生；武家重视技击；医家注重针药等。总之，中医养生已经形成了独特的理论体系，为建立具有中国特色的亚健康干预理论奠定基础。

### （三）中医养生保健学为亚健康的干预提供了有效途径和手段

中医养生之道最为丰富多彩，是经过了数千年的传承、发展，融汇了多个民族、不同地域养生手段形成的。从古至今，各种养生方法达数千种之多，大体上有调摄精神、气功、导引、按摩、药膳、房事养生、琴棋书画、旅游远足等诸多门类。从神与形、动与静、收与散、食与药等方面入手，上至人格修养、道德情操，下至起居饮食、衣食住行，深入到人们生活的方方面面。总之，众多的养生方法丰富了亚健康的干预手段，为亚健康的干预提供了更多选择。

## 三、中医养生保健学干预亚健康的具体方法

我国是一个有着悠久历史的文明古国，几千年文明的积淀留下了许多宝贵经验，从修身养性、饮食起居、运动锻炼等各个层面提出了很多深刻的见解，为我们今天的亚健康干预提供了丰富的资源。

### （一）节饮食

"人以水谷为本"，饮食是生命活动的物质基础。良好的饮食习惯及合理的营养（每日摄入量适宜、营养素搭配比例合理）是保证身体健康、预防疾病的首要因素。饮食调理得当，不仅可以保持人的正常功能，提高机体的抗病能力，还可以治疗某些疾病；相反，若饮食不足或调理不当，就可诱发某些疾病，如冠心病、脑卒中、糖尿病、肥胖症、血脂异常和癌症等疾病的病因大都与不科学的饮食习惯密切相关。因此，饮食的合理调摄是亚健康干预中的重要环节。饮食调摄中要注意以下几个方面。

#### 1. 饮食有节

饮食有节就是饮食要有节制，即进食要定量、定时。进食定量，饥饱适中，恰到好处，则脾胃可以承受，消化、吸收功能运转正常，人体可及时得到营养供应，可以保证各种生理活动。反之，过饥或过饱，都对人体健康不利。长期饱食容易引起记忆力下降，思维迟钝，注意力分散，应激能力减弱等亚健康状态。有规律地定时进食，可以保证饮食物在机体内有条不紊地被消化、吸收，并输布全身。如果食无定时，或零食不离口，或忍饥不食，打乱胃肠消化的正常规律，都会使脾胃失调，消化能力减弱，食欲逐渐减退，有损健康。

一日之中，机体阴阳有盛衰之变，白天阳气盛，活动量大，故食量可稍多；夜幕阳衰阴盛，即待寝息，以少食为宜。总之，进食定时定量是饮食调摄的一个重要原则。

### 2. 全面均衡

饮食物种类多种多样，所含营养成分各不相同，只有做到各种食物合理搭配，才能构成平衡饮食，满足机体各种营养需要，满足各种生理功能的基本要求。我们提倡平衡膳食，广泛食用多种食物，每天的食品应包括以下五大类。

（1）谷物及薯类：如米、面、杂粮、马铃薯等，主要提供糖类、蛋白质、膳食纤维及B族维生素。

（2）动物性食物：如肉、禽、鱼、奶、蛋等，主要提供蛋白质、脂肪、矿物质、A族和B族维生素。

（3）豆类：如大豆及其豆制品，主要提供蛋白质、脂肪、膳食纤维、矿物质和B族维生素。

（4）蔬菜水果类：如胡萝卜、南瓜、番茄等，主要提供膳食纤维、矿物质、维生素C和胡萝卜素。

（5）纯热能食物：如动物油、植物油、各种食用糖和酒类，主要提供能量、维生素E和必需脂肪酸。

### 3. 讲究卫生

讲究饮食卫生，防止"病从口入"，自古以来，就一直为人们所重视。饮食卫生特别是不要吃发霉的花生、玉米、大豆、薯类等，以免食入黄曲霉素引起癌症。同时要少吃用盐腌制的咸鱼、咸肉、卤虾酱、腐烂发霉的酸菜，以及加入亚硝酸盐的火腿、香肠等（最好同时多吃一些富含维生素C的食物）。尽量不吃含人工防腐剂、合成甜味剂及合成色素的食品。

### 4. 因人而宜

饮食的调摄也需要因人、因时、因地而宜，尤其要注意因人而宜，辨证调摄，至少要辨别虚实寒热，脏腑盛衰。"虚则补之""实则泻之""寒者热之""热者寒之"，这不仅是中医学治疗疾病的基本原则，也是指导饮食疗养的基本原则，例如：气虚之人，应以补气健脾为主，可常食大枣、扁豆、粳米等，不宜苦寒、辛烈之品。阳虚之人，应以温补壮阳为主，可常食羊肉、狗肉、韭菜、胡桃、虾等，不宜生冷寒性之品。阴虚之人，宜滋补养阴，常食粥、汤、银耳、鸭、乳制品等，不宜辛热香燥食物。多痰之人，宜健脾化痰湿，应多食萝卜、山楂、冬瓜、赤小豆、莴苣等，不宜食肥甘及滋补饮食。

### （二）慎起居

睡眠既是消除疲劳、恢复体力的主要形式，又是调节各种生理功能的重要环节，也是维持生命的重要手段。睡眠时，人体精气神皆内守于五脏，五体安舒，气血和调，体温、心率、血压下降，呼吸及内分泌明显减少，从而使代谢率降低，体力得以恢复；大脑在睡眠状态中耗氧量大大减少，利于脑细胞能量储存，可以恢复精力，提高脑力效率；同时睡眠时能产生更多的抗原抗体，增强机体抵抗力，使各组织器官自我修复加快。在起居调摄中注意以下方面：养成良好的睡眠习惯，按时作息，形成固定的睡眠节奏，尽量使作息时间与该节律同步化，保持大脑清醒；睡前不宜吃得过饱，中医学自古就有"胃不和则卧不安"之说，因为睡眠时，消化功能减弱，多吃会加重消化系统负担，使睡眠不深；不吃刺激性和兴奋性食物，如浓茶、咖啡、巧克力等，它们都含有咖啡因，可使人兴奋，难以入睡，并且其利尿作用往往在半夜里引起膀胱膨胀，导致噩梦，干扰睡眠；睡前热水洗脚，它不仅清洁卫生，还对大脑有良好的刺激，可改善脑部血液循环，消除疲劳，帮助入睡。

大部分成人应保证 8 小时睡眠，儿童为 12～14 小时。一些老年人的新陈代谢减慢，体力活动减少，则睡眠时间较一般成年人少。保证充足的睡眠时间，可以使疲劳感消失，周身舒适，头脑清醒，精力充沛，能胜任一天的工作和学习。但也应有一定的限度，过之则有害，中医学有"久卧伤气"之说。因此，适量的睡眠才有助于健康。

### （三）调情志

通过轻松愉快、活泼多样的活动，在美好的生活气氛和高雅的情趣之中，使人们舒畅情志、怡养心神，增加智慧，动筋骨、活气血、锻炼身体，增强体质，寓养生于娱乐之中，从而达到养神健形、益寿延年的目的。

调养情志有听音乐、放风筝、垂钓、对弈、旅游等方法。

**1. 听音乐**

对失眠、情绪低落、疲倦、烦乱、紧张不安、易激动等症状的改善作用十分明显。据有关专家论证，人在进行音乐体育运动时，一方面，通过神经及神经体液调节，促进人体分泌一些有益于健康的激素、酶和乙酰胆碱物质，起着调节血流量、促进血液循环、增加胃肠蠕动、促进唾液分泌、加强新陈代谢等作用；另一方面，脑的左半球逐渐受到抑制，而右半球逐渐活跃，进而取得支配地位，正是这种大脑的兴奋与抑制区域的变化，促进人的情绪高涨。

**2. 放风筝**

放风筝时，或缓步，或迅跑，缓急相间，张弛有变，活动周身关节，促进血液循环；放风筝时昂首翘望，极目远视，能调节眼部肌肉和神经，消除眼的疲劳，防治近视眼，达到保护视力的目的；同时这一姿势，使颈椎得到活动，与长期伏案工作时颈椎的状态正好相反，可以纠正颈椎变直甚至反向的曲度。

### 3. 垂钓

垂钓时全神贯注，使人入静，与中医养生保健学"静养神"的观点一致。垂钓抛竿、提竿、换饵、站立、下蹲、前俯后仰的多次反复，是一种全身的有氧运动，如此动静结合，就使人体内脏、筋骨及肢体都得到了锻炼，是理想的养生方式。垂钓的环境多为湖滨、溪畔、河旁，有绿树青草，空气中含有较多负氧离子，人们脱离喧嚣的环境，呼吸新鲜空气，可使人头脑清醒。垂钓使人回归大自然，沐浴阳光：日光中的红外线，则能给人以温暖，使人体血流畅通，改善血液循环，促进新陈代谢；紫外线照射皮肤可以合成具有活性的维生素 D，促进钙的吸收。

### 4. 对弈

现在指广泛的棋类运动，包括围棋、象棋、国际象棋和其他棋类项目，也可推而广之，把桥牌运动包括进来。"善弈者长寿"是中国古代医学家做出的结论。下棋时要求平心静气，全神贯注，意守棋局，杂念尽消，达到精神上的"静"的境界；同时对弈时要经过周密的计算，提高大脑的思维能力，又是蕴藏在静中的运动。这种动静结合的活动，可以防止大脑过早衰老，起到预防阿尔茨海默病的作用。

### 5. 旅游

历代养生家多提倡远足郊游，而道家、佛家的庵、观、寺、庙也多建立在环山抱水、风景优美之处，以得山水之清气，修身养性。旅游可以使情怀舒展，心胸开阔，锻炼身体，增长见识，是一种有益于身心调养的活动。同时，在远足跋山涉水中，也活动了身体筋骨关节，锻炼了体魄，使人气血流通，利关节而养筋骨，畅神志而宜五脏。

此外，中医学对人的心理调节也有有效的方法。如语言开导法、移情易性法、暗示解惑法、宁神静志法、全德养性法、情趣易性法等。

### （四）导引

通过练功疗法调整人体的身心状态。因人、因时而宜，循序渐进，持之以恒，从而达到舒畅情志、流通气血、舒筋健骨、锻炼毅力、增强身体素质的目的。

禀赋强者，精血充足，体质健壮，可以选择以动为主的运动，但要避免强力运动，耗伤元气；禀赋弱者，气血多亏虚，体质较差，适宜选择以静为主的功法，先强肾健脾，再练习运动量大的功法。

《内经》曰"智者之养生也，必顺四时而适寒暑""春夏养阳，秋冬养阴"，都是论述调摄要结合四季的特点进行。春时阳生，夏时阳盛，春夏二季，人体阳气逐渐升发，练功法要顺应自然界阳气外达的趋势，以练形为主，振奋阳气，使阳气外达，同时注意不要使阳气宣发太过。秋时阳收，冬时阳藏，秋冬二季，人体阳气逐渐封藏，阴气渐盛，所以秋季宜静，以敛阴护阳；冬季宜动，以运阳气于肌腠，抵御外界寒气。

练功要适量不疲，循序渐进，不可急于求成，操之过急，往往欲速而不达；贪多求全，朝三暮四，经常变换功法，不能持之以恒，则收效甚微，一事无成。

### 1. 散步

散步对于脑力劳动者和老年人来说更为适宜，经常散步可增强新陈代谢，改善消化和心肺功能，增强神经系统调节功能，促进血液循环和多余脂肪的分解，有助于降低血压，减少冠心病的发生。另外，美国心理学家研究证明，短短几分钟的散步就有明显消除紧张的效果。散步的时间一般选择在清晨、饭后或睡前。

### 2. 慢跑

慢跑，它和散步有相似之处，只是步伐较快，适合于各种年龄的人，十分有利于消除大脑疲劳，增强心功能和肺活量，促进人的新陈代谢，加速体内多余脂肪和胆固醇的消耗，进而达到增强体质、提高抗病能力的目的。

### 3. 瑜伽

瑜伽是目前比较流行的健身、养心的锻炼方式。瑜伽分为很多种派系，其中最普遍的是哈他瑜伽，它通过呼吸法来调息、体位法来调身、冥想法来调心，从而得到身心相应（人与自然相应）、开发灵性（达到身心灵和谐）、回归自然（找到真实的自我）。经常练习可以调节人体各种腺体激素的平衡，舒缓体内神经，改善睡眠，消除疲劳，使人保持一种祥和、平静、年轻向上的心态；它还能活化脊椎，改善脊柱畸形，纠正轻微的椎间盘错位（如驼背、探颈等不良体态）；同时强化各大肌肉群的力量，从而达到健身美体的作用。

### 4. 五禽戏

五禽戏是模仿虎、鹿、熊、猿、鸟五种动物的动作和神态来进行健身的一种体育运动。五禽戏模仿虎之威猛、鹿之安详、熊之沉稳、猿之灵巧、鸟之轻捷以锻炼身体，可增强体力，行气活血，舒筋活络，也可用于慢性病的康复治疗。如虎戏可醒脑提神、强壮筋骨；鹿戏可明目聪耳、舒筋和络、滑利关节；熊戏可健腰膝、消胀满；猿戏可提高人体对外界反应的灵敏度，还可防治腰脊痛；鸟戏可增强呼吸功能，提高人体平衡能力。

### 5. 八段锦

八段锦是我国民间广为流传的一种健身术，由八种不同动作组成，故名"八段"。在古代，只有上等丝织品才可以称为"锦"，由于这套功法有极好的祛病保健效果，而且编排精巧，动作优美，所以古人把它比喻为"锦"。

八段锦是对五官、头颈、躯干、四肢、腰、腹等全身各部位进行锻炼，对相应的内脏及气血、经络起到了保健、调理作用，从而达到呼吸柔和、心静体松、阴阳平衡、疏通经络、形神合一的境界。

### 6. 太极拳

太极拳是我国的国粹之一，它融合了阴阳学说和中医基本理论的经络学说，将意识、呼吸、动作三者结合在一起。古人认为，阴阳两者相互不离，相互消长，相互转化，产生了万物，万物中都包含了此理。在太极拳中，表现为动静、刚柔、虚实、开合等对立统一的状态。

太极拳不单纯是肢体的运动，还需要大脑协调周身的每一条肌肉，这也间接地对神经系统起着训练的作用，从而提高了神经系统紧张度，活跃其他系统与器官的功能活动，加强了大脑方面的调节作用。经常练太极拳的人，体内五羟色胺代谢水平较正常人要高 $2 \sim 3$ 倍，又使血浆皮质醇分泌量减少一半。这意味着人体衰老过程变慢，免疫系统功能强化，新陈代谢增强。从中医学角度来看，它能调和阴阳，疏导气血，通畅经络，充实内脏，从而使"阴平阳秘""精神内守""正气存内"。

### 7. 气功

气功是调身、调息、调心融为一体的心身锻炼技能。中医学术与气功学术有本质的内在联系，它们的古典哲学基础，即其世界观和方法论的基础一致。两者的应用目的也有相通之处，气功锻炼的养生和治疗效果自古以来一直为中医学所采用。亚健康状态被普遍认为是由于心理、生理、社会等多方面因素导致机体的神经、内分泌、免疫系统协调失衡、功能紊乱状态。气功疗法干预亚健康状态的独到之处就在于其恰到好处的、明确的针对性。

### （五）戒烟限酒

烟草的组成成分及其烟雾中含有烟碱、3,4-苯并芘、亚硝胺、一氧化碳、尼古丁、焦油等多种有害物质。人体吸入烟雾后对呼吸道、心血管、胃肠道、肝、肾等器官均有不同程度的损害，其中最直接影响的是呼吸系统。鉴于吸烟对人体有百害而无一利，所以，戒烟应坚决、彻底，且越早越好。通过戒烟，可以大大降低心脏疾病、脑卒中、慢性支气管炎、肺气肿及肿瘤发生的危险。

过量饮酒，对人的胃肠、心脏、肝脏、肾脏等都会有不良的影响，容易导致一些疾病的发生，最常见的有慢性胃炎、中毒性肝炎、心肌肥大、尿路结石、痛风性关节炎、急性胰腺炎等。酒精还会使人感觉迟钝、注意力不集中、情绪变化无常，影响人的思维和注意力，到了一定程度可能出现脑萎缩、脑缺血、脑动脉硬化、阿尔茨海默病。大量饮酒有害健康，但偶尔饮酒或长期少量饮酒，对健康影响不大，甚至可以起到活血化瘀的作用，有益健康。科学研究证实，每天饮用天然的红葡萄酒不超过 3 两（约含乙醇 50g），对人体健康有利，可以起到对心血管系统的保护作用。

### （六）亚健康的中医辨证分型

亚健康可以通过中医辨证的方法进行辨识。关于亚健康的常见中医证候，目前尚存在一定的争议，鉴于目前对亚健康状态的中医辨证分型有多种方式，各位医家各执己见，没有统一的规范，故在《亚健康中医临床指南》中，对目前亚健康状态辨证分型进行了整理归纳，总结为以下 8 种类型，用以指导中医临床辨证和调摄。

**1. 肝气郁结**

病因病机：由于肝的疏泄功能异常，气机郁滞所导致。

临床表现：胸胁满闷，喜太息，周身窜痛不适，时发时止，情绪低落和（或）急躁易怒，咽喉部异物感，月经不调，痛经，舌苔薄白，脉弦等。

施养原则：疏肝解郁。

**2. 肝郁脾虚**

病因病机：由于肝郁乘脾，脾失健运所导致。

临床表现：胸胁满闷，喜太息，周身窜痛不适，时发时止，情绪低落和（或）急躁易怒，咽喉部异物感，周身倦怠，神疲乏力，食欲不振，脘腹胀满，便溏不爽，或大便秘结，舌淡红或黯，苔白或腻，脉弦细或弦缓等。

施养原则：疏肝健脾。

**3. 心脾两虚**

病因病机：由于心血虚少，脾气虚弱所导致。

临床表现：心悸胸闷，气短乏力，自汗，头晕头昏，失眠多梦，食欲不振，脘腹胀满，便溏，舌淡苔白，脉细或弱等。

施养原则：补脾养心，补气养血。

**4. 肝肾阴虚**

病因病机：由于肝肾两脏阴液亏虚，虚热内扰所导致。

临床表现：腰膝酸软，疲乏无力，眩晕耳鸣，失眠多梦，烘热汗出，潮热盗汗，月经不调，遗精早泄，舌红少苔，或有裂纹，脉细数等。

施养原则：补血养阴。

**5. 肺脾气虚**

病因病机：由于脾肺两脏气虚，功能减退所导致。

临床症状：胸闷气短，疲乏无力，自汗畏风，易于感冒，食欲不振，腹胀便溏，舌淡，苔白，脉细或弱等。

施养原则：补气健脾。

**6. 脾虚湿阻**

病因病机：由于脾气虚弱，脾失健运，湿浊内阻所导致。

临床表现：神疲乏力，四肢困重，困倦多寐，食欲不振，腹胀便溏，面色萎黄或㿠白，舌苔白腻，脉沉细或缓等。

施养原则：健脾祛湿。

**7. 肝郁化火**

病因病机：由于肝气郁滞，气郁化火而肝经火盛，气火上逆所导致。

临床表现：头胀头痛，眩晕耳鸣，胸胁胀满，口苦咽干，失眠多梦，急躁易怒，舌红苔黄，脉弦数等。

施养原则：疏肝清热祛火。

**8. 痰热内扰**

病因病机：由于痰火内盛，扰乱心神所导致。

临床表现：心悸心烦，焦虑不安，失眠多梦，便秘，舌红苔黄腻，脉滑数等。

施养原则：清热化痰。

### （七）中医药辨证调摄

**1. 中药调摄**

中药调摄是中医养生的重要内容。当人体处于亚健康状态时，人体内的阴阳已经失去平衡，脏腑气血的运行也发生紊乱，虽然还没有到诊断某种疾病的程度，但单纯依靠饮食、运动等方式调节收效较慢时，就可以考虑适当使用一些中药来调理。中药的使用在亚健康干预和疾病的治疗中不尽相同，在强调辨证的基础上，亚健康干预需注意剂量要轻、疗程要短、用药个体化的原则。

（1）肝气郁结型

治法：疏肝、理气、解郁。

方药：首选逍遥散。甘草 15g，当归 30g，白芍 30g，茯苓 30g，白术 30g，柴胡 30g。

用法：共为末，煨姜、薄荷少许，共煎汤温服，日 3 次。亦可作汤剂，水煎服。

（2）肝郁脾虚型

治法：疏肝健脾。

方药：首选四逆散。炙甘草 6g，枳实 6g，柴胡 6g，芍药 6g。

用法：水煎服。

（3）肝郁化火型

治法：疏肝清热祛火。

方药：首选加味逍遥散。炙甘草 3g，炒山栀 3g，牡丹皮 3g，炒白术 6g，白芍 6g，茯苓 6g，柴胡 6g，当归 6g。

用法：水煎服。

（4）痰热内扰型

治法：清热化痰。

方药：首选黄连温胆汤。黄连 10g，半夏 15g，竹茹 15g，枳实 15g，陈皮 20g，炙甘草 5g，茯苓 10g。

用法：加生姜 5 片，大枣 1 枚，水煎服。

（5）脾虚湿阻型

治法：健脾祛湿。

方药：首选参苓白术散。莲子肉 15g，薏苡仁 15g，砂仁 15g，桔梗 15g，白扁豆 30g，白茯苓 30g，人参 10g，甘草 10g，白术 20g，山药 20g。

用法：水煎服。

（6）心脾两虚型

治法：补脾养心。

方药：首选归脾汤。白术 20g，当归 15g，白茯苓 15g，黄芪 20g，远志 15g，龙眼肉 15g，酸枣仁 15g，人参 30g，木香 5g，炙甘草 5g。

用法：加生姜、大枣，水煎服。

（7）肝肾阴虚型

治法：补血养阴。

方药：首选六味地黄丸。熟地黄 30g，山萸肉 20g，山药 20g，泽泻 15g，牡丹皮 15g，茯苓 15g。

用法：水煎服。

（8）肺脾气虚型

治法：补气健脾。

方药：首选玉屏风散。防风 10g，黄芪 20g，白术 15g。

用法：研末，每日 2 次，大枣煎汤送服；亦可作汤剂，水煎服。

**2. 药膳调摄**

另外，中药的一种独特用途就是制成药膳。中医药膳是我国中医药学宝库中颇具特色的重要组成部分，具有悠久的历史和极为丰富的内容。药膳是将药物和食物相配合，使之既有食物的营养作用，又有药物的治疗作用，主张"药食同源"，采用天然的动物、植物及矿物药食以养生保健、防治疾病,是中医学术博大精深的特色之一。

历代医家的实践证明,中医药膳具有防病祛病、养生保健、延年益寿、营养滋补等功效,可以改善新陈代谢,调节功能状态,增强抗病能力。针对亚健康状态的调整,其作用也是非常重要的。

（1）肝气郁结型

双花茶:绿梅花 3g,玫瑰花 3g,黄连 2g。将绿梅花、玫瑰花、黄连同入杯中,用沸水冲泡,加盖焖 10 分钟即可饮用。代茶,频频饮服,可冲泡 3～5 次。具有疏肝、理气、解郁之功。

金橘叶绿茶:金橘叶（干品）30g,绿茶 2g。金橘叶经拣杂、洗净、晾干后切碎,与绿茶同放入砂锅,加水浸泡片刻,用中火煎煮 30 分钟,以洁净纱布过滤,去渣,取汁放入容器即成。早、晚分服,以温热饮用为宜。具有疏肝、理气、解郁之功。

黄花合欢大枣汤:黄花菜 30g,合欢花 10g,大枣 10 枚。将黄花菜洗净,与合欢花共入锅内,水煎去渣取汁,再与大枣共炖熟,调入蜂蜜即成。具有疏肝解郁安神之功。

（2）肝郁脾虚型

陈皮鸭:鸭 1 只,陈皮 10g,怀山药 10g。调料少许。将鸭煮熟后,加入调料、陈皮丝、怀山药再煮 15 分钟即可,分 2～4 次食。具有健脾疏肝之功。

玫瑰枣糕:玫瑰花 3g,红枣 150g,荸荠 60g,核桃仁 30g,鸡蛋 2 个,红薯 90g,瓜子仁 15g,生猪板油 50g,生猪网油 100g,白糖适量。先将红枣铺在铁丝网架上,用小火把枣皮烘焦,将红枣倒入冷水中浸泡 5 分钟,捞出擦掉枣上的黑皮,去核;核桃仁用沸水泡去皮,下油锅炸黄捞出;生猪油去筋,与枣肉分别剁成泥;红薯煮熟去皮,压成泥;核桃仁、瓜子仁、荸荠分别压碎。枣泥、板油和红薯泥装入盆中,将鸡蛋打散入碗,加核桃仁、瓜子仁、荸荠、白糖、玫瑰花拌匀。猪网油铺于碗底吊在边外,把拌好的枣泥放入网油内,用手压平,将网油边搭在枣泥上,用棉纸密封,上笼蒸 40 分钟,扣入另一盘中,揭去网油,撒上白糖即成。具有疏肝解郁、补脾和胃、益气生津之功。

（3）肝郁化火型

莲子心茶:莲子心 2g,生甘草 3g。共置入药锅中煮沸,或置入保温瓶中,用沸水冲泡盖焖 15～30 分钟。代茶频饮。具有疏肝祛火、清心除烦之功。

菊花粥:菊花 10g,糯米 60g。将糯米洗净放入砂锅中,加入清水适量。菊花烘干磨成细粉末,同糯米一起置于火上煮成粥即可食用。具有疏肝清热、养肝明目之功。

（4）痰热内扰型

万寿菊糖水：万寿菊（金菊）15g，清水 500g，白糖适量。万寿菊洗净，加清水煎煮，待水煎至 250g 时，去渣，加白糖调味。每日分 2 次服用，具有清热化痰止咳之功。

雪梨黑豆方：雪梨 1 个，黑豆 50g，将梨去外皮，在靠梨柄处切开作梨盖，挖去梨核，将黑豆洗净放入梨内，盖上梨盖，用竹签扎牢，放入瓷盅中隔水炖，40 分钟后取出。具有清热化痰之功。

罗汉果粥：罗汉果 1 个，猪瘦肉末 50g，粳米 100g。罗汉果切片，与粳米、猪瘦肉末一起熬至黏稠时，加盐、味精、麻油调味。每日 1 次，可当早餐食用。具有清热化痰之功。

（5）脾虚湿阻型

参芪薏苡茶：党参 15g，薏苡仁 50g，黄芪 20g，生姜 10g，大枣 3 枚。捣碎或研末，或用药锅稍煮沸，或置于保温瓶中，用沸水冲泡盖焖 15 ～ 30 分钟。代茶频饮，1 日内服完。具有补脾祛湿之功。

阳春白雪糕：白茯苓、炒山药、芡实仁、莲子各 125g，陈仓米、糯米各 500g，白糖 100g。研成细末，先将药末、米末蒸熟拌匀，加白糖，制成饼子，晒干。做早餐酌量食用。具有补脾益胃、祛湿益肾之功。

芡实煮老鸭：芡实 200g，老鸭 1 只。将老鸭去脏洗净，芡实洗净放入鸭腹内，将鸭子放入砂锅中，加适量葱、姜、盐、黄酒、清水，用武火烧沸后，转用文火煮 2 小时，再加入味精调味。具有健脾利湿、滋阴养胃之功。

（6）心脾两虚型

人参大枣汤：人参 5g，大枣 10 枚。人参切薄片，大枣去核分数瓣，同放保温瓶中，沸水冲泡，盖焖 30 分钟，随饮。具有益气生血之功。适用于体质虚弱、疲劳神倦、面色少华、睡眠欠佳等症。

五福饮茶：当归 10g，熟地黄 10g，人参 6g，白术 6g，炙甘草 6g，生姜 2 片，大枣 2 枚。捣碎或研末，或用药锅稍煮沸，或置于保温瓶中，用沸水冲泡盖焖 15 ～ 30 分钟。具有补气养血健脾之功。

桂圆红枣粥：桂圆肉、红枣各 15g，粳米 100g，白糖适量。将红枣泡发后洗净，与桂圆肉及淘洗干净的粳米一同入锅，加水适量，用大火烧沸后再用小火熬煮 30 分钟，以粳米熟烂成稀粥为度，加入适量白糖即成。早晚分服，具有健脾养心、补血安神之功。

（7）肝肾阴虚型

山楂枸杞茶：山楂 15g，枸杞子 15g。将山楂切成细片，与枸杞子一同用沸水冲泡即可，代茶随时饮用。具有补益肝肾、益智明目之功。

枸杞蒸全鸡：母鸡约 1000g，枸杞子 30g，调料少许。方法：枸杞子放入鸡腹内加调料后隔水蒸 2 小时，分 2 ～ 3 次食用。具有补益肝肾之功。

熙春酒：枸杞子 150g，龙眼肉 150g，女贞子 150g，淫羊藿 150g，生地黄120g，绿豆 120g，猪油 400g，白酒 5L。先将生地黄捣碎后，与他药共同装入自缝制的纱布袋中，扎口浸入白酒中，浸泡 2 周后加盖在文火上煮沸，待冷却后开启，去渣装入瓶中备用。每次 10 ～ 30mL，饭前服用，具有补益肝肾、养血润肌、强筋壮骨之功。

（8）肺脾气虚型

白参防风茶：白参薄片 2g（或参须 3g，或参叶 3g，或参花 2g），防风 5g。将白参片（或参须、参叶、参花）与防风一同放入有盖茶杯中，用沸水冲泡，加盖焖10 分钟即成。代茶，频频饮用，可连续冲泡 3 ～ 5 次。具有益气补肺、健脾固表之功。

参术红枣蜜饮：党参、白术、茯苓各 10g，陈皮 5g，红枣 5 枚，生姜片 3 片，蜂蜜 20g。将党参、白术、茯苓、陈皮、红枣、生姜分别洗净，入锅，加适量水，大火煮沸，改小火煎煮 30 分钟，去渣取汁，待药汁转温后加入蜂蜜，搅匀即成。上、下午分服。具有益气固表、补肺健脾之功。

芪炖乳鸽：黄芪 30g，乳鸽 1 只，精盐、味精、麻油各适量。将乳鸽宰杀，去除毛及内脏，洗净，将黄芪洗净后切片，与乳鸽共入炖锅内，加水适量，隔水炖蒸2 小时，加精盐、味精、麻油等调味品即成。当菜佐餐，吃鸽肉喝汤。具有益气补脾、养肺固表之功。

药膳中含有多种中药，其组成是以中医学阴阳五行、脏腑经络、辨证施治的理论为基础的，其整个方剂的构成亦是依据中医学的组方原则和药物的性味归经，结合食物的寒热润燥之特性来纠正脏腑气血之偏差，阴阳之平衡的。但并不是所有人都适合使用药膳，如果滥用药膳，不注意药膳的禁忌，不但对身体没有益处，反而会对身体造成伤害，所以要正确掌握药膳的禁忌原则，避免盲目使用药膳，根据个人的体质、性质分别对待，以人为本，因人而择，方能收到意想不到的效果。

**3. 针灸按摩调摄**

针对亚健康的调治应体现自然、安全、有效、无副作用的原则，具有中医特色的针、灸、按摩恰恰体现了这一原则，通过刺激经络和腧穴，调节机体脏腑、气血、经络的阴阳平衡，泻其有余，补其不足，使机体处于"阴平阳秘，精神乃治"

的健康状态；通过在人体一定的经络穴位上，进行推、按、点、拿、拍、搓、捏、揉等动作，通过手法和器械的局部刺激作用，起到疏经活络、松弛肌肉、行气活血等作用，达到预防、健身、抗衰老的目的。

针对亚健康的常见的临床表现，选用适当的穴位进行针灸按摩。例如：腰膝酸软，可选肾俞、命门、阴陵泉等穴位；失眠多梦，可选神门、百会、四神聪等穴位；急躁易怒，可选太冲、肝俞等穴位；倦怠乏力，可选关元、气海等穴位；食欲不振，可选公孙、中脘、天枢等穴位；脘腹胀满，可选天枢、中脘、足三里等穴位；大便溏薄，可选天枢、气海、中脘等穴位；健忘，可选心俞、脾俞、三阴交等穴位；焦虑不安，可选神门、百会、心俞等穴位；月经不调，可选关元、气海、三阴交等穴位；胸闷气短，可选膻中、气海、关元等穴位；眩晕耳鸣，可选翳风、听会、侠溪、中渚等穴位；大便秘结，可选关元、支沟等穴位。

**思考题**

1. 何谓"亚健康"？

2. 中医学干预亚健康的优势何在？

3. 阐述中医养生保健学干预亚健康的具体方法。

# 第十四章　社区养生保健知识传播

古人在长期的实践过程中尝试探索养生保健方法，其参与人群不仅在士大夫阶层，普通大众也积极践行和验证着古今传承的养生方法的可行性和实效性。中医养生保健学以古代哲学和中医学基本理论为基础，汇集了我国历代劳动人民防病健身的众多方法，糅合了儒、道、佛及诸子百家的思想精华，不仅来源于人民大众，还需传播于人民大众。健康长寿是人们对生命的向往，养生保健是达到这一目的的重要手段之一。

随着社会进步和人民生活水平的提高，社会大众从以前的温饱解决到现在的小康生活，必然伴随着对生命质量要求的提高和对美好生活的追求。尤其在社区中，这种现象十分明显，如跳广场舞、打太极拳已成为很多老年人社区生活必不可少的部分；越来越多的中年人在研究养生食谱、滋补靓汤之余，对健身、保养等也投入了很多精力；对青年人而言，学习养生保健知识也是其日常生活的重要内容。对养生的关注和养生热潮的兴起，是社会不断发展，人民的物质生活水平不断提高，健康和生命质量越来越受重视的结果。

让中医养生保健立足社区而回归大众，成为国人生活方式，这是大势所趋，顺应了疾病谱由传染性疾病向慢性非传染性疾病转变、人口老龄化速度加快的时代需求，有助于推动以治病为中心向以人民健康为中心转变，实现全方位、全周期保障人民健康。向全社会传播养生保健知识，有助于满足人民大众日常保健、防病治病的需求，让人民大众用中医方法做自己健康的第一责任人，也有助于降低疾病的发病率，实现预防为主、关口前移，为破解世界性医改难题提供中国方案。

养生回归大众，就要让记载在古籍和使用在临床上的中医药健康养生智慧、健康理念、知识方法融入生活，融入社区，释放文化魅力，内化于心，外化于行，让人民大众从信中医、爱中医、用中医，到自觉形成中医养生保健这一独特的健康生活方式。因此，在全科医师的工作内容中，养生保健知识传播是重要环节。

## 第一节 传播内容

### 一、养生保健文化

养生保健文化是指在长期的生活实践中，创造的有关养护身体生命的物质文化和精神文化。其中，有关养生的理论典籍和实用方法是养生保健文化的载体。我国的养生保健文化有数千年的历史，在发展过程中融合了自然科学、人文科学和社会科学诸多因素，集中华民族数千年养生保健文化于一身，在世界健康文化中占有重要地位。相对于世界其他地区的健康文化而言，中国的养生保健理论与实践是以古代哲学和中医基本理论为基础，汇集了我国历代劳动人民防病健身的众多方法，融合了儒、道、佛及诸子百家的思想精华。

中国古代哲学对养生保健文化起了奠基作用，《周易》中的阴阳观、《尚书·洪范》中的五行学说、庄子学说中的精气理论，一方面奠定了中医养生保健理论的哲学基础，另一方面又直接构成了中医养生保健的理论和概念，如肾阴、肾阳、脾气、肝火等。阴阳五行学说的引入，构建了中国特色的养生保健理论框架，把自然、社会、人的一切都纳入这个结构之中，充分发挥了古人的思辨能力，在当时实证精神缺乏的背景下，思辨方法就成了医学家们归纳总结零散材料的重要方法。中医文化引入阴阳五行学说后，就开始超越直观经验，跨入理性思维的殿堂，不断丰富着中医学的内涵，也使中医养生保健理论具有了哲理化的特征。

### 二、养生保健理念

古代医家在长期的生产和生活实践中，通过对脏腑盛衰及人体阴阳气血变化的观察，探讨生老病死之规律，从而形成了防病抗衰的养生保健理念。

**1. 未病先防、未老先养的预防观**

"圣人不治已病治未病"，《内经》提出的理念，喻示从生命开始就要注意养生，在健康或亚健康状态下，预先采取养生保健措施，防病于未然，这种居安思危、防微杜渐的哲学思想是中国文化的精华。"治未病"的实质是"人人享有健康"，发挥中医学特色和优势，以"治未病"为核心，有效地提高人类的健康水平，促进和谐社会的建设。

**2. 天人相应、形神兼养的整体观**

中医养生保健学理论特别强调人和自然环境、社会环境的协调，讲究体内气机升降及心理与生理的协调一致。影响健康和疾病的因素，既有生物因素，又有社会和心理因素，要健康地生活，提高生命的质量，首先要增强适应不利因素的能力，并积极有效地利用有益于健康的因素。

**3. 调整阴阳、补偏救弊的平衡观**

《素问·生气通天论》说："生之本，本于阴阳。"说明人的形成和生长发展离不开阴阳。在人体生理状态下，阴阳保持相对平衡，阴平阳秘，精神乃治。如果一方出现偏衰，或一方偏亢，就会使人体正常的生理功能紊乱，导致病理状态。人体养生离不开调整阴阳的宗旨，《素问·至真要大论》曰："谨察阴阳之所在而调之，以平为期。"养生要注重五个方面的平衡，分别是人与自然的平衡、人与社会的平衡、人体内阴阳的平衡、人体内脏腑的平衡、人体内气血经络的平衡。

**4. 动静有常、和谐适度的辩证观**

生命在于运动，"流水不腐，户枢不蠹"，运动是生命存在的特征，人体的每一个细胞无时无刻不在运动着。只有保持经常运动，才能预防疾病，增进健康，以求延年益寿。中医养生保健学在强调运动调养的同时，也注重结合静养，尤其对于慢性病和重病患者，运动必须循序渐进，注意规律和运动量，还要保证足够的休息静养，保持动养与静养的结合与适度。

## 三、健康知识

健康是指一个人在身体、精神和社会等方面都处于良好的状态。传统的健康观是"无病即健康"，现代人的健康观是整体健康，根据世界卫生组织给出的定义：健康不仅指一个人身体有没有出现疾病或虚弱现象，还是指一个人生理上、心理上和社会上的完好状态。现代养生学者宋一夫率先提出"养生之前必先修心"的理论，由此可见，心理上的健康与生理上的健康同样重要，这就是现代关于健康的较为完整的科学概念。因此，现代人需要掌握的健康知识内容包括躯体健康、心理健康、心灵健康、社会健康、智力健康、道德健康、环境健康等。健康是人的基本权利，健康是人生的第一财富，健康是一种心态。

## 四、防病治病常识

在进行养生保健科普时，要使科普对象掌握一些必要的防病治病常识。如温差较大的春季，是各类疾病多发的季节，急性病患者的就诊率明显高于其他季节。痢疾是由痢疾杆菌引起的传染病，多发生在春季和夏季。轻者会出现胃部不适和腹泻，食欲减退，重者会出现脱水和高热。其预防和治疗办法：一是控制传染源。当发现痢疾患者时，应该及时隔绝，对于患者曾经使用过的餐具和生活用品及其经常接触的用品要彻底消毒。二要把住病从口入这一关，改变不良的生活习惯。要坚持饭前便后把手洗干净，不要喝生水，瓜果一定要洗干净再吃，凉拌食物要确保不被苍蝇污染，多放些生大蒜和食用醋。

### 五、养生保健误区的防范

#### 1. 重躯体轻心理

由于受传统观念的影响，大众对躯体的健康关注程度较高，而对于精神层面的问题总是"讳疾忌医"，不愿意坦然面对，从而导致各种心理障碍不能得到及时有效的缓解和治疗。因此，在进行躯体养生的同时，必须兼顾心理疏导，避免因不良心理情绪的影响而导致心身疾病的产生。

#### 2. 盲目进补

现代人因生活节奏快，心理压力大，身体出现一些不适症状便盲目进食补品，无论老人还是儿童，抑或是青壮年，不分身体虚实，而吃人参、三七、阿胶等药物，造成很多人养生乱象。这种"以补为养"的理念，是一个很大的养生保健误区。在社区群众选择进服补益品时，全科医师应给予一定的指导，使社区群众能科学服用补品和保健品，避免长期大剂量误食滥用，造成不良后果。

#### 3. 盲目跟从

近些年从事中医养生保健传播的人员越来越多，养生保健的书籍也呈现热卖的现象，大量养生信息充斥网络、电视和书刊，许多专家通过媒体大谈养生，但大众对于中医养生知识却缺乏系统和科学的认识，对众多的养生方法难辨真伪，造成了盲目跟风的现象，尤其是老年人易受误导，盲从偏信，影响了养生的效果。

#### 4. 青壮年对养生的重视不足

养生是长期的系统性工程，贯穿一生的各个阶段，青壮年正处于生理上的最旺盛的时期，身体较为强壮，但往往忽视对健康的关注，甚至透支健康，有的日常生活中饮食起居不规律，昼夜颠倒，使脏腑生理功能紊乱。很多年轻人错误地认为，养生保健是老年人才该去做的事情，与己无关，从而过度透支身体，甚至导致猝死的发生。

以上养生误区的出现，说明目前中医养生保健还缺乏系统的中医学理论指导，广大民众的养生知识也相对贫乏，正确的养生思想未得到有效的宣传，虚假的养生保健知识在生活中大肆传播。这些都急需社区一线全科医师的协同配合与指导，应当在政府的大力支持下，加大养生理念的宣传力度，树立起切实可行、科学合理的养生观念，弘扬和发展中医养生事业，服务广大民众。

## 六、健康政策

国家越来越重视中医药事业的发展，为中医养生保健服务的发展提供了有力的保障。在政策方面，政府出台了一系列的扶持政策，2009年《国务院关于扶持和促进中医药事业发展的若干意见》（以下简称《意见》）的发布，明确提出，要积极发展中医预防保健服务。此后出台的《中医药健康服务发展规划（2015—2020年）》《国家中医药管理局关于促进中医养生保健服务发展的指导意见》《中医药发展战略规划纲要（2016—2030年）》《中医药发展"十三五"规划》《"十三五"卫生与健康规划》等都指出要大力发展中医养生保健服务，充分发挥中医在疾病预防与控制方面的作用。在行动措施方面，2008年，国家中医药管理局在全国范围推广实施"治未病"健康工程，这是政府层面首次以实际行动推动中医养生保健。2012年，国家中医药管理局开展基层中医药适宜技术服务能力建设项目，大力支持乡镇卫生院、社区卫生服务中心、村卫生室、社区卫生服务站等基层医疗机构提升中医药适宜技术服务能力。2015年，在中央财政资金的支持下，在全国遴选了5000多个社区卫生服务中心、乡镇卫生院开展中医综合服务区（中医馆）建设项目。至2022年6月，国家中医药管理局发布的《关于加强新时代中医药人才工作的意见》提出了"到2025年全部社区服务中心设置中医馆"的目标。

## 第二节  传播形式

中国养生保健文化从国内群众到国际认可，无不得益于大众传播。新媒体的出现和互联网的发展，改变了人们沟通和传递信息的方式，极大地拓展了信息传播的渠道，扩大了信息传播的受众面，提升了信息传播的效果。在新的信息传播生态环境中，养生保健知识传播的方式也有了很大的调整。本节从文字、音视频、宣讲三种方式对养生保健知识的传播形式进行阐述。

### 一、文字传播

#### （一）传统文字传播

文字传播活动历史悠久，以其独有的优势在人类文明发展进程中发挥了重要作用。首先，相比人音声语言的转瞬即逝性，文字传播打破了时间和空间对信息传播的限制。其次，文字传播使得人类文明有了可靠的记载和资料，有利于文明的传承。随着人类社会的发展，文字传播的载体也在不断地变化，从最初岩壁、石器、陶器和青铜器，到后来的肩胛兽骨、竹简、木牍和纸张，书写材料无论是在体积还是重量上，都更有利于信息的传递。目前有很多的养生知识就是通过纸质文字书籍、报纸、宣传册等载体进行传播的。

### （二）新媒介形态下的文字传播

随着科技的发展，一批又一批新的媒介形态接连出现，文字传播所依附的媒介也发生了很大变化。电子图书是信息和网络技术发展的产物，它以光磁等存储方式为媒介，是图书的数字化出版形式。承载文字的不是纸张，而是各种各样的数字存储设备：计算机、手机和其他手持阅读设备。博客具有操作简单、可持续更新、开放互动等优点，被人们作为个人网络日志，以展示自我、抒发感情、结交朋友。微博具有门槛低、传播速度快、实时搜索等特点，一经问世便掀起了一股"微博热"。无论博客还是微博，文字都是主要的信息传播方式。以微信和QQ为代表的即时通讯软件使得人与人之间的交流跨越时空限制，大大提高了人际传播的效率，在传播过程中有很多内容是用文字表达的。微信和QQ将文字传播装进了人们的口袋，随时随地在发挥着信息传递的作用。

移动信息传播将成为未来新媒介发展的结果，手机、电子阅读器和平板电脑等移动终端会极大地促进社会的发展与进步，人们随时随地就可进行信息传递和互动交流，数字出版也将会出现新的局面。在新媒介环境下，我们对文字传播的重要意义予以重新审视，文字传播虽然不能像声像符号的传播一样带给人视觉和听觉上的震撼冲击，但却能够深入人心，让人们进行深度的思考，文字传播带来的深度思维和理性文化，理应被现代人传承，并在学术领域和文化、教育等社会意识形态中予以高度重视。

在新媒体形态下，大量的养生知识被出版成数字化读物、写入博客、录入微信朋友圈，实现了养生知识全面、快速的传播。

## 二、音视频传播

### （一）音频传播

早期音频通过广播进行信息的传播，广播具有对象广泛、传播迅速、功能多样、感染力强等优势；也具有转瞬即逝、顺序收听、不能选择等缺陷。在这个过程中，广播方牢牢占据着信息传播的主导地位，而受传方一直在被动地接收信息的传送。在新媒体环境下，音频通过网络来传播信息，也就出现了网络音频，在这种传播方式中，传播方和受传方共同构成传播主体，信息传播的主动权向接受主体一方转移，受传者更多地参与到内容的生产之中，传播者与接受者之间的界限被打破。通过网络音频 APP 平台，人人都可以成为主播，人人都可以实现自我声音在专属空间内的传播，每个热爱声音的用户都可以通过最为简便的途径，轻松地在任何时间、任何场所制作、传播和接收音频内容。养生大咖也有效地利用了网络音频传播养生保健知识，这种形式也可以为全科医师传播中医养生保健而使用。

### （二）视频传播

传统媒体的视频传播载体主要是电视。电视媒体的优势在于：①内容丰富，感染力强。可以将文字、声音、色彩、动作等全部熔于一炉，从视听两端起到刺激作用，具有极强的直观性和感染力。②容易被人接受，电视节目内容丰富而直观，如新闻报道、热点追踪、电视剧、娱乐节目等，可以通过全方位的手段进行知识信息的传播，也可以通过各种角度对问题进行剖析，且观众在多感官刺激下，不易产生疲劳感，因而容易被人接受。电视节目还可带有较强的娱乐性，在传播中达到寓教于乐、潜移默化的效果。③受众广泛，国家广播电视总局发布的《2021 年全国广播电视行业统计公报》显示，截至 2021 年底，全国高清电视频道 985 个，4K 超高清电视频道 8 个、8K 超高清电视频道 1 个，全国有线电视实际用户数 2.04 亿户，高清和超高清用户 1.09 亿户，智能终端用户 3325 万户。有线电视双向数字实际用户数 9701 万户，高清超高清视频点播用户 3992 万户。全国交互式网络电视（IPTV）用户超过 3 亿户，互联网电视（OTT）用户数 10.83 亿户。

在新媒体的环境下，网络视频成为互联网中使用广泛的应用业务，越来越多的人选择通过网络观看视频，观众可以在网络上进行视频的点播、暂停、切换；可以通过网络表达自己对视频节目的看法。传播养生保健知识的网络视频有微视频，也有专业性比较强的网络视频公开课程。微视频是时长从 30 秒到几十分钟不等，适用于各种移动终端，制作周期短、制作成本低、内容和形式涵盖面广，展示了大众文化形态，是受众广泛参与并表达自我的新媒体形式，很多养生知识可以被养生达人通过微视频的形式传播。我国网络视频公开课建设工作 2011 年首次启动。开展视频公开课建设，能很好地推动高等教育开放，广泛传播人类文明优秀成果和现代科学技术前沿知识，提升社区群众文化素养，服务社会主义先进文化建设。视频公开课随时随地在线开放，它几乎消除了学习者与专业人员之间的距离，跨越地理障碍及文化边界，将最优秀的教育资源完全无偿地开放，使得学习者无须申请入学手续，无须缴纳学费，就可以和名校在校学生一样享受优秀的教学资源。

## 三、宣讲传播

宣讲指的是对大众宣传讲述，它通过口头语言讲述来进行理论宣传，具有人际传播、组织传播和大众传播的特点。为了更好地传播养生保健知识，中国中医养生文化宣讲团应运而生。全国各地也出现了很多健康养生知识百姓宣讲团，在宣讲过程中，宣讲者围绕如何认识养生、健康与疾病的认知、养生与提高生活质量的重要性等方面，为大众系统地讲解了健康养生的基础知识，养成良好健康养生的习惯，从而避免大病、慢病的发生。宣讲者还结合传统的运动养生方法抻筋拔骨，亲自在讲台上演示养生动作，激发了观众现场模仿学习的热情，通过这种传播形式，讲学双方互动频繁，气氛活跃，且其形式较养生会议更为轻松和易于组织，也更贴近大众。社区是宣讲的一线基层，社区群众是宣讲的直接对象，社区全科医师应当积极组织和参加社区养生保健科普宣传活动，在活动中除宣讲养生知识外，还可整合开展人群健康监测、健康档案更新等多种工作。

**思考题**

1. 社区养生保健知识传播的内容可以有哪些？
2. 试述社区养生保健知识传播的形式。

# 第十五章　社区养生保健的步骤与策略

## 第一节　社区养生保健服务的基本步骤

社区中医养生保健是社区卫生服务的重要组成部分，其实施应按规划性社区卫生服务的设计和步骤进行。概括而言就是通过社区调查、筛检、诊断，发现和确定社区人群健康现状和主要健康问题及其轻重缓急、解决顺序，同时了解社区的环境、人群、资源的基本情况，制订、实施社区、家庭、个人的养生保健计划，并对计划实施情况及其效果、效益进行评价。其基本步骤大致如下。

### 一、基线调查，搜集资料

在缺乏现存社区健康资料来源时，开展社区基线调查工作显得尤为重要。基线调查就是社区养生干预前的基础性调查，通俗地说也就是调查摸底。通过基线调查可以获取开展社区全科医疗服务所需要的社区基础资料，从而进行科学分析，做出社区诊断，找出存在或潜在的社区健康问题的根源，并提出解决社区健康问题的方案。因此，进入一个社区开展养生保健服务前，有必要进行一次全面、深入的基线调查。具体实施可以参考相关教材章节进行。这一步骤应注意，立足于养生保健，社区的健康状况资料（健康、发病、患病、伤残情况，高危人群的危险因素，居民健康观念、养生保健重视与参与度等）和社区环境状况资料（地貌、水文、物候、气候、气象、环境污染、社区人文知识面貌等）是调查的重点。

### 二、分析整理，诊断建档

资料搜集后，下一步工作是分析整理资料数据。资料所得信息有客观性的，也有主观性的。例如，一般问卷设计时考虑到了获得信息的客观性，但在调查过程中，可能出现家属代填，其信息则可能失真；而谈话获得的信息，很多是患者自觉的感受，这些都要通过分析整理来达到去粗取精、去伪存真、揭示本质与规律的目的。在分析的基础上形成客观的诊断并建档保存。这一步骤应注意：分析整理前应再次核查资料的完整性和准确性；调查的重点也是分析的重点，特别是重点人群的资料应当加以详细深入分析整理；健康评估性诊断应分清社区、家庭、个人三级，应包括生理、心理、自然环境、社会支持四个维度；档案的建立应分类明确以便于抽调。

### 三、分级规划，审因施养

这一步骤是中医养生保健干预的具体落实阶段。根据调查分析评估的结果，按分级管理的思路，确定社区、家庭、个人的预期目标，并制定好相应的养生保健实施规划和切实可行的具体指标，然后按计划进行养生保健活动。这一过程中应注意：有针对性地组建好社区养生保健专业小组，确立清晰的目标，明确分工责任，使工作有条不紊地开展；应加强宣传教育，例如专题讲座、社区专栏、互动互助等，营造社区和家庭良好的养生保健氛围；注意人对人的沟通和指导，养生实际工作中往往是根据诊断划分群体来进行指导和管理，但即使是同一群体当中，每个人的具体情况都会有一些细微的区别，应当同中有异，做到因人施养。

### 四、定期回访，评估改良

回访评估既是社区服务的项目之一，也是社区服务管理的重要组成部分。生命健康是动态变化的，养生保健是一个长期的系统工程。因此，要加强社区养生保健服务的定期回访服务。通过回访以动态掌握社区居民的健康情况，了解社区养生保健的需求变化，评价养生保健的利用度、成效、缺陷，评定社区养生保健服务的质量、社会经济效益。为进一步提高社区卫生服务质量、合理利用社区资源、提高居民的健康水平，以及为卫生管理部门科学决策提供依据。

## 第二节　社区养生保健服务的策略技巧

社区养生保健模式与一般医疗保健服务有相当大的区别，要求社区卫生服务人员自觉主动地走出办公室、走进家门、深入居民中去发现解决问题，同时需要社区居民的共同参与。由于我国社区卫生服务尚处于起步阶段，一方面社区文化尚未深入人心，居民主动参与意识还相对薄弱；另一方面，很多社区卫生从业人员是临床专科转岗转型而来。这都要求社区养生保健专业人员应加强社区服务相关知识的深入学习，在具体实践中讲究策略技巧，以便顺利完成各项工作。

## 一、用心敲开居民家门

家访是社区养生保健服务的重要途径，但既往情况表明，基线调查的入户调查率不高，首次入户成功率则更低。经验说明在首次家访时要做好多方面的准备，用心敲开居民家门。部分居民不愿意接受家庭问卷调查的根本原因是没有认识到这项工作对自己健康的意义，主动参与的积极性差。因此，要做好入户前的宣传感化工作。社区人员结构复杂，个人的生活作息规律不同，因此要用心观察了解，尽量选择家庭比较轻松空闲的时间拜访。同时，注意将时间控制在 1 小时之内，不求一次完成所有调查项目，而应以对方方便为要。由于现在入户宣传推销等现象普遍，很多居民防备心重，因此，要开门见山地用最简短的语言说明来意、目的、价值和所需要的时间。家庭也是一个小社会，家庭成员对一些具体问题的认知可能不同，因此入户要注意每个成员的细节反应，以了解一些潜在的信息，如家庭成员之间有分歧，要注意保持中立，切莫超过一定的感情界限。

## 二、活用资料收集方法

资料收集贯穿整个养生保健服务的始终。资料收集的方法很多，要灵活运用。例如，就交谈而言，可分为有计划的访谈和随即交流，实际工作中，过多的正规访谈可能因受访者的拘束和厌恶，导致信息失真，必要时可以运用随机交谈的形式，分次有目的地完成收集内容。例如，平时在社区偶遇随谈时，抓住轻松的氛围，有意识地引导其说出健康状况。这样既获得了信息，又更容易增进社区工作人员与社区群众之间的和睦关系。再比如，问卷调查，可以是正式的入户填写；对于工作繁忙者，也可以信箱互投的方式进行；对于一些不愿配合接受入户调查的中老年人群，更可以在某次大型社区互动活动中，借助轻松愉快的环境氛围，兼顾完成。

## 三、档案归建力求细致

建立健康档案的意义和目的应该包括便于跟踪掌握健康情况，便于分析评估和科研教学。因此，档案的归建应力求细致。例如，构建完善的数据库式电子档案，满足姓名、性别、年龄段、体质分型、疾病证型、性格评估分型等分类检索要求。这样可以随时提取分析，及时增加修改健康资料，便于即时评估当前养生保健效果，从而进一步针对相应的人群策划不同的养生保健活动以提高效果。

## 四、由点及面地拓展服务范围

社区人口众多，养生保健各有侧重，而社区养生保健专业人员数量相对不足。一开始就全面铺开、面面俱到的服务方式，效果并不好，甚至会影响社区养生专业人员在居民心中的公信力。因此，要由点及面地拓展服务范围，即在调查研究的基础上，找出需求量大而急迫的项目，并在其中规划部分重点人群作为首要服务对象，再发挥社区卫生服务共同参与性的优势，让这些重点人群帮助社区专业人员带动和指导其他人进行养生保健。通过项目一个个的完成，最终形成整个社区全面完善的养生保健体系。

以上只列举了社区养生保健服务的部分策略技巧，但足以说明策略的重要性。具体策略技巧还很多，每一个社区养生保健从业人员都应该在实践中不断总结和提高。

**思考题**

1. 试述社区养生保健服务的基本步骤。
2. 社区养生保健服务有哪些策略技巧？

# 附录一：运动养生保健的常用方法

传统的运动养生法，形式多样，种类甚繁。有一招一式的锻炼方法，也有众人组合的，带有竞技性质的锻炼方法；有形成民间风俗的健身方法，也有自成套路的健身方法。不论哪种运动形式，都具有养生健身的作用。此处着重介绍几种常用方法：五禽戏、太极拳、八段锦、易筋经和行走等。

## 一、五禽戏

禽，在古代泛指禽兽之类动物，五禽，指虎、鹿、熊、猿、鸟五种禽兽。戏，即游戏、戏耍之意。所谓五禽戏，就是指模仿虎、鹿、熊、猿、鸟五种禽兽的动作，组编而成的一套锻炼身体的功法。

以模仿禽兽动作来达到健身目的的方法，最早见于战国时期。《庄子·刻意》有"熊经鸟伸，为寿而已矣"的记载，至汉初《淮南子·精神训》则有"熊经、鸟伸、凫浴、蝯躩、鸱视、虎顾，是养形之人也"的说法，而五禽戏之名相传出自华佗。《后汉书·方术传》载，华佗云："我有一术，名五禽之戏，一曰虎、二曰鹿、三曰熊、四曰猿、五曰鸟。亦以除疾，兼利蹄足，以当导引。"随着时间的推移，辗转传授，逐渐发展，形成了各种流派的五禽戏，流传至今。

五禽戏流派很多，有书可考的已达十余种。归纳起来，"五禽戏"大致可分三种类型。

外功型：这类五禽戏以体操形式演练了虎、鹿、熊、猿、鸟五禽的动作。运动量大，难度较高，对增强体质有显著的效果。

内功型：这类五禽戏是以练气功产生内功和外功来引发五禽的动作，以达到舒展经络、流畅气血、治病强身的作用。

外内功结合型：这类五禽戏是配合呼吸和意念活动，在做五禽戏动作的同时，拍击指定的身体部位、穴位，以达到强身治病的目的。

各类"五禽戏"虽然流派、风格和动作不同，但都贯穿"吹呴呼吸，吐故纳新，熊经鸟伸"的原则。虽各家各派不同，但都有强身祛病的效果，并能在短期内收到明显的效应。

## （一）功法特点

### 1. 模仿五禽，形神兼备

五禽戏模仿动物的形态动作，以动为主，通过形体动作的导引，引动气机的升降开阖。外在动作既要模仿虎之威猛、鹿之安适、熊之沉稳、鸟之轻捷、猿之灵巧，还要求内在的神意兼具"五禽"之神韵，意气相随，内外合一。如"熊运"，外在形体动作为两手在腹部画弧，腰、腹部同步摇晃，以其单纯憨态，意守形气，使丹田内气也随之运使，而使形神兼备。

### 2. 活动全面，大小兼顾

五禽戏动作体现了身体躯干的全方位运动，包括前俯、后仰、侧屈、拧转、开合、缩放等不同的姿势，能对颈椎、胸椎、腰椎等部位进行有效锻炼，并且可牵拉背部督脉及膀胱经，刺激背部腧穴。同时，功法还特别注重手指、脚趾等小关节的运动，通过活动十二经络的末端，以畅通经络气血。

### 3. 动静结合，练养相兼

五禽戏虽以动功为主，舒展形体、活动筋骨、畅通经络，但同时在功法的起势和收势，以及每一戏结束后，配以短暂的静功站桩，以诱导练功者进入相对平稳的状态和"五禽"的意境当中，以此来调整气息、宁静心神。

## （二）练功要领

全身放松：练功时，首先要全身放松，情绪要轻松乐观。乐观轻松的情绪可使气血通畅，精神振奋；全身放松可使动作不致过分僵硬、紧张。

呼吸均匀：呼吸要平静自然，用腹式呼吸，均匀和缓。吸气时，口要闭合，舌尖轻抵上腭。吸气用鼻，呼气用嘴。

专注意守：要排除杂念，精神专注，根据各戏意守要求，将意念集中于意守部位，以保证意、气相随。

动作自然：五禽戏动作各有不同，如熊之沉缓、猿之轻灵、虎之刚健、鹿之温驯、鸟之活泼等。练功时，应据其动作特点而进行，动作宜自然舒展，不要拘束僵硬。

## （三）操练方法

### 1. 熊形

预备姿势：两脚平行自然站立，距离与肩等宽。两臂自然下垂。做 3 ~ 5 次深呼吸后，开始做动作。

①屈右膝，右肩向前下晃动，手臂亦随之下沉，左肩则稍向后外侧舒展。左臂稍上抬。

②以肩关节的晃动带动手臂，当右肩下沉完成后，屈左膝，左肩向前下晃动，手臂亦随之下沉，右肩则随之稍向外舒展，右臂上抬。动作与①相同，只是左右相反。

③如此反复晃动，次数不拘，演练后起立，放松，两臂自然下垂，呼吸渐平稳。

【要点】要像"熊"那样浑厚沉稳，表现出撼运、抗靠、步行时的神态。熊外似笨重，走路蹒跚，实际上在沉稳之中又有轻灵之感。熊戏有助于做到上虚下实，克服头重脚轻，如老年人高血压的上盛下虚证。熊戏有健脾胃、助消化、活关节等功效。

**2. 虎形**

预备姿势：两臂自然下垂，颈竖直，眼向前平看；口要闭合，舌尖抵上腭；不要挺胸或拱背，脚跟靠拢成立正姿势。全身放松，站立片刻，然后做以下动作。

①两腿慢慢向下弯曲，成半蹲姿势，身体重心移于右腿，左腿靠在右踝关节处，脚跟稍离地抬起，脚掌虚点地，同时两掌握拳提至腰部两侧，两拳心均向上，眼看左前方。

②左脚向左前方进一步，右脚也随之跟进半步，两脚前后相对，距离一尺左右。身体重心落在右腿上，成左虚步；同时两拳经胸部向上伸，拳心向里，伸到口前两拳向里翻转变掌向前按出，高与胸齐，掌心向前，两掌虎口相对，眼看左手食指尖。

③左脚向前垫半步，右脚随之跟至左踝关节处，两腿靠拢，右脚跟离地抬起，右脚掌虚点地，两腿屈膝半蹲，成左独立步，同时两掌变拳撤到腰部两侧，拳心向上，眼看右前方。

④右脚向前方斜进一步，左脚也随之跟进半步，两脚前后相对，距离一尺左右，身体重心落在左腿上，成右虚步，同时两拳顺胸部向上伸，掌心向里，伸到口前向里翻转变掌向前按出，高与胸齐，掌心向前，两掌虎口相对，眼看右手食指尖。

③与①、④与②式基本动作相同，只是左右方向相反。

⑤右脚向前垫半步，左脚又随之跟到右踝关节处，重复到①式的右侧"虎扑"动作。如此左右虎扑，次数不限。

【要点】要表现出虎形的威猛神态和目光炯炯、扑按、搏斗的形象。但用劲要柔中有刚，不可用僵劲，练时要沉着、勇猛，做到"手起而钻，手落而翻，手足齐落，挺腰伸肩"。

**3. 猿形**

预备姿势：成立正，两臂自然下垂，头正颈直，眼向前平看，口闭合舌尖抵上腭。站立片刻，做下列动作。

①两腿慢慢向下弯曲，左脚向前轻灵地迈出半步，同时左手沿胸前至与口持平时，向前如取物样探出，将达终点时掌变爪手，手腕随之自然下屈。

②右脚向前轻灵迈出，左脚随之稍跟，脚跟抬起，脚掌虚点地；同时右手沿胸前至与口持平时如取物样探出；将达终点时，变掌为爪手，手腕随之自然下屈，同时左手亦收回到左肋下。

③左脚往后稍退踏实，身体后坐，右脚随之亦稍退，脚尖点地，同时左手沿胸前至口平时向前如取物样探出；将达终点时，变掌为爪手，手腕随之自然下屈，同时右手亦收回到右肋下。

④右脚向前轻灵迈出，与①式相同，只是左右方向相反。

⑤左脚向前轻灵迈出，与②式相同，只是左右方向相反。

⑥右腿往后稍退踏实，身体后坐，与③式相同，只是左右方向相反。

【要点】猿形动作灵敏，先左上，右上，再左退；又右上，左上，再右退。可反复进行数次。要仿效猿那样敏捷好动，表现出那种纵山跳涧、攀树登枝的神态。猿戏有助于增强人体的灵活性。

**4. 鹿形**

预备姿势：两脚平行自然站立，距离与肩等宽，两臂自然下垂，两眼平视。

①右腿屈曲，上体后坐，左腿前伸，膝稍弯，左脚虚踏地，成左虚步式。左手前伸，肘微屈，右手置于左肘内侧，两掌心前后遥遥相对。

②两臂在身前逆时针方向同时旋转，左手绕环较右手大些。关键在于两臂绕环不是以肩关节为主的活动，而是在腰胯旋转带动下完成的，手臂绕大环，尾闾绕小环。这也就是所谓的"鹿运尾闾"。主要是活动腰胯带动全身。

③如此运转若干次后，右腿前迈，上体后坐于左腿，右脚虚踏，成右虚步，右手向前伸，左手置于右肘内侧，肘微屈。顺时针方向绕环若干次。如此左右互换运动。

【要点】在腰胯旋转带动下完成动作，要仿效鹿那样心静体松，姿势舒展。表现出鹿那种探身仰脖、奔跑、回首的神态。鹿戏借以强腰固肾，活跃骨盆腔内的血液循环，有助于舒展筋骨，并锻炼腿力。

**5. 鸟形（鹤戏）**

预备姿势：两腿相并站立，两臂自然下垂，眼向前平视，平心静气站立片刻，然后做下列动作。

①左脚向前迈出一步，右脚随即跟进半步，脚尖虚点地，同时两臂自身前抬起向左右侧方举起并随之深吸气。

②右脚前进与左脚相并，两臂自侧方下落，屈膝下蹲，两臂在膝下相交叉。同时深呼气。

③缓缓站起随即右脚向前迈进一步，左脚随即跟进半步，脚尖虚点地，同时两臂自身前抬起向左右侧方举起。并做深吸气。

④左脚前进与右脚相并，下蹲。动作与②式相同，同时深呼气。

【要点】动作轻松、柔和，不要僵硬，要仿效鸟类（鹤）那样昂然挺拔，悠闲自然，像鸟类那样亮翅、轻翔、落雁、独立等动作神态。此势有强心、增强肺呼吸功能、调达气血、健壮肾腰的功效。

## 二、八段锦

八段锦是我国古代广为流传的一套保健功法，至今已有 800 多年的历史，其间经过无数人的整理和改编。据文献记载，北宋期间八段锦就广泛流传于世，明代以后，在许多养生著作中都可见到关于该功法的记述，如《类修要诀》《遵生八笺》《保生心鉴》《万育仙书》等均收录了这套功法。该功法由八节不同动作所组成，编排精练优美，具有良好的祛病健身作用，操练时犹如给人们展示出绚丽多彩的锦缎，故称为八段锦。八段锦流传甚广，流派较多，有"文八段"（坐式）和"武八段"（立式）之分，由于站势八段锦便于群众习练，故流传较广。八段锦功法以脏腑分纲，有较好的调整脏腑功能的效果，清末《新出保身图说·八段锦》将八段锦的功法特点及其功效以歌诀形式总结为："两手托天理三焦，左右开弓似射雕，调理脾胃须单举，五劳七伤往后瞧，摇头摆尾去心火，两手攀足固肾腰，攒拳怒目增气力，背后七颠百病消。"

### （一）功法特点

**1. 脏腑分纲，经络协调**

八段锦依据中医藏象理论及经络理论，以脏腑经络的生理、病理特点来安排导引动作。在八组动作中，每一组既有其明确的侧重点，又注重每组间功能效应呼应协调，从而全面调整脏腑功能及人体的整体生命活动状态。

**2. 神为主宰，形气神合**

八段锦通过动作导引，注重意识对形体的调控，将意识贯注到形体动作之中，使神与形相合；由于意识的调控和形体的导引，促使真气在体内的运行，达到神注形中，气随形动的境界。

### 3. 对称和谐，动静相兼

本功法每式动作及动作之间，表现出对称和谐的特点，形体动作在意识的导引下，轻灵活泼，节节贯穿，舒适自然，体现出内实精神、外示安逸、虚实相生、刚柔相济的神韵。

### （二）练功要领

八段锦动作简单而功效全面，调形与调息结合，舒展筋骨，行气活血，每段都有锻炼的重点，但综合起来则是对五官、头颈、躯干、四肢、腰腹等全身各部位进行锻炼，对相应的脏腑及经脉起到调节作用。

操练八段锦能加强臂力和下肢肌力，锻炼胸部肌肉，防治脊柱后突等不良姿势，尤其适合于中老年人及肌肉不发达或身姿不正的青少年的日常锻炼。

### （三）操练方法

**1. 第一段　两手托天理三焦**

预备姿势：立正，两臂自然下垂；双眼平视，舌尖轻抵上腭，以鼻呼吸，全身放松，然后两脚平行开立，与肩同宽，足心（涌泉穴）上提，站立片刻，然后做以下动作。

①两手徐徐自左右侧方上举至头顶，两手手指相叉，翻掌，掌心朝上托起，如托天状，同时两脚跟提起离地。

②两手十指松开，两臂从左右两侧徐徐放下，两足跟仍提起，待两臂垂至大腿外侧两足跟才轻轻落地，还原至预备姿势。

③手臂上举时深吸气，姿势还原时深呼气。

**2. 第二段　左右开弓似射雕**

预备姿势：立正，同上。

①左脚向左踏出一步，两腿弯曲成骑马式（大腿尽可能与地面平行）。身体正直，两臂在胸前交叉，右臂在外，左臂在内，眼看左手。左手握拳，拇指伸直，食指翘起向上，成"八字"撑开。左拳缓缓向左推出，直至左臂伸直，同时右手握拳，屈臂用力向右平拉，成拉弓状，肘尖向右侧挺。两眼注视左手食指。

②两臂放松，复原。

③右脚向右踏出一步，两腿弯曲成骑马式。两臂在胸前交叉，左臂在外，右臂在内，头随右转。右手握拳，拇指、食指成"八字"撑开，与①相同，只是左右相反，成拉弓状，两眼注视右手食指。

④展臂拉弓时吸气，复原时呼气。

**3. 第三段　调理脾胃须单举**

预备姿势：立正，或两脚平行站立，与肩等宽，两臂自然下垂。站立片刻，然后做以下动作。

①两手五指并拢，右手翻掌向上，左手按掌向下，右臂向上用力挺直，掌心向上，指尖向左，左臂用力下按。

②复原成预备姿势。

③左臂上举，右臂下按，动作同前。

④上举下按要同时进行，举按时吸气，复原时呼气。

**4. 第四段　五劳七伤往后瞧**

预备姿势：立正，头正直，两臂下垂，两手掌心紧贴腿旁。站立片刻，然后做以下动作。

①慢慢向右转头，眼看后方。

②复原成预备姿势。

③慢慢向左转头，眼看后方。

④复原成预备姿势。

⑤向后看时吸气，复原时呼气。

**5. 第五段　摇头摆尾去心火**

预备姿势：两腿开立，比肩略宽，屈膝成骑马式，两手扶大腿前部，虎口向身，上身直立。站立片刻，然后做以下动作。

①头及上体前俯、深屈，随即向左侧做弧形摆动，同时臀向右摆。

②复原成预备姿势。

③头及上体前俯、深屈，随即向右侧做弧形摆动，同时臀向左摆。

④复原成预备姿势。

⑤摆动时吸气，复原时呼气。

**6. 第六段　两手攀足固肾腰**

预备姿势：立正。

①上体缓缓前屈，两臂垂下，膝部挺直，两手触摸足趾或足踝，头略抬起。

②复原。

③两手放于背后，以手掌抵住腰骶部，上体缓缓后仰。

④复原。

⑤呼吸采用自然呼吸。

**7. 第七段　攒拳怒目增气力**

预备姿势：两腿开立，屈膝成骑马式，两手握拳，置于腰旁，拳心向上。

①右拳慢慢向前用力击出，臂伸直，掌心随之向下，同时左拳用力紧握，两眼睁大，向前虎视。

②右拳收回腰旁，复原。

③左拳缓缓向前用力击出，动作同①。

④出拳时呼气，复原时吸气。

**8. 第八段　背后七颠百病消**

预备姿势：立正，两脚并拢，两掌心贴大腿侧。

①挺胸，膝绷直，头用力向上顶，同时两脚跟提起，前脚掌支撑身体。

②两脚跟放下着地，复原。

③脚跟提起时吸气，脚跟放下时呼气。

## 三、太极拳

太极拳是最具特色的传统运动养生功法之一，是中华传统文化的形体语言，其历史源远流长。太极拳取名太极者，因其法于《易经》中的"易有太极，是生两仪"，具阴阳合抱、浑圆一体之象，阴阳动静之理，盈虚消长之机。太极指自然界的本原，即阴阳未分的混沌之气，其阴中有阳，阳中有阴，不断运动则变化万千。太极拳正是以此为指导思想，在整个运动过程中自始至终都贯穿着"阴阳"和"虚实"，其运动作势，圆活如环之无端，循环往复，每个拳式都蕴含"开与合""圆与方""卷与放""虚与实""轻与沉""柔与刚""慢与快"等阴阳变化之道，并在动作中有左右、上下、里外、大小和进退等对立统一、圆活一致的太极之理。太极拳通过形体导引，将意、气、形结合成一体，使人体精神和悦、经络气血畅通、脏腑功能旺盛，以达到"阴平阳秘"的健康状态。

### （一）功法特点

**1. 势正招圆，阴阳相济**

太极拳的形体动作以圆为本，一招一式均由各种圆弧动作组成。拳路的一招一式又构成了太极图形。并且其势端正，不散漫，不蜷缩，不歪斜。故从其外形上看，太极拳动作圆满舒展，不拘不僵，招招贯串，连绵不断，整套动作要一气呵成。

**2. 神注庄中，意随庄动**

太极拳的锻炼要求手、眼、身、法、步动作协调。注重心静意导，形神兼备。其拳形为"太极"，拳意亦在"太极"，以太极之动而生阳，静而生阴，激发人体自身的阴阳气血，以意领气，运于周身，如环无端，周而复始。

**3. 呼吸均匀，舒展柔和**

太极拳要求呼吸匀、细、长、缓，并以呼吸配合动作，导引气机的开阖出入。一般而言，吸气时动作为引、蓄、化、合，呼气时动作为开、发、拿、打。而动作宜平稳舒展，柔和不僵。待拳势动作娴熟后，逐渐过渡到拳势呼吸，即逆腹式呼吸：吸气时横膈肌收缩，下腹部因腹肌收缩而被拉向腰椎，同时上腹部因横膈肌收缩下挤及肋间肌和腹肌上部的放松而隆出，肛门、会阴部微收；呼气时，横膈肌松弛，腹肌上段收缩、下段松弛，下腹部隆出，肛门、会阴部紧缩上顶，待呼气尽再行咽津，并使全身放松。

### （二）练功要领

太极拳源于武术，其一招一式均藏攻防含义。太极拳与其他武术项目相比，其独特之处在于柔和平稳，细腻委婉。心境的抒发，气息的流畅，形体的自然圆活，达到了高度的和谐统一。太极拳的主要运动特点包括以下几点。

心静意导：练太极拳要求思想专一，心中安静，先在心，后在身。如同书法绘画，意在笔先，胸有成竹，以意念引导动作，如此才能形意合一，气血得以周流。

呼吸均匀：太极拳要求呼吸细、匀、长、缓，以呼吸协同动作。一般来说，吸气时动作为合，呼气时动作为开。呼吸均匀，气沉丹田，以鼓荡内气营运于身。

舒展柔和：太极拳架势以腰为轴，平稳舒展，动作柔和，不拘不僵，没有忽起忽落的明显变化和激烈的跳跃运动，符合人体的生理特点，尤其适合中老年人及慢性疾病者的养生保健。

连贯均匀：整套太极拳动作，从"起势"到"收势"，无论动作的虚实变化和姿势的过渡转换，都是紧密相连，动作如行云流水，悠缓流畅，连绵不断。

圆活协调：太极拳的动作多走弧形或螺旋形，转折圆润和顺，衔接自然。头眼、手脚、躯干、身体各部位配合协调，上下相随，浑然一体。

### （三）操练方法

太极拳的流派很多，主要有陈式、杨氏、武氏、吴氏和孙氏等五大流派，各派架势各有特点。简化太极拳（又称太极二十四式）是1955年由国家体育运动委员会组织专家，以杨氏太极拳为基础，按照简练明确、易学易练的原则予以整理编排的，分为八组，共有24个姿势动作，其操练方法如下。

第一组

（1）起势

①身体自然直立，两脚开立，与肩同宽，两脚尖向前；两臂自然下垂，两手放在大腿的外侧；意存"丹田"（小腹部），眼向前平视。

②两臂慢慢向前平举，两手高与肩平，与肩同宽，手心向下。

③上体保持正直，两腿屈膝下蹲，同时两掌轻轻下按，两肘下垂与两膝相对，眼平看前方，两脚全脚着地。

（2）左右野马分鬃

①上体微向右转，身体重心移至右腿上；同时右臂收在胸前平屈，手心向下，左手经体前向右下画弧放在右手下，手心向上，两手心相对成抱球状，左脚随即收到右脚内侧，脚尖点地，眼看右手。

②上体微向左转，左脚向左前方迈出，右脚跟后蹬，右腿自然伸直，成左弓步；同时上体继续向左转，左右手随转体慢慢分别向左、上、右、下分开，左手高与眼平（手心斜向上），肘微屈；右手落在右胯旁，肘也微屈，手心向下，指尖向前，眼看左手。

③上体慢慢后坐，身体重心移至右腿，左脚尖翘起，微向外撇（45°～60°），随后脚掌慢慢踏实，左脚慢慢前弓，身体左转，身体重心再移至左腿，同时左手翻掌向下，左臂收在胸前平屈，右手向左上画弧放在左手下，两手心相对成抱球状，右脚随即收到左脚内侧，脚尖点地，眼看左手。

④右腿向前方迈出，左腿自然伸直，成右弓步；同时上体右转，左右手随体分别慢慢向左、下、右、上分开，右手高与眼平（手心斜向上），肘微屈；左手落在左胯旁，肘也微屈，手心向下，指尖向前，眼看右手。

⑤与③式相同，只是左右相反。

⑥与④式相同，只是左右相反。

（3）白鹤亮翅

①上体微向左转，左手翻掌向下，左臂平屈胸前，右手向左下画弧，手心转向上，与左手成抱球状，眼看左手。

②右脚跟进半步，上体后坐，身体重心移至右腿，上体先向右转，面向右前方，眼看右手；然后左脚稍向前移，脚尖点地，成左虚弱步，同时上体微向左转，面向前方，两手随转体慢慢向右上、左下分开，右手上提停于额上，左手下落至胯前，手心向下，手指尖向前，眼平视前方。

**第二组**

（4）左右搂膝拗步

①右手从体前下落，由下向后上方画弧至右肩外，手与耳同高，手心斜向上，左手由左向上向右画弧至右胸前，手心斜向下；同时上体先微向左再向右转；左脚收至右脚内侧，脚尖点地，眼看右手。

②上身左转，左脚向前（偏左）迈出成左弓步；同时右手屈回由耳侧向前推出，高与鼻尖平，左手向下由左膝前搂过落于左胯旁，指尖向前；眼看右手手指。

③右腿慢慢屈膝，上体后坐，重心移至右腿上，左脚尖翘起微向外撇，随后脚掌慢慢踏实，左腿前弓，身体左转，身体重心移至左腿，右腿收到左腿内侧，脚尖

点地，同时左手向外翻掌，由左后向上画弧，至左肩外侧，肘微屈，手与耳同高，手心斜向上，右手随体向上，向左下画弧落于左胸前，手心斜向下，眼看左手。

④与②式同，只是左右相反。

⑤与③式同，只是左右相反。

⑥与②式同。

（5）手挥琵琶

右脚跟进半步，上体后坐，身体重心移至右腿上，上体半向右转。左脚略提起移向前，变成左虚步，脚跟着地，脚尖翘起，膝部微屈；同时左手由左下向上挑举，高与鼻尖平，掌心向右，臂微屈；右手收回放在左臂肘部里侧，掌心向左；眼看左手食指。

（6）左右倒卷肱

①上体右转，右手翻掌（手心向上）经腹前由下向后上方画弧平举，臂微屈，左手随之翻掌向上；眼的视线随着向右转体先向右看，再转向前方看左手。

②右臂屈肘折向前，右手由耳侧向前推出，手心向前，左臂屈肘后撤，手心向上，撤至左肋外侧；同时左腿轻轻提起向后（偏左）退一步，脚尖先着地，然后前脚慢慢踏实，身体重心移至左腿上，成右虚步，右脚随转体以脚掌为轴扭正，眼看右手。

③上体微向左转，同时左手随转体向后上方画弧平举，手心向上，右手随即翻掌，掌心向上；跟随转体先向左看，再转向前方看右手。

④与②式同，只是左右相反。

⑤同③式，只是左右相反。

⑥与②式同。

⑦与③式同。

⑧与②式同，只是左右相反。

第三组

（7）左揽雀尾

①上体微向右转，同时右手随转体向后上方画弧平举，手心向上，左手放松，手心向下；眼看左手。

②身体继续向右转，左手自然下落逐渐翻掌经腹前画弧至右肋前，手心向上；右臂屈肘，手心转向下，收至右胸前，两手相对成抱球状；同时身体重心落在右腿上，左腿收到右腿内侧，脚尖点地，眼看右手。

③上体微向左转，左脚向左前方迈出，上体继续向左转，右腿自然蹬直，左腿屈膝，成左弓步；同时左臂向左前方出（即左臂平屈成弓形，用前臂外侧和手背向

前方推出），高与肩平，手心向后；右手向右下落放于右胯旁，手心向下；指尖向前，眼看左前臂。

④身体微向左转，左手随即前伸翻掌向下，右手翻掌向上，经腹前向上、向前伸至前臂下方；然后两手下捋，即上体向右转，两手经腹前向右后上方画弧，直至右手手心向上，高与肩平齐，左臂平屈于胸前，手心向后；同时身体重心移至右腿，眼看右手。

⑤上体微向左转，右臂屈肘折回，右手置于左手腕里侧（相距5cm），上体继续向左转，双手同时向前挤出，右手心向后，左手心向前，在前臂要保持半圆；同时身体重心逐渐前移变成左弓步，眼看左手腕。

⑥左手翻掌，手心向下，右手经左腕上方向前、向右伸出，高与左手齐，手心向下，两手左右分开，与肩同宽，然后右腿屈膝，上体慢慢后坐，身体重心移至右腿上，左脚尖翘起；同时两手屈肘回收至腹前，手心均向前下方，眼平视前方。

⑦上式不停，身体重心慢慢前移，同时两手向前、向上推出，掌心向前；左腿前弓成左弓步，两眼平视前方。

（8）右揽雀尾

①上体后坐并向右转，身体重心移至右腿，左脚尖里扣；右手向右平行画弧至右侧，然后向左下画弧至右侧，然后由右下经腹前向左上画弧至左肋前，手心向上；左臂平屈于胸前，左手掌向下与右手成抱球状；同时重心再移至左腿，右脚收至左脚内侧，脚尖点地；眼看左手。其下列动作与左揽雀尾相同，唯左右相反。

②与"左揽雀尾"③式同，只是左右相反。

③与"左揽雀尾"④式同，只是左右相反。

④与"左揽雀尾"⑤式同，只是左右相反。

⑤与"左揽雀尾"⑥式同，只是左右相反。

⑥与"左揽雀尾"⑦式同，只是左右相反。

**第四组**

（9）单鞭

①上体后坐，身体重心逐渐移至左腿上，右脚尖里扣；同时上体左转，两手（左高右低），在体前向左画弧，直至左臂平举，手心向左，右手经腹前至左肋前，手心向后上方，眼看左手。

②身体重心再渐渐移至右腿上，上体右转；左脚向右脚靠拢，脚尖点地；同时右手随转体向右上方画弧（手心由里转向外）；至右侧方时变钩手，臂与肩平；左手向下经腹前向右上画弧停于右肩前，手心向里；眼看左手。

③上体微向左转，左脚向左前方迈出，右脚跟后蹬，成左弓步；在身体重心

移向左腿的同时，左掌随上体的继续左转慢慢转向前推出，手心向前，手指与眼齐平，臂微屈，眼看左手。

（10）云手

①身体重心移至右腿上，身体渐向右转，左脚尖里扣；左手经腹前向右上画弧至右肩前，手心斜向里，同时右手变掌，手心向右前，眼看左手。

②上体慢慢左转，身体重心随之逐渐左移；左手由脸前向左侧运转，手心渐渐转向左方；右手由右下经腹前向左上画弧至左肩前，手心斜向后；同时右脚靠近左脚，成小开步（两脚距离 10～20cm）；眼看右手。

③上体再向右转，同时左手经腹前向右上画弧至右肩前，手心斜向后；右手向右侧运转，手心翻转向右，随之左脚向左横跨一步；眼看左手。

④同②式。（云手左右各 3 次）

⑤同③式。

⑥同②式。

（11）单鞭

①上体向右转，右手随之向右运转，至右侧方时变成勾手；左手经腹前向右上画弧至右肩前，手心向内；身体重心移至右腿上，左脚尖点地，眼看左手。

②上体微向左转，左脚向左前方迈出，右脚跟后蹬，成左弓步；身体重心移向左腿的同时，上体继续左转，左掌慢慢翻转向前推出，成"单鞭"式。

第五组

（12）高探马

①右脚向前半步，身体重心逐渐移至右腿上；右勾手变掌，两掌心翻掌向上，两肘微屈；同时身体向右转，左脚跟渐渐离地，眼看左前方。

②上体微向左转，面向前方；右掌经右耳旁向前推出，手心向前，手指与眼同高；左手收至左侧腰前，手心向上，同时左脚微向前移，脚尖点地；成左虚步，眼看右手。

（13）右蹬脚

①左手手心向上，前伸至右手腕背面，两手相互交叉，随即向两侧分开并向下画弧，同时左脚提起向左侧方进步（脚尖略外撇）；身体重心前移，右腿自然蹬直，成左弓步，眼平视右前方。

②两手由外圈向里圈画弧，两手交叉合抱于胸前，右手在外，手心均向后；同时右脚向左脚靠拢，脚尖点地，眼看前方。

③两臂左右画弧分开平举，肘部微屈，手心均向外；同时右腿屈膝提起，向右前方慢慢蹬出，眼看右手。

（14）双峰贯耳

①右腿收回，屈膝平举，左手由后向上、向前下落至体前，两手心均翻转向上，两手同时向下画弧落于右膝盖两侧，眼看前方。

②右脚向右前方落下，身体重心渐渐前移，成右弓步，面向右前方；同时两手下落，慢慢变拳，分别从两侧向上、向前画弧至面部前方，成钳形状、两拳相对，高与耳齐，拳眼都斜向内下（两拳中间距离 10 ～ 20cm）；眼看右拳。

（15）转身左蹬脚

①左腿屈膝后坐，身体重心移至左腿，上体左转，右脚尖里扣；同时两拳变掌，由上向左右画弧分开平举，手心向前，眼看左手。

②身体重心再移至右腿，左脚收到右脚内侧，脚尖点地；同时两手由外圈向里圈画弧合抱于胸前，左手在外，手心均向后；眼平视左方。

③两臂左右画弧分开平举，肘部微屈，手心均向外，同时左脚屈膝提起，左脚向左前方慢慢蹬出；眼看左手。

第六组

（16）左下势独立

①左腿收回平屈，上体右转；右掌变成勾手，左掌向上、向右画弧下落，立于右肩前，掌心斜向后，眼看右手。

②右腿慢慢屈膝下蹲，左脚由内向左侧（偏后）伸出，成左仆步；左手下落（掌心向外）向左下顺左腿内侧向前穿出；眼看左手。

③身体重心前移，左腿跟为轴，脚尖尽量外撇，左腿前弓，右腿后蹬，右脚尖里扣，上体微向左转并向前起身；同时左臂继续向前伸出（立掌），掌心向右，右勾手下落，勾手尖向后，眼看左手。

④右腿慢慢提起平屈，成左独立式；同时右勾手变成掌，并由后下方顺右腿外侧向前画弧形摆出，屈臂立于右腿上方，肘与膝相对，手心向左；左手落于左胯旁，手心向下，指尖向前；眼看右手。

（17）右下势独立

①右脚下落于左脚前，脚掌着地，然后以左脚前掌为轴，脚跟转动，身体随之左转；同时左手向后平举变成勾手，右掌随着转体向左侧画弧，立于左肩前，掌心斜向后；眼看左手。

②同"左下势独立式"的②式相同，只是左右相反。

③同"左下势独立式"的③式相同，只是左右相反。

④同"左下势独立式"的④式相同，只是左右相反。

### 第七组

**（18）左右穿梭**

①身体微向左转，左脚向前落地，脚尖外撇，右脚跟离地，两腿屈膝成半坐盘式；同时两手在左胸前成抱球状（左上右下），然后右脚收到左脚的内侧，脚尖点地，眼看左前臂。

②身体右转，右脚向右前方迈出，屈膝弓腿，成右弓步；同时右手由脸前向上举并翻掌停在右额前，手心斜向上；左手先向左下，再经体前向前推出，高与鼻尖平，手心向前，眼看左手。

③身体重心略向后移，右脚尖略向外撇，随即身体重心再移至右腿，左脚跟进，停于右脚内侧，脚尖点地；同时两手在右胸前成抱球状（右上左下），眼看右前臂。

④同②式，只是左右相反。

**（19）海底针**

右脚向前跟进半步，身体重心移至右腿，左腿稍向前移，脚尖点地，成左虚步；同时身体稍向右转，右手下落经体前向后、向上提抽至肩上耳旁，再随身体左转，由右耳旁斜向前下方插出，掌心向左，指尖斜向下。与此同时，左手向前、向下画弧落于左胯旁，手心向下，指尖向前；眼看前下方。

**（20）闪通臂**

上身稍向右转，左脚向前迈出，屈膝弓腿成左弓步，同时右手由体前上提，屈臂上举，停于右额前上方，掌心翻转斜向上，拇指朝下；左手上起，经胸前向前推去，高与鼻尖平，手心向前，眼看左手。

### 第八组

**（21）转身搬拦捶**

①上体后坐，身体重心移至右腿上，左脚尖里扣，身体向右后转，然后身体重心再移至左腿上；同时右手随着转体向右、向下（变拳）经腹前画弧至左肋旁，拳心向下；左掌上举于头前，掌心斜向上；眼看前方。

②向右转体，右拳经胸前向前翻转撇出，拳心向上；左手下落于左胯旁，掌心向下，指尖向前；同时右脚收回后（不要停顿或脚尖点地）即向前迈出，脚尖外撇；眼看右拳。

③身体重心移至右腿上，左脚向前迈一步，左手上起，经左侧向前上画弧拦出，掌心向前下方；同时右拳向右画弧收到右腰旁，掌心向上；眼看左手。

④左腿前弓成左弓步，同时右拳向前打出，掌眼向上，高与胸平，左手附于右前臂里侧；眼看右拳。

（22）如封似闭

①左手由右腕下向前伸出，右拳变掌，两手手心逐渐翻转向上并慢慢分开回收；同时身体后坐，左脚尖翘起，身体重心移至右腿；眼看前方。

②两手在胸前翻掌，向下经腹前再向上、向前推出，腕部与肩平，手心向前；同时左腿屈膝前弓成左弓步；眼看前方。

（23）十字手

①屈右膝后坐，身体重心移至右腿，左脚尖里扣，向右转体；右手随着转体动作向右平摆画弧，与左手成两臂侧平举，掌心向前，肘部微屈，同时右脚尖随着转体稍向外撇，成右侧弓步；眼看右手。

②重心再慢慢移至左腿，右脚尖里扣，随即向左收回，两脚距离与肩同宽，两腿逐渐蹬直，成开立步；同时两手向下，经腹前向上画弧，交叉合抱于胸前，两臂撑圆，腕高与肩平，右手在外，成十字手，手心均向后；眼看前方。

（24）收势

两手向外翻掌，手心向下，两臂慢慢下落，停于身体两侧，眼看前方。

## 四、易筋经

"易"指移动、活动；"筋"，泛指肌肉、筋骨；"经"，指常道、规范。顾名思义，"易筋经"就是活动肌肉、筋骨，使全身经络、气血畅通，从而增进健康、祛病延年的一种传统健身法。

相传易筋经是中国佛教禅宗的创始者菩提达摩传授的，梁武帝萧衍时（5世纪），达摩北渡到了河南崇山少林寺，向弟子们传授了易筋经。当时，只是为了缓解一下坐禅修炼的困倦和疲劳，故动作多以伸腰踢腿等通血脉、利筋骨的动作为主，其动作又多以仿效古代的各种劳动姿势为主，后来逐渐流传开来，自唐代以后，历代养生书中，多有记载。宋元以前仅流传于少林寺僧众之中，自明清以来才日益流行于民间，成为广为流传的健身术之一，且演变为数个流派。中华人民共和国成立后，还有《易筋经》单行本出版，足见其为行之有效的方法，为人民所欢迎。该功法重视姿势、呼吸与意念的锻炼，按人体十二经与任督二脉之运行进行练习，锻炼起来，气脉流注合度，流畅无滞。其功效如明代气功导引专著《赤凤髓》中所说：由"易筋"而"易气""易血""易脉""易肉""易髓""易骨""易发"，即通过形体的牵引伸展、抻筋拔骨来锻炼筋骨、筋膜，调节脏腑经络，由变易身形之筋脉肉骨，进而变易全身气血精髓等，以达到强筋健骨、壮实肌肉、和畅经脉、增强体质、充沛精力、延年益寿的目的。

## （一）功法特点

### 1. 抻筋拔骨，形气并练

古本《易筋经》中记载："筋，人身之筋络也，骨节之外，肌肉之内，四肢百骸，无处非筋，无处非络，联络周身，通行血脉，而为精神之外辅……是故练筋必须练膜，练膜必须练气。"因此，易筋经功法从练形入手，以神为主宰，形气并练，通过形体动作的牵引伸展、抻筋拔骨来锻炼筋骨、筋膜，以畅通十二经络与奇经八脉之气机，进而调节脏腑功能。

### 2. 疏通夹脊，刺激背俞

本功法有较多的身体俯仰、侧弯及旋转动作，可通过脊柱的旋转屈伸运动以刺激背部的腧穴，疏通夹脊，和畅任督脉，调节脏腑功能，达到健身防病、益寿延年的目的。

### 3. 舒展大方，协调美观

本功法的动作，不论是上肢、下肢还是躯干，其动作的屈伸、外旋内收、扭转身体等都要求舒展大方，上下肢与躯体之间，肢体与肢体之间的左右上下，以及肢体左右的对称协调，彼此相随，密切配合，呈现出动作舒展连贯、柔畅协调的神韵，而且整套动作速度均匀和缓。动作刚柔相济，用力轻盈圆柔，不使蛮力，不僵硬。其目的就是通过"抻筋拔骨"，牵动经筋、经络，进而调节脏腑功能，畅通气血，达到强身健体的目的。

## （二）练功要领

神注庄中，形神合一：本功法的习练，要求精神放松，意识平和。通过动作变化引导气的运行，做到神注庄中，意气相随。运用意念时，不刻意意守某一部位，而是要求将意识贯注到动作之中，并注意用意要轻，似有似无，切忌刻意、执着。

自然呼吸，动息相随：习练本功法时，要注意把握动作和呼吸始终保持柔和协调，不要刻意执着于呼吸的深绵细长。练功呼吸时，要求自然流畅，不喘不滞，这样更有利于身心放松、心气平和。

虚实相间，刚柔相济：习练本功法时，要注意动作刚与柔、虚与实相协调配合。因为用力过"刚"，会出现拙力、僵力，以至于影响气血的流通和运行；动作过"柔"，则会出现松懈、空乏，不能起到引动气机、抻筋拔骨的作用。

## （三）操作方法

### 第一式　韦驮献杵

（1）原文

立身期正直，环拱手当胸，气定神皆敛，心澄貌亦恭。

（2）姿势与要领

①左足向左跨一步，两脚距离与肩同宽。两手自然下垂，头端正，两目半开半合，平视前方，舌抵上腭，松肩垂肘，含胸拔背，收腹松胯，膝松微屈，足掌踏实，全身放松，自然呼吸，心境澄清，神意内敛。

②两手变阴掌，慢慢地向上抬起与肩平，变阴阳掌向胸前靠拢，两掌心相对，缓缓屈肘，两拇指少商穴轻轻接触，合十当胸，指尖向上。松肩沉肘，用腹式呼吸、气沉丹田，自觉气脉流动时，意念随呼吸，在吸气时导引气从指尖而入，进入鼻内，下沉丹田。呼气时，气从丹田上胸，循手三阴经入掌贯指。

### 第二式　横担降魔杵

（1）原文

足趾跖地，两手平开，心平气静，目瞪口呆。

（2）姿势与要领

①接上式。

②两掌慢慢变阴掌，左右分开，成一字形。同时足跟微微抬起，脚尖点地（功夫深了只用足跗趾点地）。凝神贯注前方，含胸拔背，收腹松胯，舌抵上腭。自然呼吸，意念集中于两内掌劳宫穴及足趾部。练纯熟后改用腹式呼吸，在吸气时意念集中于劳宫，呼气时意念集中于足跗趾。

### 第三式　掌托天门

（1）原文

掌托天门目上视，足尖着地立身端，周身腿胁浑如植，咬紧牙关莫放宽。舌下生津将腭抵，鼻中调息将心安，两拳缓缓收回处，用力还将挟重看。

（2）姿势与要领

①接上式。

②两手从左右缓缓向上做弧形上举，将阴掌变成阳掌，掌心向上，手指朝里，直对天门（前发际上2寸）做托天状。同时两足跟提起，微微向外分开，足尖着地，闭合阴跷（会阴穴）。同时放开膀胱经之会阳穴。牙关咬紧，舌抵上腭，两目用内视法，通过天门，注视手掌之间。

③两手握拳，两臂顺原来路线缓缓下降至"横担降魔杵"的架子，开始用鼻吸口呼，后改为鼻吸鼻呼，气沉丹田。呼吸细匀长缓，绵绵不断。吸气时意守丹田，呼气时将意念逐渐转入两掌之间。等气脉运行时，则以意随气。

### 第四式　摘星换斗

（1）原文

只手擎天掌覆头，更从掌内注双眸，鼻吸口呼频调息，用力收回左右眸。

（2）姿势与要领

①接上式。

②右手向右上方缓缓高举，离额约一拳；同时左手放下，并反手以手背贴于左侧腰眼部。两目注视右手之内劳宫穴。

③左右高举，右手放下，手背贴于右侧腰眼处，两目注视左手内劳宫穴，呼吸用鼻吸口呼的方法，把呼吸调匀。意念注视高举之手的劳宫穴，并将内劳宫、两眼，与在腰眼处之手背外劳宫穴连成一条直线，随着呼吸的吐纳，腰眼发生一凸一凹的动作。在呼气时注意内劳宫，吸气时注意下边手的外劳宫。意念内劳宫、眼睛、腰眼随着这种凸凹开合的动作，做微微地运动。

### 第五式　倒拽九牛尾

（1）原文

两腿前弓后箭，小腹运气空松，用意存于两膀，擒拿内视双瞳。

（2）姿势与要领

①接上式。

②右手从腰眼离开，微向下垂，顺势变成阴掌向前方抄去，至与肩相平，五指撮拢成"擒拿手"状，腕微屈，指尖指上向外，劲蓄袖底。同时右腿跨前弯曲，左腿伸直，成前弓后箭步，左手也同时放下，向左后方抄去，右手与额同高，左手与左箭腿成15°角。

③换左弓右箭步，左手反折抄向左前方，右手收回向右后方，动作要领同前。呼吸用鼻吸口呼法，意想两手拉成一条线，似拽牛尾巴之状。吸气时，两眼内视关注后伸之手，向前顺牵，与少腹丹田的气运开阖相应地运动着。两腿和腰、背、肩、肘的身段，亦都随着倒拽和前牵的韵味相应地颤动着。如此反复操作3～5次。

### 第六式　出爪亮翅

（1）原文

挺身兼怒目，推窗望月来，排山还海夕，随息七徘徊。

（2）姿势与要领

①接上式。借前手向后倒拽之势，前腿后收，两脚并拢。两手收回，掌指翘立笔直，掌心向外，变成"排山掌"，放于胸胁部待势。

②两"排山掌"，向前缓缓推出。开始前推，轻如推窗，推到肩肘腕平时，五指用力外分，身体直立闭息，两目张开，不可瞬动眨眼，平视前方，集中意念，观看两掌。

③再把"排山掌"缓缓向胸胁内收，贴于左右两侧胸胁处。如此反复做7次。用鼻吸口呼法，向前推掌时，配合呼气，推至前面微停息。开始时轻轻用力，前推

至极点，则重如排山。收回时吸气。意念集中于两掌中间。

### 第七式　九鬼拔马刀

（1）原文

侧首屈肱，抱头拔耳，右腋开阳，左阴闭死。右撼昆仑，左贴胛膂，左右轮回，直身攀举。

（2）姿势与要领

①接上式。

②右手向前提，朝脑后做圆周运动，用掌心贴枕部玉枕关。用食、中、无名三指轻轻压拉左耳的尖端"天城穴"。肩肘相平，右腋张开。左手向左方画，反手以手背贴于脊部两肩胛间，左腋紧闭。

③右手放下，反手提起，以手背贴于两肩胛间。同时左手提至脑后，用掌心贴在玉枕关，手指轻轻压拉右耳。左腋张开。右腋紧闭。以鼻吸口呼法，吸气时，意念集中在抱头攀耳之手的肘尖，微微拔牵，头颈同时与掌相应地运动。呼气时意念集中在贴于脊部之手的外劳宫穴，气沉入丹田。左右反复做6～7遍。

### 第八式　三盘落地

（1）原文

上腭抵尖舌，张眸又咬牙，开裆骑马式，双手按兼拿，两掌翻阳起，千斤仿佛加，口呼鼻吸气，蹲足莫稍斜。

（2）姿势与要领

①接上式。两手向左右平伸，与肩相平，成一字形，掌心向下，同时左足向左跨一大步，两腿的距离大约2尺5寸（据人高矮，可略小或略大些）。

②两膝弯曲慢慢下蹲成骑马裆势，含胸拔背，至大腿与小腿成90°角为标准。在两腿下蹲的同时，两阴掌亦缓缓下按，按压至与膝相平为止。动作缓慢，稳稳用力，舌抵上腭，两眼睁大。

③将下按之掌，翻转变成阳掌，如托拿物之状，随两腿慢慢伸直一起上升，与胸相平为止。如此反复操作3～5次。以鼻吸口呼法，姿势下蹲时呼气，上升时吸气，气沉于丹田。意念集中于两手掌，像托拿沉重的东西。

### 第九式　青龙探爪

（1）原文

青龙探爪，左从右出。左掌纠行，蜷傍胁部。右爪乘风，云门左露。气周肩背，扭腰转腹，调息微嘘，龙降虎伏。

（2）姿势与要领

①接上式，左脚向内收回，至与肩等宽待势。

②左手翻掌向下，变成阴掌的"龙探爪"（五个手指的小关节屈曲，掌心空而圆）。用腰部之劲运动，左肘尖领先，向左后方缩去；同时右掌也翻转向下，变成阴掌的"龙探爪"。借左掌后伸的姿势，右掌如乘风破浪一般朝左侧面探爪，将左期门穴、云门穴放开，右边的期门穴、云门穴闭着。随着左掌后缩，右掌左探，腰部、腹部相应扭转，同时要放得很松，才能将"带脉"锻炼得柔韧如丝，松紧合度。

③左探爪做定，再向右缩、右探。向左右探爪时要同时发出"嘘"音相配合，头颈亦跟随着左探、右探动作转动，用鼻吸口呼法。左缩右探，或右缩左探的过程中，将气缓缓送入丹田。缩探至尽处，呼气，口念"嘘"字，手十指小关节轻轻一抓，意念集中于两手掌。

### 第十式　卧虎扑食

（1）原文

两足分蹲身似倾，左弓右箭腿相更。昂头胸做探前势，翘尾朝天掉换行。呼吸调匀均出入，指尖着地赖支撑。还要将腰背偃低下，顺势收身复立平。

（2）姿势与要领

①接上式。随即拾起右腿，向右前方跨进一步，成右弓左箭步，同时两手向前，五指着地，掌心悬空（初练可用整个手掌着地），头向上略抬。

②前足收回，足背放于后足跟上，先做一个俯卧撑，再下俯臀部慢慢向后收，两目平视，腰部放松，似虎扑食之准备动作。

③头昂起，前胸以低势（约离地4寸），头、腰、臀、四肢呈波浪形向前运动。似向前扑食之状，目视前方，至臀呈垂直时，胸稍挺再收回。如此反复3～5次。最后还原成右弓左箭步。

④做完收回站起，再变左弓右箭，照法做3～5次，还原成弓箭步，后站立成中裆（两脚与肩等宽）。

呼吸用鼻吸口呼法，两手扶地、变前弓后箭步，用意调匀呼吸，撑起、前冲吸气，下俯、后缩呼吸，意凝注前方，有向前扑捉之意。

### 第十一式　打躬击鼓

（1）原文

两掌持后脑，躬腰至膝前，头垂探胯下，口紧咬牙关，舌尖微抵腭，两肘对手弯，按耳鸣天鼓，八音奏管弦。

（2）姿势与要领

①接上式。两掌与肩宽，站立正直，待势。

②两手抱头，掌心按耳，两掌的中指尖微微接触，指头贴在"玉枕关"处。两

肘屈曲，肘与肩平行，摆好姿势后，食指击打"玉枕关"频频敲击。耳中发出"隆隆"的响声，名叫"鸣天鼓"。

③鸣天鼓之后，双手抱头，慢慢俯身，弯腰，将头向两膝的空档中间弯垂下去，以不能再弯为度，两腿挺直，腰胯放松，舌抵上腭，咬紧牙关。

④腿即慢慢直立起来，还原全身笔直的架子，再度"鸣天鼓"与下弯。反复做3～5次，然后站立正直接下式。呼吸用鼻吸鼻呼法。在弯腰直立过程中，慢慢地微闭呼吸（久练后可闭呼吸），直立起来。弯腰时注意丹田，直立时注意两手掌。

### 第十二式　掉尾摇头

（1）原文

膝直膀伸，推手及地，瞪目摇头，宁神一志，直起顿足，伸肱直臂，左右七次，功课完毕，祛病延年，无上三昧。

（2）姿势与要领

①接上式。

②将两手从脑后正前方推出去，使两臂伸直，与肩相平。

③将两掌十指交叉扣起，掌心向地，慢慢向胸前收拢，至与胸两拳远时，随即慢慢下推及地，两腿挺直，随即前、左、右各推一下，头亦随之摇摆。

④再缓缓伸腰，两掌同时上提，双掌松开，向左右各摆动7次。同时，两足各顿地7次，全式用自然呼吸，在推掌及地时，意念集中于两掌心，直立时意念集中于鼻尖。

## 五、行走

运用普通的、流行的跑步、散步等运动方式，以达增强体质、延年益寿的目的，称之为行走养生法。唐代孙思邈是著名的医药学家、养生家，他在《千金翼方·养性》中提出"四时气候和畅之日，量其时节寒温，出门行二里三里，及三百二百步为佳"。

### （一）跑步

目前，在众多的运动保健项目中，跑步被公认是最受喜爱的项目之一，是目前最流行的运动方式之一。跑步受人们欢迎的原因主要是简单易行，健身效果显著，且安全无害。跑步速度、跑步量全在自己掌握。在跑步之后，还会感到轻松愉快，精力旺盛。

**1. 跑步的要领**

跑步要循序渐进，在开始跑步时，老年人最好以走步、快速走步为过渡，把走步、快速走步作为跑步的起点。年轻人可以开始就进行跑步。跑步要量力而行。快慢程度根据年龄、体质而定。

锻炼可以从每分钟50m开始，每次锻炼不少于10分钟。每增加一级运动量都要先适应一两周时间。1～2周后增加至每分钟100m，慢跑的速度一般以每分钟100～160m为宜，锻炼时间可从10分钟逐渐延长至20～30分钟。慢跑过程中要注意反应，脉搏维持在180或170-年龄的范围内。跑步略有疲劳感，是正常现象，如经过一夜休息，仍感四肢乏力，精神不振，有不想再跑的情况，这说明运动过量，需要及时减少。

要取得理想的跑步保健效果，必须持之以恒，将跑步转化成一种习惯，规定每天跑步，按时实行。

此外，跑步姿势要正确，总的要求是自然、协调、放松即可，作为养生保健之跑步，不必完全符合运动生物力学的理想动作。

**2. 跑步的几种方法**

重点介绍健身跑。健身跑又称慢跑，它是一种长时间、慢速度、远距离的运动方法，能增强心肺功能。

慢跑可采取以下几种方法。

（1）慢速放松跑：快慢程度根据本人体质而定，老年人和体弱者一般比走步稍快一点。最大负荷强度不应使心率超过180-年龄，如60岁老人应控制在180-60=120（次/分）以下，呼吸以不急迫为宜。跑步时，步伐要轻快，全身肌肉放松，双臂自然摆动。运动量以每天20～30分钟为宜。

（2）反复跑：以一定的距离作为段落，进行反复多次的跑步，段落可长可短，短者100～400m，长者1000～2000m，视个人情况而定。初练反复跑者可采用较短距离的锻炼，跑的次数也不要太多，一般以10(次)×100(m)或5(次)×200(m)为宜，在两个跑段之间可以慢走几分钟作为休整。

（3）变速跑：这是快跑、慢跑规律交替的跑步方法，把慢跑本身作为两次快跑之间的恢复阶段。在平时进行变速跑锻炼时，快跑段落的距离及其数目应加规定，并且必须以同样的速度跑完所有的快跑段落。比如在快跑400m之后，以慢跑一定距离或时间作为休息，然后再跑400m，接着又慢慢跑，如此快慢交替，周而复始。

（4）原地跑：这是一种不受场地、气候、设备等条件限制的跑步锻炼方法。初学者以慢跑姿势进行较好。开始可只跑50～100步；锻炼4～6个月之后，结合自己身体情况和锻炼效果，每次可跑560～800步。在原地跑时可以通过改变抬腿、摆臂等动作幅度的方法控制运动量，如采用高抬腿跑等都可使运动强度加大。

**（二）步行**

经常走路对心脏有好处，有助于控制高血压，减缓骨质疏松的进程，并能消除忧虑和紧张的情绪。走路被认为是消耗热量和减肥的一种好方法。

步行适合于中老年人及体弱、病后恢复者等健身锻炼，其方法也有一定的规范。步行时宜身体挺拔，平视远方，舌尖轻抵上腭，不开口讲话，集中思想默数步数。步行同时可做：①握拳，大拇指在内握成子午拳；②抓拳松拳；③放松手甩手。

步行时要自然呼吸，两臂荡开幅度略大于平时。握拳走 36 步，抓拳松拳走 36 步，甩手走 36 步，交替进行。次数可根据个人体质量力而行。

### （三）散步

散步前宜全身放松，原地活动肢体。应从容和缓，步履宜轻松，有如闲庭信步。散步宜循序渐进，量力而行，做到形劳而不倦。

**1. 散步的时间**

①春日散步。春天是万物生发之季节，人应随其势而动，衣着宽松保暖，步履和缓有序，情绪畅达，以养春生之气。②清晨散步，若置身青松翠柏之间则更佳，可调气血而爽精神。③食后散步，古人认为饭后食物停胃，必缓行数百步，散其气以输于脾，则能助脾胃之运化功能。④睡前散步。睡前令身体稍疲劳，可以促进睡眠。⑤细雨中散步有益于健康。

**2. 散步的方法**

①普通散步法。慢速为每分钟 60 ～ 70 步；中速为每分钟 80 ～ 90 步，每次 30 ～ 60 分钟。②总量步行法。即每天规定达到一定的步行量，如 5km 左右，包括在坡地和平地上步行。此法对心血管病和肥胖病患者有利。③摆臂散步法。两臂用力前后摆动，可增进肩带和胸廓的活动，对呼吸系统疾病有益。④摩腹散步法。一边散步一边按摩腹部，对消化不良者有利。

# 附录二：养生保健常用中药

具有养生保健作用的中药很多，历代诸家本草均有记载，从《神农本草经》到现代的《中华本草》不胜枚举。现掇其要，将补益类中药介绍如下。

凡能补益正气，提高机体的抗病能力，以治疗虚证为主的药物，称为补益药。

## 一、补气药

### 1. 人参（《神农本草经》）

【各家论述】人参入药历史久远。现存第一部药物学专著《神农本草经》首次将人参作为药物收载其中。被列为"主养命以应天"的上品"君"药之一，云其能"补五脏，安精神，定魂魄，止惊悸，除邪气，明目，开心益智，久服轻身延年"。《本草经疏》曰："人参能回阳气于垂绝，却虚邪于俄顷。"

【性味归经】味甘、微苦，性微温。归脾、肺、心经。

【功效应用】

（1）大补元气：用治气虚欲脱证。本品味甘，性微温，大补元气，拯危救脱，为大补元气之要药。凡因大汗、大吐、大失血等所致的气息短促，肢冷脉微之气虚欲脱危证，单用本品即效，如独参汤；若兼阳气衰微，配附子以益气回阳，如参附汤；若气虚亡阴配麦冬、五味子以益气生津，养阴固托，如生脉散。

（2）补脾益肺：用治脾肺气虚证。人参善补中益气，用治食少便溏常与白术配伍；治疗中气下陷，久泻脱肛，脏器下垂，与黄芪、升麻同用；人参能补肺中之气，用于气短喘促，痰清声低，与五味子、苏子、杏仁同用。

（3）安神益智：用治心气不足或气血两亏所致失眠健忘，可配伍茯苓、远志或酸枣仁同用。

（4）生津止渴：用治津伤口渴，内热消渴。人参益气生津，常与清热生津之品同用。

此外，本品还常与解表、攻下等祛邪药配伍，用于治疗气虚外感或里实热结而邪实正虚之证，有扶正祛邪之效。

【用法用量】3 ～ 10g，宜温火另煎兑入汤剂服；若用于拯危救脱，当大剂量，15 ～ 30g，煎汤分数次灌服；若研末吞服，一次 2g，一日 2 次；或泡酒；或入丸、散。

人参由于产地、加工方法、药用部位不同，药效不同。野山参效力最强，但为珍稀濒危之品，且价格昂贵，非危重症不用；园参效力较弱，但药源广泛，以产于东北三省和朝鲜者较优；生晒参适用于气阴不足者；红参偏温，适用于气弱阳虚者；一般气虚证也可用大量党参代替人参使用。

【使用注意】不宜与藜芦、五灵脂同用。在服用人参期间忌吃萝卜，以免降低药效。

【贮藏】置阴凉干燥处，密闭保存，防蛀。

【现代研究】人参含多种人参皂苷，以及挥发油、蛋白质、酶类、糖类、多种氨基酸和维生素等成分。本品具有抗心律失常、抗衰老、抗肿瘤、提高工作能力、减少疲劳、增强免疫功能等作用。

**2. 西洋参（《本草纲目拾遗》）**

【各家论述】原产于美国和加拿大，后传入中国，随之为我国医籍所记载。《本草从新》曰："补肺降火，生津液，除烦倦。虚而有火者相宜。"《本草求原》曰："肺气本于肾，凡益肺气之药，多带微寒，但此则苦寒，唯火盛伤气，咳嗽痰血，劳伤失精者宜之。"《医学衷中参西录》曰："西洋参，性凉而补，凡欲用人参而不受人参之温补者，皆可以此代之。"

【性味归经】味甘、微苦，性凉。入肺、心、肾、脾经。

【功效应用】补气养阴，清火生津。本品甘润补气养阴，苦寒清热降火，善治气阴两虚而有火者及肺肾阴虚火旺者。若妇女月经量过多、产后失血、更年期烘热口渴、心烦失眠等属阴虚内热者；子宫癌、卵巢癌经过手术治疗，又做放疗或化疗后，导致阴虚内热、津伤口渴者，均可使用，若兼有气阴两伤者，可与人参同用，则效果更佳。若胸痹伴有气阴两虚、心悸气短、神疲咽干者用之亦有良效。

【用法用量】内服：煎汤（另煎汁和服），3 ～ 6g；含服：将无皮西洋参放在锅内蒸软，然后切成薄片，放在玻璃瓶内，一次口含一片，每天用量 2 ～ 4g，早饭前、晚饭后含于口中，细细咀嚼；也可代茶饮、泡酒或入丸、散。

【使用注意】不宜与藜芦同用。忌饮茶，因茶叶中含有多量的鞣酸，会破坏西洋参中的有效成分。忌吃萝卜。脾阳虚，寒湿中阻及湿热内蕴者禁服。

【贮藏】置阴凉干燥处，密闭，防蛀。

【现代研究】本品含苷类，主要是人参皂苷，又含挥发油、树脂、氨基酸和多种微量元素等。本品有抗心肌缺血、抗心律失常、抗休克、抗动脉硬化、抗缺氧、抗疲劳、促进造血、降血糖、增强免疫力及镇静等药理作用。

**3. 山药（《神农本草经》）**

【各家论述】山药为药食两用的养生保健品，在我国至少已有 2000 多年的历史，首载于《神农本草经》，列为上品，谓其"主伤中，补虚羸，除寒热邪气，补中，益气力，长肌肉。久服耳目聪明，轻身，不饥，延年"。《药性论》记载："补五劳七伤，去冷风，止腰痛，镇心神，补心气不足，患人体虚羸，加而用之。"

【性味归经】味甘，性平。主入肺、脾、肾经。

【功效应用】

（1）健脾益胃：用于脾胃虚弱、倦怠无力、食欲不振、久泻久利，不论脾阳亏或胃阴虚，皆可食用。

（2）滋肾益精：用于肾亏遗精，妇女白带下清稀、小便频数等症，本品能补肾气兼补肾阴。

（3）益肺止咳：用于肺虚咳喘，本品既能补肺气又能滋肺阴，可与太子参同用以增强补肺定喘之效。

（4）降低血糖：用于治疗糖尿病，山药含有黏液蛋白，有降低血糖的作用，是糖尿病患者的理想药食两用之品。

（5）健美减肥：用于肥胖之人，本品含有丰富的维生素和矿物质，是一种高营养、低热量的食品，有很好的健美减肥的功效。

【用法用量】

（1）内服，煎汤 15 ～ 30g，大剂量 60 ～ 120g；或入丸散服。

（2）可用鲜山药做主食，蒸食、煮粥；做菜蔬，糖醋山药、拔丝山药。

（3）补阴宜生用，健脾止泻宜炒用。

【使用注意】

（1）山药皮中所含的皂角素或黏液中的植物碱，少数人接触会引起过敏而发痒，处理山药时应避免直接接触。

（2）山药有收涩的作用，故大便燥结、湿盛中满或有实邪者禁服。

【贮藏】炒山药密闭，置通风干燥处，防霉，防蛀。

【现代研究】山药含有皂苷、黏液蛋白、糖类、维生素、脂肪、胆碱、淀粉酶等成分，还含有碘、钙、铁、磷等无机盐和微量元素，具有抗衰老、降低血糖、助消化的作用，能预防心血管疾病，增强免疫功能。

**4. 黄芪（《神农本草经》）**

【各家论述】黄芪的药用历史迄今已有 2000 多年了，始载于《神农本草经》，列为上品，谓"主痈疽久败疮，排脓止痛，大风癞疾，五痔鼠瘘，补虚，小儿百病"。明代《本草纲目》载："耆，长也，黄耆色黄，为补者之长，故名。"《本经逢原》载："黄芪能补五脏诸虚，治脉弦自汗，泻阴火，去肺热，无汗则发，有汗则止。"

【性味归经】味甘，性温。归肺、脾经。

【功效应用】

（1）补气健脾：用于脾胃虚弱、体虚乏力、食少便溏、中气下陷、久泻脱肛、便血崩漏等，可单用本品熬膏服，或配伍人参（党参）、白术等同用。

（2）益卫固表：用于卫气不固，表虚自汗易感风邪者，常与白术、防风等同用，如玉屏风散。

（3）利尿消肿：用于气虚失运、水湿停聚所致浮肿尿少者，常与白术、茯苓配伍，以补脾益气，利尿消肿。

（4）托毒生肌：用于气血不足所致痈疽不溃或溃久不敛，本品以其补气之功而收托毒生肌之效，常与人参、当归同用。

【用法用量】一般用量为 10～15g，大剂量可用至 30～60g。黄芪有生黄芪与蜜炙黄芪的区别，补中益气升阳多用炙黄芪，而利水消肿、益卫固表、托毒生肌多用生黄芪。

【使用注意】药性偏温，易于助火，故阴虚阳亢、热毒亢盛、食积内停者不宜使用，以免加重阳热亢盛。

【贮藏】黄芪中含糖类及淀粉类较多，应注意防潮防蛀防霉，放置于阴凉干燥通风处。

【现代研究】本品主要含有黄芪多糖类物质、黄芪皂苷、黄酮类及多种微量元素等成分。本品有抗病毒、抗氧化、增强机体的免疫功能、提高机体的抗病能力等药理作用。

## 二、补血药

### 1. 当归（《神农本草经》）

【各家论述】当归入药历史悠久，首载于《神农本草经》，列为中品。谓其："主咳逆上气，温疟寒热，洗在皮肤中，妇人漏下，绝子，诸恶疮痒金疮，煮饮之。"《注解伤寒论》曰："脉者血之府，诸血皆属心，凡通脉者必先补心益血，故张仲景治手足厥寒，脉细欲绝者，用当归之苦温以助心血。"

【性味归经】味甘、辛，性温。归肝、心、脾经。

【功效应用】

（1）补血养血，养心益肝：用于心肝血虚，面色萎黄，眩晕心悸等，本品甘温质润，长于补血，与熟地黄、白芍配伍以加强补血作用；若气血两虚者，配黄芪以补气生血。

（2）补血活血，散寒止痛：用于血虚，血瘀而兼寒凝的月经不调痛经，以及跌仆损伤，风湿痹痛。现代用于冠心病心绞痛、血栓闭塞性脉管炎等。

（3）补血生肌，活血消肿：为外科痈疽疮疡所常用。

（4）补血活血，润肠通便：用于血虚肠燥便秘及老年习惯性便秘。

【用法用量】煎服，5～15g。一般生用，为加强活血则酒炒用。补血用当归身，活血用当归尾，和血（补血活血）用全当归。

【使用注意】脾胃气滞，痰湿内阻的脘腹胀满，食少便溏者忌服。热盛出血者禁服，湿盛中满及大便溏泄者、孕妇慎服。

【贮藏】置阴凉干燥处，防潮，防蛀。

【现代研究】当归含挥发油、生物碱等成分。本品能增强机体免疫功能和机体造血功能，并有兴奋子宫平滑肌、镇静大脑、保护肝脏及抗菌等作用。

**2. 熟地黄（《本草图经》）**

【各家论述】熟地黄是由生地黄蒸熟晒干入药的，《本草图经》云："地黄，二月、八月采根，蒸三、二日令烂，暴干，谓之熟地黄，阴干者是生地黄。"历代医家对其功效亦做了颇多论述，《本草纲目》曰："填骨髓，长肌肉，生精血，补五脏内伤不足，通血脉，利耳目，黑须发，男子五劳七伤，女子伤中胞漏，经候不调，胎产百病。"

【性味归经】味甘，性微温。归肝、肾经。

【功效应用】

（1）补血调经：用于血虚萎黄，眩晕，心悸失眠，月经不调，崩漏等，本品为养血补虚要药，常与当归、白芍同用。

（2）滋阴补肾：用于肾阴不足的潮热骨蒸、盗汗、遗精、消渴等，本品为滋阴主药，如六味地黄丸；亦可与知母、黄柏等同用，用于肝肾精血亏虚的腰膝酸软，眩晕耳鸣，须发早白等。本品益精血，乌须发，补肝肾，强腰膝，常与牛膝、何首乌同用。

【用法用量】内服：煎汤，10～30g；或入丸散；或熬膏，或浸酒。

【使用注意】因本药性质滋腻，易碍消化，在使用时宜与砂仁、陈皮等理气健胃之品同用。脾胃气滞，痰湿内阻的脘腹胀满，食少便溏者忌服。

【贮藏】置通风干燥处。

【现代研究】本品含梓醇、地黄素、甘露醇、维生素A类物质、糖类及氨基酸等。本品具有对抗地塞米松对垂体－肾上腺皮质系统的抑制作用，并能促进肾上腺皮质激素的合成。

**3. 何首乌（《日华子本草》）**

【各家论述】何首乌是益寿延年的常用药物，《日华子本草》云："久服令人有子，治腹脏宿疾，一切冷气及肠风。"《开宝本草》云："益气血，黑髭鬓，悦颜色，久服长筋骨，益精髓，延年不老。"

【性味归经】味苦、甘、涩，性温。归肝、心、肾经。

【功效应用】补益精血，解毒，截疟，润肠通便。用于血虚萎黄，眩晕耳鸣，须发早白，腰膝酸软，肢体麻木，崩漏带下，久疟体虚；瘰疬疮痈，风疹瘙痒，肠燥便秘；高血脂。

【用法用量】6～12g，补益精血宜制用；解毒，截疟，润肠宜生用；鲜何首乌润肠之功较生何首乌更佳。

【使用注意】大便溏泄及痰湿较重者不宜用。服用何首乌时，不宜食萝卜、葱、蒜等，以免影响疗效。

【贮藏】放置通风干燥处，防蛀。

【现代研究】何首乌含有磷脂、蒽醌类、葡萄糖苷类等成分。本品具有抗衰老、增强机体免疫功能、促进造血功能、降血脂、抗菌、通便等多种作用。

**4. 阿胶（《神农本草经》）**

【各家论述】阿胶作为《神农本草经》上品，号称中药滋补三大宝，有补血"圣药"之称。《神农本草经》云："主心腹内崩，劳极，洒洒如疟状，腰腹痛，四肢酸疼，女子下血。安胎。久服益气。"《名医别录》曰："丈夫小腹痛，虚劳羸瘦，阴气不足，脚酸不能久立，养肝气。"《本草纲目》曰："疗吐血、衄血、血淋、尿血，肠风，下痢。"

【性味归经】味甘，性平。归肺、肝、肾经。

【功效应用】

（1）补血：用于血虚萎黄，眩晕心悸，本品为血肉有情之品，甘温质润，治疗血虚证单用即效，尤宜于出血而致血虚者，为治血虚证的主药。

（2）止血：用于吐血、便血、崩漏，本品味甘质黏，为止血要药，常与蒲黄、生地黄同用。

（3）润肺：用于阴虚咳嗽，本品滋阴润肺，常与桑叶、杏仁、沙参、麦冬同用。

（4）滋阴：用于虚烦不眠、阴虚发热，本品滋肾阴，降虚火，常与黄连、白芍同用。

此外，可用于中老年预防和改善骨质疏松，儿童补钙，以促进生长发育。

【用法用量】内服：烊化兑服，5～10g；炒阿胶可入汤剂或丸、散。滋阴补血多生用，清肺化痰蛤粉炒，止血蒲黄炒。

【使用注意】本品黏腻，有碍消化，故脾胃虚弱，消化不良者慎服。

【贮藏】应将本品放置于阴凉干燥处，密闭保存。

【现代研究】阿胶含有多种蛋白质、氨基酸、钙等，能改善血钙平衡，促进红细胞的生成。此外，阿胶还能升高血压，防止失血性休克，动物实验显示对进行性肌营养不良也有较好的预防作用。

## 三、补阴药

### 1. 麦冬（《神农本草经》）

【各家论述】麦冬是一味滋清兼备的补益良药，其药用最早见于《神农本草经》，被列为"上品"。主治"心腹结气，伤中伤饱，胃络脉绝，羸瘦短气""久服轻身不老不饥"。

【性味归经】味甘、微苦，性微寒。归心、肺、胃经。

【功效应用】

（1）养阴润肺：用于肺阴不足燥咳少痰，咽干鼻燥，配伍天冬、沙参等同用。

（2）益胃生津：用于胃阴不足津伤口渴，配伍沙参、生地黄、玉竹等同用。

（3）清心除烦：用于阴虚有热，心烦失眠，配伍酸枣仁、生地黄等同用。

（4）润肠通便：用于热邪伤津，肠燥便秘，配伍生地黄、玄参等同用。

【用法用量】煎服，6～12g。

【使用注意】凡脾胃虚寒泄泻，胃有痰饮湿浊者均忌服。

【贮藏】宜放阴凉干燥处，防潮湿和虫蛀。

【现代研究】麦冬所含的氨基酸、多种葡萄糖对部分糖尿病患者具有降低血糖、提高机体免疫力的作用，可以促进胰岛细胞恢复，并有抗心肌缺血、抗血栓形成、耐缺氧、抗衰老的作用。

### 2. 枸杞子（《神农本草经》）

【各家论述】枸杞子的药用价值备受历代医家的推崇，《神农本草经》将其列为上品。谓"主五内邪气，热中、消渴，久服坚筋骨，轻身不老"。《本草纲目》记载："枸杞，补肾生精，养肝，明目，坚精骨，去疲劳，易颜色，变白，明目安神，令人长寿。"

【性味归经】味甘，性平。归肝、肾经。

【功效应用】

（1）滋补肝肾：用于肝肾阴虚，腰膝酸软，牙齿松动，须发早白，本品滋补强壮，延年益寿，单用泡酒即效，亦可与熟地黄配伍同用以增强滋补肝肾的作用。

（2）益精明目：用于肝肾不足，头晕眼花，两目干涩，视力减退，本品滋肾益精，养肝明目，可与女贞子、杭菊花同用。

（3）养颜美容：预防皮肤衰老，枸杞子可以提高皮肤吸收氧分的能力，有美白养颜之效。

【用法用量】内服：煎汤 5～15g；或入丸、散、膏、酒剂。由于枸杞安全性高，可以每天少量食用而无妨碍。如放在粥、汤和茶中均可发挥效果。

【使用注意】外感发热、泄泻者不宜使用。

【贮藏】枸杞子经夏季极易变色变质，生霉虫蛀，故应放置于阴凉干燥处，密闭保存，防闷热，防潮，防蛀。最好是放入密封的瓶中，置冰箱内保存。

【现代研究】枸杞子含有丰富的枸杞多糖、脂肪、蛋白质、游离氨基酸、牛磺酸、甜菜碱、多种维生素及大量的矿物元素等。枸杞子对造血功能有促进作用，还有抗衰老、抗突变、抗肿瘤、抗脂肪肝及降血糖等作用。

### 3. 百合（《神农本草经》）

【各家论述】百合始载于《神农本草经》，尔后历代本草均有记载，备受历代医家推崇。《神农本草经》中言其"味甘、平，主治邪气腹胀，心痛，利大、小便，补中益气"。《日华子本草》曰："安心，定胆，益志，养五脏。"

【性味归经】味甘，性微寒。归肺、心、胃经。

【功效应用】

（1）养阴润肺：用于阴虚肺热之燥咳，痰中带血，咽痛失音，本品养肺阴，兼能清肺热，并有一定的止咳祛痰作用，常与款冬花配伍。

（2）清心安神：用于虚烦惊悸、失眠多梦等，与酸枣仁同用；若情志不遂，精神恍惚，与生地黄、知母同用。

此外，对于疮疖、痱毒、痤疮、湿疹、皮炎等皮肤病，百合也有辅助治疗作用。对疮痈不溃，新鲜野百合同盐捣泥外敷有较好疗效。常食用百合，可以增加皮肤营养，促进皮肤的新陈代谢，使皮肤变得细嫩、富有弹性。

【用法用量】内服：煎汤，6～12g；或入丸、散；亦可蒸食、煮粥、炒菜。外用：适量，捣敷。

【使用注意】百合药性寒滑，中寒便溏者不宜用；另外，百合味甘而质润，外感风寒咳嗽者忌用。

【贮藏】放置通风干燥处。

【现代研究】百合的主要成分有酚酸甘油酯、苷类、生物碱、多糖、微量元素及蛋白质、磷脂、无机元素等。本品不仅具有良好的营养滋补之功，还对秋季气候干燥引起的多种季节性疾病有一定的防治作用。

**4. 鳖甲（《神农本草经》）**

【各家论述】鳖甲首载于《神农本草经》，谓其"主治心腹癥瘕坚积寒热"。《本草汇言》曰："鳖甲，除阴虚热疟，解劳热骨蒸之药也。"

【性味归经】味甘、咸，性寒。归肝、肾经。

【功效应用】

（1）滋阴清热：用于骨蒸劳热，常与青蒿、地骨皮同用。

（2）潜阳息风：用于热病伤阴，虚风内动，常与龟甲、生地黄配伍。

（3）软坚散结：用于肝脾肿大，癥瘕积聚，常与三棱、莪术同用。

【用法用量】内服：煎汤，10～30g，先煎；熬膏；或入丸、散。外用：适量，烧存性，研末掺或调敷。

【使用注意】脾胃虚寒、食少便溏者及孕妇禁服。

【现代研究】鳖甲含动物胶、角蛋白、碘质、维生素 D、骨胶原等。本品具有提高机体免疫力、耐缺氧、耐寒、抗疲劳、抗辐射等作用。

## 四、补阳药

**1. 鹿茸（《神农本草经》）**

【各家论述】鹿茸历来是名贵滋补品，《神农本草经》曰："主漏下恶血，寒热惊痫，益气强志。"明代李时珍在《本草纲目》上称鹿茸"善于补肾壮阳，生精益血，补髓健骨"。

【性味归经】味甘、微咸，性温。归肝、肾经。

【功效应用】

（1）补肾助阳：凡属肾阳虚所致疲乏无力，精神萎靡，畏寒肢冷，阳痿滑精，小便失禁，大便溏泄，妇女宫冷不孕等均可服用，单用即效，可研成细粉冲服或配伍人参、莲子、枸杞子等同用。

（2）益精血：用于精亏血虚，腰脊酸疼，骨软无力，精神疲倦，眩晕耳鸣等，可与熟地黄、当归、枸杞子同用。

（3）强筋骨：用于肝肾亏虚所致老年人腰膝痿软，小儿发育迟缓，筋骨痿软、行迟齿迟、囟门过期不合，可与熟地黄、牛膝、山萸肉同用。

（4）托疮毒：用于阴疽内陷不起，疮疡脓出清稀，或久溃不敛，本品温补内托，可与当归、肉桂同用，以增强补阳气，益精血，托疮毒之效。

【用法用量】内服：研末，1～2g；或入丸、散；亦可浸酒。

【使用注意】服用本品宜从小量开始，缓缓增加，不宜骤用大量，阴虚阳亢者忌服。

【贮藏】置于干燥的瓶中，密封，放置于阴凉干燥处，防潮防蛀。

【现代研究】鹿茸主要含有多种氨基酸、三磷酸腺苷、脂溶性维生素、卵磷脂、脑磷脂等。这些物质除能促进人体的生长发育外，还能增强人体的免疫功能。

**2. 冬虫夏草**

【各家论述】冬虫夏草是我国的名贵中药，首次记载使用的是清代吴仪洛《本草从新》，书中有"冬虫夏草甘平保肺，益肾，补精髓，止血化痰，已劳咳，治膈症皆良"的记载。《本草纲目拾遗》有"功与人参同"的记载。

【性味归经】味甘，性温。归肾、肺经。

【功效应用】

（1）补肾阳，益精气：用于肾虚腰痛，阳痿遗精。可单用浸酒服，或配伍淫羊藿、巴戟天、菟丝子等同用。

（2）补肾益肺，止血化痰：用于肺虚或肺肾两虚之久咳虚喘，劳嗽痰血。治劳嗽痰血，常配北沙参、川贝母、阿胶等同用，亦可与百合、川贝母、银耳同炖有一定益处；治喘咳气短，常与人参、胡桃肉、蛤蚧等同用。

此外，病后体虚不复，自汗畏寒等，可以同鸭、鸡、猪肉等炖服，有补虚扶弱之效。

【用法用量】煎汤或炖服 5 ~ 10g。

【使用注意】凡外感发热、咳嗽或其他急性咳嗽，湿热内盛者不宜服用。

【贮藏】至通风阴凉干燥处，防霉、防蛀。

【现代研究】冬虫夏草主要含有冬虫夏草素、虫草酸、腺苷和多糖等成分。具有抗菌、免疫调节、抗癌、抗炎、滋肾、提高肾上腺皮质醇含量、抗心律失常、抗疲劳、祛痰平喘、镇静催眠等作用。

**3. 紫河车（《本草拾遗》）**

【各家论述】紫河车是我国传统的补益药，古人常用此药抗衰老、延年益寿。《本草拾遗》曰："主血气羸瘦，妇人劳损。"《本草图经》曰："男妇虚损劳极，不能生育，下元衰惫。"

【性味归经】味甘、咸，性温。归肺、肝、肾经。

【功效应用】

（1）益气养血：用于气血亏虚，面色萎黄，产妇乳少，本品研末吞服，或鲜品煮烂食用，或与人参、当归同用。

（2）补肾益精：用于肾虚精亏，男子遗精，女子不孕，与龟甲、牛膝同用。

（3）补肺益肾：用于肺肾不足，久咳虚喘，感寒加重，本品单用即效，亦可与人参、蛤蚧、五味子、冬虫夏草同用。

【用法用量】1.5 ～ 3g，研末装胶囊吞服，1 日 2 ～ 3 次，重症用量加倍；或入丸、散。鲜品每次半个至 1 个，水煮服食。

【使用注意】阴虚火旺者不宜单用。

【贮藏】用容器装好，置石灰缸中，密闭防潮，防霉，防虫蛀。

【现代研究】紫河车含雄性激素、胎盘绒毛膜促性腺素等多种激素，并含球蛋白、多种氨基酸及酶等。具有免疫作用，能增强机体抵抗力；能促进乳腺、子宫、卵巢、睾丸的发育；有抗过敏作用。

### 4. 核桃仁（《开宝本草》）

【各家论述】我国历代医家十分重视核桃仁的养生价值，《开宝本草》中记述，核桃仁"食之令肥健，润肌，黑须发，多食利小水，去五痔"。明代李时珍《本草纲目》记述，核桃仁有"补气养血，润燥化痰，益命门，利三焦，温肺润肠"等功效。

【性味归经】味甘，性温。归肾、肺、大肠经。

【功效应用】补肾温肺，润肠通便。用于肺肾两虚，久咳虚喘，与人参、杏仁同用；用于肠燥便秘或老人便秘，单用即效，亦可与当归、肉苁蓉同用。

此外，其补肾作用，能固牙齿，乌须发，用于肾虚所致腰痛脚弱，小便频数，牙齿松动，须发早白等症，是中老年人理想的保健品。

【用法用量】水煎服，10 ～ 30g。

【使用注意】阴虚火旺、痰热咳嗽及便溏者不宜用。

【贮藏】冷藏保存。

【现代研究】核桃仁含有丰富的亚油酸甘油酯、蛋白质、碳水化合物、钙、磷、铁、胡萝卜素、核黄素及维生素 $B_1$、烟酸等。有益智健脑，防治动脉硬化，抗衰老，促进葡萄糖利用、胆固醇代谢和保护心血管的功能。

# 附录三：养生保健常用中成药

中成药是以中草药为原料，经制剂加工制成各种不同剂型的中药制品，包括丸、散、膏、丹各种剂型。是我国历代医药学家经过千百年医疗实践创造、总结的有效方剂的精华。

## 一、养心类

### 四补丸

【组成】柏子仁、何首乌、肉苁蓉、牛膝。

【功效】安神补血，益肾养心。

【适应证】用于心神不摄之腰酸腿软，失眠健忘者。

【剂型规格】丸剂。

【服法】每服 20～30 丸。

### 茯苓膏

【组成】白茯苓、松脂、松子仁、柏子仁。

【功效】安神补心，滋补强壮。

【适应证】适用于体虚心神不安，羸差疲倦者。

【剂型规格】膏剂。

【服法】每服鸡子黄大，温酒调下，日 3 服。

### 养心丹

【组成】朱砂、乳香、酸枣仁、茯苓。

【功效】养气血，安神志。

【适应证】用于心神不定，惊悸失眠者。

【剂型规格】丸剂。

【服法】每服 10 丸，温开水送下。

## 二、养肝类

### 补肝丸

【组成】青葙子、桂心、葶苈子、杏仁、细辛等。

【功效】补肝明目。

【适应证】用于年老阴血不足，目赤昏花者。

【剂型规格】丸剂。

【服法】每服 20 丸，每日 2 次。

### 杞菊地黄丸

【组成】枸杞子、菊花、熟地黄、山茱萸、山药等。

【功效】补肝肾，明目。

【适应证】用于肝肾亏虚，眼花目糊者。

【剂型规格】丸剂。

【服法】每服 10g，开水送服。

### 还睛丸

【组成】山药、巴戟天、菟丝子、人参、桑寄生等。

【功效】补肾养肝明目。

【适应证】用于青盲之视物不见证。

【剂型规格】丸剂。

【服法】每服 30 丸。

### 决明子丸

【组成】决明子、茯苓、黄芩、麦冬、泽泻等。

【功效】补肝养血明目。

【适应证】适用于肝血亏虚，视野中黑蚊乱舞之证。

【剂型规格】丸剂。

【服法】每服 20 丸，温汤水下，每日 2 次。

## 三、养脾类

### 甘草丸

【组成】炙甘草、人参、黄芪、白术、白芍等。

【功效】健脾益胃。

【适应证】用于平素脾胃虚弱者。

【剂型规格】丸剂。

【服法】每次 5 丸。

## 守中丸

【组成】生地黄、人参、白术、菊花、山药等。

【功效】补气益血，健脾养胃。

【适应证】用于先后二天不足，伴形体消瘦，腰腿酸痛，体倦乏力者。

【剂型规格】丸剂。

【服法】每日饭前服 50 丸，清酒送下。

## 大黄芪丸

【组成】黄芪、柏子仁、天冬、白术、远志等。

【功效】补脾益气。

【适应证】主要用于治疗虚劳脾弱之证。

【剂型规格】丸剂。

【服法】每日 10 丸。

## 四、养肺类

### 琼玉膏

【组成】人参、茯苓、蜜、生地黄。

【功效】补肺益气。

【适应证】用于虚劳喘嗽之证。

【剂型规格】膏剂。

【服法】每服 1 匙，开水调下。

### 补肺丸

【组成】麦冬、款冬花、桑白皮、桂心、五味子。

【功效】补肺纳气。

【适应证】适用于肺气不足，胸痛哮喘。

【剂型规格】丸剂。

【服法】每服 15 丸，每日 3 次。

## 五、养肾类

### 玉真丸

【组成】龙骨、菟丝子、鹿茸、韭子。

【功效】补肾固精。

【适应证】适于肾虚所致遗精、早衰之证。

【剂型规格】丸剂。

【服法】每服 7 丸，温酒送服。

### 助阳丸

【组成】鹿茸、菟丝子、附子、肉苁蓉、黄芪等。

【功效】补肾益气，填精壮阳。

【适应证】用于肾阳亏虚之体倦乏力，面色少华，腰膝酸软诸证。

【剂型规格】丸剂。

【服法】每服 20 丸，饭前温酒送服。

### 二至丸

【组成】女贞子、旱莲草。

【功效】滋阴养血补肾。

【适应证】适用于肝肾阴虚诸证。

【剂型规格】丸剂。

【服法】每服 30～50 丸，临卧温酒服下。

### 黄精丸

【组成】黄精汁、地黄汁、天冬汁等。

【功效】填精益髓。

【适应证】适用于阴精不足之须发早白诸证。

【剂型规格】丸剂。

【服法】每服 1 丸，以温酒送服，每日 3 次。

# 附录四：养生保健常用药膳

**1. 百合玉竹山参鸡丝**

【原料】百合 20g，玉竹 15g，党参 20g，鲜山药一段，鸡肉丝 250g，粳米 80g，葱、姜、盐等少许。

【制法】玉竹洗净，去掉须根，切碎煎取浓汁后去渣，把炒制好的鸡丝与百合、山药、粳米一同放入锅内，加入玉竹的煎液，放入葱、姜、盐，再加水适量，武火烧沸后改为文火煲 25 分钟即可。

【功效应用】养阴润肺，益胃生津。主治气虚咳嗽，身体羸瘦，咳嗽无痰。

【使用注意】风寒咳嗽，痰湿气滞者禁服。

**2. 银荷绿衣消暑粥**

【原料】银耳一个，荷叶一张，绿豆 30g，西瓜翠衣 60g，粳米 100g，冰糖少许。

【制法】银耳水发，荷叶洗净切碎，西瓜翠衣去外皮，先煎荷叶取浓汁，加入银耳、西瓜翠衣、绿豆、粳米，加适量水，武火烧沸后改为文火煲 25 分钟即可，待温后加入冰糖即可食用。

【功效应用】清热解暑，生津止渴。对于暑热烦渴、口舌生疮、热淋小便短赤、高血压均有一定的防治作用。

**3. 川贝枇杷秋梨膏**

【原料】川贝母 10g，枇杷叶 20g，秋雪梨 2 个，冰糖 200g，蜂蜜 200mL。

【制法】先煎川贝母和枇杷叶取浓汁，秋梨去核，切碎，放入药液中，加入冰糖和蜂蜜小火煲，待出现大量气泡时熄火，冷却服用。每天可用开水早晚冲服。

【功效应用】清热润肺，化痰止咳。适用于肺阴亏虚而致咳嗽、气喘、口干欲饮等症。

【使用注意】脾胃虚寒及寒痰咳嗽，痰湿体质者慎服。

**4. 六味三黄猪肘汤**

【原料】猪肘子 250g，熟地黄 12g，黄精 12g，鸡子黄 2 个，山药一段，吴茱萸

9g，茯苓 9g，泽泻 6g，牡丹皮 6g，大枣 6 枚。葱、姜、料酒、盐各适量。

【制法】将猪肘子除毛洗净，将地黄、黄精片等中药装入口袋内扎紧口。将猪肘、药袋、大枣、生姜放入砂锅，注入适量水，置武火上烧开，打去浮沫，加入鸡子黄，移至文火煨炖至熟。

【功效应用】滋阴降火，滋补肝肾。用于肝肾阴虚，阴虚内热之两目干涩，腰酸耳鸣等症。

【使用注意】脾胃虚寒及寒痰咳嗽、痰湿者、气滞血瘀者慎服。

**5. 慢消前列汤**

【原料】党参 15g，黄芪 15g，枸杞子 15g，肉苁蓉 15g，白茅根 12g，薏苡仁 15g，泥鳅 2 条，瘦猪肉 250g。料酒、精盐、味精、姜、葱白、高汤各适量。

【制法】将泥鳅杀好洗净，猪肉洗净切块，把枸杞子和薏苡仁放入锅内，其他中药装入口袋内扎紧口，与葱、姜、盐等一起放入锅内。置武火上烧开，打去浮沫，移至文火煲 1 小时。

【功效应用】益肾健脾，利湿泄热。用于前列腺炎引起的尿频、尿急、尿痛、排尿困难、尿道灼热，会阴、肛门、阴囊等部位有触痛或坠胀感。

【使用注意】对于前列腺炎的饮食治疗，不管是急性前列腺炎还是慢性前列腺炎，在食物的选择上都应选用清凉、清补的食品。煎炒油炸、辛辣燥热之物应禁忌或少食。咖啡、烈酒等饮料和香烟都在戒禁之列。

**6. 珠玉枣糖粥**

【原料】生山药 100g，生薏苡仁 100g，龙眼肉 15g，小枣 6 个，红糖 10g，粳米 150g。

【制法】先将薏苡仁和粳米煮熟，再将去皮生山药切块和龙眼肉入内同煮为粥，水开后加入小枣，待米煨烂即可，食用时可以兑入适量红糖。

【功效应用】气血双补。月经期食用，有助于气血恢复，是民间常用的一种食养佳品。

**7. 双皮银河粥**

【原料】百合 10g，银耳 30g，橘皮 5g，梨皮 10g，粳米 60g。

【制法】银耳水发，百合、橘皮放水浓煎取汁，再放入银耳、梨皮、粳米共煮开锅后，文火煲 20 分钟，食用时加适量蜂蜜调服即可。一日一次。

【功效应用】清热润肺，化痰止咳。用于发热、恶寒、咳嗽、咳痰等。

**8. 养胃粥**

【原料】黄芪 12g，白术 6g，陈皮 10g，砂仁 10g，茯苓 15g，粳米 60g。

【制法】以上各味药物放水浓煎取药汁，用药汁煲粥。先武火煮开锅，然后文火煮 20 分钟，食用时可加入适量的冰糖，一日一次。

【功效应用】补养胃阴，益气健脾。对于慢性胃炎的各种不适症状均有明显疗效。

【使用注意】慢性胃炎患者饮食不要口味太重，辛咸太过，食烤炸油炙等制品。

**9. 溃疡玉和粥**

【原料】山药 50g，芍药 10g，砂仁 15g，甘草 6g，粳米 60g。

【制法】将芍药、砂仁、甘草洗净，放入砂锅加水浓煎，取汁加入山药和粳米用武火煮开，再用文火煮 20 分钟即可，服用时可加入适量牛奶和白糖，一日一次。

【功效应用】益胃养阴，温中散寒。可用于一般性溃疡或脾胃虚寒疼痛较重者。

【使用注意】消化性溃疡患者平时要注意饮食，寒凉、辛辣刺激性太强的食物尽量少食。

**10. 通便逍遥饮**

【原料】核桃仁 60g，黑芝麻 50g，柏子仁 50g，牛奶 200mL，蜂蜜 15mL。

【制法】将核桃仁、柏子仁以水泡发，去皮，烘干，研为细末。黑芝麻洗净晒干，炒熟待用。服用时取适量加到牛奶中，再调入蜂蜜即可食用，每日 1 次，早服为佳。

【功效应用】滋阴润燥，润肠通便。适于各种虚证引起的便秘。

【使用注意】本方不适于胃肠湿热或实热型便秘。

**11. 消脂保肝饮**

【原料】柴胡 15g，绞股蓝 10g，鲜山楂 30g，冰糖 15g。

【制法】将柴胡、绞股蓝先洗净，浓煎取汁。将山楂去核，切碎，榨汁。取药汁和山楂汁兑服，日服 3 次。

【功效应用】疏肝利胆，活血化瘀。用于高脂血症、脂肪肝。

【使用注意】脂肪肝患者要预防肝脏功能的进一步减退，减少高脂的摄入。治疗以去除病因为主，减少药物治疗并辅以药膳治疗为佳。

**12. 双金泻石猪肉汤**

【原料】郁金 10g，鸡内金 10g，橘皮 15g，泽泻 10g，芹菜 100g，猪瘦肉 150g。葱、姜、料酒、盐、高汤等各适量。

【制法】将郁金、鸡内金、橘皮、泽泻浓煎，取汁。将猪瘦肉洗净放入煲内，加入药汁，依次加入调料，密封后，置武火上烧开，开锅后打去浮沫，移至文火煨炖至熟即可食用。一日一次。

【功效应用】利胆消石，清热利湿。用于胆石症，有效地阻止结石的发展并能促使结石的自动排出。

【使用注意】胆石症患者应少食蛋黄、牛奶、肥猪肉、油炸食品等含高脂肪、高卵磷脂的食物。

### 13. 茯苓青菜猪肉饺子

【原料】精面粉 1000g，精猪肉 500g，茯苓粉 50g，青菜泥 50g。

【制法】将肉剁成馅，加茯苓粉、菜泥、盐、味精、料酒、香油调好。将面发好，压皮，包上肉馅，成提花包，入笼蒸 8 分钟即可。

【功效应用】养心安神，健脾开胃，除湿化痰，利水消肿。适用于脾失健运，胃纳欠佳，脾虚水肿等。常人食之可益胃健体。

### 14. 七彩双耳花

【原料】木耳、银耳、芹菜、西红柿、水萝卜、洋白菜等适量。

【制法】将木耳、银耳用温水泡开淘净，摘去蒂。嫩芹菜摘叶洗净，切成段。木耳、银耳撕碎。木耳、银耳、芹菜分别用开水烫过，西红柿洗净切片，水萝卜切小块，洋白菜切片。用精盐、味精、料酒、香油调好口味，装盘即成。

【功效应用】滋阴，润肺，生津，凉血，清脑，降血压。用于干咳少痰、肺燥鼻衄、高血压等疾病。

### 15. 双豆杜仲腰花

【原料】羊腰子（或猪腰子）2 个，杜仲 15g，通草 10g，赤小豆、绿豆各 80g，盐、姜、葱等调料适量。

【制法】将赤小豆和绿豆提前 6 小时用温热水泡发备用。先将腰子切开，去皮膜，与杜仲同炖，赤小豆和绿豆放入炖盅，放入调料。炖熟取腰花食之，吃豆喝汤。

【功效应用】温补肾阳，化瘀利尿。适用于前列腺肥大所致尿频不畅，点滴而下，夜间尤甚，影响睡眠，随后可出现尿线变细，射程缩短，排尿时间延长，下腹胀痛，手足发凉，腰腿酸软，舌质淡，脉沉细。

### 16. 红玉粥

【原料】枸杞子、龙眼肉各 10g，阿胶 30g，大枣 6 个，糯米 60g，红糖少许。

【制法】先用糯米和大枣煮粥，待粥将熟时，放入切碎的阿胶和龙眼肉，然后再用文火煲 20 分钟即可，食用时可加入适量的红糖，早晚各一次。

【功效应用】补益气血，养心健脾。适用于心脾两虚、气血双亏型贫血。临床以面色苍白或萎黄无华、唇甲色淡、困倦乏力、气短头晕、动则心悸、形体消瘦或有出血为特征。

### 17. 降脂长生粥

【原料】泽泻 200g 晒干研粉，何首乌 100g 洗净晒干，研为细粉，红枣 6 枚，鲜山楂 30g，鲜荷叶 1 张，粳米 60g，冰糖适量。

【制法】取鲜荷叶 1 张，切细，煎取浓汁约 200mL。山楂洗净去核切碎，与粳米一起加入锅中加水煲煮。本粥气味清香，善开食欲。先煮米为粥，待米开花后，调入 10g 泽泻粉，放入 10g 何首乌粉，改用文火稍煮数沸即可。每日 1 次，温热服食。

【功效应用】益心气，降血脂，降血压。对高血脂、高血压、动脉硬化均有良效，宜老年性高血压、高血脂患者长期食之。本方不仅适用于高脂血症临床症状明显者，也可用于临床症状不明显，但经查血脂确实高者。

【使用注意】忌用铁器煮粥。

**18. 轻身汤**

【原料】昆布 30g，鲜荷叶一张，山楂 30g（去核切碎），冬瓜 500g。

【制法】冬瓜洗净，去皮，切厚片。山楂切碎，加入昆布，荷叶共煮，食用时把荷叶捡出丢弃，可略加麻油、食盐调味。

【功效应用】祛脂瘦身，化痰利湿。适于单纯性肥胖。多见于痰湿壅滞，脾虚气弱，形体肥胖，肢体重滞，碍于行动，时有头眩、短气、胸脘满闷，舌体胖大，苔白腻或黄白相兼，脉滑或沉缓。宜肥胖者常食，肾脏病、水肿病、糖尿病患者服之也有益处。

【使用注意】脾胃虚寒者忌服。

**19. 玉米莲子茯苓糕**

【原料】莲子 30g，茯苓 30g，山药 50g，天冬 30g，麦冬 30g，玉米面 150g。

【制法】将莲子、茯苓、山药、天冬、麦冬研面。和玉米面蒸糕。

【功效应用】滋阴生津，润肺，健脾。适用于糖尿病患者。

**20. 七汁饮**

【原料】梨汁、藕汁、荸荠汁、鲜黄瓜汁、麦冬汁、冬瓜汁、水萝卜汁。

【制法】将以上材料备齐，洗净，切块，榨汁饮。临时斟酌多少，和匀调服。

【功效应用】益胃生津，滋阴润肺。适用于糖尿病患者。

【使用注意】因糖尿病是慢性病，需要长期治疗和预防糖尿病并发症的发生。考虑到患者治疗的时间较长，为了方便患者食用推出了糕和饮的药膳方。建议把玉米莲子茯苓糕与七汁饮一起使用效果会更好。

上述两方，对胃火熏灼、肺燥津伤型和胃火炽盛、阴液不足型的糖尿病有一定的辅助治疗作用，可坚持服用。

**21. 通络粥**

【原料】人参 10g，橘皮 10g，五味子 10g，刀豆 10g，白米 60g，砂糖 15g。

【制法】先将橘皮、五味子、人参浓煎，取汁。把刀豆、白米放在砂锅中煲煮，用武火开锅后，再用文火煲 20 分钟，加入砂糖后温服，每日 1 次。

【功效应用】通络活血，化瘀祛痰。本方适合于早期脑血管疾病的预防，脑血管疾病稳定期的辅助治疗。

### 22. 五仁百龙养神膏

【原料】鲜百合 50g（或干百合 20g），酸枣仁 60g，柏子仁 60g，火麻仁 30g，黑芝麻 500g，龙眼肉 10g，蜂蜜 500g，白糖半匙。

【制法】将百合、柏子仁、火麻仁、酸枣仁加冷水 500mL，先煎好，将其头汁、二汁、蜂蜜倒入砂锅内，小火烧开后，倒入炒好的黑芝麻、龙眼肉碎丁，用筷子不停地搅拌，熬成膏状，冷却装瓶。每日 2 次，每次 10g，开水冲服或用米汤送服。芝麻咀嚼咽下。

【功效应用】养心安神，益智补脑。本方对于神经衰弱之老年患者尤宜。临床多见于心脾不足，气血两亏，心悸失眠，多梦易醒，胆怯不安，伴有头晕健忘，食欲不振，神疲体倦，舌质淡，边有齿印，脉沉细弱等症状。

# 参考文献

[1] 黄帝内经素问 . 北京：人民卫生出版社，1956.

[2] 灵枢经 . 北京：人民卫生出版社，1963.

[3] 杨上善 . 黄帝内经太素 . 北京：人民卫生出版社，1981.

[4] 孙思邈 . 备急千金要方 . 北京：人民卫生出版社，1982.

[5] 葛洪 . 抱朴子 . 上海：上海书店，1986.

[6] 高濂 . 遵生八笺 . 成都：巴蜀书社，1988.

[7] 曹庭栋 . 养生随笔 . 上海：上海古籍出版社，1989.

[8] 陈直撰，邹铉续增 . 寿亲养老新书 . 上海：上海古籍出版社，1990.

[9] 丁光迪校注 . 太清导引养生经 养性延命录 . 北京：中国中医药出版社，1993.

[10] 龚廷贤 . 寿世保元 . 北京：人民卫生出版社，1993.

[11] 马烈光，李英华 . 养生康复学 . 北京：中国中医药出版社，2005.

[12] 马烈光 . 中医养生保健学 . 北京：中国中医药出版社，2009.

[13] 马烈光 . 中医养生学 . 北京：中国中医药出版社，2012.

[14] 王琦 . 中医未病学 . 北京：中国中医药出版社，2015.

[15] 马烈光，蒋力生 . 中医养生学 . 北京：中国中医药出版社，2016.

[16] 陈涤平 . 中医治未病学概论 . 北京：中国中医药出版社，2017.

[17] 蒋力生，马烈光 . 中医养生保健研究 . 北京：人民卫生出版社，2017.

[18] 马烈光，樊旭 . 中医养生学导论 . 北京：中国中医药出版社，2020.

[19] 马烈光，章德林 . 中医养生学 . 北京：中国中医药出版社，2021.